国内名院、名科、知名专家临床病理"一书一网络平台"丛书

临床病理诊断与鉴别诊断
——肝、胆、胰疾病

U0300984

主　　编　丛文铭　郑建明

副 主 编　李增山　吕福东　盛　霞　董　辉

编　　者　（以姓氏笔画为序）

王　瀚（上海东方肝胆外科医院）

丛文铭（上海东方肝胆外科医院）

吕福东（首都医科大学附属北京佑安医院）

李增山（空军军医大学西京医院）

陆新元（上海东方肝胆外科医院）

陈　玲（空军军医大学西京医院）

冼志红（上海东方肝胆外科医院）

郑建明（上海长海医院）

赵　骞（上海东方肝胆外科医院）

赵燕青（上海东方肝胆外科医院）

俞　花（上海东方肝胆外科医院）

钱尤雯（上海东方肝胆外科医院）

盛　霞（上海东方肝胆外科医院）

董　辉（上海东方肝胆外科医院）

蒋　慧（上海长海医院）

学术秘书

董　辉（兼）

俞　花（兼）

人民卫生出版社

图书在版编目（CIP）数据

临床病理诊断与鉴别诊断. 肝、胆、胰疾病/丛文铭,郑建明主编. —北京:人民卫生出版社,2019

ISBN 978-7-117-28649-7

Ⅰ.①临…　Ⅱ.①丛…②郑…　Ⅲ.①病理学-诊断学②鉴别诊断　Ⅳ.①R446.8②R447

中国版本图书馆 CIP 数据核字(2019)第 133792 号

人卫智网	www.ipmph.com	医学教育、学术、考试、健康，购书智慧智能综合服务平台
人卫官网	www.pmph.com	人卫官方资讯发布平台

临床病理诊断与鉴别诊断——肝、胆、胰疾病

主　　编：丛文铭　郑建明

出版发行：人民卫生出版社（中继线 010-59780011）

地　　址：北京市朝阳区潘家园南里 19 号

邮　　编：100021

E - mail：pmph @ pmph. com

购书热线：010-59787592　010-59787584　010-65264830

印　　刷：北京盛通印刷股份有限公司

经　　销：新华书店

开　　本：889×1194　1/16　印张：20

字　　数：676 千字

版　　次：2019 年 10 月第 1 版　2021 年 12 月第 1 版第 2 次印刷

标准书号：ISBN 978-7-117-28649-7

定　　价：248.00 元

打击盗版举报电话：010-59787491　　E-mail：WQ @ pmph.com

（凡属印装质量问题请与本社市场营销中心联系退换）

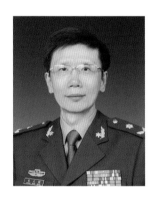

丛文铭 主任医师，教授，博士研究生导师。 师从吴孟超院士获得医学硕士和博士学位，曾于美国匹兹堡大学医学院病理系留学。 现任上海东方肝胆外科医院（海军军医大学第三附属医院）病理科主任，中国抗癌协会肝癌专业委员会病理学组组长，中国抗癌协会肿瘤病理专业委员会肝癌病理学组组长，中国医师协会器官移植医师分会移植病理医师专业委员会主任委员，上海市医师协会病理医师分会副会长。

提出肝胆系统肿瘤"三大型、六亚型"组织学分类方法，发现并报道了小肝癌生物学特性演变特征，提出肝癌克隆起源6种分子亚型，提出双表型肝细胞癌特殊类型，提出肝癌大体标本"7点"基线取材方案和微血管侵犯病理分级。 主持制订《原发性肝癌规范化病理诊断指南》（2010年版、2015年版）和《肝移植常见并发症病理诊断指南》（2008年版、2017年版），担任原国家卫生和计划生育委员会《原发性肝癌诊疗规范》（2017年版）病理组组长，担任中国肝癌病理大数据多中心研究项目组组长，推动中国肝癌病理规范化诊断。 承担6项国家自然科学基金面上项目、军队杰出中青年医学基金、上海市卫生系统"百人计划"、多项军队和上海市基金课题，发表论文200余篇，主编中英文专著5部。 以第一完成人获国家科学技术进步奖三等奖、上海市科学技术进步奖一等奖、上海医学科技奖一等奖、军队医疗成果一等奖等奖项，是国家科学技术进步奖"第二军医大学肝癌临床与基础集成化研究创新团队"的主要成员之一，获原总后勤部"科技银星"，荣立个人二等功和三等功各1次。

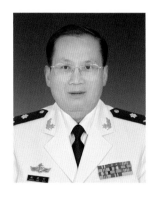

郑建明 主任医师，教授，博士研究生导师。 现任海军军医大学病理学教研室兼第一附属医院（上海长海医院）病理科主任，中华医学会病理学分会常务委员，上海市医学会病理学专科分会候任主任委员，全军病理学专业委员会常务委员，中国医师协会胰腺病专业委员会常务委员，上海市临床病理质量控制中心委员等。

从事教学工作30余年，承担海军军医大学本科生、研究生的教学工作，荣获校A级优秀教员称号，获得中国人民解放军院校育才奖银奖。 承担上海市和校、院多项教学课题，发表教学论文20余篇，主编教材3部，参编10余部。 先后荣获校教学成果二等奖2项、三等奖2项。 近年来以胰腺肿瘤病理研究为临床及科研主攻方向，在胰腺疾病的诊断上有着丰富的临床经验，承担2项国家自然科学基金面上项目、2项上海市科学技术委员会和上海市卫生健康委员会科研课题，总经费300余万元。 以第一作者、并列第一作者、通讯作者发表论文60余篇，其中SCI论文30余篇，单篇最高影响因子9.334。 培养博士后、博士研究生、硕士研究生20余名。

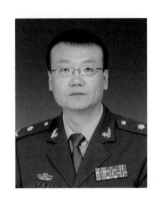

李增山　医学博士，教授，博士研究生导师。　现任空军军医大学基础医学院病理学教研室暨西京医院病理科副主任，中国病理学工作者委员会常务委员，中华医学会肝病学分会青年委员，中华医学会消化病学分会消化病理学组委员，中华医学会病理学分会消化病理学组委员，陕西省抗癌协会肿瘤病理专业委员会副主任委员。

擅长消化系统疾病的临床病理诊断和科学研究，先后承担国家"863"课题、国家重大新药创制课题、科学技术部留学人员择优资助项目、国家自然科学基金面上项目等科研项目的研究工作，获中国人民解放军院校育才奖银奖、陕西青年科技奖等荣誉，发表SCI论文30余篇，主编专著和临床规范2部，参编参译著作18部。

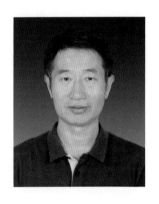

吕福东　主任医师，教授，硕士研究生导师。　现任首都医科大学附属北京佑安医院病理科主任，《中国医药导报》《中国医药科学》《中国细胞生物学学报》等杂志审稿专家，中国抗癌协会肿瘤病理专业委员会北京分会常务委员，首都医科大学临床病理中心委员会委员，全国疑难及重症肝病攻关协作组专家。

从事病理工作30余年，在肝脏病理诊断、科研和教学工作中积累了丰富的经验。　发表专业论文50余篇，主编、参编专业书籍7部。　参与"十二五"和"十三五"国家重大专项课题2项，负责其中肝脏病理形态学研究的内容。

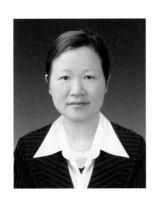

盛霞　医学博士，上海东方肝胆外科医院（海军军医大学第三附属医院）病理科副主任医师、副教授，硕士研究生导师。 上海市医学会病理学专科分会青年委员，上海市医学会分子诊断专科分会青年委员，中国抗癌协会肝癌专业委员会青年委员，上海市医师协会病理医师分会会员。

主要从事消化系统肿瘤的病理诊断及研究工作。 作为负责人完成市区级课题 4 项，参与国家自然科学基金 8 项。 发表论文 20 余篇。

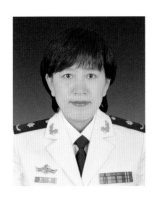

董辉　医学博士，上海东方肝胆外科医院（海军军医大学第三附属医院）病理科副主任医师、副教授。 上海市器官移植学会病理学组委员兼秘书、中国抗癌协会肝癌专业委员会病理学组委员兼秘书、全军病理学专业委员会分子病理专业组委员、全军病理学专业委员会青年委员会委员。

擅长肝胆肿瘤外科病理学及分子病理诊断，曾在美国纽约西奈山医学中心病理系研修肝脏病理学 1 年。 主持国家自然科学基金和上海市卫生健康委员会青年基金项目各 1 项，作为前三完成人参与国家自然科学基金项目 4 项。 以第二完成人获军队医疗成果奖一等奖 1 项、二等奖 1 项及中国抗癌协会科技奖三等奖 1 项，作为第一或共同第一作者发表 SCI 论文 7 篇，单篇影响因子最高 10.4，参编中英文专著 5 部，参编临床规范 2 部。

出版说明

病理诊断是很多疾病明确诊断的主要依据，但即便是经验丰富的病理专家，在日常病理诊断中也经常会遇到以往从来没有见过的"疑难病变"。病理诊断水平的提升需要不断学习、反复实践，只有"见多"才能"识广"。从"见多"的角度来讲，由于人口基数大，国内病理专家所诊断的病例无疑是最丰富的，这方面的临床经验尤其值得总结和推广。

为了充分展现病理学"靠图说话、百闻不如一见"的特点，最大限度发挥互联网的载体优势，最大程度满足病理科医师临床诊疗水平提升的需求，进而更好地服务于国家"强基层"、"医疗卫生资源下沉"的医疗体制改革战略目标。人民卫生出版社决定邀请国内名院、名科的知名病理专家围绕病理诊断所涉及的各个领域策划出版临床病理"一书一网络平台"丛书，即围绕每个领域编写一本书（如"临床病理诊断与鉴别诊断：乳腺疾病"），搭建一个网络平台（如"临床病理实例解析系统：乳腺疾病"）。目的是对国内几十家名院病理专家曾经诊断的所有疾病进行系统的梳理和全面的总结。

希望该套丛书对病理科住院医师、专科医师的培养以及国内病理诊断水平的整体提升发挥重要的引领和推动作用。

前　言

由人民卫生出版社组织国内名院、名科、知名病理学专家，针对临床病理诊断所涉及各个领域的各种疾病，着眼于临床病理诊断中经常遇到的疑、难病例，启动实施了临床病理"一书一网络平台"丛书编写工作。这是新中国成立 70 年以来我国临床病理学领域中的一件值得关注的大事，是对我国临床病理学领域名家和成果的一次大规模的系统总结和展示。为此，我们在受领编写任务后也感到无比荣幸和责任重大，盛情邀请了国内在肝胆胰疾病临床病理诊断领域有重要医疗影响力和显著学术地位的病理学专家，共同编写了《临床病理诊断与鉴别诊断——肝、胆、胰疾病》一书。

众所周知，我国是世界上肝胆胰疾病的高发国家之一，而肝、胆、胰疾病的病理诊断又始终是临床病理诊断中疑点和难点集中的领域。目前我国系统和全面阐述肝、胆、胰疾病临床病理诊断的大型工具书还不多见，临床和病理学科都非常期待能有一部由我国权威病理学专家主持编写的大型肝、胆、胰疾病病理诊断工具书作为日常工作的参考和指导。有鉴于此，人民卫生出版社组织我们编写的初衷是要使本书成为国内目前最具权威性、科学性、实用性和指导性的肝、胆、胰疾病临床病理诊断工具书；编写的特色是要集中展示我国在肝、胆、胰临床病理诊断的整体成就和水平，尽可能涵盖临床病理学科所能见到的各类肝、胆、胰病变的病理类型；编写的指导思想是要收集和整理国内名院的病理名家对常见、疑难和复杂肝、胆、胰疾病病理诊断和鉴别诊断的标准、规范、经验和方法的独到见解和运用，同时也要反映国外权威理念和最新成果；编写的主要目的是要回应临床对提高诊疗水平的实际需求和关切，为提高肝、胆、胰疾病病理诊断的正确性和准确性提供可参考、可查阅、可应用的权威性解读和规范化的病理指导依据。

按照人民卫生出版社的要求，在本书的编写过程中，我们注意选择在肝、胆、胰疾病临床治疗领域有名院特征、病理诊断领域有名家特长、病理研究领域有名科特点、病理写作和学术交流方面有名笔特色的单位和个人，着重突出本书的实用性、广泛性和指导性，注意编写好提纲，努力使本书具有"能知、能会、能做"的功能，使其既能够给予病理医师专业指导，也能够为临床医师的诊疗模式选择提供参考帮助。我们要特别感谢各位参编专家在丛书编写过程中，注重收集和整理所在单位的病理数据，专心总结长期积淀的诊断经验，带领编写团队成员花费了大量的时间和精力，细心推敲文字表述、精心统计病例数据、用心拍摄典型照片、耐心检索经典文献。我们要特别感谢董辉和俞花两位秘书一丝不苟、不厌其烦地做了大量繁杂的协调、校对、查证和编排工作。

虽然各位专家和同事在编写过程中尽心尽责，主编也对书稿全文尽力推敲，但难免挂一漏万，仍可能会存在不足或不妥之处，在此敬请读者和同行不吝指正。

丛文铭　郑建明

2019 年 7 月于上海

目　录

第一篇

肝脏感染性疾病

第一章

病毒性肝炎

病毒性肝炎(viral hepatitis)是指由肝炎病毒引起的肝实质的弥漫性炎症,其在全世界范围内均有发生并严重影响人类健康。根据肝炎病毒的不同,主要分为甲、乙、丙、丁、戊和庚型病毒性肝炎。这些肝炎病毒均为嗜肝病毒,但在基因型、组织学、生物学特征和流行病学上互不相同(表1-1-0-1)。10%～15%的病毒性肝炎是由非甲非戊型肝炎病毒引起的,近年来,也对其他一些病因进行了广泛的研究,但到目前为止,还未发现病毒性肝炎的其他确切病因。大部分急性和慢性肝炎的病因是表1-1-0-1中列举的某一种病毒、自身免疫性肝炎或肝细胞毒素致病因子。许多既往认为无嗜肝性的病原体近年发现可引起肝损害。偶尔,其他器官的病毒感染(例如巨细胞病毒、EB病毒、单纯疱疹病毒、轮状病毒和腺病毒等)同样会导致肝脏炎症损害。曾有报道感染性非典型肺炎的患者患有轻度急性肝炎。

表 1-1-0-1 各型病毒性肝炎的病原体和感染途径

病毒	类型	传播途径	病程
甲型肝炎病毒	嗜肝 RNA 病毒	粪-口	急性
乙型肝炎病毒	嗜肝 DNA 病毒	非肠道	急性或慢性
丙型肝炎病毒	嗜肝 RNA 病毒	非肠道	急性,常常为慢性
丁型肝炎病毒	缺陷 RNA 病毒	非肠道	90%合并乙肝
戊型肝炎病毒	嗜肝 RNA 病毒	粪-口	急性
己型肝炎病毒	嗜肝 RNA 病毒	非肠道或不确定	常常为慢性

第一节 急性病毒性肝炎

【概念】急性病毒性肝炎(acute viral hepatitis,AVH)通常是指由特异的嗜肝病毒引起的广泛的肝脏炎症性疾病,病程一般不超过6个月。

【发病机制】目前认为至少有6种不同的病毒可引起病毒性肝炎,由其他病毒引起的肝脏感染(如EB病毒、黄热病毒、巨细胞病毒等)不包括在通常所称的急性病毒性肝炎的范围内,往往进行单独讨论。

【临床特点】

1. **流行病学** 急性病毒性肝炎病因和流行病学见表1-1-0-1。

2. **临床特点** 起病较急,有不同程度的畏寒、发热、乏力、厌食、厌油、恶心、呕吐等症状,可出现尿色加深,巩膜、皮肤等黄疸。

3. **实验室检查** 转氨酶显著增高是本病特点,谷丙转氨酶和谷草转氨酶可达到500～2000IU/L,但酶水平的高低与临床表现的严重程度无明显关系,与预后也无直接关系。一般来说谷丙转氨酶比谷草转氨酶升高更明显,碱性磷酸酶通常轻度升高。

4. **影像学特点** 肝脏弥漫性肿大。

5. **治疗和预后** 多为自限性疾病。若能在早期得到及时休息、合理营养及一般支持疗法,大多数病例能在3～6个月内临床治愈。但暴发性肝炎和亚大块坏死者往往预后较差。

【病理特点】

1. **大体特点** 肝脏肿大,质较软,表面光滑。

2. **镜下特点** 所有类型的急性病毒性肝炎,包括甲、乙、丙、丁、戊、庚和其他类型肝炎(包括输血传播的病毒性肝炎),其基本形态学特点相似,但是不同类型有时可以见到不同之处。

（1）急性病毒性肝炎的镜下基本病变：炎细胞浸润和肝细胞损伤，①汇管区可见中度到明显的淋巴细胞浸润；②小叶内灶性坏死和嗜酸性小体形成，伴有肝细胞融合性坏死和气球样变；③肝小叶内有多少不等的淋巴细胞浸润（图1-1-1-1）；④活化的肝巨噬细胞增生，吞噬损伤的肝细胞碎片或者色素颗粒；⑤肝小叶基本结构仍存在，个别严重的病例在中央静脉周围出现肝细胞脱失或者网状支架塌陷（图1-1-1-2、图1-1-1-3）；⑥有黄疸的病例，可见到肝细胞内淤胆、毛细胆管和小胆管胆栓。

（2）甲型肝炎

1）汇管区浆细胞浸润有时是明显的。

2）汇管区周围的炎症和坏死可以比中央静脉周围更严重（图1-1-1-4、图1-1-1-5）。

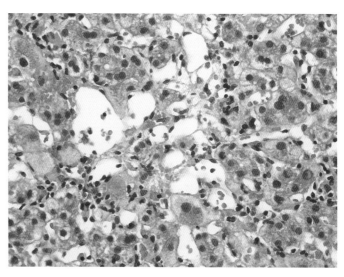

图1-1-1-3 急性病毒性肝炎
中央静脉周围可见肝细胞脱失，网状支架塌陷。HE染色×40

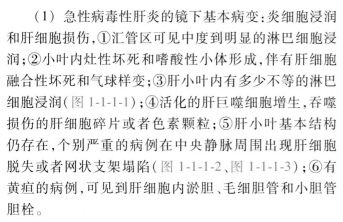

图1-1-1-1 急性病毒性肝炎
小叶中央静脉周围可见少量淋巴细胞浸润。HE染色×20

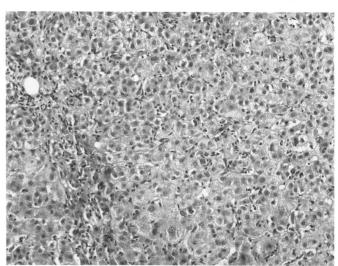

图1-1-1-4 甲型病毒性肝炎
汇管区周围炎症比小叶内严重，并见到少量中性粒细胞。HE染色×20

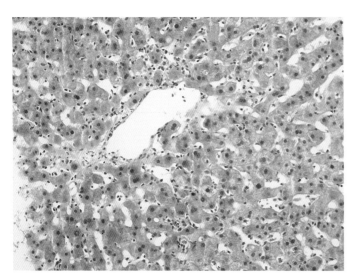

图1-1-1-2 急性病毒性肝炎
中央静脉周围可见肝细胞脱失，网状支架塌陷。HE染色×20

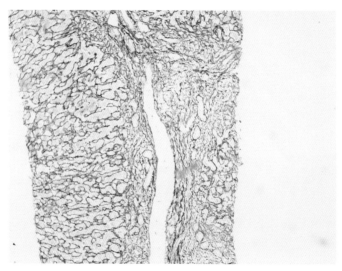

图1-1-1-5 甲型病毒性肝炎
汇管区周围炎症比小叶内要重，但整个网架结构正常。网状纤维染色×10

3）与小叶轻度炎症相比,中央静脉周围淤胆的表现更为突出,与药物诱发的淤胆性肝炎相似。

（3）乙型肝炎表现为淋巴细胞性小叶炎,可以见到淋巴细胞与损伤的肝细胞密切接触,有时能看到淋巴细胞进入肝细胞胞质的穿入现象。

（4）乙型肝炎合并丁型肝炎

1）合并丁肝时其炎症和坏死程度要比单独的乙肝更严重。

2）肝细胞小泡性脂肪变性。

（5）丙型肝炎

1）汇管区淋巴细胞积聚,形成淋巴滤泡,偶尔可见生发中心(图 1-1-1-6、图 1-1-1-7),这是丙肝比较特征性的表现。

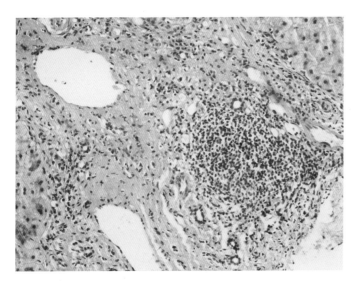

图 1-1-1-6　丙型病毒性肝炎
汇管区(右侧)淋巴细胞聚集,形成淋巴滤泡。HE 染色×20

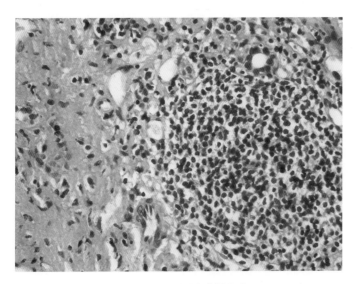

图 1-1-1-7　丙型病毒性肝炎
为图 1-1-1-6 放大。淋巴滤泡上方可见一个小胆管,有轻度变性。HE 染色×40

2）小叶间胆管损伤,淋巴细胞积聚包绕小胆管,有时侵犯胆管上皮造成胆管损伤。

3）偶尔可以见到小叶内肉芽肿性坏死。

4）肝窦内可以见到淋巴细胞浸润。

（6）戊型肝炎

1）汇管区周边小胆管增生,有时伴小胆管胆栓形成,其周围有中性粒细胞浸润。

2）小叶内腺样结构形成,是毛细胆管含有胆汁扩张所致,并非真正的腺腔(图 1-1-1-8、图 1-1-1-9)。

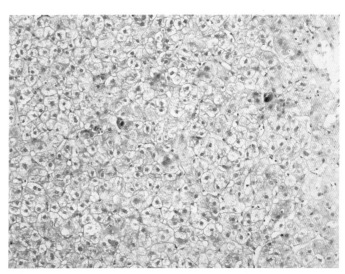

图 1-1-1-8　戊型病毒性肝炎
小叶内可见有三处棕黄色区,为扩张的毛细胆管内的胆汁。HE 染色×20

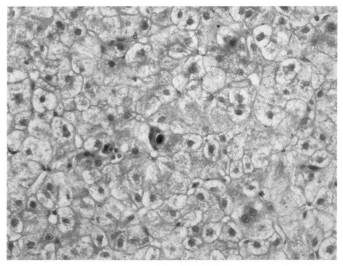

图 1-1-1-9　戊型病毒性肝炎
为图 1-1-1-8 放大。小叶内左侧胆汁处可见 1~2 个中性粒细胞。HE 染色×40

3）小叶炎通常较轻微,但是少数病例会出现较重的小叶内炎症。

（7）庚型肝炎:庚型肝炎病毒是 1995 年发现的一种

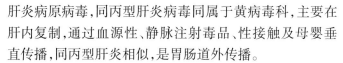

肝炎病原病毒，同丙型肝炎病毒同属于黄病毒科，主要在肝内复制，通过血源性、静脉注射毒品、性接触及母婴垂直传播，同丙型肝炎相似，是胃肠道外传播。

1）总体上，汇管区和小叶内炎症和坏死要比其他类型病毒性肝炎轻微。

2）大部分研究者认为能够导致组织学改变的病毒是一种过客病毒（passenger virus）。

（8）其他类型肝炎

1）有些肝炎的病原体描述为庚型肝炎病毒 C，但还没有得到公认。已经发现该种肝炎，肝细胞出现巨细胞变；通过电镜在一些病例胞质中发现了副黏液病毒。

2）输血传播病毒性肝炎：输血传播病毒（transfusion transmitted virus，TTV）在 1997 年被日本学者证实，虽然数量较少，但在全球均有发现。有人认为本病不是嗜肝病毒导致的，因此引起肝脏损害较少。TTV 至少参与某些暴发性肝衰竭、隐源性慢性肝炎和隐源性肝硬化。我国上海、深圳发现有人携带有 TTV。

3. 特殊染色

（1）D-PAS：淀粉酶消化后的 PAS 染色，可以见到在汇管区吞噬细胞和坏死区内或者周边的肝巨噬细胞胞质内红染颗粒（阳性着色）。

（2）网织染色：能清晰地显示小叶坏死区的致密或者塌陷的网状支架。

4. 免疫组化染色

（1）乙肝表面抗原（HBsAg）和核心抗原（HBcAg）：急性病毒性肝炎样本免疫组化检测二者通常是阴性的。

（2）丁型抗原（delta antigen）：乙肝伴有丁肝时，免疫组化检测肝细胞核出现不同程度的阳性表达。

【病理诊断】 通常情况下，肝活检不是急性肝炎的指征。病理科有时收到的急性肝炎肝活检标本可见于三种情况：①临床难以确定诊断或者诊断错误，需要借助肝穿病理检查帮助诊断；②病毒性肝炎诊断明确，但是急性和慢性之间难以把握，或者临床需要知道病变分期或炎症程度等信息；③肝移植术后患者，需要通过肝穿病理检查帮助临床医生确定患者的肝功异常是病毒性肝炎复发还是新发的病毒性肝炎，抑或是急性排异反应。

病理医生需要熟悉急性肝炎病理知识、积累一定的肝病病理诊断经验，否则很难将急性肝炎与慢性肝炎、肝硬化区分，以及确定许多其他肝病的发病原因。急性肝炎病因以戊肝病毒感染为主，其次为乙肝病毒感染。慢性肝炎病因在国内以乙肝病毒感染为主，丙肝病毒感染次之。在慢性肝炎基础上可重叠发生甲肝和戊肝，以戊肝较高。目前已知的甲、乙、丙、丁、戊五型病毒性肝炎，在流行病学和临床经过等方面有所差异，但组织病理学

上这五型肝炎的病变基本相同，有时可见一些细微区别。甲肝近年发现也可出现碎片状坏死、浆细胞浸润明显，但不转变为慢性肝炎。乙型肝炎可出现毛玻璃样肝细胞和沙砾样细胞核，小叶中央的气球样变比丙肝、甲肝要重。丙型肝炎汇管区常出现淋巴细胞密集现象，有的可见淋巴滤泡形成，还可见到肝细胞脂肪变性。上述变化可以提示我们肝炎类型，但并非是诊断性指标，实际工作中病例会有许多变异存在。

【鉴别诊断】 急性肝炎主要是肝实质内的改变，尤其是终末静脉（中央静脉）周围，在慢性肝炎中主要是汇管区和汇管区周围的改变。有时要进行区别是困难的，特别是慢性肝炎病变加重或慢性乙型肝炎的再活动伴广泛的肝小叶改变时。常见的鉴别诊断如下：

1. 胆管阻塞 肝实质内的典型肝炎改变是区别急性肝炎和胆管阻塞的要点，胆管梗阻所致的汇管区水肿在急性肝炎中常不易见到。

2. 脂肪性肝炎 常有明显的脂肪变，气球样变肝细胞中可找到 Mallory（马洛里）小体，炎细胞成分可见到中性粒细胞，特别是在酒精性肝炎时。脂肪性肝炎诊断的要点是病变区域出现细胞周围纤维化。

3. 药物性肝损伤 药物相关性肝炎很难与病毒性肝炎区别，如果肝炎的病因不确定，必须考虑是不是由药物引起的。药物性肝炎较为常见的改变有：①境界清晰的中央静脉周围坏死、肉芽肿、胆管损伤；②大量的中性粒细胞或嗜酸性粒细胞以及轻～中度的汇管区炎症反应；③胆汁淤积可能会掩盖病毒性肝炎的特点。在二者难以鉴别时结合临床病史（服药史等）和实验室检查（病原体检查）就显得很重要。一般来说，汇管区混合性炎细胞浸润时更倾向于药肝，以单个核（淋巴细胞和浆细胞）细胞浸润时多考虑急性病毒性肝炎。如果出现小叶内淤胆的表现比炎症还明显时，更可能是药物引起的。

4. 慢性病毒性肝炎早期 慢性乙肝早期或者慢性乙肝活动期的形态学改变与急性病毒性肝炎很相似，这时采用免疫组化 HBV 抗原（HBsAg 和 HBcAg）染色检查非常有用，慢性乙肝阳性而急性肝炎则阴性。需要注意的是，急性丙肝汇管区出现明确的淋巴细胞密集现象和滤泡形成时，认为可能是丙肝慢性化的标志。

5. 自身免疫性肝炎（autoimmune hepatitis，AIH）早期 与急性病毒性肝炎很相似，但是 AIH 的汇管区和小叶内浆细胞浸润更显著，特别是在界面附近浆细胞呈簇状出现、界面炎更重。早期 AIH 的汇管区会出现一定的纤维化，可以用 Masson 染色方法来显示。

6. Wilson 病 又称肝豆状核变性，其早期形态容易

与急性病毒性肝炎混淆,见到肝细胞脂肪变性、Mallory 小体和糖原核时提示 Wilson 病,另外铜染色(常用罗丹宁和 Timm 染色)阳性也是重要鉴别手段。

第二节　慢性病毒性肝炎

【概念】病毒性肝炎病程持续半年以上者即为慢性病毒性肝炎(chronic viral hepatitis,CVH)。

【发病机制】当机体免疫功能(主要是清除功能)低下,不能充分清除循环中以及受感染肝细胞内的病毒,病毒持续在肝细胞内复制,并通过抗体依赖细胞毒效应或抗体介导补体依赖的细胞溶解作用,使肝细胞不断受到持久的免疫损伤,则表现为慢性迁延型肝炎和慢性活动型肝炎。

【临床特点】

1. 传播途径　通过体液和血液传播,常见的传播途径有滥用(注射)药物和注射毒品、输血、母婴传播、不洁性交,或者公用某些私人物品(病原体介绍见本章第一节概述部分)。

2. 导致肝炎慢性化的因素　感染的病原类型、治疗不当、营养不良、同时又患其他传染病,以及饮酒、服用对肝有损害的药物,或者自身免疫因素等。

【病理特点】

1. 大体特点　肝脏肿大,质较软,表面光滑。

2. 镜下特点

(1) 基本病变:汇管区炎症是慢性肝炎的典型表现。

1) 汇管区炎症,以淋巴细胞和浆细胞浸润为主。可伴有轻重不等的界面性肝炎,以往称作碎片状坏死,这是慢性肝炎最重要的组织学特征。表现为汇管区扩大,周边有肝细胞坏死和淋巴细胞、浆细胞浸润,可以围绕单个和成团的肝细胞,形成所谓的肝细胞"陷入"现象(图 1-1-2-1)。

2) 小叶内可见点灶性或者融合性坏死、炎细胞浸润、肝细胞水样变性和嗜酸性小体(凋亡小体)。

3) 不同程度的纤维化,或者仅出现汇管区轻度扩大,随着时间和病情进展出现桥接纤维化和肝硬化。

4) 可见到胆汁淤积和小胆管增生,一般比较轻微,个别损伤严重的病例胆管增生会很显著。

5) 肝巨噬细胞可有不同程度的增生。

(2) 慢性乙型肝炎(图 1-1-2-2~图 1-1-2-6)

1) 表现为淋巴细胞性小叶炎,可以见到淋巴细胞与损伤的肝细胞密切接触,有时能看到淋巴细胞进入肝细胞胞质中的现象。

2) 有的肝细胞胞质呈毛玻璃样改变(图 1-1-2-7),是乙肝较为特征性的改变。

3) 临床诊断乙肝病毒携带者行肝穿刺组织学检查,部分病例会出现组织学异常,严重者可有早期肝硬化,只有部分患者组织学无明显异常,HBsAg 免疫组化多呈包涵体样形态(图 1-1-2-8)。

【病理诊断】慢性乙型病毒性肝炎以汇管区淋巴细胞浸润、界面炎、汇管区炎性纤维组织增生伴不同程度的肝纤维化或肝硬化、肝细胞点状坏死、肝细胞内淋巴细胞穿入现象等为基本病理特征,慢性丙型病毒性肝炎除上述表现外,还常见有汇管区淋巴细胞聚集或淋巴滤泡形成。

【鉴别诊断】需要结合临床、检验、病理、免疫组化等多种信息,对慢性肝炎的病原和病因进行鉴别和验证。

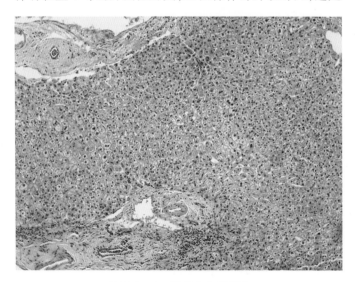

图 1-1-2-1　慢性病毒性肝炎
左上汇管区仅有少量炎细胞浸润。左下汇管区有中等量炎细胞浸润,轻度界面炎。HE 染色×10

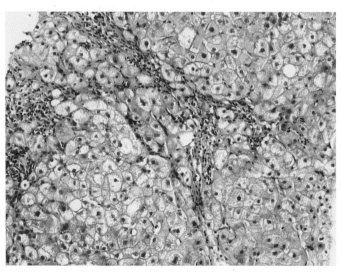

图 1-1-2-2　慢性乙型病毒性肝炎
肝细胞明显水样变性,胞质疏松水肿、淡染。HE 染色×40

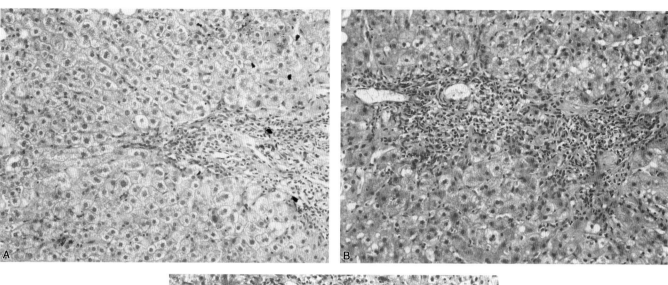

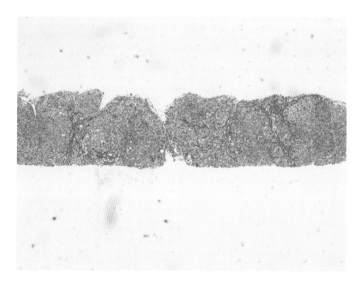

图 1-1-2-3　慢性乙型病毒性肝炎

A. G1S1,汇管区轻度扩大纤维化,界面炎不明显(HE×20);B. G3,中度界面炎(HE×20);C. G4,重度界面炎(HE×20)

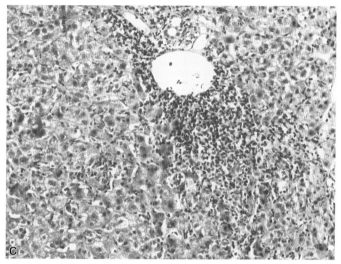

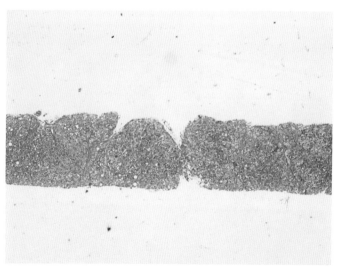

图 1-1-2-4　慢性乙型病毒性肝炎

G2S3,肝小叶结构紊乱,可见纤维分割。HE×4

图 1-1-2-5　慢性乙型病毒性肝炎

G2S3,与图 1-1-2-4 为同一个病例,肝小叶结构紊乱,可见纤维分割,蓝染为胶原纤维。Masson 染色×4

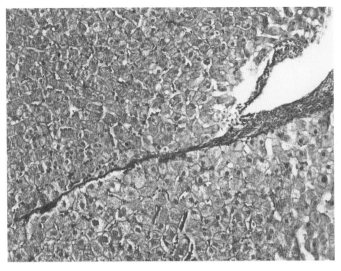

图 1-1-2-6　慢性乙型病毒性肝炎
肝小叶结构紊乱,可见纤维分割,蓝染为胶原纤维。Masson 染色×40

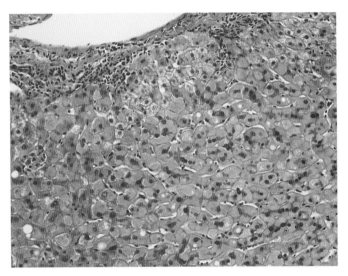

图 1-1-2-7　慢性乙型病毒性肝炎
见大量玻璃样变肝细胞,胞质呈均匀一致的淡粉色。HE×40

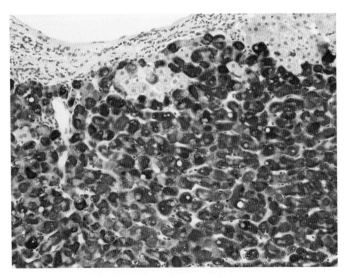

图 1-1-2-8　慢性乙型病毒性肝炎
与图 1-1-2-7 为同一个病例。HBsAg 免疫组化染色阳性,肝细胞显示均匀致密棕褐色,似包涵体。免疫组化染色×40

第三节　肝　硬　化

【概念】肝硬化(cirrhosis)是各种肝病的终末期改变,是一个复杂的演变过程,在这一过程中正常肝小叶被由纤维组织分隔的结构异常肝细胞结节所取代。这些结节通常是肝细胞受损伤后再生性增生形成,与正常肝实质结构相比,这种结节在功能上效率降低,血管之间的关系明显紊乱。组织学上有不同程度的肝细胞坏死、残存肝细胞结节性再生、结缔组织增生与纤维隔形成,导致肝小叶结构破坏和假小叶形成,肝脏逐渐变形、变硬而发展为肝硬化。

【发病机制】

1. 正常情况下血液从汇管区到中央静脉的流动是途经肝窦的,一旦出现纤维化、纤维间隔形成,就出现了肝脏血流动力学的紊乱。相当数量的血液经过纤维间隔中的血管直接从肝门到达肝静脉。这样血流异常造成血液未能与肝细胞直接接触及参与生理功能,不能完成氧气、营养物质交换及异生物质的移出。肝脏合成的物质如白蛋白、凝血因子等不能释放到血液中。

2. 再生结节内肝细胞增生,肝板由 2 层或 3 层肝细胞构成,引起肝血窦间隙狭窄。血液与肝细胞接触面积减少、交换效率显著减低。

3. 肝硬化纤维间隔和狭窄的窦间隙,远不如正常海绵状肝实质那样顺利通畅,时间长了会出现门脉高压。

【临床特点】肝硬化的病因:各种致病因子都可能引起肝脏损伤发生肝硬化(表 1-1-3-1)。肝硬化中有少数病因不清楚,也称隐源性肝硬化。一些迹象显示许多隐源性肝硬化是源于非酒精性肝炎(nonalcoholic steatohepatitis,NASH),只是在病理诊断时没有明确的证据。还有一些肝硬化是由于特异性细胞角蛋白或胆小管转运蛋白的基因突变导致的。肝硬化依据病因可分为病毒性肝炎肝硬化、酒精性肝硬化、代谢性肝硬化、胆汁淤积性肝硬

表 1-1-3-1　肝硬化的病因

感染性疾病:乙肝、丙肝及丁肝等
自身免疫性肝病:自身免疫性肝炎、原发性胆汁性肝硬化、原发性硬化性胆管炎等
代谢性疾病:Wilson 病、糖原累积病、遗传性血红蛋白病、半乳糖血症、长期胃肠外营养等
大胆管堵塞:先天性胆道闭锁、胆石症、狭窄和囊性纤维化等
血管病变:布-加综合征(Budd-Chiari syndrome)、肝静脉闭塞症、慢性右心衰竭等
药物及毒物:乙醇、甲氨蝶呤、异烟肼、胺碘酮等,中草药如土三七、何首乌等
其他:印度儿童肝硬化、空-回肠短路术后、结节病、隐源性肝病等

化、肝静脉回流受阻性肝硬化、自身免疫性肝硬化、毒物和药物性肝硬化、营养不良性肝硬化、隐源性肝硬化等。在我国大多数为肝炎后肝硬化，少部分为酒精性肝硬化和血吸虫性肝硬化。

【病理特点】

1. 大体特点 肝脏形态异常，早期肿大，晚期根据病因不同，可以缩小（常见于病毒性肝炎肝硬化），也可以增大（常见于淤血性肝硬化、酒精性肝硬化等）。外观呈灰褐色或棕黄色，表面有弥漫性大小不等的结节和塌陷区，质地硬，包膜增厚。切面可见肝脏正常结构被岛屿状结节代替。

2. 镜下特点 纤维间隔和再生结节形成是肝硬化的主要形态学改变。

（1）正常肝小叶结构破坏或消失，被假小叶取代。

（2）残存肝细胞呈结节状再生和排列，其周围为纤维间隔。

（3）有的肝硬化如胆汁性肝硬化，汇管区间质增生增宽和纤维化。

（4）根据进程或发展阶段，会有不同程度的肝细胞水肿、脂肪变性，甚至坏死，以及不同程度的炎细胞浸润。

【病理诊断】 规范的肝活检病理检查应当包括：肝硬化诊断、病因评估、组织学活动度、进展分期以及是否有肝细胞癌的发生。病理医生诊断肝硬化的难易程度取决于所取得的标本状况。标本足够大，再生结节足够小，就很容易做出诊断。相反，从一个大的硬化结节中心取出的一条纤细肝组织或者碎片状肝组织是很难做出诊断的，病理医生仅仅提示可能为肝硬化。当肝硬化未充分形成以及肝硬化病变并不是弥漫性分布时，会造成穿刺诊断困难或出现误差。

肝活检穿刺针的类型也会影响诊断的难易程度，使用很细的穿刺针取出的组织对诊断肿瘤或许是足够的，但对于许多疾病来说要做出准确的诊断也许是不够的。例如，在对慢性肝炎进行分期时，CT引导下的细针针刺活检可能会把肝硬化诊断为桥接纤维化。

需要注意的是，在诊断肝硬化时，针刺活检往往比楔形活检更有价值。楔形活检虽然组织块大，但大多是肝被膜和被膜下肝组织，正常情况下有更多的纤维组织分割，常常会误诊为肝硬化或者增加诊断难度。楔形活检组织被膜下过多的纤维组织和血管必须与肝硬化的改变相区别。肝硬化纤维分隔延伸至整块活检组织、具有弥漫一致的特点，但是肝被膜下纤维仅仅是出现在被膜与紧邻被膜下的区域（图1-1-3-1、图1-1-3-2）。

肝硬化组织学诊断的两个基本标准是结节形成和纤维化，反映了肝硬化的定义。一旦发现有明确纤维间隔

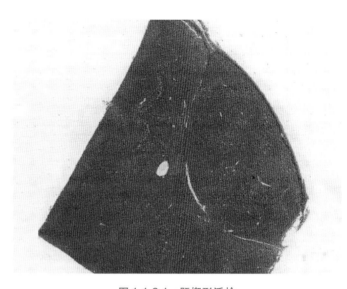

图1-1-3-1 肝楔形活检
正常肝组织被膜下，可见被膜下的延伸的纤维组织，易误诊为肝硬化。HE染色×4

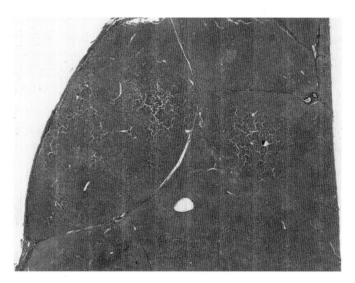

图1-1-3-2 肝楔形活检
正常肝组织被膜下，蓝色就是被膜下的纤维组织。HE染色×4

包绕的结节，肝硬化的诊断就很容易做出。但是在对慢性肝炎肝活检评分时，由于标本破碎造成容易低估纤维化的分期。这时就要结合临床和实验室检查进行病理诊断。

另外，肝硬化是否可逆转是一个有争议的问题，一定要考虑活检标本的类型、标本本身可能存在误差以及肝硬化的发展阶段等各种因素，病理医生应该保持严谨认真的态度。肝硬化通过治疗后肝脏纤维化逐渐减轻，但这并不能说明肝细胞板结构和血管之间的关系也恢复到了正常。因此对于不同原因肝硬化逆转的报告要非常慎重。肝硬化的诊断需要病理医生和临床医生密切沟通和交流，单纯依靠组织形态学有时难以明确诊断甚至出现误诊。

1. 原因评估　病理医生很难通过活检标本来准确评估肝脏结节的大小，这一点对患者来说通常并不重要，而且根据结节大小对肝硬化进行分类的方法已经不再适用，因为对于临床来说病因学分类会更加重要、更有意义。

肝硬化的病因多种多样、复杂重叠（表 1-1-3-1）。肝硬化是各种原因引起的肝病发展至终末期出现的改变，其形态结构较为单纯，提示发病因素的形态特点在肝硬化阶段大多已经不再明显甚至完全消失，所以多数情况下单纯依靠组织形态学是难以找到病因的，必须结合临床病史综合分析。

能够对病因起到提示作用的形态改变有以下几点：

（1）结节和纤维化模式：①病毒性肝炎后形成的结节倾向于圆形。②胆道疾病如原发性胆汁性胆管炎（PBC）、原发性硬化性胆管炎（PSC）和先天性胆道闭锁发生的结节则形状不规则（七巧板样），称作胆汁源性肝硬化，但由于受到样本限制，在穿刺肝组织中这种模式在实际工作中常难以见到。然而结节周围有水肿、胆管反应和慢性胆汁淤积（羽毛状变性）等会对诊断胆汁性肝硬化会有提示和帮助。③静脉流出道（中央静脉）周围区域的纤维化和肝窦扩张常见于酒精性肝病。④融合的纤维化瘢痕取代了邻近多个小叶的位置，常见于病毒性肝炎、自身免疫性肝炎或者药物性肝损伤在数月内迅速进展而形成。

（2）汇管区结构改变：对胆管数目的评估在诊断肝硬化中非常重要。胆管和动脉往往伴行，孔径大致相当，数量大致相同。但是病理医生应牢记的是在同一张切片的一个层面上不是所有的汇管区都必须包含有一个胆管。明确的胆管消失通常提示原发性胆汁性肝硬化或原发性硬化性胆管炎。在一些病例中肝内胆管缺失与药物相关，所以临床和病史很重要。

（3）脂肪性肝炎：脂肪性肝炎常见于酗酒和患非酒精性脂肪性肝病的高危人群，以及药物因素，有时查不到任何明显的发病原因。

（4）病毒感染：慢性肝炎病变，尤其是界面炎和淋巴细胞浸润，常常提示病毒感染可能。肝细胞异型增生也常和病毒感染有关，而毛玻璃样肝细胞的出现要考虑乙肝或者药物性肝炎可能。淋巴细胞的聚集或淋巴滤泡的形成提示可能存在有丙型肝炎病毒感染。浆细胞大量浸润提示有可能是自身免疫性肝炎，但也会见于病毒性肝炎的组织中。

（5）异常物质沉积：肝实质中重度铁沉积，常常意味着遗传性血红蛋白沉积症的可能性。然而，如果是轻度铁沉积或者主要沉积在吞噬细胞和肝巨噬细胞内，则往往表明另有原因。如同胆汁性肝硬化一样，在遗传性血红蛋白沉积病中形成的肝硬化结节有时是不规则的。无论何种原因的肝硬化，都常常可以检测到铜和铜结合蛋白。在结节边缘处铜聚集出现时多提示是由胆汁性疾病造成，Wilson 病时整个结节都呈铜染色阳性，但是其他的结节可以为阴性。在 Wilson 病的一些阶段，铜检测可能阴性，所以铜阴性不能排除此病。检测 α1-抗胰蛋白酶小体时，免疫组化的方法检测要比 D-PAS 的方法更敏感。

2. 组织学活动度　活动度是一个表示肝硬化进展速度的术语，活动性肝硬化具有慢性肝炎的病理改变，有界面炎和不同程度的坏死，常常用慢性肝炎分期 G2 或以上表示。非活动性肝硬化或者称静止性肝硬化，其炎症活动轻微或者无炎症及坏死，则常以 G0 或 G1 表示。

在非活动性或者静止性肝硬化时，纤维间隔与小叶间的界面是清晰可辨的。炎细胞浸润轻微，并且局限在纤维间隔内。没有或者几乎没有灶性坏死或小叶内炎症。相反，在活动性肝硬化，界面由于肝细胞损伤及炎症浸润变得模糊不清，肝实质有肝细胞损伤和炎症。肝硬化任何阶段都可以出现临床生化和病理形态不一致的现象，一个重要原因就是肝硬化的活动程度在肝脏的不同部位常常是不同的。

【鉴别诊断】

1. 结节性再生性增生　出现肝细胞增生结节，结节周围无纤维化包绕或者纤维化不明显，结节的周边肝细胞挤压呈条索状。必要时进行网织纤维染色和 Masson 染色加以鉴别。

2. 先天性肝纤维化　肝小叶结构保存完整，但是可以看到汇管区胆管畸形，常常是胆管分散在汇管区周边、数量增多、管腔不规则。汇管区纤维致密，可有轻度的中性粒细胞性胆管炎及其周围炎，但是缺乏病毒性肝炎和 AIH 的活动性改变。

3. 未发展到肝硬化期的慢性肝炎　当慢性肝炎伴纤维化及结构异常时，需要与活动性肝硬化鉴别，需要结合临床病史及其他实验室检查，不能单纯依靠肝活检来诊断。

4. 高分化肝细胞癌（hepatocellular carcinoma，HCC）　高分化肝细胞癌的细胞板结构会更加异常，网状纤维缺乏或消失，细胞具有恶性的细胞学特点。其次，肝细胞铁沉积经常见于不同病因导致的肝硬化，但在肝细胞癌通常见不到。

5. 肝硬化结节和异型增生结节（dysplastic nodule，DN）　随着影像学的进展和移植术后对切除肝硬化肝脏检查手段方面研究的增多，对越来越多的异型增生结节有了进一步的认识。异型增生结节分为低级别和高级别,从形态上与肝硬化结节区分难度很大,而且辅助检查手段如特殊染色、免疫组化和分子病理,虽然做了一系列探索,但是到目前为止还没有发现特异性的敏感指标。不同于大再生结节的是,异型增生结节含有异型增生(非典型增生)的肝细胞和膨胀性生长方式。大再生结节与低级别异型增生结节之间的鉴别经常是困难的,就像高级别异型增生结节与高分化肝细胞癌的鉴别一样困难。在对癌前病变结节进行诊断和鉴别时,一定要牢记结节的肝穿标本不能代表整个结节,并且在穿刺未取到的部位中可能已经有肝细胞癌发生。

第二章

其他感染性肝脏疾病

肝脏作为一个最大的血液过滤器官,可以出现系统性的或者经由门静脉系统来源的多种病原体的感染。肝脏中的肝巨噬细胞可以吞噬血液中来的细菌、真菌和原生动物,出现感染后最常见的是临床体征和症状是肝大和发热。

第一节 非嗜肝性病毒性肝炎

一、病毒性出血热

【概念】 病毒性出血热(viral hemorrhagic fever),国内一般是指流行性出血热又称肾综合征出血热,是由流行性出血热病毒(汉坦病毒)引起的,以鼠类为主要传染源的自然疫源性疾病,主要临床表现为发热、出血、充血、低血压休克及肾脏损害。广义上,还包括其他病毒引起的出血性发热,如由蚊传播的黄病毒属感染,如黄热病和登革热(表 1-2-1-1)。

【临床特点】

1. **病因** 由流行性出血热病毒(汉坦病毒)引起。

(1) 宿主动物和传染源:主要是小型啮齿动物,包括野鼠及家鼠。

表 1-2-1-1 非嗜肝病毒导致出血热并累及肝脏

病 毒	疾 病	地 理
黄病毒属(*Flaviviridae*)	黄热病(yellow fever)	非洲、南美
	登革热(dengue)	非洲、亚洲、美洲热带地区
砂粒病毒属(*Arenaviridae*)	拉萨热(lassa fever)	西非
胡宁病毒(*Junin virus*),属于砂粒病毒属(*Arenaviridae*)	阿根廷出血热(argentine HF)	阿根廷
丝状病毒属(*Filoviridae*)	埃博拉出血热(ebola fever)	中部非州
	马堡热(marburg fever)	中南部非洲
布尼亚病毒属(*Bunyaviridae*)	裂谷热(rift valley fever)	东中部非洲
	肾综合征出血热(HF with renal syndrome)	欧亚大陆北部地区
汉坦病毒,属于布尼亚病毒属(*Bunyaviridae*)	流行性出血热,又称克里米亚-刚果出血热	俄罗斯、中西亚、非洲

(2) 传播途径:主要传播为动物源性,病毒能通过宿主动物的血及唾液、尿、便排出,鼠向人的直接传播是人类感染的重要途径。

(3) 人群易感性:一般认为人群普遍易感,隐性感染率较低,一般青壮年发病率高,病后有持久免疫力。

2. **临床表现** 出血热潜伏期一般为 2~3 周。典型临床经过分为五期:发热期、低血压休克期、少尿期、多尿期及恢复期。

【病理特点】上述几种病毒性出血热的基本病理变化:大块和亚大块肝组织坏死,常见到嗜酸性小体。如流行性出血热(图 1-2-1-1、图 1-2-1-2)。

【病理诊断】 一般依据临床特点和实验室检查、结合流行病学资料,在排除其他疾病的基础上,进行综合性诊断,对典型病例诊断并不困难,但在非疫区、非流行季节以及对不典型病例确诊较难,必须经特异性血清学诊断方法确诊。

二、巨细胞病毒感染

【概念】 巨细胞病毒(cytomegaoviyns, CMV)亦称细胞包涵体病毒,是一种疱疹病毒组 DNA 病毒。分布广

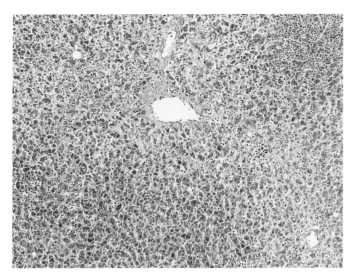

图 1-2-1-1 流行性出血热所致重型肝炎
累及多个肝小叶的大块肝细胞坏死,局部有坏死肝细胞残影。HE 染色×10

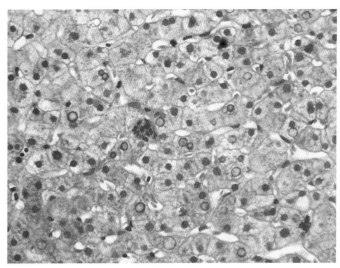

图 1-2-1-3 巨细胞病毒感染所致肝炎
患者为肝移植术后 4 年出现 CMV 感染,视野中央有一处微脓肿。HE 染色×40

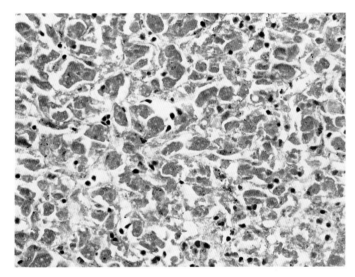

图 1-2-1-2 流行性出血热所致重型肝炎
为图 1-2-1-1 放大,肝细胞坏死仅见坏死肝细胞残影。HE 染色×40

泛,感染人体可引起以生殖泌尿系统、中枢神经系统和肝脏为主的各系统感染,从轻微无症状感染直到严重缺陷或死亡。巨细胞病毒性肝炎大部分发生于肝肾移植之后。由于急性细胞排斥反应和 CMV 感染在临床上表现相似,肝活检对于区分二者非常有价值。

【病理特点】

1. 肝小叶内可以见到中性粒细胞聚集,称微脓肿(图 1-2-1-3)。肝细胞或者上皮细胞核内出现包涵体有一定的特征性,呈兼性染色的圆形球体,周围包绕清晰的光环,有时包涵体也可出现在胞质内,其形态多样、体积小。但是在肝脏 CMV 感染病例中很少见到典型的核内包涵体。肝组织内还可见到多核巨细胞,周围有少量淋巴细胞浸润。

2. 笔者在工作中,在 HIV 阳性患者行肝穿和肠镜检查活检标本中,偶然发现了 CMV 感染病例,但仅在肠黏膜见到了大量典型的核内包涵体(图 1-2-1-4),并经免疫组化染色得以证实。免疫组化实验表明,CMV 早期核抗原单克隆抗体检测染色阳性细胞主要是腺体浅层上皮细胞(图 1-2-1-5),而 CMV 晚期抗体检查主要是间质细胞和少量腺体基底细胞阳性(图 1-2-1-6)。说明随着时间进展,病变向深部和间质侵犯。

3. 在婴儿可导致巨细胞病毒性肝炎,有着显著的胆汁淤积和炎症反应。

4. 在免疫健全的患者,巨细胞病毒感染可造成传染性单核细胞增多症样综合征,伴随轻度的肝炎。活检显

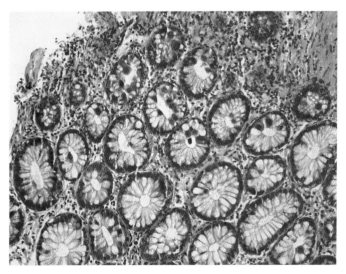

图 1-2-1-4 巨细胞病毒感染所致肝炎
HIV 阳性患者 6 年,行直肠黏膜活检,发现 CMV 感染,可见多个腺体上皮细胞核内包涵体。HE 染色×20

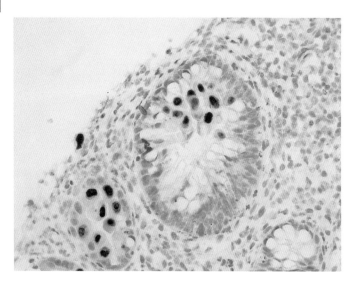

图 1-2-1-5　巨细胞病毒感染所致肝炎

同图 1-2-1-4。行 CMV 早期核抗原单克隆抗体免疫组化检测,腺体浅表上皮细胞核内包涵体染色阳性。免疫组化染色×40

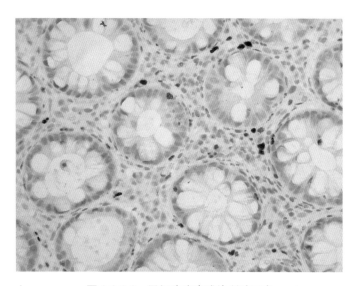

图 1-2-1-6　巨细胞病毒感染所致肝炎

同图 1-2-1-4。行 CMV 晚期核抗原单克隆抗体免疫组化检测,间质细胞和腺体基底细胞核内包涵体阳性。免疫组化染色×40

示灶性肝细胞坏死和肝窦淋巴细胞浸润,以及轻度的胆管损伤。

5. 免疫组化染色　CMV 单克隆抗体免疫组化可以证实巨细胞病毒的存在。

三、Epstein-Barr 病毒感染

【概念】Epstein-Barr 病毒(Epstein-Barr virus, EBV)为疱疹病毒科嗜淋巴细胞病毒属的成员。它在世界各地都有分布,95%以上的成人均有携带。

【临床特点】EBV 是传染性单核细胞增多症的病原体,与鼻咽癌、儿童淋巴瘤的发生密切相关,已经被列为可能致癌的人类肿瘤病毒之一。

EBV 引起的肝炎在临床上并不常见,在免疫正常和

免疫缺陷的个体均可出现,也可出现在肝移植后。临床外周血检测可见到异形的淋巴细胞增多。

【病理特点】

1. 汇管区扩大伴有显著的淋巴细胞浸润;大部分淋巴细胞有非典型性,细胞稍大,核质比轻度增加,为被感染的 B 淋巴细胞(图 1-2-1-7),还有少量被激活的 T 细胞和 NK 细胞。

2. 小叶内可见轻度至中度的灶性坏死,以及凋亡小体。肝窦排列整齐,很少见到肝细胞的气球样变和水变性(图 1-2-1-8)。

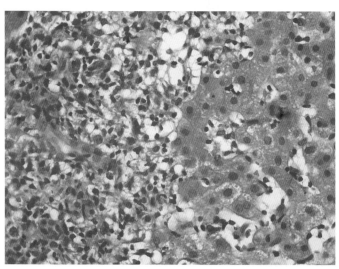

图 1-2-1-7　肝脏 EBV 感染患者

汇管区淋巴细胞浸润,部分细胞有轻度非典型性。HE 染色×40

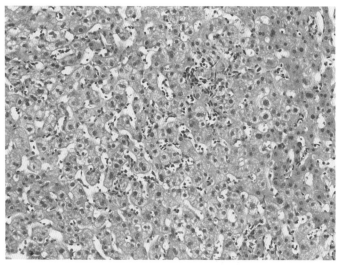

图 1-2-1-8　肝脏 EBV 感染患者

肝细胞基本正常。肝板排列整齐,肝窦内淋巴细胞增多。HE 染色×20

3. 肝窦内淋巴细胞增加,有单线整齐排列的趋势,淋巴细胞可有轻度异型性(图 1-2-1-9)。

4. 偶可见到非干酪坏死性肉芽肿,以及不同程度的

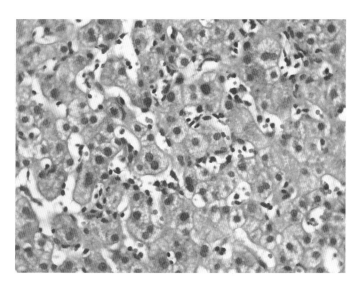

图 1-2-1-9 肝脏 EBV 感染患者
肝窦内淋巴细胞增多,有单串排列的趋势。HE 染色×40

大泡性脂变。

5. 一些病例汇管区可见到嗜酸性粒细胞和少量浆细胞浸润。

6. **免疫组化染色** EB 核相关抗原(Epstein-Barr nuclear antigen,EBNA)和潜在膜蛋白(latent membrane protein,LMP)染色阳性,可以证实淋巴细胞内 EBV 编码蛋白的存在。

7. **PCR 和原位杂交** 冰冻组织用 PCR、石蜡包埋组织用原位杂交技术均可以检测到汇管区受感染淋巴细胞的 EBV 受体。

四、人类免疫缺陷病毒感染

【概念】艾滋病是由人类免疫缺陷病毒(human immunodeficiency virus,HIV)引起。HIV 是一种感染人类免疫系统细胞的慢病毒(lentivirus),属反转录病毒的一种,能攻击人体免疫系统,把 T 淋巴细胞作为主要攻击目标,大量破坏该细胞,使人体丧失免疫功能,因此,人体易于感染各种疾病,并可发生恶性肿瘤,病死率较高。HIV 在人体内的潜伏期平均为 8~9 年。

【发病机制】主要是在 HIV 直接和间接作用下,$CD4^+T$ 淋巴细胞功能受损和大量破坏,导致细胞免疫缺陷。$CD4^+T$ 淋巴细胞受损方式及表现为:

1. **病毒直接损伤** HIV 感染宿主免疫细胞后以每天产生 $10^9~10^{10}$ 颗粒的速度繁殖,并直接使 $CD4^+T$ 细胞溶解破坏。病毒复制产生的中间产物及 gp120、vpr 等可诱导细胞凋亡。

2. **非感染细胞受累** 感染 HIV 的 $CD4^+T$ 细胞表面 gp120 表达,与未感染的 $CD4^+T$ 细胞的 CD4 分子结合,形成融合细胞使膜通透性改变,细胞溶解破坏。

3. **免疫损伤** gp120 与未感染 HIV 的 $CD4^+T$ 细胞结合成为靶细胞,被 $CD8^+$ 细胞毒性 T 细胞(cytotoxic lymphocyte,CTL)介导的细胞毒作用及抗体依赖性细胞毒(antibody-dependent cell-mediated cytotoxicity,ADCC)作用攻击而破坏,致 $CD4^+T$ 细胞减少。

4. **$CD4^+T$ 细胞来源减少** HIV 可感染骨髓干细胞,使 $CD4^+T$ 细胞产生减少。HIV 外膜蛋白 gp120 可抑制原始 T 淋巴细胞向 $CD4^+T$ 细胞转化,导致 $CD4^+T$ 细胞减少。表现为对可溶性抗原(如破伤风毒素)识别缺陷,细胞因子产生减少,B 细胞辅助能力降低,并可丧失迟发型免疫反应等。

由于其他免疫细胞亦不同程度受损,因而促使并发各种严重的机会性感染和肿瘤的发生。经 2~10 年的潜伏性感染阶段后,病毒可被某种因素所激活,通过转录和翻译形成新的病毒 RNA 和蛋白,然后在细胞膜上装配成新病毒,再感染其他细胞。

【病理特点】艾滋病机会性感染和肿瘤常常会累及肝脏和胆管系统。肝脏活检是明确诊断的重要手段之一。艾滋病本身很少会造成肝衰竭,但是可因为药物性肝损伤、合并丙型肝炎导致肝衰竭。有一部分艾滋病治疗药物肝脏毒性是比较大的,会造成药物性肝炎甚至肝衰竭。虽然 HIV 感染可以加重或改变其他病毒性肝炎,但到目前为止还没有证据表明 HIV 肝炎的存在。艾滋病患者肝脏可以发生各种机会性感染,患病率显著增加,而且病情更加严重。常见的病毒感染有巨细胞病毒、单纯疱疹病毒及 EBV 等,详见有关章节。绝大部分 HIV 相关的肝脏病理改变都是合并有其他致病因子、肿瘤或者药物损伤,但是近来研究发现也有单纯的 HIV 直接导致的肝脏病变,肝脏内所有细胞类型都可累及,如肝细胞、星形细胞、肝巨噬细胞、淋巴细胞以及胆管均可侵及。

对于弥漫性全身感染,肝活检病理检查的敏感度要比血培养、骨髓和淋巴结检查等技术低。比起感染、可疑淋巴结增生、胆管系统异常、不明原因发烧和肝脾肿大等,肝穿刺活检对于肝占位性病变和肝脏药物性损伤更有用。

【辅助检查】常用的特殊染色:抗酸染色、六胺银染色(grocott silver stain)和 PAS 染色。

第二节 细 菌 感 染

细菌感染(bacterial infection)可以累及肝脏,在临床和形态学上可引起肝炎样改变。但是在非流行地区,病理医生很少能遇到这些病例。肝脏感染和传染性疾病更多的是见于 AIDS、肿瘤化疗或器官移植情况下的并发症。传染性疾病如伤寒、布鲁杆菌病、类鼻疽均可以累及肝脏。其诊断主要依据是发热等临床表现及微生物检查。

一、伤寒

【概念】　伤寒(typhoid fever)是由伤寒杆菌引起的，累及肝脏不常见。

【临床特点】　多数伤寒性肝炎的患者会有黄疸。

【病理特点】　肝脏活检显示轻度非特异性肝炎，表现为淋巴细胞浸润、灶状肝细胞坏死和肝窦内肝巨噬细胞增生。典型的肉芽肿改变包括单个核细胞聚集、伤寒小结，其他改变包括肝细胞脂肪变性和汇管区炎症。

二、布鲁氏杆菌病

【概念】　布鲁氏杆菌病(brucellosis)也称波状热，是布鲁氏杆菌引起的急性或慢性传染病，是人畜共患传染病、属于自然疫源性疾病。

【临床特点】　在国内，羊为主要传染源，牧民或兽医接羔为主要传播途径。本病也可经皮肤黏膜（皮毛、肉类加工、挤奶等）和消化道传染（食用病畜肉、奶制品）。临床上主要表现为病情轻重不一的发热、多汗、关节痛等。病原菌难以培养成功，确诊依靠血清学检查。感染后不产生持久免疫，病后再感染者不少见。

【病理特点】　肝脏常呈非特异性肝炎及非坏死性肉芽肿。

1. 肝脏实质内常见肉芽肿形成，以淋巴细胞、吞噬细胞、肝巨噬细胞为主，偶可见上皮样细胞和多核巨细胞。区域分布不固定。

2. 可见到明显的肝巨噬细胞增生和肥大。

3. 部分病例肉芽肿中心可以见到纤维素样坏死，偶可在大的肉芽肿中见到干酪样坏死。恢复期肉芽肿出现纤维化。

4. 汇管区可见到少量淋巴细胞浸润，偶见少量中性粒细胞。

三、类鼻疽

【概念】　类鼻疽(melioidosis)是由类鼻疽伯克霍尔德菌引起的人类与动物的共患疾病。

【临床特点】　临床表现多样化，可为急性或慢性、局部或全身、有症状或无症状。大多伴有多处化脓性病灶。主要见于热带地区，流行于东南亚地区，很少见于西方国家，经历过越战的美国人有 10% 抗体阳性，但是仅有 300 多例发病。人主要是通过接触含有致病菌的水和土壤，经破损的皮肤而受感染。本病潜伏期一般为 4~5 天，但

也有感染后数月、数年，甚至有长达 20 年后发病，即所谓"潜伏型类鼻疽"，肝脾肿大和黄疸常见。

【病理特点】　在急性期可以见到大小不等的脓肿及坏死性肉芽肿，可呈"星状"外观或者类似于猫爪病之肉芽肿。

四、败血病和肝脓肿

【概念】　败血症(septicemia)是指致病菌或条件致病菌侵入血循环，并在血中生长繁殖，产生毒素而发生的急性全身性感染，引起寒战、发热、衰竭等。若侵入血流的细菌被人体防御功能所清除，无明显毒血症症状时则称为菌血症(bacteriemia)。败血症常伴有脓肿而病程较长者称为脓毒血症(pyemia)，所以败血症常常是脓毒血症的同义词。

由于年代、患者的基础疾病、传入途径以及年龄段等因素的影响，致败血症的细菌也不同。肝脓肿最常见的致病原是细菌及阿米巴原虫，细菌及阿米巴原虫感染肝脏后大量繁殖，进入血液循环后可导致脓毒血症。细菌性肝脓肿是指由化脓性细菌侵入肝脏形成的肝内化脓性感染病灶，临床上主要以寒战、高热、肝区疼痛、肝大和局部压痛为主要表现。

细菌性肝脓肿也称化脓性肝脓肿，是一种严重的消耗性疾病。肝脏接受门静脉和肝动脉的双重血液供应，再加之通过胆道与肠道相通，因此，上述途径是致病菌引起肝脏感染而形成脓肿的主要病因。但肝脏有丰富的血液循环和网状内皮系统的吞噬作用，可以杀灭入侵的细菌，不易形成肝脓肿。

【临床特点】　细菌性肝脓肿最常见的致病菌是大肠埃希菌、金黄色葡萄球菌。全身性细菌感染，特别是腹腔内感染时，细菌可侵入肝脏，如果患者抵抗力弱，就可能发生肝脓肿。本病多见于男性，男女发病率之比约为2∶1。近年来本病的性别差异已不明显，这与女性胆道疾病的发病率较高有关，而胆源性肝脓肿在化脓性肝脓肿中比例最高。

【病理特点】

1. **大体特点**　肝脓肿多为单发，但也可为多发。

2. **镜下特点**　脓肿壁从外向内依次为纤维瘢痕组织、肉芽组织和坏死物（图 1-2-2-1~图 1-2-2-4）。

一般来说血源性感染者常为多发，病变以右肝为主或累及全肝。胆管源性肝脓肿起源于多个小脓肿，它的分布与肝内胆管病变的分布一致，位于肝脏的一侧、一叶或一段。脓腔常与胆管相通，胆管内也充满脓液。急性梗阻性化脓性胆管炎的后期，实质上是急性肝脓肿的一种表现。

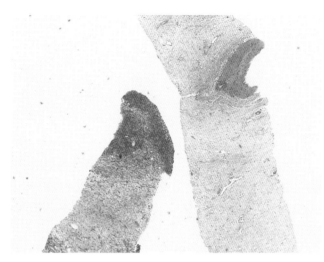

图 1-2-2-1 细菌性肝脓肿
肝穿组织:左侧为肉芽组织和脓液,右侧一条为硬化的脓肿壁。
HE 染色×4

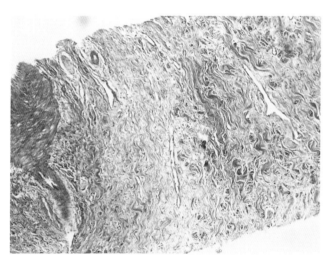

图 1-2-2-2 细菌性肝脓肿
同图 1-2-2-1。胶原纤维呈蓝色,血管壁(左侧)平滑肌呈红色。
Masson 染色×10

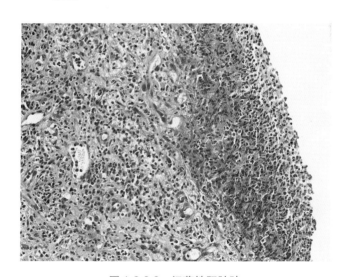

图 1-2-2-3 细菌性肝脓肿
同图 1-2-2-1。右侧为脓液,左侧大部分为脓肿壁,肉芽组织。
HE 染色×20

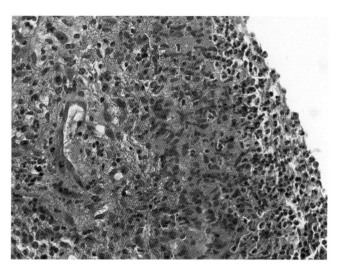

图 1-2-2-4 细菌性肝脓肿
同图 1-2-2-1。HE 染色×40

肝外伤后血肿感染所引起的脓肿和隐源性脓肿,多为单发性。当脓肿转为慢性以后,脓肿壁上出现肉芽组织生长及纤维化形成。肝脓肿继续发展可向膈下、腹腔、胸腔穿破。

第三节 立克次体和衣原体感染

立克次体和衣原体(rickettsial and chlamydial infection)同属于革兰氏阴性病原体,是一类能通过细菌滤器、在细胞内寄生、有独特发育周期的原核细胞性微生物。其代谢能力差,是介于细菌和病毒之间的一类原核生物。

一、立克次体病

【概念】 立克次体病是由一组立克次体(rickettsiosis)引起的自然疫源性传染病。我国的立克次体病主要有流行性斑疹伤寒、鼠型斑疹伤寒、恙虫病和 Q 热。

【病理特点】 主要在血管系统,表现为广泛的或者局部的血管周围炎和血栓性血管炎。

1. **流行性斑疹伤寒** 普氏立克次体通过体虱传播的急性传染病,其临床特点为持续高热、头痛、瘀点样皮疹(或斑丘疹)和中枢神经系统症状,自然病程为 2~3 周。显微镜下可见肝细胞灶状坏死及淋巴细胞浸润,一般无肉芽肿,汇管区炎症一般不明显。立克次体寄生于人和动物的血管内皮细胞胞质内及人虱肠壁上皮细胞内,免疫组化可见肝窦内皮细胞的立克次体抗原。

2. **地方性斑疹伤寒** 亦称蚤型或鼠型斑疹伤寒,由莫氏立克次体以鼠蚤为媒介而引起的急性传染病。其临床特征与流行性斑疹伤寒相似,但症状较轻,病程较短,病死率极低。

3. Q热 柯克斯体属立克次体引起的一种人畜共患传染病。临床上除了起病急、高热、多为弛张热伴寒战、严重头痛及全身肌肉酸痛，最常见的特征是累及肝脏。肝脏典型的病理改变是纤维环状肉芽肿，具有上皮样组织细胞、淋巴细胞和少量朗汉斯细胞环绕在周边，中央是纤维素样物质。一些纤维环状肉芽肿的中心是一个大脂泡大小的空白区，具有特征性。

二、衣原体感染

衣原体感染是由各种衣原体感染引起的一组感染性疾病，致病衣原体有沙眼衣原体、肺炎衣原体、鹦鹉热肺炎衣原体，可引起动物和人类的子宫感染、早产、流产、尿道感染、肺炎等多种疾病。偶可累及肝脏，可见于鹦鹉热和生殖系感染。

鹦鹉热又称鸟热，是由鹦鹉热衣原体所引起，这些衣原体主要在多种鸟类之间传播和感染，偶然由带菌动物传染给人；通常表现为高热、恶寒、头痛、肌痛、咳嗽和肺部浸润性病变等特征。鹦鹉热可有黄疸和肝大，肝脏表现为灶状肝细胞坏死和肝巨噬细胞增生活跃。沙眼衣原体引起的生殖器感染可能会出现汇管区周围炎（Fitz-Hugh-Curtis综合征）。Fitz-Hugh-Curtis综合征：急性盆腔炎性疾病过程中合并的肝、肾、脾周围炎，以及升结肠-腹壁粘连。

第四节 分枝杆菌感染

分枝杆菌（mycobacterial infection）由结核分枝杆菌复合群和非结核性分枝杆菌组成，目前已知的分枝杆菌种类已达到90种，包括致病菌、机会致病菌和非致病性分枝杆菌三类。在分枝杆菌属当中，最重要的种类当属结核分枝杆菌，它是结核的病原菌。

一、结核分枝杆菌感染

【概念】 结核分枝杆菌（tuberculosis，TB）属于分枝杆菌科的分枝杆菌属，是有致病力的耐酸菌。主要分为人、牛、鸟、鼠等型。对人有致病性者主要是人型菌，牛型菌少有感染。肝结核是由各种肝外结核分枝杆菌播散到肝脏所致，有时因肝外原发灶较小或已痊愈，不能查出原发病灶，据统计能看到原发灶者仅占35%。

【发病机制】 肝脏血运丰富，结核分枝杆菌血行播散容易侵及肝脏。多数肝结核由全身血行播散性结核循肝动脉血流入肝；其次为消化道结核经门脉系统进入肝脏造成感染；少数如腹腔结核或脊柱结核可通过淋巴系统或邻近器官直接侵入；胎儿期胎盘结核尚可经脐静脉入肝形成直接传播。

一般进入人体的结核分枝杆菌均能到达肝脏，但肝脏再生修复能力较强，有丰富的单核吞噬细胞系统。胆汁也有抑制结核生长的作用，虽然结核分枝杆菌易侵及肝脏，但不易形成病灶，甚至有人认为肝结核有自愈倾向。只有当机体免疫力极度低下，大量结核分枝杆菌和毒素入肝时才能致病。近年来，国外报道发现HIV感染者或艾滋病患者肝结核发病率显著增加，说明细胞免疫在肝结核发病中的重要性。肝脏感染结核分枝杆菌后，随着疾病发展演变和机体免疫力的变化，病变在不同的阶段表现出多种形式。

【临床特点】 肝结核较为少见，而且缺乏特异性症状和体征，所以临床误诊率较高。多数肝结核系全身粟粒性结核的一部分，称为继发性肝结核，患者主要表现为肝外肺、肠等结核引起的临床表现，一般不出现肝病的临床症状，经过抗结核治疗肝内结核可随之治愈，临床上很难做出肝结核的诊断。

【病理特点】

1. 大体特点 粟粒性结核最为常见，其特点是小的结核结节弥散全肝。结节呈白色、灰色或略带黄色。结核结节相互融合形成单个或多个大结节时称肝结核球（瘤），结核球为结核性肉芽肿和（或）干酪样坏死物质，有时酷似肿瘤，多为单发，圆形或类圆形，淡黄色或黄白相间的肿物，形态较规则，质地柔韧或坚硬，与肝实质分界清楚。

2. 镜下特点 肝结核的基本病理变化为干酪坏死性肉芽肿。结核结节的中央为干酪样坏死，周围伴有增生的上皮样细胞和朗汉斯多核巨细胞（langhans multinucleate giant cell），并伴有淋巴细胞和成纤维细胞围绕。肝结核性肉芽肿处于不同病期，可表现为干酪样坏死、液化坏死、纤维组织增生及钙化等。

在免疫力低下的患者可出现坏死，但见不到郎汉斯巨细胞（图1-2-4-1）。有关肝结核的病理分型尚无统一标准，一般可分为粟粒性结核、结核瘤、结核性肝脓肿、结核性胆管炎、肝浆膜性结核等。各种病理类型可同时存在，并可互相转化。

（1）结核性肝脓肿常位于汇管区。结核结节可互相融合，然后病灶中心液化成脓肿。

（2）肝结核约1/3累及胆管引起结核性胆管炎，病变可为局限性或弥漫性，胆管增粗，管壁增厚、变硬。

（3）肝浆膜性结核，所谓的"糖衣肝"，是肝被膜上发生粟粒性结核灶或包膜增生肥厚形成。

3. 特殊染色 抗酸染色是检测分枝杆菌的传统方法，其特异性高但是其敏感性较差，有一定的假阴性率；另外该方法不能对分枝杆菌分型（图1-2-4-2）。

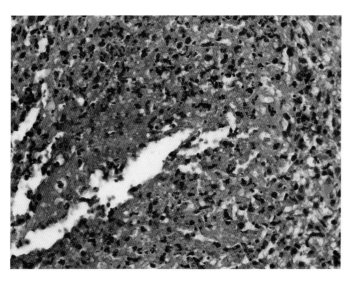

图 1-2-4-1 肝结核性脓肿
可见坏死组织,未见巨细胞。HE 染色×40

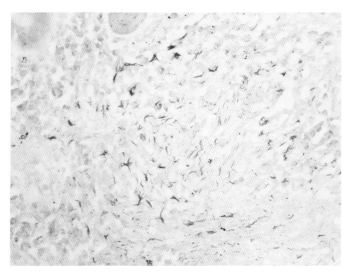

图 1-2-4-2 肝结核性脓肿
坏死物中央可见大量红染结核分枝杆菌,呈杆状、长度 0.4～4μm。抗酸染色×40

4. 分子病理 PCR 结合探针杂交,检测的敏感性明显提高,与前者相比降低了假阴性率,能同时检测 13 种分枝杆菌。

二、麻风

【概念】 麻风(leprosy)是由麻风分枝杆菌引起的一种极为慢性且传染性较低的疾病,主要累及皮肤及外周神经,严重者可致容貌毁损和肢体畸残。该病主要发生在热带和亚热带。

【临床特点】 麻风很少累及肝脏,主要是肝脏药物反应和淀粉样变性。引起肝脏药物毒性反应常见的是用于治疗麻风的药物利福平或氨苯砜。麻风患者出现全身性淀粉样变性很常见,但有明显的地理分布和个体差异。

【病理特点】 皮肤和肝脏病变之间有良好的相关性。在结核样型麻风患者的肝脏可见到结核样肉芽肿,但很少检查到抗酸杆菌。相反,瘤型麻风患者在肝实质内或者汇管区附近有成团的泡沫状巨噬细胞和坏死灶,其中经常见到大量抗酸杆菌。偶尔在多菌型麻风会出现肝脏肿大,这些肝脏病变常伴有中性粒细胞的浸润。麻风分枝杆菌的形态、染色与结核分枝杆菌相似,细长、略带弯曲,常呈束状排列。革兰氏和抗酸染色均为阳性。麻风杆菌是典型的胞内菌,可见大量麻风分枝杆菌存在于细胞内,其胞质呈泡沫状,称麻风细胞。这一点与结核分枝杆菌区别有重要意义。

三、鸟分枝杆菌感染

鸟分枝杆菌病是由鸟-胞内分枝杆菌复合体(mycobacterium avium complex 或 mycobacterium avium-intracellulare complex,MAC)感染引起的人兽共患性传染病。MAC 包括数个密切相关的菌种,即鸟分枝杆菌和胞内分枝杆菌,它们的形态学特征非常相似,引起的疾病症状、放射学特点以及治疗结果等均难以区分,因此国际分枝杆菌分类学工作组将它们归为一类。

这种条件致病菌进入机体最主要是通过支气管或肠黏膜。当前认为 MAC 感染 AIDS 患者的主要途径是消化道传播,呼吸道途径则次之。

临床上最常见的症状是不明原因的发热。播散部位包括任何组织器官,但最常见的是肺和气管,单核吞噬细胞系包括肝、脾、腹腔后淋巴结,胃肠道、骨骼系统和皮肤,而脑、脑脊液和眼眶偶发。

MAC 感染后可侵害多种组织器官包括肺、骨髓和淋巴结等,主要包括单一的结节、结节状的支气管扩张、结节样的浸润和在免疫力低下患者中的播散性浸润四种类型,常继发于 HIV 感染或其他免疫功能受损患者。

第五节 寄 生 虫 病

一、阿米巴肝脓肿

【概念】 阿米巴肝脓肿(amebic liver abscess)是由于溶组织阿米巴滋养体从肠道病变处经血流进入肝脏,使肝发生坏死而形成,实为阿米巴结肠炎的并发症,但也可无阿米巴结肠炎而单独存在。回盲部和升结肠为阿米巴结肠炎的好发部位,该处原虫可随肠系膜上静脉回到肝右叶,故肝右叶脓肿者占绝大部分。

【临床特点】 阿米巴肠病常并发阿米巴肝脓肿,国内临床资料占 1.8%～10%,亦有高达 46% 者,国外尸检材料为 10%~59%。临床上起病较缓慢,病情较长,可有高热、不规则发热和盗汗。

【病理特点】

1. **大体特点**　阿米巴肝脓肿基本是位于肝脏右叶,并且是多灶的。阿米巴脓肿形成是累及肝脏的标志性特征,一旦出现肝脓肿就应当考虑阿米巴的可能。超声穿刺物为典型的巧克力样脓液,质黏稠或稀薄,有肝腥味。慢性肝脓肿容易继发细菌感染,如大肠埃希菌、葡萄球菌、变形杆菌等。细菌感染后脓液失去其典型特征,呈黄色或黄绿色、有臭味。

2. **镜下特点**

(1) 在发展成脓肿之前,在肝窦内可见少量中性粒细胞,局部可有水肿或者小灶的坏死,窦内可以找到滋养体。滋养体与巨噬细胞相似,胞质常呈灰蓝色。常见到嗜红细胞。

(2) 脓肿早期以多发性小脓肿较为常见,以后逐渐互相融合形成单个大脓肿。脓肿中央为大片坏死区,其脓液为液化坏死组织,含有坏死的肝细胞、红细胞、白细胞、脂肪,可见夏-雷结晶。脓液中一般不容易找到阿米巴滋养体,但是在脓腔壁上或边缘部可发现滋养体(图 1-2-5-1),而很少见到包囊。

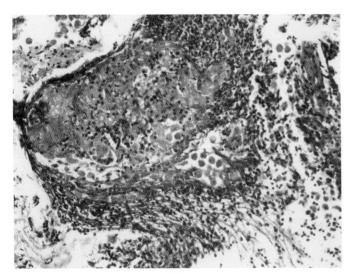

图 1-2-5-1　阿米巴肝脓肿
靠近脓肿壁可见灰蓝色圆形巨噬细胞样小体,即阿米巴滋养体。HE 染色×40

3. **免疫组化染色和特殊染色**　使用抗-阿米巴抗体(anti-entamoeba)可以在石蜡包埋组织中检测阿米巴的存在。PAS 染色很容易发现滋养体。

二、肝脏疟疾

【概念】　疟疾(malaria)是经按蚊叮咬或输入带疟原虫者的血液而感染疟原虫所引起的虫媒传染病。我国主要是间日疟原虫和恶性疟原虫,其他少见,近年偶见国外输入的一些病例。

【临床特点】　主要表现为全身发冷、发热、多汗,周期性规律发作,长期多次发作后,可引起贫血和脾肿大。

【病理特点】

1. **寄生虫血症期**　在红细胞和增生的肝巨噬细胞内可见到疟色素,呈棕黑色、灰黑色,为双折射的细颗粒(图 1-2-5-2)。后期出现在汇管区的巨噬细胞内。

2. **急性期**　肝窦淤血明显,另外可见到肝小叶Ⅲ带的缺血性坏死(图 1-2-5-2~图 1-2-5-4)。肝窦内充满红细胞,其内常见疟原虫,呈微弱的圆形、卵圆形,有附着毛细血管壁的倾向,有时可被丰富的疟色素覆盖。在病程较长的病例,汇管区周围的肝细胞内可见到疟色素颗粒。

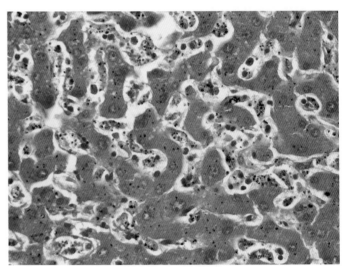

图 1-2-5-2　疟疾患者
肝窦内在红细胞、肝细胞和增生的肝巨噬细胞内可见到疟色素,呈棕黑色颗粒样,有的聚集成团。HE 染色×40

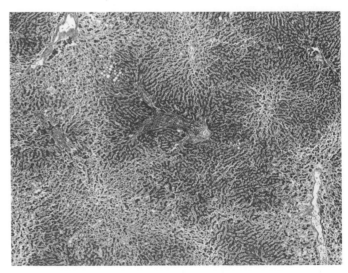

图 1-2-5-3　疟疾患者
肝小叶Ⅱ、Ⅲ带坏死,小灶性脂肪变性。HE 染色×4

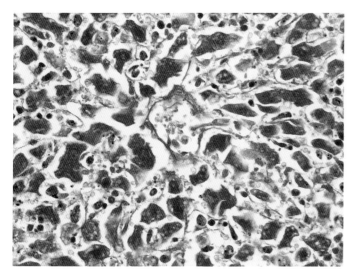

图 1-2-5-4　疟疾患者

中央静脉周围肝细胞坏死,肝窦内红细胞破坏、崩解,有的浅染或者崩解的红细胞内可见含有疟色素颗粒的疟原虫。HE 染色 ×40

3. 小叶内和汇管区炎症轻微。

三、肝脏弓形体病

【概念】 弓形体病(toxoplasmosis)是由弓形体(toxoplasma gondii)引起的人畜共患性原虫病。人群普遍易感,但多为隐性感染。

【临床特点】 本病为全身性疾病,患者由于弓形体寄生部位及机体反应性的不同,临床表现较复杂,有一定病死率及致先天性缺陷率,近年确认本病为艾滋病重要的致命性机会性感染。先天性弓形体感染可表现为婴儿肝炎后综合征,患儿出生时或出生后数天出现黄疸和肝大,亦可伴脾大。

【病理特点】

1. 肝细胞内可以见到特征性的小囊,囊内含有很多虫体即滋养体(速殖子),直径 3~6μm,有一个卵圆形的核,伴有或不伴有肉芽肿反应,此种小囊多见于免疫缺陷患者。

2. 肝小叶内可见多灶性、小灶性坏死性炎症,轻度脂肪变性,很少见到淤胆。

3. 先天性弓形虫病可表现为巨细胞性肝炎。

四、肝脏利什曼病

【概念】 利什曼病(leishmaniasis),也叫黑热病,是由利什曼原虫(leishmania spp)引起的人畜共患病,可引起人类皮肤及内脏黑热病,多见于艾滋病患者。

【临床特点】 临床主要表现为长期不规则的发热、肝脾肿大、贫血、消瘦、白细胞计数减少和血清球蛋白的增

加。本病多发于地中海国家、热带及亚热带地区,以皮肤利什曼病最常见。

【病理特点】

1. 肝脏出现弥漫性肝窦内和汇管区单个核炎细胞浸润,以浆细胞为主。小叶内肝巨噬细胞增生。

2. 肝脏小叶内可见非坏死性的上皮样肉芽肿,由大量的巨噬细胞构成,细胞内偶可见到寄生虫。病原体一般见于巨噬细胞和肝巨噬细胞内,原虫为卵圆形,直径 2~5μm,无鞭毛,核呈嗜碱性。上皮细胞和肝细胞内较少见到。

3. 肝细胞可出现大泡性脂肪变性,少量严重病例会有淤胆及坏死性肉芽肿。

4. **特殊染色**　吉姆萨(giemsa)染色能够非常清晰地显示吞噬细胞中的寄生虫。

五、肝脏蛔虫病

【概念】 蛔虫病(ascariasis)由似蚓蛔线虫简称蛔虫所引起。

【临床特点】 蛔虫是人体内最常见的寄生虫之一。成虫寄生于小肠。此外,犬弓首线虫(简称犬蛔虫)是犬类常见的肠道寄生虫,其幼虫能在人体内移行,引起内脏幼虫移行症。蛔虫进入胆道系统,可引起胆管堵塞。

【病理特点】 肝活检偶可遇到蛔虫堵塞胆管后的肝脏改变,需要与大胆管堵塞性病变相鉴别。经内镜逆行性胰胆管造影术(endoscopic retrograde cholangiopancreatography,ERCP)或磁共振胰胆管造影(magnetic resonance cholangiopancreatography,MRCP)检查具有重要诊断价值。

六、肝脏血吸虫病

【概念】 血吸虫病(schistosomiasis)是由裂体吸虫属血吸虫引起的一种慢性寄生虫病,主要流行于亚州、非州、拉美等国家。

【临床特点】 血吸虫病主要分两种类型,一种是肠血吸虫病,主要为曼氏血吸虫和日本血吸虫引起;另一种是尿路血吸虫病,由埃及血吸虫引起。我国主要流行的是日本血吸虫。

【病理特点】

1. 早期阶段,虫卵会集中在门静脉的根部,出现明显的嗜酸性粒细胞反应。最后发展成嗜酸性肉芽肿,周围有淋巴细胞、组织细胞及多核巨细胞浸润。

2. 最终汇管区的虫卵变性、死亡,变成空壳和钙化,

以及不同程度的炎症反应,形成汇管区纤维化(图 1-2-5-5、图 1-2-5-6)。

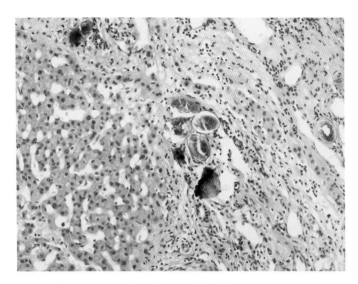

图 1-2-5-5　肝血吸虫
靠近汇管区可见血吸虫(卵)钙化,其周围有嗜酸性粒细胞和多核巨细胞。HE 染色×20

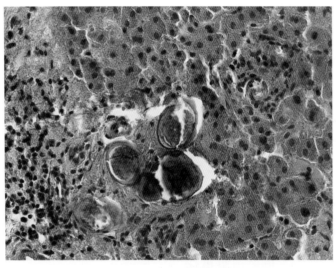

图 1-2-5-6　肝血吸虫
靠近汇管区可见多个血吸虫(卵)钙化,左侧有较多嗜酸性粒细胞。HE 染色×40

3. 汇管区的巨噬细胞和肝巨噬细胞中会见到血吸虫色素,与疟色素很相似。

4. 不同程度的纤维化可导致门脉高压,镜下可见特征性的"烟嘴样"纤维化结构。一般不会进展成肝硬化。

5. **特殊染色**　抗酸染色,除了埃及血吸虫外所有血吸虫均染色阳性;普鲁士蓝染色(prussian blue)血吸虫色素中的铁不着色,可以与疟色素区分。

七、华支睾吸虫病

【概念】华支睾吸虫病(clonorchiasis),也称肝吸虫病,是由华支睾吸虫寄生于人体肝内胆管所引起的寄生虫病。

【临床特点】人类常因食用未经煮熟含有华支睾吸虫囊蚴的淡水鱼或虾而被感染。轻感染者可无症状,重感染者可出现消化不良、上腹隐痛、腹泻、精神不振、肝大等临床表现,严重者可发生胆管炎、胆结石以及肝硬化等并发症。1975 年在我国湖北江陵西汉古尸粪便中发现本虫虫卵,继之又在该县战国楚墓古尸见该虫卵,从而证明华支睾吸虫病在我国至少已有 2300 年历史。

【病理特点】

1. 早期表现为小叶间胆管扩张和上行性胆管炎,有时伴发感染形成脓肿。进展期和晚期病变以慢性炎症和纤维化为主,可见到虫卵及钙化灶,通常会有较多嗜酸性粒细胞浸润。

2. 在较大的胆管,其周围小腺体呈腺瘤样增生,伴有杯状细胞化生和黏液分泌,偶可导致胆管癌,在肝内多灶性分布。

3. 有时肝内胆管内可见到污物、石头和虫体(图 1-2-5-7~图 1-2-5-9),或者胆管节段性扩张,直径可达 6mm,管壁增厚。成虫大小为(10~25)mm×(3~5)mm,多见于肝外和大胆管内。蚴虫在终末胆管内生长良好,严重病例在近端胆管和胆囊内也可见到。

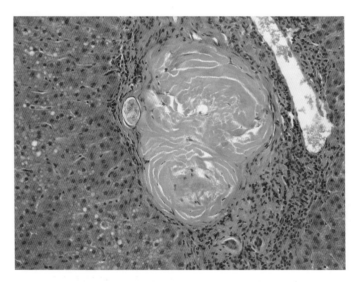

图 1-2-5-7　肝吸虫病晚期
汇管区可见纤维化结节及虫卵钙化灶。HE×20

【穿刺检查】囊肿穿刺或者十二指肠引流胆汁检查,可在胆汁中发现虫体和虫卵。

八、肝包虫病囊肿

【概念】肝包虫病囊肿(liver hydatid cyst)或称棘球

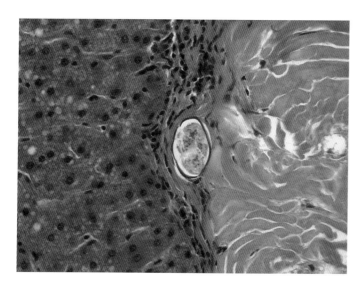

图 1-2-5-8 肝吸虫病晚期
同图 1-2-5-7。汇管区可见钙化的肝吸虫虫卵。HE×40

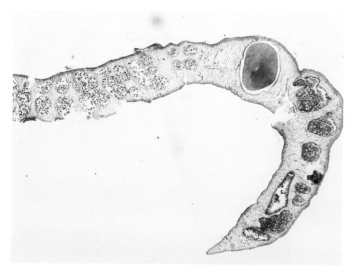

图 1-2-5-9 肝吸虫病合并原发性肝细胞癌患者
在手术时在其肝内胆管发现的虫体。HE×40

蚴病(echinococcosis)是人感染棘球绦虫的幼虫(棘球蚴)所致的慢性寄生虫病。

【临床特点】 肝包虫病是牧区较为常见的寄生虫病,在我国主要流行于畜牧业发达的新疆、青海、宁夏、甘肃、内蒙和西藏等省(自治区)。病因是犬绦虫寄生在狗、狼、狐等动物的小肠内,随粪便排出的虫卵常黏附在狗、羊的毛上,人吞食被污染的食物后即被感染。包虫囊肿在肝内逐渐长大,依所在部位引起邻近脏器的压迫症状,并可发生感染、破裂播散及空腔脏器阻塞等并发症。

【病理特点】

1. 棘球蚴绦虫可以形成一个球囊,最大直径可达30cm。囊壁外层由致密的无细胞玻璃样变的胶原纤维构成,常有钙化,其外为少量肉芽组织,可见纤维母细胞、淋

巴细胞、浆细胞和少量嗜酸性粒细胞。囊壁内层成分是透明的生发层,为新生的原头蚴附着处(图 1-2-5-10~图 1-2-5-12)。

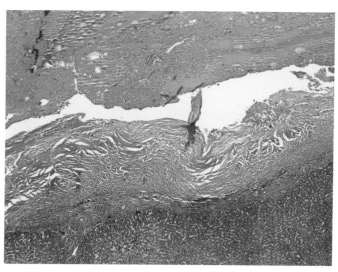

图 1-2-5-10 肝包虫病
囊壁最外层为肉芽组织层(下部为肝组织),上部为囊腔内的无结构物质,中间为玻璃样变的胶原纤维。HE 染色×40

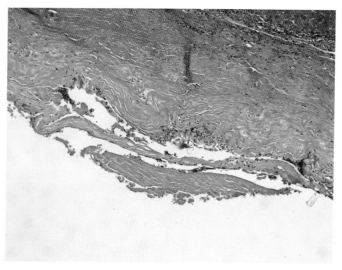

图 1-2-5-11 肝包虫病
囊壁最外层(右上方)为肉芽组织层,有较多炎细胞,向下依次为玻璃样变的胶原纤维、囊腔内的无结构物质,并见小的钙化灶。HE 染色×10

2. 多房棘球蚴绦虫球囊,缺乏纤维性的边界,囊壁较薄,也没有生发层和原头蚴。外围肉芽组织较明显,可见较多的嗜酸性粒细胞和中性粒细胞,以及小灶的钙化。

3. 如果囊壁破裂,常诱发明显的异物肉芽肿反应和嗜酸性粒细胞浸润,继发性急性胆管炎或硬化性胆管炎。

4. **特殊染色** Von Kossa 染色用于钙盐染色,钙盐沉积区域呈黑色。

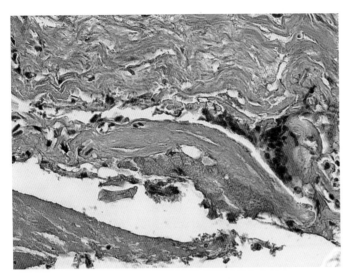

图 1-2-5-12　肝包虫病
上部为囊壁玻璃样变的胶原纤维，下部为囊腔内的无结构物质，并见多核巨细胞。HE 染色×40

（吕福东）

参 考 文 献

1. 江宇,田德英,陈永平,等. 226 例肝病患者戊肝病毒感染情况分析. 中西医结合肝病杂志,2005,15(1)：57-58.

2. Caldwell SH,Oelsner DH,Iezzoni JC,et al. Cryptogenic cirrhosis：clinical characterization and risk factors for underlying disease. Hepatology,1999,29(3)：664-669.

3. Imamura H,Kawasaki S,Bandai Y,et al. Comparison between wedge and needle biopsies for evaluating the degree of cirrhosis. J Hepatol,1993,17(2)：215-219.

4. Kojiro M. Pathology of hepatocellular carcinoma. Blackwell Pub,2006.

5. Raga J,Chrystal V,Coovadia HM. Usefulness of clinical features and liver biopsy in diagnosis of disseminated herpes simplex infection. Arch Dis Child,1984,59(9)：820-824.

6. Paya CV,Hermans PE,Weisener RH,et al. Cytomegalovirus hepatitis in liver transplantations：prospective analysis of 93 consecutive orthotopic liver transplantations. J Infect Dis,1989,160(5)：752-758.

7. Schiff ER,Sorrell MF,Maddrey WC. Schiff's Diseases of the Liver. Lippincott Williams & Wilkins,2007.

8. Martin RC 2nd,Edwards MJ,McMasters KM. Histoplasmosis as an isolated liver lesion：review and surgical therapy. Am Surg,2001,67(5)：430-431.

第二篇

肝脏免疫和代谢性疾病

第一章

脂肪性肝病

第一节 酒精性肝病

【概念】 酒精性肝病(alcoholic liver disease,ALD)是摄入过量酒精所致的一系列肝脏病变,包括脂肪变性、酒精性肝炎、肝纤维化及酒精性肝硬化。

【临床特点】

1. 流行病学

(1)发病率:重度饮酒患者90%~95%可出现脂肪变性,约35%的患者发展为进展期酒精性肝病,包括酒精性肝炎、纤维化、肝硬化或肝细胞癌。酒精性肝硬化占所有疾病的0.69%,占所有死亡病例的0.96%。

(2)发病年龄:取决于饮酒的年限和酒精摄入量,多于中年以后发病。

(3)性别:男性多见。

2. 症状 无特异性临床症状,部分患者可出现腹胀、右上腹不适,亦可出现厌食、恶心和呕吐等表现,肝硬化患者可出现肝性脑病、腹水、凝血功能障碍和静脉曲张等表现。

3. 治疗 控制或减少酒精摄入量是最有效的治疗手段,AASLD和EASL推荐治疗重度酒精性肝炎最常用的药物为泼尼松龙(prednisolone)和己酮可可碱(pentoxifylline),但疗效并不确定。

4. 预后 女性、肥胖、饮酒年龄早、日常酒精摄入量大、伴发其他肝脏慢性疾病(诸如丙型肝炎病毒感染、遗传性血红蛋白沉着症等)、遗传易感性[如 PNPLA3 rs738409(GG)基因型]等因素均与疾病进展和预后不良相关。发生肝细胞癌的危险性增高。

【病理特点】

1. 大体特点 早期肝脏体积增大,肝硬化阶段肝脏体积减小,质地变硬,表面及切面呈结节状,色泽较正常肝脏发黄。

2. 镜下特点 肝脂肪变性(steatosis),肝细胞脂肪变性的范围大于5%即称之为肝脂肪变性,不伴有炎症反

应、肝细胞气球样变性等肝细胞损害性表现及纤维化,是酒精性肝病最常见,也是最早出现的组织学改变,以大泡性脂肪变性为主,即一个大的脂肪空泡占据胞质并将细胞核推挤至一侧,亦可见到小到中等大小的脂肪空泡(图2-1-1-1)。病变于中央静脉周围(3区)开始出现,可进一步扩展至其他区域,有观点认为单纯的脂肪变性属于可逆性病变,停止饮酒数周后脂肪变性可改善或消失,但亦有观点认为并非所有的脂肪变性均具有这样的特征,同时,脂肪变性的程度和疾病进展之间是否存在相关性目前并无定论。

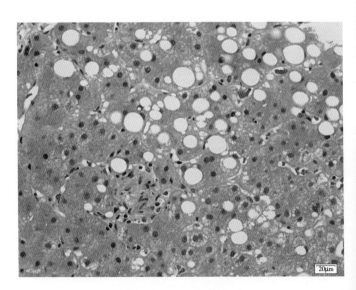

图2-1-1-1 肝脂肪变性
可见较多肝细胞大泡性脂肪变性和少量微泡性脂肪变性,同时可见脂性肉芽肿

酒精性肝炎(alcoholic hepatitis),指在脂肪变性的基础上出现肝细胞受损的表现,即炎症反应和肝细胞气球样变性(图2-1-1-2、图2-1-1-3)。炎症反应大多集中在小叶内,受损肝细胞周围可见中性粒细胞和(或)淋巴细胞浸润,其中中性粒细胞浸润是酒精性肝炎较为特异的表现,也可见到肝细胞点灶状坏死,而气球样变性表现为肝细胞肿胀,胞质疏松透亮,其间可见云雾状或团块状的中

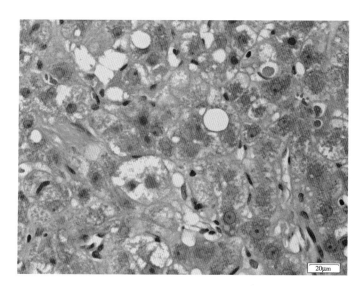

图 2-1-1-2 Mallory 小体

肝细胞肿胀,其内可见云雾状或团块状的中间丝结构,胞质内可见到 Mallory 小体,其形态学特征为致密红染的团状或杆状结构

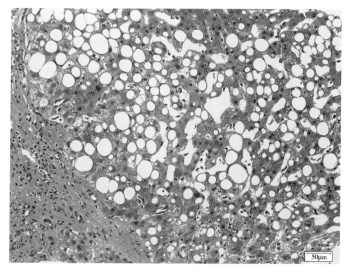

图 2-1-1-3 肝脂肪变性

肝细胞弥漫脂肪变性,以大泡性为主,气球样变性,不伴有炎症反应

间丝结构,胞质内有时可见到 Mallory 小体,其形态学特征为致密红染的团状或杆状结构,其本质为中间丝成分,包括 p62 和泛素等成分,与肝硬化发生的风险增高有关。同时肝窦受压,结构欠清晰。小叶内有时可见到其他提示性的组织学表现,包括:①脂性肉芽肿改变,表现为小灶性组织细胞聚集成模糊的结节状(图 2-1-1-1);②肝细胞铁质沉积,多为轻度(1~2 级),偶尔亦可见于 Kupffer 细胞,在肝硬化结果尤为明显;③巨大线粒体,提示近期大量酒精摄入和疾病进展;④中央静脉周围纤维化并导致管腔变窄或消失,可见透明变性,又称为硬化性透明坏死(sclerosing hyaline necrosis),有时亦表现为淋巴细胞性中央静脉炎,多见于病变严重者,有时与非肝硬化性门脉

高压相关;⑤广泛肝细胞内微泡形成,又称之为急性泡沫状变性,多见于急性期改变,较少见,没有或仅有轻微的炎症反应,临床可表现为黄疸、腹痛和肝大;⑥肝窦阻塞综合征。

纤维化并非恒定出现,中央静脉周围及窦周纤维化多为早期酒精性脂肪性肝炎的特征性改变,呈鸡爪样形态,随着病变的进展,可出现汇管区及其周围的纤维化、桥接性纤维化和肝硬化表现,在肝硬化阶段脂肪变性的程度可减轻。

酒精性肝硬化(alcoholic cirrhosis)多表现为小结节性肝硬化,在此阶段,肝细胞脂肪变性和气球样变性并不明显,而以结节性增生的肝细胞表现为主(图 2-1-1-4)。

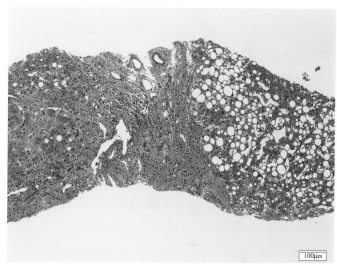

图 2-1-1-4 肝脂肪变性伴肝硬化形成

肝细胞脂肪变性伴肝硬化形成,左侧再生结节脂肪变性的程度明显减轻

3. 免疫组化染色和特殊染色 免疫组化一般无特异性表现。Masson 染色有助于识别早期窦周纤维化(图 2-1-1-5)。

4. 电镜 电镜下可见到肝细胞内脂肪空泡形成及窦周纤维化。

【鉴别诊断】可以出现脂变性的肝脏疾病数不胜数,在诊断和鉴别诊断时需密切结合临床背景和实验室检查,常见的鉴别诊断如下:

1. 非酒精性脂肪性肝病(non-alcoholic fatty liver disease,NAFLD) 单纯就形态学而言,两者几乎无法鉴别,Mallory 小体和巨大线粒体更多见于酒精性肝病,而糖原核更多见于非酒精性脂肪性肝病,此外,损伤的肝细胞周围围绕中性粒细胞这一现象更多见于酒精性肝病。但上述表现均为非特异性,关键在于各自相应的特殊临床背景(糖尿病、肥胖和高脂血症),一般而言,纯酒精摄入

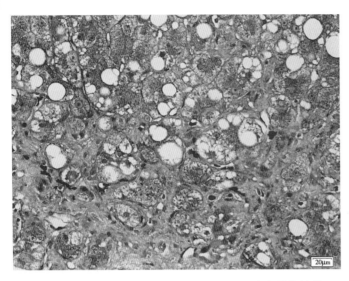

图 2-1-1-5　Masson 染色显示病变早期肝细胞窦周蜘蛛样纤维化

量男性超过 28g/d、女性超过 14g/d 可作为鉴别酒精性肝病和非酒精性肝病的界值。

2. **慢性丙型病毒性肝炎**　丙肝患者的肝组织内经常可以见到脂肪变性，但大多为轻度，且分布无规律，同时可见汇管区致密的淋巴细胞浸润，甚至淋巴滤泡形成，肝窦内可见线状淋巴细胞浸润，一般没有中性粒细胞浸润。需要注意的是在少数患者中两者可同时存在。

3. **药物诱导性肝损害（drug-induced liver injury）**　类固醇类激素、胺碘酮、甲氨蝶呤、对乙酰氨基酚、他莫昔芬、染发剂、中草药及其方剂等。急性期多表现为微泡性脂肪变性，肝窦内可见中性粒细胞和嗜酸性粒细胞，慢性损害时可出现大泡性脂肪变性及肝细胞炎性损害表现，通过临床病史可进行鉴别。需要注意的是酒精可以加重部分药物的毒性作用，甚至使部分"无毒"的药物出现肝脏毒性作用。

4. **Wilson 病**　Wilson 病肝脏可出现程度不等的肝细胞脂肪变性，但轻度居多，亦可见到糖原核和 Mallory 小体（类似非酒精性脂肪性肝病），特殊染色可提示肝细胞内出现铜或铜相关蛋白沉积，且位于汇管区周边以外的区域（区别于慢性胆汁淤积性疾病）。

5. **其他遗传代谢性疾病**　很多肝脏遗传代谢性疾病均可出现肝细胞脂肪变性，包括 Reyes 综合征、α1-抗胰白蛋白酶缺乏症、糖原贮积病、酪氨酸血症、卟啉代谢异常等，但同时均有各自特征性的组织学表现和（或）临床背景。

第二节　非酒精性肝病

【概念】　由各种原因所致的系统性脂肪代谢异常导致的一系列肝脏病变，包括脂肪变性、非酒精性肝炎、肝纤维化及肝硬化。多与糖尿病、肥胖、高脂血症或其他血脂异常表现、药物、吸收障碍和营养不良等相关。

【临床特点】

1. **流行病学**

（1）发病率：非酒精性肝病是最常见的肝脏代谢性疾病，平均患病率为 20%。不同国家和地区发病率无明显差异，美国发病率为 10%~35%，欧洲为 20%，中国大陆为 20%，中国香港为 27%，南亚、东南亚、韩国、日本和中国台湾为 15%~45%。

（2）发病年龄：中老年多见。

（3）性别：两性发病无差异。

2. **症状**　临床可见肝大，代谢综合征（向心性肥胖、Ⅱ型糖尿病、血脂异常、原发性高血压等）。在病变发展至肝功能失代偿期前大多没有特异性临床症状，多数病例是通过体检发现生化指标异常或影像学提示脂肪肝而偶然发现。

3. **实验室检查**　转氨酶水平可升高。

4. **影像学特点**　脂肪肝，肝脏体积增大。病变发展为肝硬化时影像学提示相关的特征性改变。

5. **治疗**　针对原发疾病的治疗，包括糖尿病、血脂异常、营养不良或吸收障碍等。减轻或控制体重。

6. **预后**　取决于病变进展为肝硬化的程度。

【病理特点】

1. **大体特点**　早期肝脏体积增大，色泽发黄，晚期病变呈结节性肝硬化表现。

2. **镜下特点**　组织学特征如图 2-1-2-1~图 2-1-2-11 所示。

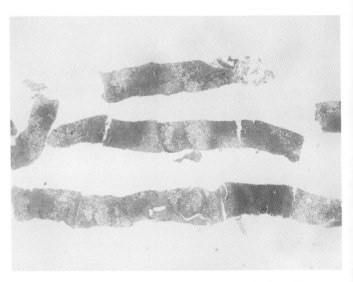

图 2-1-2-1　脂肪变性的评估应在低倍镜（不超过 10 倍）下进行

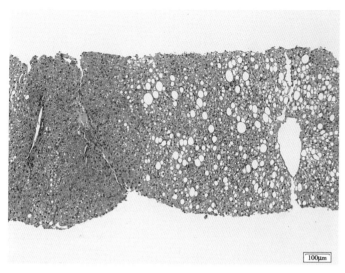

图 2-1-2-2　肝细胞中度脂肪变性

小叶中央病变更为明显，兼有大泡性脂肪变性和微泡性脂肪变性

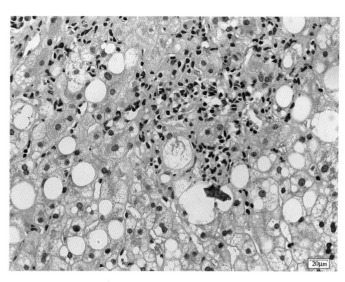

图 2-1-2-5　肝细胞以大泡性脂肪变性为主

可见肝细胞水肿和淋巴细胞和中性粒细胞浸润

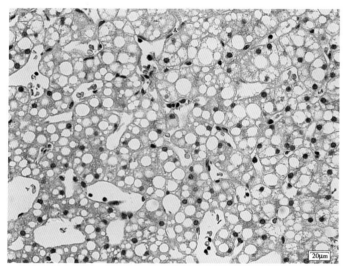

图 2-1-2-3　肝细胞重度脂肪变性

但无明显炎症反应

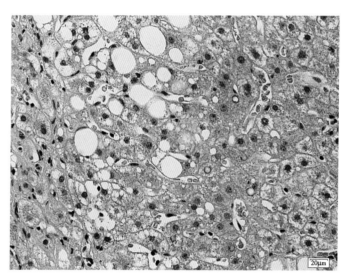

图 2-1-2-6　肝细胞脂肪变性并可见散在糖原核形成

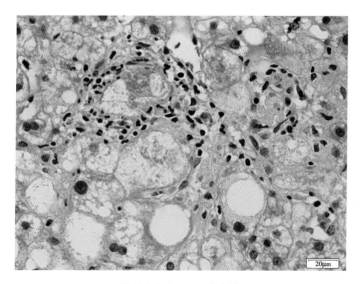

图 2-1-2-4　肝细胞水肿

可见炎症改变和 Mallory 小体

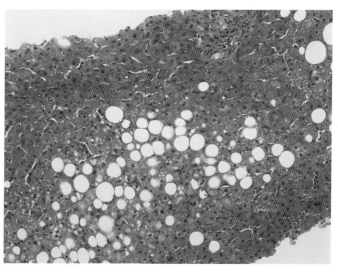

图 2-1-2-7　肝细胞脂肪变性未见炎症反应

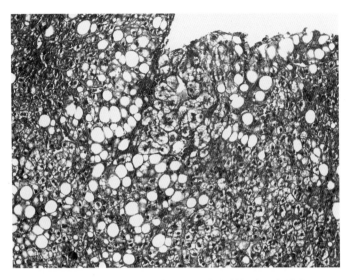

图 2-1-2-8　Masson 染色显示早期蜘蛛样窦周纤维化

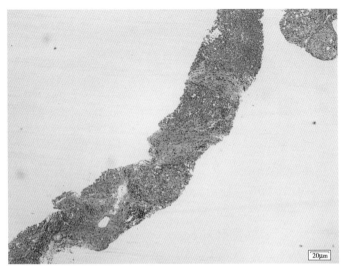

图 2-1-2-11　非酒精性肝炎发展至肝硬化阶段时脂肪变性可显著减少

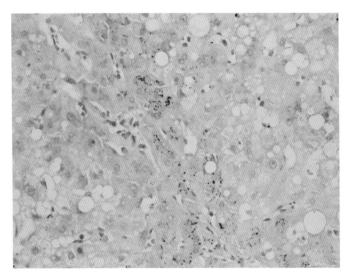

图 2-1-2-9　非酒精性脂肪性肝病时部分肝细胞内铁沉积（普鲁士蓝染色）

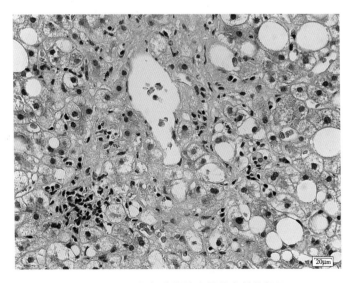

图 2-1-2-10　肝细胞脂肪变性伴点灶状坏死

（1）脂肪变性：以大泡性为主，可见多少不等的糖原核，偶尔可见微泡性，且多为灶性，提示病变活动和进展。脂肪变性肝细胞<5%属于正常，占肝小叶面积的评估应在低倍镜（不超过 10 倍）下进行，1/3~1/2 为轻度，1/2~2/3 为中度，>2/3 为重度。脂肪变性的程度与小叶内炎症和中央静脉周围纤维化有关，但与气球样变性和汇管区纤维化关系并不密切。

（2）脂肪变性伴有炎症反应：尚不能达到脂肪型肝炎的程度，以小叶内点状坏死为主，没有或仅有轻度的汇管区炎症反应，但在儿童病例中可见明显的汇管区炎症反应。

（3）脂肪性肝炎：可见炎症反应和肝细胞气球样变性，提示肝细胞损害，其中肝细胞气球样变性表现为肝细胞肿胀，胞质疏松，其间可见云雾状或团块状的中间丝结构，Mallory 小体（详见酒精性肝病）和脂性肉芽肿亦可以见到。纤维化并非诊断的必要条件，但在 80% 的病例中或多或少可见到，其中中央静脉周围及窦周纤维化（呈鸡爪样结构）为脂肪型肝炎较为特征的改变，随着病变的进展，可出现汇管区及汇管区周围的纤维化、桥接性纤维化以及肝硬化。

（4）交界性脂肪性肝炎：介于脂肪变性伴有炎症反应和明确的脂肪性肝炎之间，可表现为 3 区交界性脂肪性肝炎，同时可见中央静脉和（或）窦周纤维化，但一般没有明确的气球样变性，或气球样变性的改变。亦可表现为 1 区交界性脂肪性肝炎，多见于儿童病例，以汇管区炎症表现为主，并可见汇管区周围脂肪变性和纤维化，一般没有气球样变性。

（5）隐匿性肝硬化（cryptogenic cirrhosis）：在美国占

肝移植病例的 8%~9%,这种情况下脂肪变性的改变并不明显,可见肝细胞气球样变性、Mallory 小体、巨大线粒体、窦周纤维化等提示性组织学表现,同时临床具有代谢综合征的高危因素,此时可诊断为耗竭性(burnt-out)NAFLD/NASH 相关肝硬化。

NASH 临床研究组织(NASH Clinical Research Network,CRN)推荐以下 NASH 活动性评分(NASH activity score,NAS),用以评估 NAFLD/NASH 的严重程度:

脂肪变性:0 分,<5%;1 分,5%~33%;2 分,34%~66%;3 分,>66%。小叶内炎症:0 分,无;1 分,<2 个病灶/20 倍视野;2 分,2~4 个病灶/20 倍视野;3 分,>4 个病灶/20 倍视野。气球样变性:0 分,无;1 分,少见;2 分,多见。NAS<3 分可基本排除 NASH,NAS>4 分则可诊断 NASH,介于两者之间者为 NASH 可能。事实上 NAS 为半定量评分系统而非诊断程序,因此不能将该评分系统作为诊断脂肪性肝炎的标准。

纤维化分期:0 期,无纤维化;1a 期,肝腺泡 3 区轻度窦周纤维化;1b 期,肝腺泡 3 区中度窦周纤维化;1c 期,仅有汇管区周围纤维化;2 期,腺泡 3 区窦周纤维化合并汇管区周围纤维化;3 期,桥接纤维化;4 期,高度可疑或明确的肝硬化。

3. 电镜 电镜下可见到肝细胞内脂肪空泡形成及窦周纤维化。

【鉴别诊断】

1. 单纯性脂肪变性 没有肝细胞气球样变性,小叶内炎症表现不明显。

2. 酒精性脂肪性肝病 形态学可相互重叠,相对而言,Mallory 小体、小叶内中性粒细胞浸润、脂性肉芽肿中央静脉硬化性改变等表现更多见于酒精性脂肪性肝病。同时需结合临床背景进行甄别。

3. 慢性丙型病毒性肝炎 肝组织内经常可以见到脂肪变性,但大多为轻度,且分布无规律,同时可见汇管区致密的淋巴细胞浸润,甚至淋巴滤泡形成,肝窦内可见线状淋巴细胞浸润,一般没有中性粒细胞浸润,纤维化大多从汇管区开始。血清学病原检测可协助鉴别。需要注意的是在少数患者中两者可同时存在。

4. 糖原性肝病(glycogenic hepatopathy) 肿胀的肝细胞含有大量糖原成分,形态类似肝细胞气球样变性。

5. Wilson 病 组织学表现可完全重叠,肝组织铜染色和血清铜代谢相关指标有助于鉴别。

第二章

胆汁淤积性肝病

第一节 原发性胆汁性胆管炎

【概念】 原发性胆汁性胆管炎(primary biliary cholangitis,PBC),为肝内胆管自身免疫性损害所致的慢性淤胆性疾病,抗线粒体抗体(AMA)阳性。AMA 阴性的原发性胆汁性肝硬化又称为自身免疫性胆管炎(AIC),组织学表现类似。

【临床特点】

1. 流行病学

(1) 发病率:欧美发病率达 30/100 000,亚洲人群相对少见。

(2) 发病年龄:40~60 岁高发。

(3) 性别:女性多见,男女比例约为 1:9。

2. 症状 早期多无特异的临床表现,后期可出现程度不等的皮肤瘙痒、乏力和黄疸,其他系统自身免疫性疾病所致的相应临床表现。

3. 实验室检查 AMA 阳性,GGT 和 ALP 水平升高,直接胆红素水平升高,部分病例 IgM 水平升高,转氨酶水平正常或轻度升高。

4. 影像学特点 无特异表现。

5. 治疗 熊去氧胆酸,终末期病变需行肝移植。

6. 预后 属于慢性进展性疾病,预后取决于治疗效果及病变进展程度。

【病理特点】

1. 大体特点 肝脏可因长期淤胆呈绿色或墨绿色改变,如发展为肝硬化,可表现为体积减小、表面及切面结节状,并可见沿汇管区分布的纤维化。

2. 镜下特点 汇管区可见胆管非化脓性炎性损害,胆管上皮内可见淋巴细胞浸润,上皮细胞排列不均匀,胞质嗜酸性染色增强,有时损害的胆管上皮周边可见肉芽肿结构。早期可见胆管反应,后期胆管结构逐渐消失。可见局限于汇管区的致密的淋巴细胞、浆细胞浸润,有时可见少量嗜酸性粒细胞和中性粒细胞浸润,界板性肝炎

的程度往往较轻,汇管区周边肝细胞呈羽毛状变性,表现为细胞体积增大,胞质疏松,呈层状或云状结构。随着病变的进展可逐渐出现汇管区纤维化,纤维化主要沿着汇管区分布,并逐渐形成汇管区-汇管区桥接性纤维化和特征性的"胆汁淤积型"肝硬化,表现为拼图样特征,而非其他类型肝炎中大小不等的结节状(图 2-2-1-1~图 2-2-1-3)。

治疗后组织学表现不典型,汇管区可表现为纤维化,炎症程度减轻或消失(图 2-2-1-4)。

组织学分期(Ludwig 分期系统)①1 期:炎症局限于汇管区,可见胆管炎性损害和致密的淋巴细胞、浆细胞浸润,可见胆管反应;②2 期:病变累及小叶内,可见界板性肝炎和胆管反应;③3 期:除上述表现外,可见桥接性纤维化;④4 期:除上述表现外,可见可疑肝硬化或明确肝硬化表现。

3. 免疫组化染色和特殊染色 免疫组化 CK7 染色可显示汇管区周边肝细胞胆管化,CK7 和 CK19 可提示小叶间胆管损害或数量减少;铜染色可显示汇管区周边肝细胞铜颗粒沉积。

4. 电镜 胆道上皮损害,上皮内淋巴细胞浸润,汇管区肉芽肿结构,汇管区周边肝细胞内含铜溶酶体。

【鉴别诊断】

1. 原发性硬化性胆管炎 男性多见;多累及大胆管;镜下表现为胆管周围硬化性改变(洋葱皮样外观),炎症反应往往不显著,上述特征性的组织学表现在活检标本中不易见到;血清 AMA 阴性,可出现 ANA 阳性;胆道造影、ERCP、MRCP 等手段可提示胆道呈串珠样改变,即狭窄和扩张间隔存在。部分患者可并发溃疡性结肠炎。

2. 继发性硬化性胆管炎 多由胆道的感染或结石所致;AMA 阴性;镜下可见显著的胆管反应,同时可见多少不等的中性粒细胞浸润。

3. 药物所致的胆道损害 可出现类似的表现,小叶内可见程度不等的活动性损害,汇管区一般少见致密的淋巴细胞、浆细胞浸润,临床有相关药物服用史。

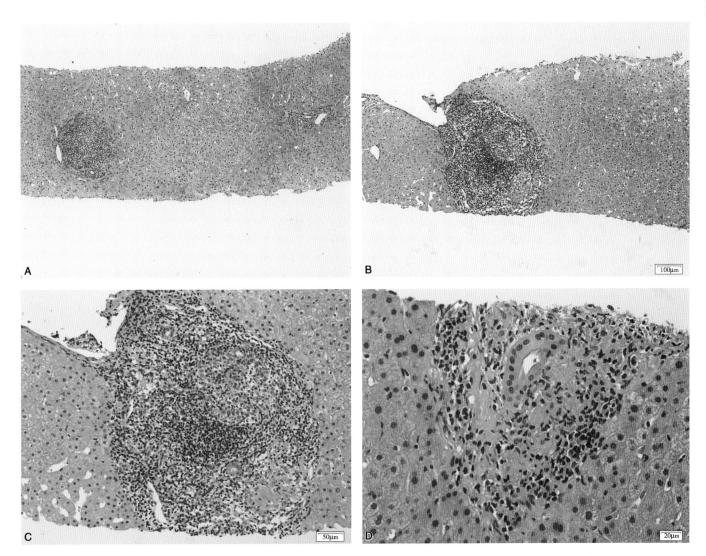

图 2-2-1-1　原发性胆汁性肝硬化

A. 早期可见局限于汇管区致密的淋巴细胞、浆细胞浸润，有时可见少量嗜酸性粒细胞和中性粒细胞浸润；B. 汇管区可见致密的淋巴细胞、浆细胞浸润，胆管结构破坏，周边可见肉芽肿结构；C. 高倍镜下显示汇管区胆管炎性损害、淋巴滤泡形成和肉芽肿结构；D. 汇管区胆管上皮炎性损害，上皮受损、嗜酸性变

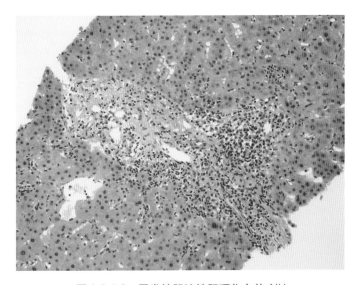

图 2-2-1-2　原发性胆汁性肝硬化合并 AIH

可见显著的界板性肝炎，肝细胞内可见淋巴细胞穿入现象，小叶内可见多少不等的浆细胞浸润

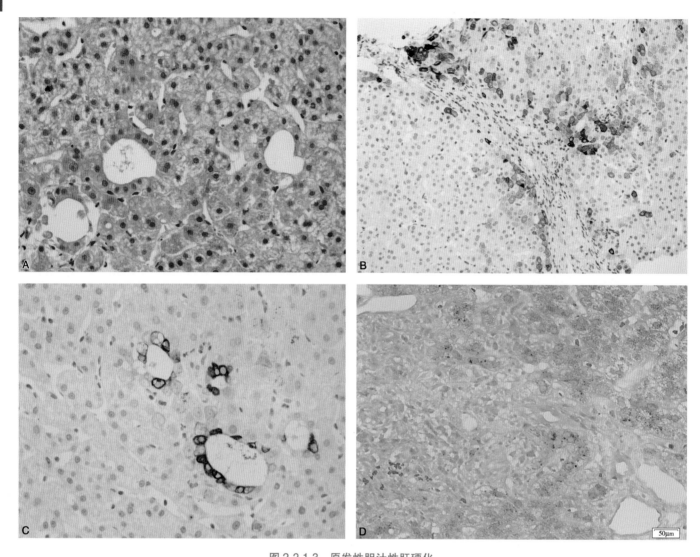

图 2-2-1-3 原发性胆汁性肝硬化

A. 肝小叶内可见到肝细胞形成假腺样结构;B. 免疫组化 CK7 染色显示汇管区胆管结构不清,肝细胞胆管化;C. 肝细胞假腺样结构 CK7 染色阳性;D. 铜染色可显示汇管区周边肝细胞铜颗粒沉积(红氨酸染色)

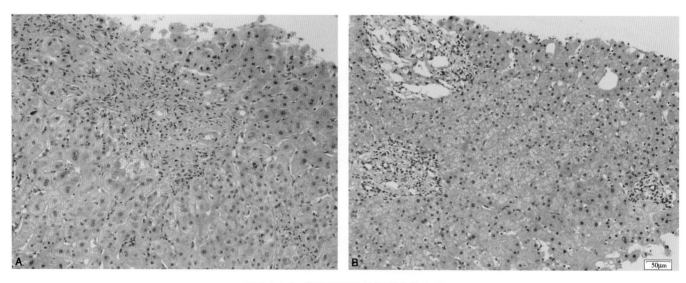

图 2-2-1-4 原发性胆汁性肝硬化治疗后

A. 汇管区一般少见致密的淋巴细胞、浆细胞浸润,胆管结构消失;B. 组织学表现不典型,汇管区可表现为纤维化,炎症程度减轻或消失,类似于特发性门脉高压时的组织学改变

4. **结核**　肉芽肿结构与胆管上皮的关系不密切,肉芽肿体积较 PBC 中的肉芽肿大;抗酸染色可呈阳性着色(但阳性率很低)。临床检测包括胸部影像学检测、T-Spot、结核菌素试验等。

5. **结节病**　汇管区多无显著地胆管上皮炎性损害和致密的淋巴细胞、浆细胞浸润,同时可见其他系统受累的证据。

6. **慢性病毒性肝炎**　亦可见胆管炎性损害和致密的淋巴细胞浸润,尤其是在慢性丙型病毒性肝炎中,但浆细胞的数量相对较少,一般没有肉芽肿结构和慢性淤胆性改变;AMA 阴性;ALP 和 GGT 升高不显著,以转氨酶为主;组织学和血清学的病原学证据。

7. **自身免疫性肝炎**　显著的胆管反应和胆道上皮炎性损害相对少见,界板性肝炎的表现更为显著,肝细胞内可见淋巴细胞穿入现象,小叶内可见多少不等的浆细胞浸润,有时亦可见小叶中央肝细胞片状坏死。

8. **AIH-PBC 重叠综合征**　兼有 AIH 和 PBC 的组织学特征和血清学检测结果。

第二节　原发性硬化性胆管炎

【**概念**】　原发性硬化性胆管炎(primary sclerosing cholangitis,PSC)为肝内及肝外胆管的特发性炎性损害,多认为与异常免疫反应相关,表现为大胆管的炎性损害和硬化性改变,可导致胆管狭窄和肝硬化。

【**临床特点**】

1. **流行病学**

(1) 发病率:1/100 000~12/100 000。

(2) 发病年龄:中年多发。

(3) 性别:男性多见,男女比例为(2~3):1。

2. **症状**　乏力,右上腹不适,瘙痒,黄疸。部分患者可无临床表现。

3. **实验室检查**　血清 ALP 和 GGT 升高。

4. **影像学特点**　ERCP 和 MRCP 可提示胆道节段性的狭窄和囊性扩张,呈串珠样改变。

5. **治疗**　熊去氧胆酸,狭窄明显者可行内镜下球囊扩张或支架植入,终末期患者需行肝移植。

6. **预后**　病变进展缓慢,但最终会进展为胆汁性肝硬化,发生胆管细胞癌的风险增高。

【**病理特点**】

1. **大体特点**　可见大胆管肝囊性扩张和狭窄,胆管周围纤维组织增生,有时胆管内可见结石、脓液,肝硬化阶段可见黄绿色结节形成。

2. **镜下特点**　特征性的改变是胆管周围显著地向心性纤维化,呈洋葱皮样外观,胆管上皮变性或萎缩,少量淋巴细胞、浆细胞浸润,胆管反应不明显或仅为轻度表现。晚期病变中胆管上皮完全破坏、管腔闭塞、纤维化,上述表现在穿刺活检标本中不易见到。汇管区周边肝组织中可见慢性淤胆性改变,包括肝细胞假腺样结构形成、羽毛状变性、肝细胞胆管化、铜染色阳性等表现。病变发展至肝硬化阶段时类似在原发性胆汁性胆管炎中的"胆汁性肝硬化",表现为地图样或拼图样特征(图 2-2-2-1)。

部分病例仅累及小胆管,称之为小胆管型原发性硬化性胆管炎,约占原发性硬化性胆管炎的 5% 左右,临床预后良好,组织学表现为汇管区小叶间胆管周围显著的向心性硬化性改变,胆道上皮变性或萎缩,炎症反应程度

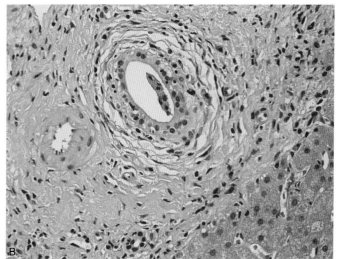

图 2-2-2-1　原发性硬化性胆管炎
A.胆管周围显著地向心性纤维化,呈洋葱皮样外观;B.胆管上皮变性或萎缩,少量淋巴细胞、浆细胞浸润,胆管反应不明显或仅为轻度表现,晚期病变中胆管上皮完全破坏、管腔闭塞、纤维化明显

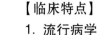

较轻,汇管区周围肝组织呈慢性淤胆性改变。

PSC-AIH 重叠综合征,儿童多见。

肝移植后复发性 PSC,大约占所有行肝移植病例的 10%,多于移植后半年至一年发生。

组织学分期①1 期:炎症局限于汇管区,可见胆管炎改变;②2 期:汇管区周围出现纤维化改变;③3 期:桥接性纤维化形成,胆管数量显著减少;④4 期:胆汁性肝硬化。

3. 免疫组化染色和特殊染色　CK7 染色可显示汇管区周边肝细胞胆管化,CK7 和 CK19 可提示小叶间胆管损害或数量减少;铜染色可显示汇管区周边肝细胞铜颗粒沉积。

4. 电镜　汇管区周边肝细胞内可见含铜溶酶体。

【鉴别诊断】

1. 原发性硬化性胆管炎　多累及小胆管,炎症反应显著,胆管周围硬化性改变不明显,可见肉芽肿结构,实验室检查结果不同。

2. 继发性硬化性胆管炎　胆道肿瘤、结石、缺血性胆道病、胆道感染性疾病等,均可导致胆道炎性损害,胆管周围亦可出现向心性纤维化、中性粒细胞浸润和胆管反应更明显,临床表现、影像学和实验室检查等均有助于鉴别。

3. IgG4 相关性胆管炎　多有其他器官和系统的病变,一般不与溃疡性结肠炎并发,肝外胆管累及更多见,免疫组化染色可显示大量 IgG4 阳性浆细胞,对激素治疗反应好。

第三节　继发性硬化性胆管炎

【概念】胆道因阻塞或破坏导致的继发性小胆管炎症和硬化性病变,常见的病因学因素包括胆道肿瘤、炎性狭窄、胆道闭锁、胆道发育异常、寄生虫、结石、缺血性胆道病、胆道感染等。

【临床特点】

1. 流行病学

(1) 发病率:发病取决于原发病的情况。

(2) 发病年龄:除了胆道闭锁和胆道发育异常外,大多见于成人。

(3) 性别:两性发病无差异。

2. 症状　右上腹痛、不适、黄疸、瘙痒、脂肪泻、脂溶性维生素缺乏,伴有感染者可有发热。

3. 实验室检查　血清结合胆红素水平升高,GGT 和 ALP 升高。

4. 影像学特点　超声、CT 等影像学检查可提示胆道阻塞或扩张,早期改变往往并不明显。胆道造影可显示病变的位置,并可从一定程度上提示病因学因素。

5. 治疗　针对病因学的治疗。

6. 预后　取决于病因学因素。

【病理特点】

1. 大体特点　取决于原发病的种类。

2. 镜下特点　镜下的组织学表现轻重不等,并取决于病因学因素。典型的表现包括汇管区水肿、淋巴细胞、中性粒细胞为主的炎细胞浸润,有时可见少量嗜酸性粒细胞浸润,胆管上皮变性或萎缩,化脓性胆管炎常见,胆管周围可出现向心性纤维化改变,呈洋葱皮样外观,汇管区周边可见显著的胆管反应,汇管区周边肝组织可见慢性淤胆性改变,胆道阻塞严重者可见毛细胆管内淤胆及汇管区胆管内胆栓表现。汇管区可呈进展性纤维化改变,并沿汇管区分布,最终进展为地图样或拼图样胆汁性肝硬化表现(图 2-2-3-1)。

3. 免疫组化染色和特殊染色　免疫组化 CK7 和

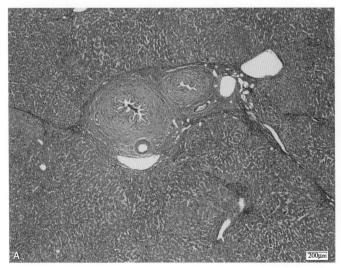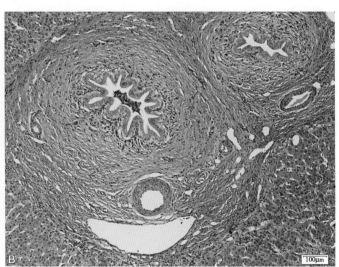

图 2-2-3-1　继发性硬化性胆管炎
A.胆管周围显著的炎症反应和硬化性改变;B.胆管周围显著的炎症反应和硬化性改变,可见中性粒细胞浸润

CK19 染色可显示显著的胆管反应,CK7 染色可提示汇管区周边肝细胞胆管化;同时可见汇管区周边肝细胞内铜染色阳性。

【鉴别诊断】

1. **原发性硬化性胆管炎** 无继发性胆汁性肝硬化相应的临床背景;没有或仅有轻度的化脓性胆管炎及胆管反应;可并发溃疡性结肠炎。

2. **原发性胆汁性肝硬化** 无继发性胆汁性肝硬化相应的临床背景;汇管区可见致密的淋巴细胞、浆细胞浸润,可见肉芽肿结构,胆管周围硬化性改变不明显;AMA阳性。

3. **药物所致的胆道损害** 有相应的用药史;无继发性胆汁性肝硬化相应的临床背景;胆管反应及胆道周围硬化性改变表现相对较轻。

4. **完全胃肠外营养** 病史;肝细胞可出现微泡性及大泡性脂肪变性。

5. **病毒性肝炎** 有时肝组织内可见显著的淤胆性改变,但一般没有慢性淤胆及其所致的继发性改变,汇管区可出现胆道损害的表现,但一般没有胆道硬化性改变,肝实质往往有炎症和损害表现;血清转氨酶、GGT 和 ALP 可同时升高;病原体的血清学指标有助于鉴别。

第四节 免疫球蛋白 G4 胆管炎

【概念】 免疫球蛋白 G4 胆管炎(IgG4 cholangitis)是以免疫球蛋白 G4(IgG4)阳性浆细胞浸润为突出表现的胆管自身免疫性炎症,多伴发其他器官和系统的 IgG4 相关性疾病,诸如 IgG4 相关性自身免疫性胰腺炎。

【临床特点】

1. 流行病学

(1) 发病率:发病率不详。

(2) 发病年龄:中老年人多见。

(3) 性别:男性多见,亦有报道显示两性发病无差异。

2. **症状** 淤胆时可出现瘙痒、乏力等表现。

3. **实验室检查** 2/3 左右的患者可出现血清 IgG4 水平升高(>135mg/dl)。

4. **治疗** 对激素治疗敏感。

5. **预后** 发生胆管细胞癌的风险低。

【病理概念】

1. **大体特点** 肝脏切面可见显著的纤维化改变。

2. **镜下特点** 汇管区可见淋巴细胞、浆细胞和嗜酸性粒细胞浸润,后两者较其他类型的胆管炎更为明显,胆管一般没有炎性损害表现,甚至在胆管周围可见无炎

细胞的空白区域,有时可见胆管周围向心性硬化性改变,门静脉周围炎细胞密度增加,可有轻度的界板性肝炎,小叶内可见散在的炎细胞浸润,包括淋巴细胞和散在浆细胞。

3. **免疫组化染色** IgG4 阳性细胞>10 个/HPF。

4. **电镜** 汇管区可见较多浆细胞,部分病例可见胆管炎性损害。

【鉴别诊断】

1. **原发性硬化性胆管炎** 小叶内一般没有明显的炎症反应,汇管区静脉改变不明显;免疫组化 IgG4 阴性表达;临床对激素治疗不敏感。

2. **继发性硬化性胆管炎** 可见更明显的化脓性胆管炎改变;临床背景不同;IgG4 免疫组化染色结果有助于鉴别。

3. **原发性胆汁性肝硬化** 汇管区可见肉芽肿结构及胆管炎性损害,静脉炎表现不明显,小叶内多无炎症表现;AMA 阳性;胰腺多无病变。

第五节 自身免疫性肝炎

【概念】 自身免疫性肝炎(autoimmune hepatitis,AIH)是由自身免疫异常所致的以肝细胞炎性损害为主要表现的慢性肝炎,伴有自身抗体的产生。

【临床特点】

1. 流行病学

(1) 发病率:我国发病率较低,约为 0.42/100 000,欧美发病率远高于我国,为 10.7~42.9/100 000。

(2) 发病年龄:Ⅰ型发病年龄呈两极分化特征,分别为 10~25 岁和 45~70 岁,Ⅱ型多小于 15 岁。

(3) 性别:女性多见,男女比例为 1:(4~6)。

2. **症状** 患者表现为乏力、厌食、恶心、体重下降、黄疸、皮肤瘙痒和闭经等,亦有部分患者无症状。大约 50% 的患者可伴发其他器官和系统的自身免疫性疾病,包括自身免疫性甲状腺炎、类风湿关节炎、干燥综合征、白癜风和溃疡性结肠炎等。

3. **实验室检查** 血清 IgG 水平升高,Ⅰ型 AIH 患者血清 ANA、抗 SMA 自身抗体阳性,Ⅱ型 AIH 患者血清抗 LKM 或抗 LC1 自身抗体阳性。

4. **治疗** 对激素或免疫抑制剂治疗敏感。

5. **预后** 发病年龄小于 20 岁或大于 60 岁、治疗 6 个月后 ALT 无法降至正常水平和血清白蛋白低于 35g/L 均提示预后不良。

【病理概念】

1. **大体特点** 无特异表现,病变后期表现为结节性

肝硬化。

2. 镜下特点 典型病变可见以下三种组织学改变（图2-2-5-1、图2-2-5-2），也是自身免疫性肝炎组织学评分的依据，即①汇管区显著的浆细胞和淋巴细胞浸润；②界板性肝炎，表现为炎细胞破坏界板并侵入小叶内，有时可见淋巴细胞进入肝细胞胞质内，称之为淋巴细胞伸入现象（emperipolesis）；③肝细胞花环形成。小叶内亦可见程度不等的活动性炎症改变，表现为淋巴细胞、浆细胞浸润和肝细胞坏死（图2-2-5-3）。依据病程不同，可见程度不等的纤维化。少数情况下可见中央静脉周围肝细胞坏死、肝内淤胆、多核肝细胞、小叶间胆管轻度损害等表现。

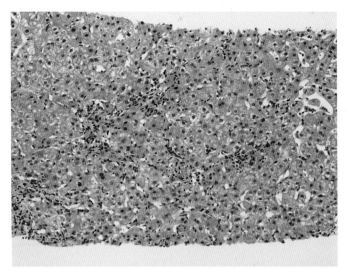

图2-2-5-3 自身免疫性肝炎
小叶内活动性炎症伴肝细胞灶状坏死

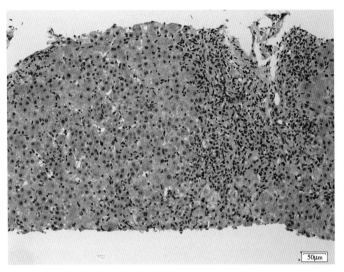

图2-2-5-1 自身免疫性肝炎
汇管区和小叶内均可见显著的炎症反应伴显著的界板性肝炎

需要强调的是，AIH的诊断并非形态学诊断，必须综合临床背景、实验室检查结果和组织学表现进行诊断，表2-2-5-1和表2-2-5-2分别为国际自身免疫性肝炎小组（International Autoimmune Hepatitis Group，IAHG）的1999年版评分系统和2008年版简化评分系统，前者比较复杂，主要用于临床研究，对于治疗前的患者，>15分可诊断为明确的AIH，10~15分诊断为可能的AIH，而对于治疗后的患者，>17分可诊断为明确的AIH，12~17分诊断为可能的AIH。后者的评分系统中，≥7分可诊断明确的AIH，≥6分为可能的AIH。

AIH和PBC合并存在时称为重叠综合征，除上述组织学表现外，同时可见PBC的组织学表现，包括显著的小叶间胆管炎性损害表现、胆小管反应性增生、胆管破坏缺失、汇管区肉芽肿和慢性淤胆性改变等（图2-2-5-4）。

【鉴别诊断】

1. 病毒性肝炎 淋巴细胞浸润为主，界板性肝炎的程度相对较轻，免疫组化和血清学检测可协助鉴别诊断。

2. 药物/毒物性感损害 淋巴细胞浆细胞浸润的程度较轻，小叶内可见中性粒细胞和（或）嗜酸性粒细胞浸润，常见肝细胞内微泡形成、毛细胆管内淤胆和肝细胞凋亡等表现，同时需结合临床进行鉴别诊断。

3. 原发性胆汁性胆管炎 汇管区可见肉芽肿结构及显著的胆管炎性损害，汇管区周边肝细胞水肿，其余小叶内多无炎症表现，铜染色可提示汇管区周边肝细胞内铜颗粒沉积，CK7染色可显示小叶间胆管破坏或消失，小叶周边肝细胞可出现CK7着色现象（肝细胞胆管化），此外，自身抗体系列检查也有助于鉴别诊断。

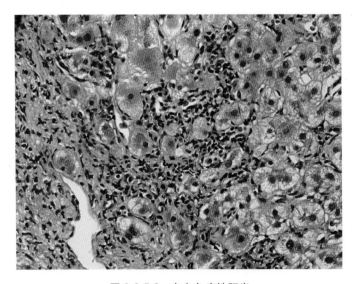

图2-2-5-2 自身免疫性肝炎
显著的界板性肝炎和淋巴细胞浆细胞浸润，可见肝细胞花环形成

表 2-2-5-1　国际自身免疫性肝炎小组自身免疫性肝炎评分系统(1999)

参数		分值
	女性	+2
ALP 与 AST(或 ALT)比值	<1.5	+2
	1.5~3.0	0
	>3.0	−2
血清免疫球蛋白或 IgG 水平升高	>2.0	+3
	1.5~2.0	+2
	1.0~1.5	+1
	<1.0	0
ANA,SMA 或 LKM-1	>1:80	+3
	1:80	+2
	1:40	+1
	<1:40	0
	AMA 阳性	−4
肝炎病毒标志物	阳性	−3
	阴性	+3
用药史	有	−4
	无	+1
酒精摄入量	<25g/d	+2
	>60g/d	−2
组织学	界板性肝炎	+3
	淋巴细胞浆细胞为主的炎细胞浸润	+1
	肝细胞花环	+1
	无上述表现	−5
	胆管损害	−3
	其他改变	−3
	其他自身免疫性疾病	+2
其他可选择参数	其他明确的自身抗体阳性	+2
	HLA DR3 或 DR4	+1
对治疗的反应	完全	+2
	复发	+3

表 2-2-5-2　国际自身免疫性肝炎小组自身免疫性肝炎简化版评分系统(2008)

指标	临界值	分值
ANA 或 SMA	≥1:40	1
ANA 或 SMA	≥1:80	
或 LKM 或 SLA	≥1:40	2
IgG	>正常上限	1
	> 1.10 × 正常上限	2
肝活检	符合 AIH	1
	典型 AIH	2
病毒性肝炎	无	2

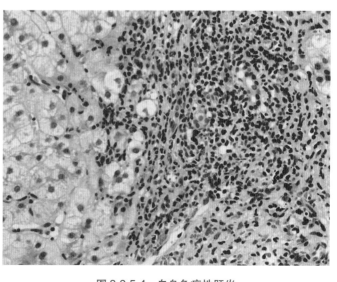

图 2-2-5-4　自身免疫性肝炎
兼有胆管炎性破坏、界板性肝炎、淋巴细胞浆细胞浸润等表现

α1-抗胰蛋白酶缺乏症

【概念】α1-抗胰蛋白酶缺乏症(alpha 1-antipancreatic albumin deficiency)是一种常染色体隐性遗传的α1-抗胰蛋白酶缺陷性疾病,临床可表现为肺气肿和肝脏病变,是新生儿黄疸的常见病因之一。

α1-抗胰蛋白酶(α1-AT)主要由肝细胞合成,是一种蛋白酶抑制物(protease inhibitor,Pi),可抑制胰蛋白酶及中性粒细胞弹性蛋白酶活性。α1-AT的含量是由1组常染色体等位基因的不同类型所决定的,其编码基因位于14号染色体,其基因座命名为Pi,大约有120种不同的类型。

在遗传过程中,由两个M型等位基因组成的纯合子PiMM为正常的表现型,PiMM是最常见的正常功能基因型。

PiZZa(1/7000)是α1-AT严重缺失的等位基因,纯合子为ZZ,PiZZa仅有正常α1-抗抗胰蛋白酶水平的10%~15%,临床发病风险高,内质网中聚集大量Z型α1-抗胰蛋白酶,且降解速度慢,约有10%出现临床表现。PiZZa肝综合征可表现为新生儿肝炎(10%)、肝内或肝外胆道闭锁、肝纤维化及肝硬化,2%的病例发展为肝细胞癌,且不一定与肝硬化相关。

PiMZ(杂合子)表现为血清α1-抗抗胰蛋白酶水平中等程度降低。

Pi-null罕见,血清α1-抗胰蛋白酶缺失。

PiS表现为血清α1-抗胰蛋白酶水平降低,但无临床疾病表现。

α1-抗胰蛋白酶缺乏的变异型可表现为分泌的蛋白无法从内质网转移至高尔基体。临床可通过血清蛋白电泳进行诊断,同时可利用肝脏活检进行确诊并评估肝组织损害程度。肝脏损害的具体机制不明。

【临床特点】

1. 流行病学

(1) 发病率:严重的α1-抗胰蛋白酶缺乏症发病率为1/5000~1/3000新生儿,具有北欧后裔血统的人群多发。

(2) 发病年龄:发病年龄呈现两极化,新生儿肝炎及成人的慢性肝损害。

(3) 性别:50岁以前两性发病无差别,之后男性多见。

2. 症状 早发型肺气肿,新生儿肝炎及淤胆,成人的临床表现轻重不等,可表现为从无症状到肝硬化的不同阶段。

3. 实验室检查 血清蛋白电泳可显示α1-抗胰蛋白酶水平下降,多为正常的1/3以下。聚丙烯酰胺凝胶等电聚焦电泳(polyacrylamide gel isoelectric focusing)可用来鉴别Pi表型。遗传学检测。

4. 影像学特点 无特异性表现。

5. 治疗 强化疗法(augmentation therapy):输注从健康人血浆中富集并纯化的α1-抗胰蛋白酶。肝脏移植。

6. 预后 新生儿病例大多于出生半年内自行消退,少部分病变可持续存在,并发展为肝硬化和肝功能衰竭。成人在确诊为肝硬化后预后不佳,发生肝细胞癌的危险性增高。

【病理特点】

1. 大体特点 早期肝细胞体积增大,进展病例最终表现为肝硬化。

2. 镜下特点 最特征性的组织学表现是在汇管区或纤维间隔周边肝细胞胞质内可见特征性的圆形或卵圆形嗜酸性球状结构,大小为数微米至数十微米。此外,尚可伴发多种多样的组织学表现,新生儿病例可出现类似新生儿肝炎、肝内胆道闭锁或肝外胆道闭锁的组织学表现,包括肝细胞损害、巨细胞形成、淤胆、胆管炎和纤维化改变,小叶间胆管可破坏、数量减少,胆管反应不明显,出生三个月内患儿的肝组织中不易见到上述嗜酸性球状结构。成人则多表现为非特异性肝炎,偶可见到Mallory小体和脂肪变性,最终会发展为肝硬化(图2-3-0-1)。

3. 免疫组织化学和特殊染色 α1-抗胰蛋白酶表现为强阳性着色;PAS和PAS-D染色均表现为强阳性着色

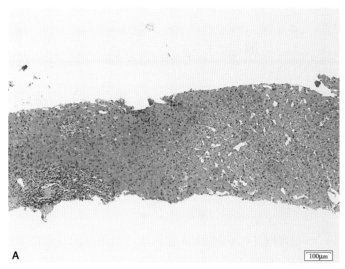
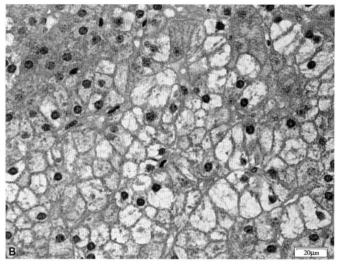

图 2-3-0-1 α1-抗胰蛋白酶缺乏症
A. 汇管区可见显著的炎症反应；B. 肝细胞水肿，胞质疏松，胞质内可见嗜伊红球形结构

（图 2-3-0-2）。新生儿淤胆病例及成人肝硬化病例汇管区周边肝细胞铜染色阳性。

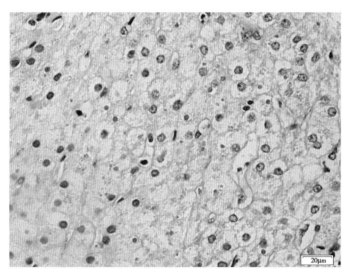

图 2-3-0-2 α1-抗胰蛋白酶缺乏症
PAS-D 染色显示肝细胞胞质内球形结构

4. **电镜** 内质网扩张，其内可见颗粒状物质。

【鉴别诊断】

1. 各种原因所致的肝细胞损害和再生均可导致肝细胞内出现 α1-抗胰蛋白酶，但表现为弥漫的颗粒状，并非集中于汇管区周边，不表现为球状结构。

2. **酒精性肝炎** 肝细胞内可见 α1-抗胰蛋白酶免疫组化阳性的球状结构；可通过临床背景和形态学特征进行鉴别。

3. **淤血相关的球状结构** 多位于小叶中央；PAS、PAS-D 均为阳性；与肝窦淤血与肝细胞缺氧相关。

4. **Lafora 病** 包涵体着色浅，呈圆形或肾形；PAS 呈弱阳性；胶体铁和银染为阳性。

5. **纤维蛋白原贮积症**（fibrinogen storage disease）包涵体呈弱嗜酸性，毛玻璃样；PAS 染色阴性；纤维蛋白原免疫组化染色呈强阳性。

6. **婴儿肝外胆道闭锁** 可出现类似的新生儿肝炎表现，但血清学检测和影像学表现与本病迥异。

第四章

肝豆状核变性

【概念】 肝豆状核变性（hepato lenticular degeneration）是一种铜代谢障碍所致的组织器官铜沉积及相应的毒性反应，又称为威尔逊氏病（Wilson's disease，WD），病变多累及肝脏、中枢神经系统、眼部及造血系统。

【发病机制】 机体正常情况下摄入的铜在胃和十二指肠吸收并转运至肝脏，在肝细胞内与 α2 球蛋白结合形成血浆铜蓝蛋白，并释放入外周血中，衰老的铜蓝蛋白被肝细胞内吞后在溶酶体内降解，之后分泌入胆汁并排出体外。威尔逊氏病的发病机制为位于肝细胞毛细胆管侧的跨膜铜转运 ATP 酶编码基因 *ATP7B* 突变，导致肝细胞内的铜蓄积并超过铜蓝蛋白的结合能力，进而产生对肝组织和中枢神经系统的毒性作用。大部分患者为复合杂合子（compound heterozygotes），即 *ATP7B* 每一个等位基因的不同位点突变，呈常染色体隐性遗传。

【临床特点】

1. 流行病学

（1）发病率：1/30 000。

（2）发病年龄：任何年龄均可发病，但大多数病例于 5 岁之前发病，游离的铜可导致肝脏急性和慢性的损害，同时可出现其他临床表现和体征，诸如沉积在豆状核中所致的精神症状、沉积于角膜（K-F 环）、溶血性贫血、尿铜增加等，亦可沉积于肾脏、骨骼、关节和甲状旁腺等器官。

（3）性别：两性发病无差异。

2. 症状 病变初期多无特异性，亦可出现溶血危象、暴发性肝炎，病变进展后可出现神经系统症状和 K-F 环。

3. 实验室检查 肝活检铜含量测定：>250mg/g 干重肝组织，血清游离铜水平上升，血清铜蓝蛋白：<20mg/dl，没有很好的特异性和敏感性，多于急性期表现明显。尿铜：>50μg/24 小时。遗传学检测的临床实用性并不确定，因为突变类型多种多样，不同的突变位点意义并不明确。

4. 影像学特点 无特异表现。

5. 治疗 长期使用 D-青霉胺进行铜螯合，其他药物有醋酸锌、三乙烯羟化四甲胺、四硫钼酸盐等。肝脏移植适用于药物治疗无效的患者。

6. 预后 未治疗的患者可发展为肝硬化、肝功能衰竭。及时的治疗可有效改善生存。

【病理特点】

1. 大体特点 无特异性表现，晚期患者表现为结节性肝硬化。

2. 镜下特点 肝组织可出现脂肪变性和糖原核（实际上核内物质可为糖原或水），这是相对特征性的表现，同时可见程度不等的急性和慢性炎症表现（图 2-4-0-1、图 2-4-0-2）。一般不会有嗜酸性粒细胞和浆细胞浸润，慢性肝炎时可见 Mallory 小体，尤其是在肝硬化阶段，少有浆细胞浸润（区别于自身免疫性肝炎和病毒性肝炎）。亦可表现为暴发性肝炎，组织学表现为肝小叶塌陷、大量脂褐素沉积。

中枢神经系统：基底节豆状核铜沉积及神经组织损害。

眼部：角膜缘 Descemet's 膜铜沉积导致 K-F 环。

3. 特殊染色 罗丹明、红氨酸等铜染色法可显示肝细胞溶酶体内与金属硫蛋白结合的铜，多为灶性阳性（图 2-4-0-3）。穿刺标本中有时可出现阴性染色，同时肝细胞内游离的铜在组织处理过程中被洗脱掉而无法被检测到。Orcein/aldehyde fuchsin 染色可显示铜相关蛋白（诸如金属硫蛋白）。

4. 电镜 可见微泡性脂肪变性、糖原核、铜沉积，线粒体表现为体积增大、基质颗粒体积增大、基质密度增加、结晶样包涵体、线粒体嵴肿胀且被囊样扩张的絮状物分隔。

【鉴别诊断】

1. 慢性胆汁淤积性疾病 多数慢性胆汁淤积性肝病均可出现肝细胞内铜沉积，但位于汇管区周边，可与威尔逊氏病进行鉴别。

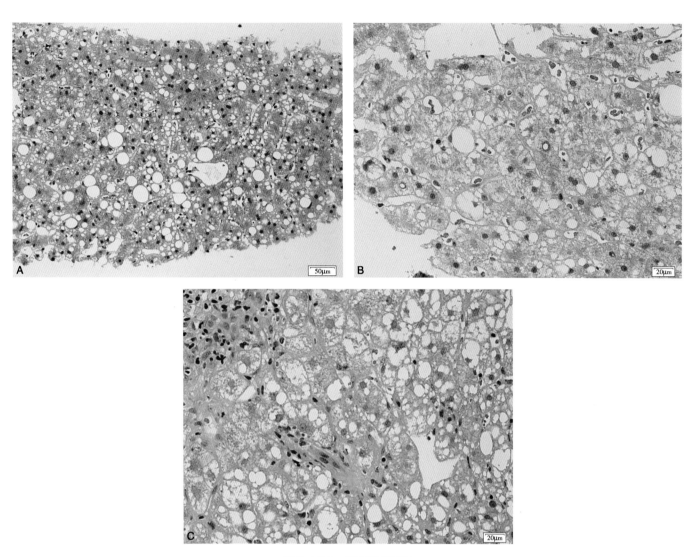

图 2-4-0-1　肝豆状核变性

A. 肝细胞可见显著的大泡性和微泡性脂肪变性；B. 肝细胞中可见的糖原核；C. 小叶内可见程度不等的炎症表现，以淋巴细胞浸润为主，嗜酸性粒细胞和浆细胞少见

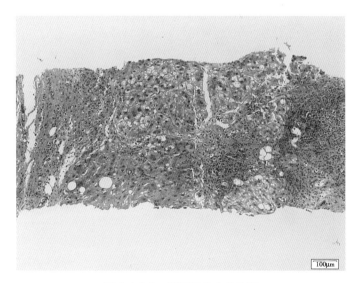

图 2-4-0-2　肝豆状核变性晚期

大多数患者晚期都表现为结节性肝硬化改变，组织学表现与其他原因引起的肝硬化难以区分

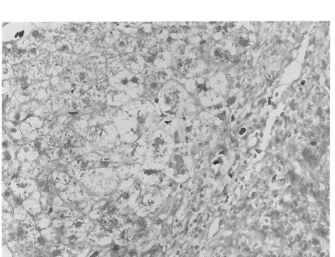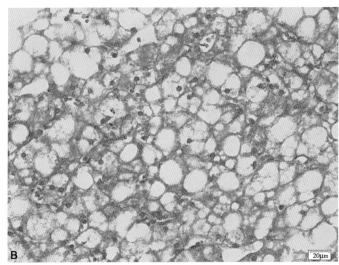

图 2-4-0-3　肝豆状核变性铜染色
A. 显示肝细胞内铜颗粒沉积(红氨酸染色)；B. 铜分布不均匀,有时仅可见局灶肝细胞内铜颗粒沉积(红氨酸染色)

2. 印度儿童肝硬化　发病年龄早,多于 1~3 岁发病；肝组织内可见铜颗粒沉积,但大多没有脂肪变性；没有眼部的表现；血清铜蓝蛋白水平正常或上升。

3. 非酒精性脂肪性肝炎　可出现肝细胞脂肪变性、糖原核等类似的组织学表现；临床背景不同；肝组织内没有铜沉积。

第五章

原发性血红蛋白沉着症

【概念】 原发性血红蛋白沉着症(primary hemato-chromatosis)是一种转铁蛋白受体结合蛋白 *HFE* 编码基因突变导致异常铁质沉积的常染色体隐性遗传性疾病,异常铁质沉积多见于肝脏、胰腺和心脏。

【发病机制】 转铁蛋白受体结合蛋白 *HFE* 编码基因突变,该基因位于 6p,邻近 *HLA* 基因,最常见(83%)的突变为 C282Y,导致蛋白失活,进而转铁蛋白功能上调,并导致过量铁质吸收(3~4mg/d,正常值为 1~2mg/d)。少数病例(约 7%)表现为 H63D 突变或复合杂合子(compound heterozygotes)。少数病例可为 *TfR* 等非 *HFE* 突变。过量吸收的铁无法被清除,并产生毒性作用。

【临床特点】

1. **流行病学**

(1) 发病率:白种人中最常见的单基因遗传性疾病。

(2) 发病年龄:多于青春期后开始出现临床表现。

(3) 性别:80% 为男性,女性因为月经周期和怀孕可导致铁质沉积延迟发生。

2. **症状** 铁质沉积超过 20g 后可出现临床表现,病变最终会发展为结节性肝硬化、糖尿病和皮肤色素沉着。亦可出现关节炎、心功能障碍等表现。

3. **实验室检查** 肝脏铁质沉积指数(hepatic iron index):[铁质重量(μg)/肝组织干重(g)]/(55.846×患者年龄),非肝硬化肝组织中>1.9 则高度提示遗传性血红蛋白沉着症,同时需排除肝硬化和其他引起铁质过量沉积的疾病。亦有观点建议在肝硬化中上述铁质沉积指数的临界值应设定为 4.2。遗传学检测也可以用来进行该病的确诊。

4. **影像学特点** 无特异性表现。

5. **治疗** 静脉切开放血 1~2 次/周,直至血清铁蛋白(serum ferritin)低于 20~50μg/L,之后 3~6 次/年。服用铁螯合剂。

6. **预后** 取决于进展成为肝硬化和肝功能衰竭的速度,病变如早期得到及时治疗,患者可正常生存。

【病理特点】

1. **大体特点** 肝脏大体呈棕黑色或棕褐色表现。

2. **镜下特点** 肝细胞内可见棕褐色铁质沉积,病变早期主要位于汇管区周边肝细胞(1 区),细胞内铁质主要位于毛细胆管侧,Kupffer 细胞不受累,多无炎症和纤维化表现。随着病变的进展,铁质沉积的区域逐渐扩大至肝小叶的 2、3 区,胆管上皮内亦可出现铁质颗粒,之后汇管区逐渐出现炎症和纤维化改变,最终发展为结节性肝硬化。除了肝脏,铁质沉积尚可见于心脏、关节、胰腺、皮肤、睾丸。

组织学分级①1 级:铁质沉积于汇管区周边肝细胞(1 区);②2 级:铁质沉积扩展至 2 区;③3 级:铁质沉积于整个小叶(图 2-5-0-1)。

3. **特殊染色** 普鲁士蓝染色阳性。

4. **电镜** 肝细胞内可见铁颗粒(图 2-5-0-2)。

【鉴别诊断】

1. 各种原因所致的慢性肝损害和结节性肝硬化。

2. **继发性血红蛋白沉着症** 多见于溶血性疾病及输血相关的溶血性改变,早期病变铁质主要沉积于 Kupffer 细胞,后期亦可见于肝细胞内。

3. **伴有红细胞生成无效的贫血** 组织学表现相似,依赖于实验室检查和临床背景进行鉴别。

4. 新生儿血红蛋白沉着症。

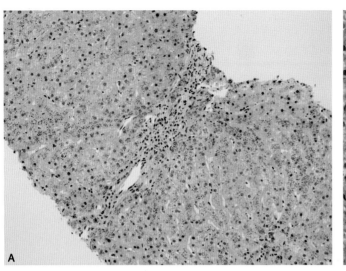
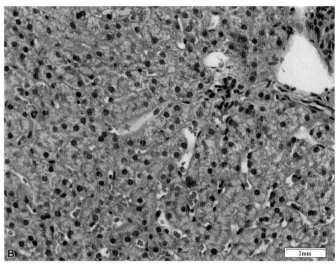

图 2-5-0-1　原发性血红蛋白沉着症

A. 肝细胞内可见大量棕褐色颗粒沉积；B. 病变早期主要位于汇管区周边肝细胞（1 区），细胞内铁质主要位于毛细胆管侧，Kupffer 细胞不受累，多无炎症和纤维化表现。随着病变的进展，铁质沉积的区域逐渐扩大至肝小叶的 2、3 区

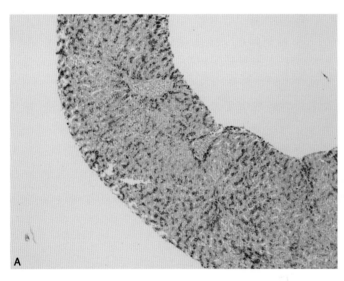
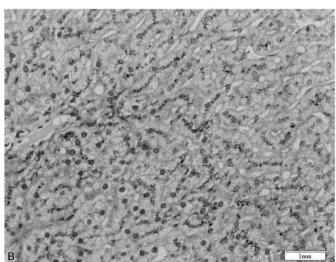

图 2-5-0-2　原发性血红蛋白沉着症

A. 铁染色显示肝细胞内大量铁质沉积（普鲁士蓝染色）；B. 高倍镜下显示铁质主要沉积在肝细胞毛细胆管侧

第六章

其他先天性代谢性和发育疾病

第一节 糖原蓄积病

【概念】糖原蓄积病(glycogen storage diseases)是指糖原合成、降解或调节相关蛋白编码基因突变所致的糖原代谢障碍及相应产物蓄积的一组疾病,肝脏和肌肉最常受累。根据突变基因及临床病理特征的不同,分为0、Ⅰ、Ⅱ、Ⅲ、Ⅳ、Ⅵ、Ⅸ几种不同的亚型。其中以Ⅰ、Ⅲ、Ⅸ型居多。除了Ⅸ型为X性连锁遗传外,其余均为常染色体隐性遗传。

Ⅰ型,又称为von Gierke病或肝肾糖原病(hepatorenal glycogenosis),根据缺陷类型,又分为Ⅰa、Ⅰb、Ⅰc、Ⅰd四种亚型,分别为葡萄糖-6-磷酸酶(G-6-Pase)缺陷、移位酶T1(translocase T1,属于跨膜转运蛋白)缺陷、移位酶T2(translocase T2)缺陷和微粒体至细胞质基质的游离葡萄糖分子转运缺陷。

Ⅱ型,又称为Pompe病,因溶酶体酸α-葡萄糖苷酶(lysosomal acid α-glucosidase)缺陷所致,可致溶酶体内大量糖原蓄积,以心脏和骨骼肌表现为主,婴儿型表现为肥厚性心肌病及心肌张力减退,多于出生一年内死于心肺功能衰竭,迟发型表现为进行性肌无力。

Ⅲ型,又称为Cori病,因编码基因突变导致具有脱支酶活性的淀粉-1,6-糖苷酶缺陷所致,可出现低血糖改变,肝脏、心肌和骨骼肌可出现不同程度的累及,其中Ⅲa亚型最常见(约85%),多累及肝脏和肌肉,Ⅲb亚型相对少见,一般仅累及肝脏。

Ⅳ型,又称为支链淀粉病、Andersen病和成分葡聚糖体病。属于常染色体隐性遗传,位于3p14的糖原分支酶编码基因突变,糖原分支酶缺陷,从而导致大量结构异常的支链淀粉样糖原蓄积,进而出现组织和器官的损害。诊断依赖于组织内检测到支链淀粉样物质。本型主要有以下类型①经典型:肝脏在婴儿期即可进展成纤维化,肝脾肿大,患儿难以存活。②非进展型:无肝硬化,可生存至成人阶段,然后出现神经源性膀胱(neurogenic blad-der)、混合性上下运动神经元受累所致的步态困难(痉挛性和虚弱性),以下肢远端为主的感觉丧失以及轻度认知障碍等。③神经肌肉型:出生时即可出现严重且致死的肌无力(hypotonia),亦可表现为儿童时期出现的肌病或成人始现的神经系统功能障碍。

【临床特点】

1. **流行病学**

(1) 发病率:1/40 000~1/20 000。

(2) 发病年龄:婴幼儿阶段至成人均可发病,取决于遗传学改变和代谢产物贮积的情况。

(3) 性别:两性发病无差异。

2. **症状** 各型因分子机制差异而表现不同,如Ⅰa型可在出生一年内出现显著地低血糖和肝大,之后出现发育迟缓、乳酸性酸中毒、局灶性节段性肾小球硬化、肝腺瘤和铁质缺乏。

3. **实验室检查** 新鲜组织的酶学检测可确诊0、Ⅰ、Ⅱ、Ⅲ、Ⅵ、Ⅸ型。遗传学检测亦可确诊。

4. **影像学特点** 无特异性改变。

5. **治疗** Ⅰ、Ⅲ、Ⅳ型可行肝移植,尤以Ⅳ型最为适用。

Ⅱ型:重组人溶酶体水解酶酸性α-葡萄糖苷酶(human lysosomal hydrolase acid α-glucosidase),可同时辅以支持性治疗和物理治疗。

并发肝腺瘤或肝细胞癌时(Ⅱ型和Ⅲ型)需行手术治疗。

6. **预后** Ⅱ型多死于出生一年之内。Ⅳ型多在3~5岁期间迅速进展为肝功能衰竭。

【病理特点】

1. **大体特点** 各型因分子机制差异而表现不同,如Ⅰa型肝脏体积增大,色泽苍白,并发腺瘤时可见肿瘤结节。

2. **镜下特点** 组织学表现为肝细胞肿大,胞质疏松,细胞器被大量蓄积的糖原颗粒推挤至细胞膜下,形似植物细胞,肝窦受压,结构欠清晰,肝组织呈马赛克样外观,同时可见脂肪变性和糖原核(图2-6-1-1)。Ⅳ型糖原贮积

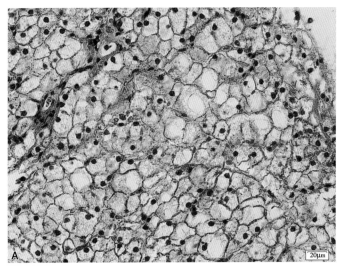

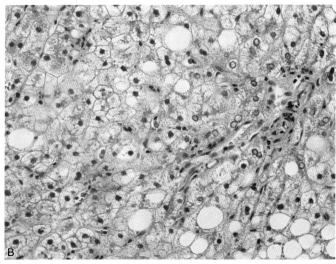

图 2-6-1-1　糖原蓄积征
A. 肝细胞肿大,胞质疏松,细胞器被大量蓄积的糖原颗粒推挤至细胞膜下,形似植物细胞;B. 常见肝细胞脂肪变性及糖原核

病中肝细胞胞质内可出现特征性的肾形或蚕豆形包涵体,呈弱嗜碱性,与周围胞质界限清晰,该包涵体为糖原和支链淀粉样物质混合而成。Ⅸ型中肝细胞大小不一,糖原核少见。

Ⅰa 型可并发肝腺瘤,腺瘤内有时可见 Mallory 小体和脂肪变性。

3. **特殊染色**　除了 0 和Ⅳ型外,其余各型使用 PAS 染色可显示胞质内大量糖原成分。Ⅳ型肝细胞内特征性的包涵体,PAS 染色阳性,PAS-D 部分阳性(图 2-6-1-2、图 2-6-1-3)。

4. **电镜**

0 型:无特异性表现,糖原颗粒稀疏。

Ⅰ型:胞质单颗粒(monoparticulate)糖原成分增加,占据胞质的大部分空间,导致线粒体等细胞器被推挤至细胞周边,同时可见脂肪空泡、糖原核。

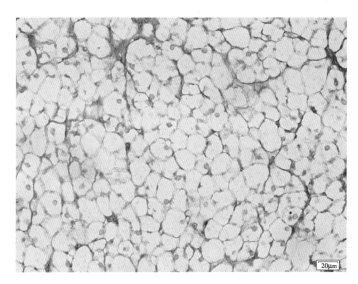

图 2-6-1-3　糖原蓄积征 PAS-D 染色
PAS-D 染色阴性

Ⅱ型:特征性改变为溶酶体内大量单颗粒(monoparticulate)糖原成分蓄积。

Ⅲ型:胞质糖原成分增加,类似Ⅰ型,脂质空泡和糖原核程度相对较轻。

Ⅳ型:胞质内大量丝状非分支聚合物(aggregates),线粒体被推挤至细胞周边。

Ⅵ型:胞质内大量单颗粒糖原和糖原花环(glycogen rosettes),可见"星空"状外观。

Ⅸ型:胞质内致密的糖原成分中散在无细胞器区域,形成典型的"星空"现象,糖原为单颗粒或多颗粒型。

所有亚型中均可见到或多或少的脂质成分,Ⅲ型和Ⅳ型可见到胞质内胶原成分。

【鉴别诊断】

1. **Lafora 病**　易与Ⅳ型糖原贮积病混淆,但发病年龄

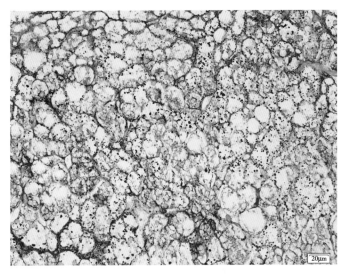

图 2-6-1-2　糖原蓄积征 PAS 染色
显示肝细胞中大量的糖原颗粒

大,可同时伴发癫痫、肌阵挛和痴呆。肝细胞内可见类似的包涵体,但外观规则,HE 染色呈更强的嗜酸性,胶体铁染色呈现均质性改变,而Ⅳ型糖原贮积病的肝组织胶体铁染色亦可出现非特异性着色,但呈块状,为颗粒状而非均质性。

2. **糖原肝病**(glycogen hepatopathy)　与糖原贮积病在组织学上具有类似的表现,需要通过临床背景来甄别,糖原肝病通常发生于血糖控制不理想的Ⅰ型糖尿病患者,儿童少见。

3. **尿素循环障碍**(urea cycle defect)　可导致肝细胞内糖原成分增多,但分布不均一,超微结构显示细胞器未被推挤至细胞周围,糖原成分增多可能是因治疗性饮食调整所致。

4. **其他可出现毛玻璃样肝细胞的病变**　包括:①HBV 感染,可通过免疫组化鉴别;②纤维蛋白原贮积病(fibrinogen storage disease),嗜酸性球形包涵体,包涵体内可见空泡形成,超微结构显示滑面内质网内可见指状包涵体;③药物所致的改变,氰氨(cyanamide)所致的肝损害可出现体积大的毛玻璃样包涵体,可见因组织处理所致的收缩假象。

第二节　酪氨酸血症

【**概念**】　酪氨酸血症(tyrosinemia)以Ⅰ型为主,常染色体隐性遗传,又称为遗传性酪氨酸血症、肝肾酪氨酸血症,延胡索酰乙酰乙酸水解酶(fumarylacetoacetate hydrolase,FAH)缺陷,其编码基因位于 15q23-q25。该酶是酪氨酸代谢途径中最后一个酶,其缺陷导致毒性代谢产物马来酰乙酰乙酸(maleylacetoacetate)和延胡索酰乙酰乙酸(fumarylacetoacetate)蓄积组织中,同时分泌次级代谢产物琥珀酰丙酮(succinylacetone),多累及肝脏、肾脏、神经系统。肝癌发生的风险增高。80% 的患者肝细胞内存

在突变等位基因逆转(reversion of mutant alleles),提示预后较好,多不发生肝细胞异型增生和肝细胞癌。

【**临床特点**】

1. **流行病学**

(1) 发病率:1/20 万~1/10 万,欧洲的斯堪的纳维亚和魁北克高发。

(2) 发病年龄:婴幼儿阶段发病。

(3) 性别:两性发病无差异。

2. **症状**　临床表现轻重不等,基因型与表型并不一致。急性型可导致新生儿肝功能衰竭,未行治疗者多于出生一年内死亡。慢性型表现相对轻微,可见慢性肝损害、肾小管功能障碍、低磷酸盐血症性佝偻病、间歇性麻痹和周围神经病变。

3. **实验室检查**　血浆琥珀酰丙酮(succinylacetone)水平升高,尿 5-氨基乙酰丙酸/δ-氨基-γ-酮戊酸水平升高,尿液氨基酸分析可提示酪氨酸血症、甲硫氨酸血症。体外培养的羊水细胞、纤维母细胞和肝细胞中可检测到延胡索酰乙酰乙酸水解酶活性降低。

4. **影像学特点**　无特异性表现。

5. **NTBC 治疗**　2-(2-nitro-4-trifluoro-methylbenzoyl)-1,3-cyclohexanedione(NTBC)可减少毒性代谢产物的蓄积,降低肝细胞癌发生的风险。限制苯丙氨酸、酪氨酸和甲硫氨酸的摄入。肝移植。

6. **预后**　早期无法诊断可致 2 岁以内死亡率达 90%以上,存活者迅速进展为肝硬化和肝细胞癌。

【**病理特点**】

1. **大体特点**　无特异表现。

2. **镜下特点**　肝细胞可表现为程度不等的脂肪变性和淤胆性改变,特别是在再生结节内更易见到,可见肝细胞花环(pseudorosettes)/假腺样结构,含铁血黄素沉积(图 2-6-2-1 A、B);窦周及汇管区周围纤维化,最终发展

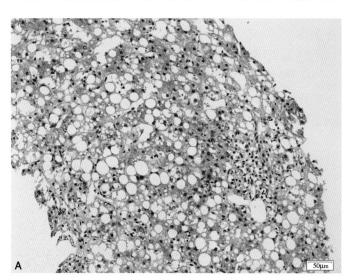

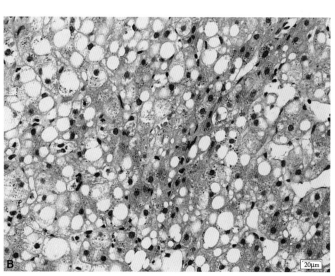

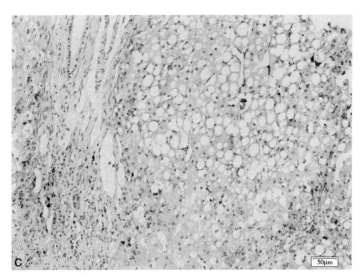

图 2-6-2-1　酪氨酸血症
A. 肝细胞脂肪变性伴色素颗粒沉积,同时可见显著的炎症反应;B. 肝细胞
脂肪变性及铁质沉积;C. 铁染色显示肝细胞内铁质沉积(普鲁士蓝染色)

为肝硬化。急性型可出现肝组织大片状坏死。

3. **特殊染色**　肝细胞内可有铁质沉积(图 2-6-2-1 C)。

4. **电镜**　淤胆,脂肪空泡,内质网数量增多,线粒体结构异常。

【鉴别诊断】

1. **半乳糖血症(galactosemia)**　可出现类似的组织学和超微结构改变,临床表现不同。

2. **遗传性果糖不耐受(hereditary fructose intolerance)**　组织学表现类似,超微结构可出现特征的改变,包括胞质内直径 2μm 左右、卵圆形或不规则的透亮区域,称之为"果糖孔(fructose hole)",亦可见内质网呈同心圆状排列,中央质疏,可见糖原颗粒。

3. **新生儿血红蛋白沉着症(neonatal hemochromatosis,NH)**　其铁质沉积为系统性改变。

第三节　尼曼-皮克病

【概念】　尼曼-皮克病(Niemann-Pick disease,NPD)又称鞘磷脂沉积病。*NPC1* 和 *NPC2* 基因突变,溶酶体水解酶缺陷导致溶酶体功能障碍、鞘磷脂底物在溶酶体内贮积,游离胆固醇从溶酶体排出障碍,导致溶酶体内胆固醇和鞘糖脂异常贮积的常染色隐性遗传性溶酶体贮积性疾病,以神经变性和肝脏疾病为特征性表现。

A 型和 B 型:酸性鞘磷脂酶(acid sphingomyelinase)缺乏,鞘磷脂底物和其他脂质成分在组织细胞内蓄积,其编码基因 *SMPD1* 的突变类型超过 100 种。

C 型和 D 型:胆固醇代谢缺陷,导致鞘磷脂和胆固醇贮积,D 型为 C 型的等位基因变异体(allelic variant)。

【临床特点】

1. **流行病学**

(1) 发病率:约 1/10 万新生儿,A 型和 B 型多见于东欧犹太人、北美、西欧、北非和中东地区,D 型则多见于加拿大新苏格兰地区的法国殖民后裔。

(2) 发病年龄:多于青春期之前发病。

(3) 性别:两性发病无差异。

2. **症状**　肝脾肿大,程度不等的神经变性表现。A 型在胚胎时期即可出现病变,严重者可表现为胎儿水肿(hydrops fetalis)及进展迅速的神经变性;B 型可在出生后至成人阶段发病,鞘磷脂沉积可导致肺实质损害,没有或仅有很轻微的神经变性表现;C 型和 D 型可在任何年龄发病,可出现婴幼儿黄疸及进展缓慢且程度不等的神经变性表现。

3. **实验室检查**　遗传学检测可协助确诊并确定突变的类型。

4. **影像学特点**　影像学可提示肝脾肿大,其余无特异表现。

5. **治疗**　无特殊治疗手段。

6. **预后**　A 型通常在婴幼儿阶段死亡;B 型可出现进展性肝脏损害,最终表现为肝硬化、门脉高压和腹水,大多可存活至成人阶段;C 型和 D 型的预后变化不等,严重者在婴幼儿阶段死亡,病变轻微者可存活至成人阶段,其中 D 型的神经变性表现相对较轻。

【病理特点】

1. **大体特点**　肝脏体积增大。

2. **镜下特点**　Kupffer 细胞和部分肝细胞由于胞质内脂质成分增多呈泡沫细胞样改变,细胞体积增大,肝板受压萎缩,进而出现纤维化改变(图 2-6-3-1 A、B)。在其他组织

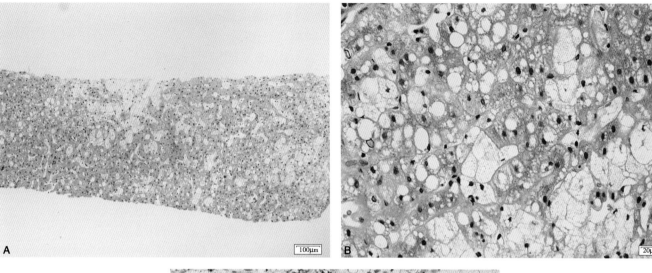

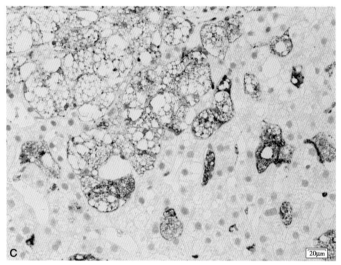

图 2-6-3-1　尼曼-皮克病
A. 肝小叶结构完整,肝窦及汇管区可见体积较大的泡沫细胞;B. 肝细胞体积增大,胞质内脂质成分沉积,同时可见大量泡沫细胞;C. 骨髓中可见散在的泡沫细胞

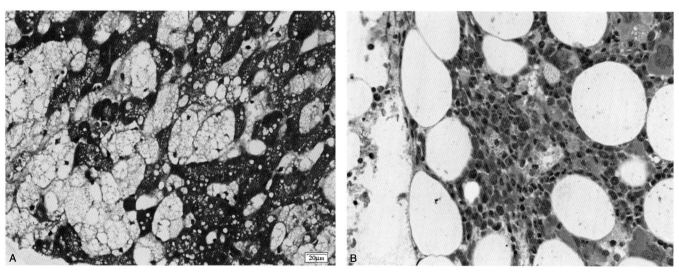

图 2-6-3-2　尼曼-皮克病
A. 泡沫细胞 CD68 染色阳性;B. 泡沫细胞 PAS 染色阴性

器官亦可见到类似的泡沫样组织细胞(图2-6-3-1 C)。

3. **免疫组织化学和特殊染色**　泡沫样组织细胞CD68免疫组织化学染色阳性;PAS和PAS-D染色阴性(图2-6-3-2)。

4. **电镜**　组织细胞溶酶体内可见鞘磷脂样包涵体,表现为电子不透明(electron-opaque)的向心性排列层状结构。

【鉴别诊断】戈谢病:组织细胞胞质呈层状条纹状结构。

第四节　戈　谢　病

【概念】戈谢病(Gaucher disease),为β葡萄糖脑苷脂酶(β glucocerebrosidase,又称为 glucosylceramidase and β glucosidase)编码基因 GBA(1q21)突变所致的常染色体隐性遗传性溶酶体贮积性疾病,表现为单核巨噬系统来源细胞内葡萄糖脑苷脂底物贮积,包括脾脏、淋巴结、骨髓、胃肠道和泌尿道内的组织细胞,肝脏的 Kupffer 细胞,骨组织内的破骨细胞,中枢神经系统内的小胶质细胞以及肺脏的肺泡巨噬细胞。

分三个亚型,均可出现肝脾肿大、脾功能亢进、骨质疏松、皮肤色泽改变及贫血。

Ⅰ型:最常见,没有神经系统病变,临床表现轻微,约2/3的病例于青春期前确诊。

Ⅱ型:又称为婴儿急性神经病变型戈谢病,出生后数月即可发病,多于两岁内死亡,可出现癫痫和痴呆。

Ⅲ型:慢性神经病变型戈谢病,任何年龄均可发病,表现为缓慢进展的神经病变(neurological decline),亦可出现癫痫和智障。

【临床特点】

1. **流行病学**

(1) 发病率:阿什肯纳西犹太人的发病风险最高,每15人中有1人是携带者。

(2) 发病年龄:大多在青春前发病。

(3) 性别:两性发病无差异。

2. **症状**　肝脾肿大,三系降低。

3. **实验室检查**　外周血葡萄糖脑苷脂酶水平低于平均正常水平的15%,携带者(杂合子)酶的水平多为正常的一半左右,也可与正常水平有重叠。

4. **影像学特点**　无特异性表现。

5. **治疗**　对于Ⅰ型和Ⅲ型的患者可利用重组的β葡萄糖脑苷脂酶-imiglucerase(Cerezyme)进行替代治疗。减少底物治疗(substrate reduction therapy)。脾脏切除。

6. **预后**　病变进展变化不等,早期诊断并治疗可显著改善预后。

【病理特点】

1. **大体特点**　无特异改变。

2. **镜下特点**　肝巨噬细胞及汇管区巨噬细胞内因葡萄糖脑苷脂蓄积,导致细胞体积增大,胞质疏松,嫌色性,呈"皱纹纸"样外观(图2-6-4-1)。肝细胞形态多无异常,肝板受压和窦周纤维化表现相对轻微,有报道显示少数病例可进展为小结节性肝硬化和肝细胞癌。

3. **免疫组织化学和特殊染色**　免疫组化 CD163 染色显示吞噬脂质的 Kupper 细胞阳性;PAS 染色阴性、PAS-D 染色阴性(图2-6-4-2~图2-6-4-4)。

4. **电镜**　溶酶体体积增大,形状不规则,部分成角,

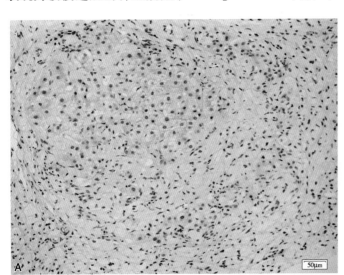
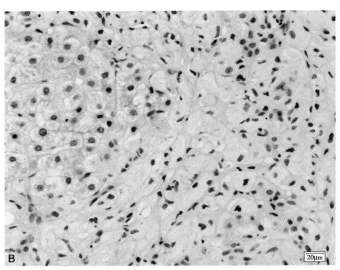

图 2-6-4-1　戈谢病
A.细胞体积增大,胞质疏松,嫌色性,肝窦间可见大量胞质淡染的肝巨噬细胞;B.可见成群的肝巨噬细胞,体积较大,呈"皱纹纸"样外观

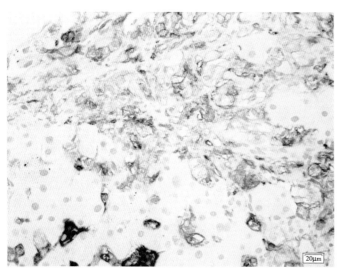

图 2-6-4-2 戈谢病免疫组化 CD163 染色
显示吞噬脂质的 Kupper 细胞阳性

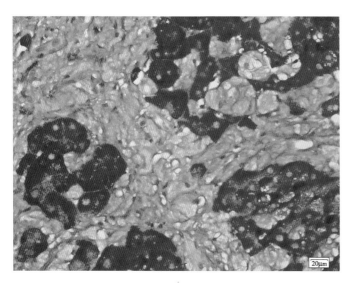

图 2-6-4-3 戈谢病 PAS 染色
吞噬脂质的 Kupper 细胞 PAS 染色阴性

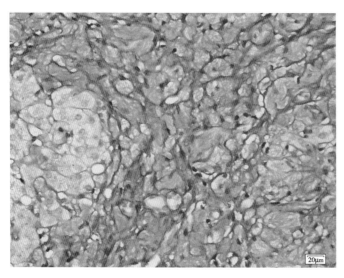

图 2-6-4-4 戈谢病 PAS-D 染色
吞噬脂质的 Kupper 细胞 PAS-D 染色阴性

溶酶体内可见杆状或管状包涵体。

【鉴别诊断】

1. **尼曼-匹克病** 溶酶体内鞘磷脂贮积导致胞质空泡状或泡沫状,肝细胞亦可有类似的表现。胞质内包涵体的超微结构特征不同。

2. **Pompe 病** 主要累及骨骼肌和心肌。

3. **Wolman 病** 冰冻切片油红 O 染色可显示胞质内丰富的脂质成分;偏光镜下可见针状胆固醇结晶;电镜可显示肝细胞和肝巨噬细胞内膜结合性脂滴结构和胆固醇结晶。

4. **戈谢样细胞** 可见于 CML、AML 和 CLLO。

第五节 Zellweger 综合征

【概念】Zellweger 综合征(Zellweger syndrome)又称为脑肝肾综合征(cerebrohepatorenal syndrome),系过氧化物酶体功能下降或缺陷导致超长链脂肪酸(very long chain fatty acids,VLCFA)贮积。

【临床特点】

1. 流行病学

(1)发病率:1/10 万~1/5 万。

(2)发病年龄:新生儿阶段发病。

(3)性别:两性发病无差异。

2. **症状** 听力和视觉功能异常,颅面部结构异常,肝大,软骨发育不良,肾囊肿。新生儿可表现为肌张力降低、惊厥、呼吸和吞咽困难。

3. **实验室检查** 血清超长链脂肪酸水平升高。*PEX* 基因突变检测。

4. **影像学特点** 影像学可提示肝脏肿大。

5. **治疗** 针对性的支持治疗,其余无特殊治疗手段。

6. **预后** 大多于 1 岁以内死亡。

【病理特点】

1. **大体特点** 肝脏体积增大。

2. **镜下特点** 肝细胞呈非特异性变性改变,可有淤胆现象。

3. **免疫组织化学** 无特异表现。

4. **电镜** 过氧化物酶体缺失或数量显著减少。

【鉴别诊断】注意与患儿伴有肝细胞胆汁淤积的病变进行鉴别。

第六节 特发性新生儿肝炎

【概念】特发性新生儿肝炎(idiopathic neonatal hepatitis,INH)是一组病因不明的以肝内淤胆表现为主的新生儿肝炎,又称为新生儿巨细胞肝炎,占所有新生儿肝内淤胆的 15%～30%。

【临床特点】

1. 流行病学

（1）发病率:1/5000～1/2500 足月婴儿。

（2）发病年龄:新生儿。

（3）性别:两性发病无差异。

2. 症状　出生两周后黄疸持续存在,肝大。

3. 实验室检查　结合胆红素水平升高,转氨酶水平正常或升高。

4. 影像学特点　影像学可提示肝脏肿大。

5. 治疗　支持性治疗,严重者可行肝移植。

【病理特点】

1. 大体特点　肝脏体体积增大,伴有淤胆者可呈现黄绿色外观。

2. 镜下特点　最典型的改变就是多核肝巨细胞形成（4～10 个核）,其余多为非特异性组织学改变,包括小叶内程度不等的炎症改变及肝细胞坏死(点状坏死、片状坏死及桥接性坏死)、毛细胆管和肝细胞淤胆以及髓外造血。汇管区可见多少不等的淋巴细胞浸润,小叶间胆管数量正常(图 2-6-6-1)。

3. 免疫组化染色　CK7 和 CK19 染色可显示胆管反应。

4. 电镜　多核肝细胞形成。

【鉴别诊断】

1. 肝外胆管闭塞　多出现显著的胆管反应和汇管区纤维化,多核肝巨细胞现象并不显著或呈灶性分布;胆管和胆小管可出现 CD56/NCAM 染色阳性;影像学中肝外胆管未显影。

2. 代谢性疾病　包括 α1-抗胰白蛋酶缺乏症、囊性纤维化、垂体功能减退。

3. 进行性家族性肝内淤胆　可出现类似的组织学表

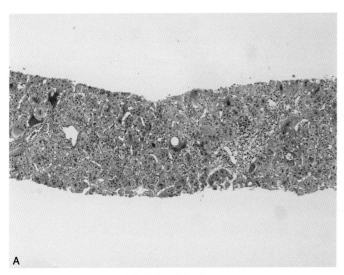
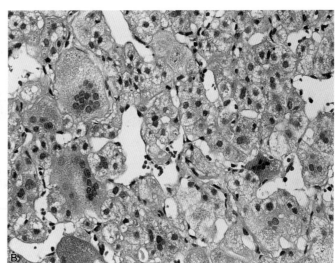
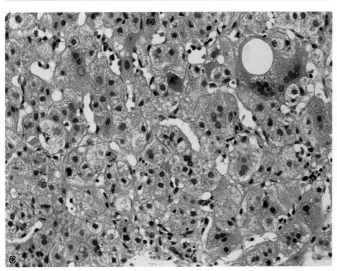
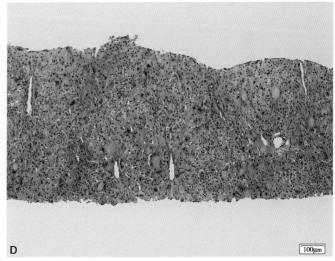

图 2-6-6-1　特发性新生儿肝炎

A. 肝小叶内最典型的改变就是多核肝巨细胞形成,小叶内和汇管区以淋巴细胞为主的炎细胞浸润;B. 可见多核肝巨细胞性肝细胞(4～10 个核);C. 多核肝细胞,肝细胞气球样变性,并可见凋亡小体;D. 巨细胞性肝细胞可见于整个肝实质,但以中央静脉周围最多见

现,需利用遗传学和免疫组化检测进行鉴别。

4. 早产儿的新生儿黄疸 组织学无特殊表现。

5. 感染性疾病 包括巨细胞病毒、肠道病毒、乙型肝炎、单纯疱疹、人类疱疹病毒、风疹、败血症、梅毒、弓形虫病和水痘,可通过实验室检查进行鉴别。

6. Alagille 综合征

7. 染色体异常 包括 18 号染色体三体、Down 综合征。

第七节 肝外胆道闭锁

【概念】 肝外胆道闭锁(extrahepatic biliary atresia, EBA)是指肝外胆道狭窄或闭锁导致的肝外胆道阻塞性疾病,是婴儿较常见的病理性黄疸的病因学因素。组织学表现类似胆总管囊肿(choledochal cyst)或其他原因所致的大胆管阻塞。活检标本可造成大约10%的假阳性率,影像学的评估更为准确。分为以下几个类型:胚胎/胎儿型,占10%~35%,出生后很快出现临床表现,部分为先天性异常;围产期型,65%~90%,出生后数周出现黄疸,与先天性异常无关,病变特征为进展性的炎症性病变,提示感染或毒性物质可能为致病因素,亦有研究显示汇管区可见显著的 CD4+ Th1 细胞浸润,提示为免疫介导的炎性损害。

【临床特点】

1. 流行病学

(1) 发病率:1/20 000~1/5000,东亚国家多见。

(2) 发病年龄:围产期或新生儿。

(3) 性别:两性发病无差异。

2. 症状 黄疸,尿色加深,陶土便。肝脏肿大。

3. 实验室检查 结合胆红素水平升高,GGT 水平升高。

4. 影像学特点 影像学可提示肝脏体积增大、胆囊结构消失或异常、胆道不显影。

5. 治疗 可行肝门空肠吻合术(hepatoportenterotomy)(也称葛西手术,Kasai procedure),手术时应评估胆管的大小、数量以及纤维化和炎症的程度,以提高手术的成功率。本病还可选择肝移植治疗。

6. 预后 未行治疗者多于2岁内死亡,手术治疗后约1/3的病例可存活10年以上。

【病理特点】

1. 大体特点 肝门部胆道闭锁,胆囊萎缩或未发育。淤胆可导致肝脏呈斑驳的黄绿色改变。

2. 镜下特点 汇管区水肿、混合性炎细胞浸润,特别是中性粒细胞浸润尤为显著,可见显著的胆管反应,胆小管伸长或成角,有时可见胆栓形成,亦可见不同程度的胆管上皮空泡变性和淋巴细胞浸润,后期胆管数量减少或消失(图2-6-7-1)。小叶内可见广泛性毛细胆管淤胆、肝细胞花环形成,有时可见灶性多核肝细胞,且大多集中于汇管区周围,亦可见髓外造血现象。未行治疗者最终会发展为肝纤维化和肝硬化。

3. 免疫组化染色 三分之二以上的汇管区可见胆管上皮 CD56 阳性,汇管区周边肝细胞 CK7 阳性,显示肝细胞胆管化(图2-6-7-2)。

4. 电镜 无特异表现。

5. 分子病理 10%的病例可出现 *Jagged 1* 突变(与 Alagille 综合征相关)。

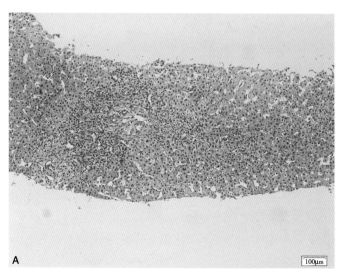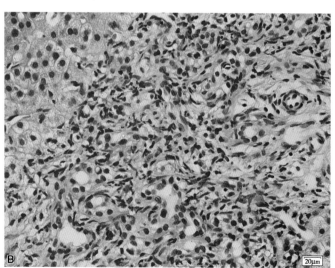

图2-6-7-1 肝外胆道闭锁

A.汇管区扩大、致密的淋巴细胞、中性粒细胞浸润;B.汇管区可见显著的化脓性胆管炎和胆管反应,胆小管伸长或成角,有时可见胆栓形成

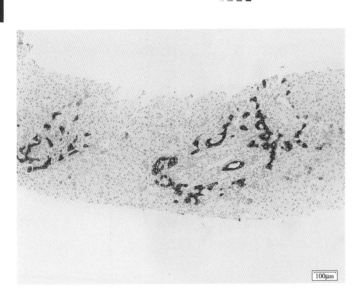

100μm

图 2-6-7-2　肝外胆道闭锁免疫组化 CK7 染色
显示汇管区显著的胆管反应,汇管区周边肝细胞胆管化

【鉴别诊断】

1. **α1-抗胰白蛋酶缺乏症**　血清 α1-抗胰白蛋酶水平下降;PAS-D 染色可显示汇管区周边肝细胞内球状结构。

2. **先天性巨细胞病毒感染**　小叶内损害的组织学表现为主,包括显著的多核肝细胞形成,汇管区胆管反应不明显,可通过 CMV 的免疫组化和血清学检测进行鉴别。

3. **特发性新生儿肝炎**　小叶内损害的组织学表现为主,包括显著的多核肝细胞形成,汇管区胆管反应不明显。

4. **全胃肠外营养**　有相关病史;肝细胞内可见微泡性和大泡性脂肪变性。

5. **胆总管囊肿(choledochal cyst)所致的胆道阻塞**组织学表现类似;影像学有助于鉴别。

6. **肝动脉发育不良(arteriohepatic dysplasia)**　可通过影像学进行鉴别。

7. **家族性进行性肝内淤胆**　汇管区和小叶内炎性损害表现明显,可有显著的淤胆现象,可通过免疫组化和遗传学检测进行鉴别。

8. **Alagille 综合征**　组织学和影像学均可出现类似表现,但一般没有小叶间胆管数量减少的现象;心脏结构异常、椎骨结构异常、颅面部结构异常等临床特征有助于鉴别。

第八节　肝内胆管减少综合征

【概念】　胆管减少综合征(vanishing bile duct syndrome,VBDS),以胆管减少为主要表现的临床综合征,又称为肝动脉发育不良,可出现血管、胆道及其他结构的异常,因胆管减少的程度可出现儿童期间断性黄疸到新生

儿重度淤胆(类似胆道闭锁)等轻重不等的临床表现。先天性和遗传性疾病、感染性因素、自身免疫性肝病、药物性因素等均可引起 VBDS,很少发展为肝硬化。

Alagille 综合征引起的 VBDS 主要有两种遗传学改变:①ALGS Ⅰ 型,占绝大多数,由位于 20p12 的 *Jagged 1* 基因突变所致,属于常染色体显性遗传,该蛋白为 NOTCH1 的配体,在上皮间质相互作用中发挥重要作用;②ALGS Ⅱ 型,占少部分,位于 1p13 的 *NOTCH2* 编码基因突变,肾脏病变表现更为严重。

【临床特点】

1. **流行病学**

(1) 发病率:1/100 000～1/30 000。

(2) 发病年龄:多在儿童期发病。

(3) 性别:两性发病无差异。

2. **症状**　异常倒三角面型,眼部后胚胎环,肺动脉狭窄或更严重的先天性心脏病,蝴蝶椎或其他椎弓异常,其他骨骼异常。

肾脏异常可表现为肾小管间质性肾病、膜性肾病、肾小球系膜脂质沉积,肾血管性高血压等诸多形式。

肝脏的病变特征为进展性的胆管缺失,肝外胆管发育不全可有可无,胆囊发育不全和胆石症可导致黄疸和瘙痒。

病变可与其他高谷氨酰转肽酶(GGT)性淤胆性疾病表现类似,尤其是胆道闭锁。

3. **实验室检查**　结合胆红素、GGT、ALP、血清胆汁酸水平升高,胆固醇水平升高。

4. **影像学特点**　影像学可提示血管结构和肾脏异常,胆管造影可出现与胆道闭锁类似的表现。

5. **治疗**　肝脏疾病如持续性进展或出现难治性瘙痒,可行肝移植治疗。

6. **预后**　死亡率取决于肝脏疾病的严重程度、心脏异常及颅内出血。大多患者可存活至成年阶段,但肝功能衰竭和肝细胞癌发生的风险增高。

【病理特点】

1. **大体特点**　肝脏体积增大,胆囊发育不良,可见结石形成。

2. **镜下特点**　>50%的汇管区小叶间胆管缺失,胆管与汇管区数量的比值为 0～0.4(正常为 0.9～1.9),早期可出现显著的胆管反应,后期胆管反应程度减轻或消失,可见巨细胞转化,部分可进展为肝纤维化及胆汁性肝硬化(图 2-6-8-1)。

3. **免疫组化染色和特殊染色**　CK7 染色可显示汇管区周边肝细胞胆管化;铜染色可显示汇管区周边肝细胞内铜沉积(图 2-6-8-2)。

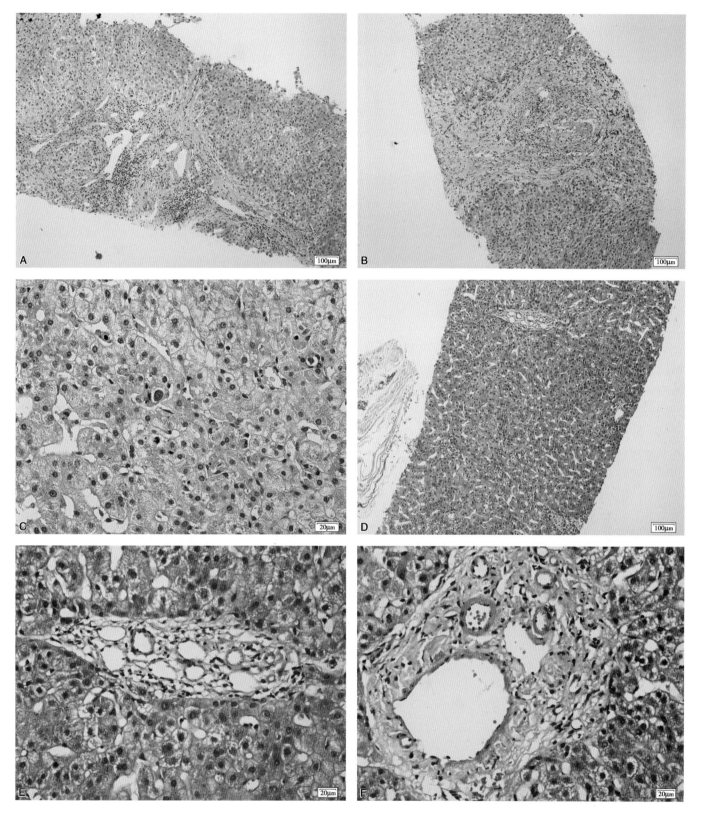

图 2-6-8-1 肝内胆管减少综合征

A. 小叶间显著纤维化,小叶间胆管缺失,淋巴细胞浸润;B. 汇管区有时可见到发育不良的胆管,多无管腔,伴纤维化;C. 毛细胆管内淤胆;D. 多个汇管区均无明确的胆管结构,小叶内可见假腺样结构;E. 汇管区胆管结构消失,小叶内可见假腺样结构;F. 汇管区轻度纤维化,未见胆管结构

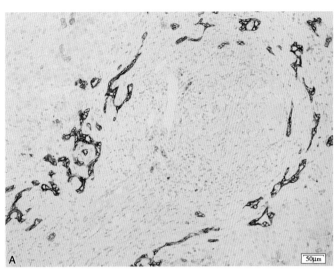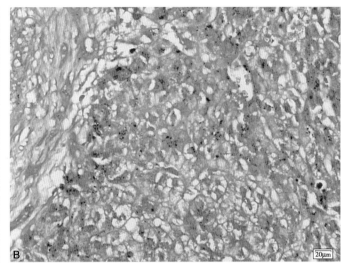

图 2-6-8-2　肝内胆管减少综合征
A. 免疫组化 CK7 染色显示汇管区胆管缺失；B. 铜染色显示肝细胞内铜颗粒沉积（红氨酸染色）

4. **电镜**　汇管区胆管数量减少。

【鉴别诊断】

1. **肝外胆道闭锁**　临床表现、实验室检查和影像学特征均类似；胆管反应和汇管区纤维化更为显著，没有 Alagille 综合征特征性的临床背景。有时需要剖腹探查方能鉴别。

2. **肝内胆管缺乏（非综合征性）**　组织学表现无差异，只能通过相应的临床背景进行鉴别。

第九节　杜宾-约翰逊综合征

【概念】　杜宾-约翰逊综合征（Dubin-Johnson syndrome）又称为慢性特发性黄疸，为遗传性非溶血性黄疸，常染色体隐性遗传，肝细胞毛细胆管侧转运缺陷导致结合胆红素分泌障碍。*MRP2/ABCC2* 基因突变，该基因编码位于毛细胆管侧 ATP 依赖的有机阴离子转运蛋白，导致包括结合胆红素在内的有机阴离子转运障碍。谷胱甘肽分泌障碍可减少胆盐非依赖性胆汁流（bile salt-independent bile flow）。

【临床特点】

1. **流行病学**

（1）发病率：少见，具体发病率不明，在摩洛哥和伊朗犹太人中相对高发，发病率约 1/1500。

（2）发病年龄：多于儿童时期至青春期出现黄疸。

（3）性别：两性发病无差异。

2. **症状**　临床表现为慢性及间歇性黄疸，部分患者可出现右上腹不适或轻度腹痛。血清胆汁酸水平不升高，因此无瘙痒症状。尿液可呈棕褐色改变，部分新生儿可出现淤胆性改变。黄疸可因怀孕、劳累、情绪变化或使用影响肝脏有机阴离子分泌的药物（诸如口服避孕药）而出现或加重。

3. **实验室检查**　血清直接胆红素增高，其余肝功能指标正常。尿液中尿粪卟啉（urine coproporphyrin）异构体分析可显示从Ⅲ型变化为Ⅰ型。

4. **影像学特点**　无特异表现。

5. **治疗**　无需特殊治疗。

6. **预后**　对生存无影响。

【病理特点】

1. **大体特点**　肝脏外观可呈现为绿色、棕褐色或灰黑色，外形无异常。

2. **镜下特点**　肝细胞毛细胆管侧大量粗大的棕褐色颗粒，小叶中央为著，没有炎症反应和纤维化改变（图 2-6-9-1）。

3. **免疫组化染色和特殊染色**　毛细胆管侧肝细胞膜 MRP2 免疫组化染色阴性，在没有出现色素颗粒沉积的病例中可协助明确诊断；胞质内脂褐素颗粒 PAS-D 和脂褐素染色（Fontana-Masson 染色）阳性（图 2-6-9-2）。

4. **电镜**　溶酶体内可见粗大的膜结合的电子致密颗粒状结构，可能为肾上腺素（adrenaline）代谢产物的聚合体。

【鉴别诊断】

1. **红细胞生成性原卟啉病**　肝细胞内可出现大量色素颗粒，但临床背景不同，色素成分在偏光镜下呈折光型改变，特征性的马耳他十字结构更有助于鉴别。

2. **吉尔伯特综合征**　偶尔可在小叶中央肝细胞内可见脂褐素颗粒，但并非粗大的颗粒；实验室检查显示非结合胆红素升高。

3. **胆汁淤积（胆栓形成，bilirubinostasis）**　毛细胆

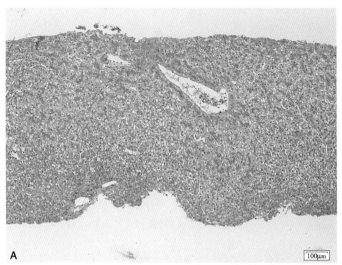
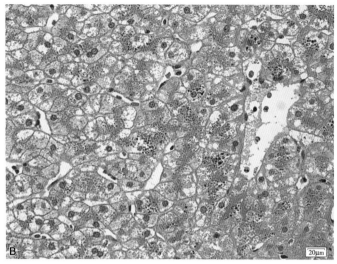

图 2-6-9-1 杜宾-约翰逊综合征

A.肝小叶结构正常,肝细胞内可见大量粗大的棕褐色颗粒,以小叶中央区为著;B.肝细胞内(毛细胆管侧)有较多粗大的棕褐色颗粒

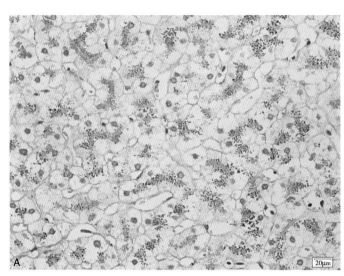
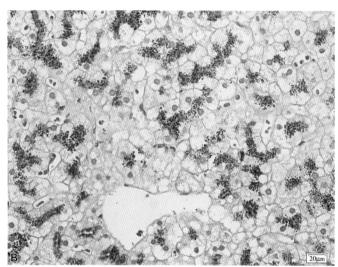

图 2-6-9-2 杜宾-约翰逊综合征

A.肝细胞内色素颗粒 PAS-D 染色阳性;B.肝细胞内色素颗粒脂褐素染色阳性

管内可见浓缩的胆汁成分,淤胆区域可见肝细胞羽毛状变性。

4. 血红蛋白沉着症 色素颗粒沉积于小叶周边,颗粒有一定的折光性;普鲁士蓝染色可显示铁质成分。

第十节 吉尔伯特病

【概念】吉尔伯特病(Gilbert disease)又称 Gilbert 综合征,可能为常染色体显性遗传疾病,胆红素尿苷二磷酸葡萄糖苷酸转移酶(bilirubin uridine diphosphate glucuronosyltransgerase,B-UGT/UGT1A1)编码基因启动子突变,导致 UGT 活性仅为正常的 20%～30%,非结合胆红素在肝脏与葡萄糖醛酸结合障碍,进而导致血清非结合胆红素水平升高。同时有摄取障碍,少数还可出现红细胞生命周期缩短。经 B-UGT 代谢的药物毒性反应增加,诸如伊立替康和阿扎那韦。

【临床特点】

1. 流行病学

(1) 发病率:欧洲发病率较高,为 8%～12%,我国的发病率不详,因该病除了黄疸外无其他临床症状,因此实际发病率有可能被低估。

(2) 发病年龄:确诊年龄大多在 10～20 岁。

(3) 性别:男性多于女性。

2. 症状 临床表现为黄疸,应急情况下可加重,诸如其他疾病、情绪紧张、过度劳累、饥饿、经期等,无其他临床症状和表现。

3. 实验室检查 非结合胆红素(间接胆红素)水平升高,低热卡实验和苯巴比妥实验阳性,溶血指标阴性,肝功能指标正常。

4. **治疗** 无需治疗。

5. **预后** 对生存无影响。

【病理特点】

1. **大体特点** 无改变。

2. **镜下特点** 肝脏无特殊组织学表现,部分病例3区肝细胞内脂褐素颗粒增多(图2-6-10-1)。

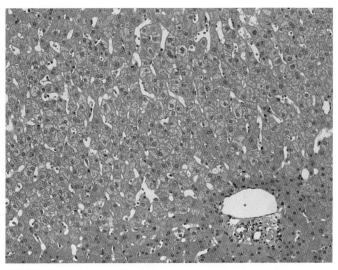

图2-6-10-1 吉尔伯特病
肝脏无特殊组织学表现,部分病例3区肝细胞内脂褐素颗粒增多

3. **免疫组化染色** 无特异性表现。

4. **电镜** 可见到肝细胞内的粗面内质网及其上的蛋白微粒均显著减少,滑面内质网则增加肥大。

【鉴别诊断】

1. **Rotor 综合征** 亦无特殊组织学表现;血清直接胆红素升高。

2. **继发性血红蛋白沉着症** 血清非结合胆红素升高;肝脏巨噬细胞细胞内铁质沉积,病变早期肝巨噬细胞细胞改变不明显时可能引起混淆。

3. **肝细胞脂褐素颗粒沉积** 随着年龄增长脂褐素颗粒逐渐增多,一些药物亦可导致肝细胞内脂褐素颗粒增多。

4. **Crigler-Najjar 综合征** 非结合胆红素升高更为显著,B-UGT 活性几近或完全缺失;组织学亦无特殊表现;主要依赖于临床背景、实验室检查和遗传学检查进行鉴别。

第十一节 克里格勒-纳贾尔综合征

【概念】 克里格勒-纳贾尔综合征(Crigler-Najjar syndrome,CNS),又称为先天性葡萄糖醛酸转移酶缺乏症、先天性非梗阻性非溶血性黄疸,非结合胆红素升高为主要表现的常染色体隐性遗传性疾病。

【临床特点】

1. **流行病学**

(1)发病率:(0.6~1)/1 000 000。

(2)发病年龄:Ⅰ型出生后数日即可出现严重的黄疸,Ⅱ型出现黄疸的时间相对较迟。

(3)性别:两性发病无差异。

2. **症状** Ⅰ型易出现核黄疸,Ⅱ型核黄疸少见。

3. **实验室检查** Ⅰ型血清非结合胆红素水平多大于345μmol/L,肝脏中检测不到 UDP 葡萄糖醛酸转移酶1-A1。Ⅱ型血清非结合胆红素水平多<345μmol/L,UDP 葡萄糖醛酸转移酶1-A1 水平多低于正常的10%,因此苯巴比妥治疗有效,并可借此鉴别两种不同的类型。

4. **影像学特点** 无特异表现。

5. **治疗** Ⅰ型:输血、光疗、血氧合酶抑制剂、口服磷酸钙或碳酸钙,光疗无效者或脑损害未出现之前可考虑肝移植。

6. **预后** Ⅰ型患者如未行光疗(phototherapy),多死于核黄疸,或存活后出现神经系统症状,Ⅱ型出现核黄疸的概率低。

【病理特点】

1. **大体特点** 无特异表现。

2. **镜下特点** 无特异表现(图2-6-11-1)。

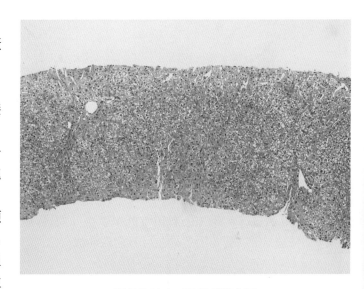

图2-6-11-1 克-纳氏综合征
肝小叶结构未见异常,亦无特殊组织学表现

3. **免疫组化染色** 无特异表现。

【鉴别诊断】

1. **新生儿生理性黄疸** 胆红素水平多<200μmol/L,出生2~3周消退。

2. **Gilberet 综合征** 非结合胆红素水平多小于100μmol/L。遗传学检测有助于鉴别。

3. **Rotor 综合征**　见本章第十节鉴别诊断。

4. **继发性血红蛋白沉着症**　见本章第十节鉴别诊断。

第十二节　进行性家族性肝内胆汁淤积

【**概念**】进行性家族性肝内胆汁淤积(progressive familial intrahepatic cholestasis，PFIC)是一种常染色体隐性遗传性肝细胞胆汁淤积症，以儿童多见，胆汁酸盐和磷脂酰胆碱(phosphatidylcholine)分泌障碍导致的肝内进展性胆汁淤积性疾病。分为三型：①PFIC Ⅰ型，*FIC1*(familial intrahepatic cholestasis 1)缺陷，又称为 Byler 病；②PFIC Ⅱ型，胆汁酸盐输出泵(bile salt export pump，*BSEP*)基因缺陷，又称为 Byler 综合征；③PFIC Ⅲ型，多药耐药基因 3(multidrug resistant 3，*MDR3*)缺陷。

PFIC Ⅰ型：*ATP8B1*(18q21-22)突变，该基因多表达于肝脏、肠道和胰腺，属于氨基磷脂翻转酶，可将磷脂酰丝氨酸从细胞膜脂质外层翻转至脂质内层；该蛋白功能异常导致淤胆的机制不明。

PFIC Ⅱ型：*ABCB11*(2q24)突变，该基因编码 BSEP，为肝细胞膜毛细胆管侧 ATP 依赖的胆汁酸转运蛋白；

PFIC Ⅲ型：*ABCB4*突变，该基因编码 MDR3 糖蛋白，亦属于翻转酶，可将磷脂酰胆碱从毛细胆管细胞膜脂质内层翻转至脂质外层。该蛋白缺陷可导致微粒(micelles)稳定性下降，导致胆固醇结晶化，胆石形成，最终导致小胆管阻塞。

【**临床特点**】

1. 流行病学

(1) 发病率：1/100 000~1/50 000。

(2) 发病年龄：多在婴幼儿期发病。

(3) 性别：男女无差别。

2. 症状

PFIC Ⅰ型：出生 1 年内发病，表现为显著地瘙痒和黄疸，肝外表现包括腹泻、胰腺炎等，部分患儿难以成活；

PFIC Ⅱ型：显著的肝内淤胆，瘙痒及黄疸；

PFIC Ⅲ型：瘙痒、淤胆，粪便颜色变浅，肝大，可出现门脉高压、肝功能衰竭、肝硬化、肝细胞癌。

慢性淤胆可导致脂肪吸收障碍、脂溶性维生素缺乏及体重下降。PFIC Ⅱ型发展为肝癌的危险性增高。

3. 实验室检查　三型均可出现血清胆汁酸水平升高，PFIC Ⅰ型和 PFIC Ⅱ型的患者 GGT 水平正常，PFIC Ⅲ型患者 GGT 水平升高，胆汁成分分析显示磷脂成分含量减少。

4. 治疗　肝移植，部分胆汁外分流术(partial external biliary diversion，PEBD)，减少胆汁酸重吸收。药物治疗包括熊去氧胆酸、利福平、考来烯胺(cholestyramine)、苯巴比妥。

5. 预后　进展性病例大多在成人之前因肝硬化、肝功能衰竭死亡。

慢性淤胆可导致脂肪吸收障碍、脂溶性维生素缺乏和体重减轻。*BSEP*突变可导致肝癌发生的风险增高。

【**病理特点**】

1. 大体特点　进展期病变大体多表现为结节性肝硬化，肝脏表面及切面可因淤胆呈墨绿色。

2. 镜下特点　三型进行性家族性肝内胆汁淤积的组织学表现类似，可见汇管区扩大，伴有显著的炎症、胆管反应和纤维化改变，小叶间胆管可因炎性损害而减少，PFIC Ⅲ型中有时可在汇管区小叶间胆管见到胆栓形成，但胆管周围多无纤维化改变，亦无上皮损害表现。小叶内可见毛细胆管内淤胆、胆栓形成，汇管区周边肝细胞胆管化，小叶内同时可见肝细胞坏死、巨细胞转化，小叶结构破坏、紊乱(图 2-6-12-1)。

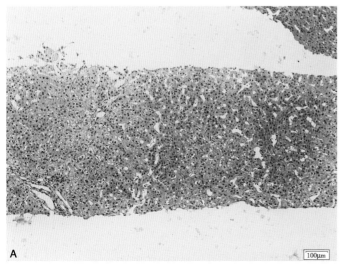
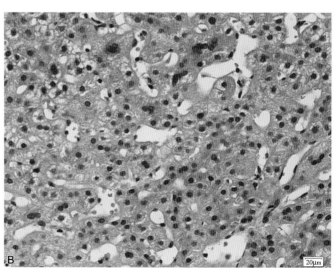

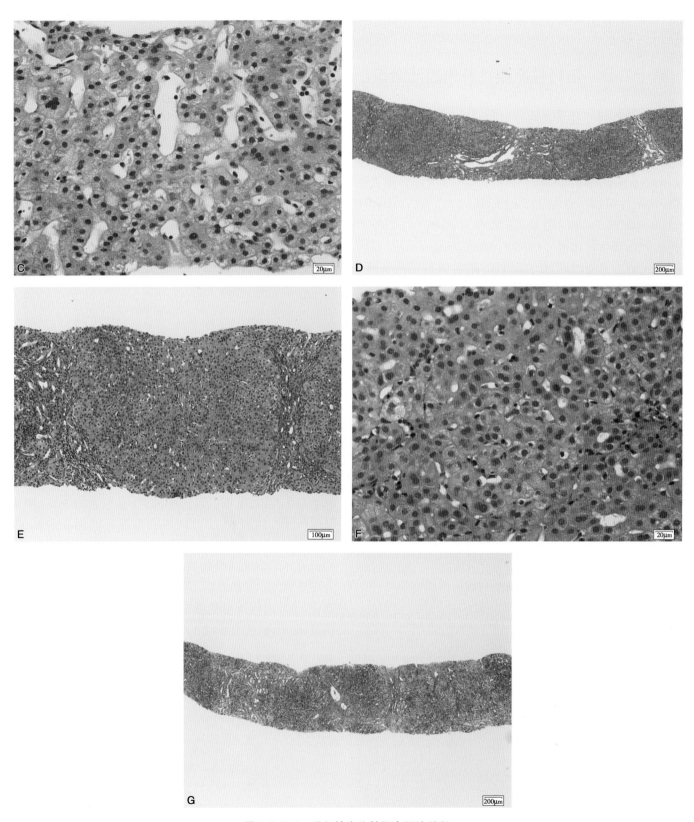

图 2-6-12-1 进行性家族性肝内胆汁淤积

A. 小叶间肝细胞再生,可见显著的假腺样结构;B. 小叶内可见假腺样结构和多核肝细胞;C. 小叶内可见毛细胆管内淤胆、胆栓形成;
D. 小叶结构紊乱,肝硬化形成;E. 肝小叶结构紊乱,假小叶形成,可见显著的假腺样结构;F. 小叶内可见显著的假腺样结构;G. Masson
染色显示肝小叶结构紊乱,假小叶形成

PFIC Ⅰ 型相对表现轻微,多以单纯的淤胆性改变为主,PFIC Ⅱ 型常出现巨细胞肝炎表现,而 PFIC Ⅲ 型表现最为严重,纤维化和胆管增生显著,胆管中可见到胆固醇裂隙,可迅速进展为胆汁性肝硬化。

3. **免疫组化染色和特殊染色**　PFIC Ⅰ 型毛细胆管 CDT3、GGT、pCEA 表达降低;PFIC Ⅱ 型毛细胆管 BSEP 阴性,pCEA 阳性;PFIC Ⅲ 型毛细胆管 MDR3 阴性,pCEA 和 BESP 阳性。Masson 染色显示肝小叶结构紊乱,假小叶形成(图 2-6-12-1 G)。肝细胞 CK7 染色阳性(图 2-6-12-2)和铜染色阳性(图 2-6-12-3)。

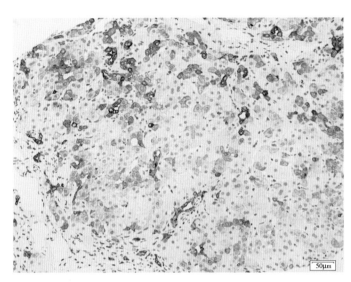

图 2-6-12-2　免疫组化 CK7 染色显示显著的肝细胞胆管化和胆管反应

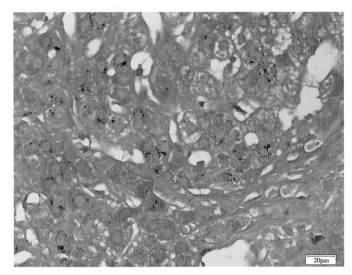

图 2-6-12-3　铜染色显示肝细胞内铜颗粒沉积(红氨酸染色)

4. **电镜**

PFIC Ⅰ 型:毛细胆管扩张,其内可见粗糙、颗粒状的胆汁成分。

PFIC Ⅲ 型:胆管和毛细胆管内可见胆固醇裂隙。

【**鉴别诊断**】很多遗传和代谢性疾病均可表现为儿童时期的淤胆性改变,组织学表现与 PFIC 难以区别,鉴别诊断依赖于临床表现、血清学指标及遗传学分析。

1. **胆汁酸合成缺陷**(bile acid synthesis defect)　血清 GGT 和胆汁酸浓度均降低。

2. **胆道闭锁**　组织学表现主要集中在汇管区,表现为显著地纤维化、化脓性胆管炎、胆管反应及胆管内胆栓形成,小叶内表现轻微;胆道造影可协助明确诊断。

3. **原发性硬化性胆管炎**　特征性的表现为胆管周围葱皮样纤维化,但在活检标本中很少能见到;胆道造影可显示胆管狭窄和扩张表现。

第十三节　肝囊性纤维化

【**概念**】肝囊性纤维化(hepatic cystic fibrosis,HCF)为氯离子转运调节蛋白(CFTR)突变所致的常染色体隐性遗传性疾病,该蛋白编码基因 ΔF508 突变最常见,约占 70%,该编码基因位于 7 号染色体,突变导致外分泌腺上皮细胞顶端氯离子转运障碍(分泌下降),进而导致多器官的功能障碍,包括呼吸道分泌物黏稠、上呼吸道感染、晚期胰腺功能障碍(late pancreatic insufficiency)、不育症、胎粪性肠梗阻和肠套叠。

将近 50% 的患儿出现肝脏表现,可表现为新生儿胆汁淤积。伴有肝脏表现的 CF 患儿往往具有更为严重的表型,但在成人并非如此。

【**临床特点**】

1. **流行病学**

(1) 发病率:白人中最常见的遗传性致死性疾病,发病率 1/4500~1/2000 新生儿。

(2) 发病年龄:新生儿。

(3) 性别:两性发病无差异。

2. **症状**　呼吸系统常见的症状为反复发作的支气管炎、哮喘和呼吸道感染,消化系统可出现脂肪泄和肠梗阻等表现,儿童及青春期开始逐渐出现肝脏的表现。

3. **实验室检查**　转氨酶和碱性磷酸酶升高,汗液中氯离子增加。遗传学检测可提示基因突变。

4. **影像学特点**　可见到提示脂肪变性和纤维化改变的影像学特征。

5. **治疗**　无特殊治疗手段,对症治疗可使用熊去氧胆酸,肝移植。

6. **预后**　预后取决于肝脏病变的严重程度。

【病理特点】

1. **大体特点**　肝脏切面胆管区域可见白色纤维化改变,终末期患者可见肝硬化表现。

2. **镜下特点**　多无特征性,可出现显著的脂肪变性和淤胆等非特异性改变,相对有诊断特征性的表现为局灶胆管纤维化伴汇管区扩张,即星状瘢痕中出现萎缩的胆管成分,病变程度及范围可逐渐扩大,最终可发展为肝硬化和门脉高压。胆管内可见嗜酸性浓染成分,该现象在活检标本中不易见到。可见胆管反应,管腔扩张,胆管破坏后可出现炎症反应。大胆管内可见较多黏液成分。新生儿病例可见到巨细胞性肝炎表现。部分病例尚可见到肝外胆管狭窄、胆囊萎缩等表现。

3. **特殊染色**　胆管中成分 PAS 和 PAS-D 染色均为阳性,黏液卡红和阿辛蓝染色均为阴性。

【鉴别诊断】

1. **原发性硬化性胆管炎(PSC)**　与 CF 具有类似的 ERCP 表现,但 PSC 的胆管中多无分泌物,亦无其他相关的临床表现。

2. **新生儿肝炎**　病因多种多样,包括感染及新生儿胆道疾病,通过血清学检测及相应的临床背景可进行鉴别。

第十四节　先天性肝纤维化

【概念】　先天性肝纤维化(congenital hepatic fibrosis,CHF)是一种与常染色体隐性遗传性婴儿多囊性肾病(*PKHD1* 基因突变)相关的进展性肝脏疾病,少部分与常染色体显性遗传性多囊性肾病相关。属于小叶间胆管板发育畸形,多在青春期阶段以门脉高压就诊,可出现脾大、脾功能亢进、食管下端静脉曲张和胆管炎。

本病尚与一些少见的遗传疾病相关,包括 Caroli 综合征、Meckel-Gruber 综合征、Joubert 综合征及其相关的 COACH 综合征、Bardet-Biedl 综合征、口-面-指综合征、Jeune 综合征和先天性糖基化病 1b 型等。

【临床特点】

1. **流行病学**

(1) 发病率:少见,具体发病率不详。

(2) 发病年龄:多在青春期及青年时期因常规体检或出现门脉高压而确诊。

(3) 性别:两性发病无差异。

2. **症状**　肝脏体积增大,外形异常,肝功能相对正常。门脉高压的相关临床表现。以 Caroli 综合征表现为主的患者可出现复发性胆管炎。

3. **实验室检查**　肝功能指标取决于病变程度,大多表现为正常,亦可表现异常。

4. **影像学特点**　肝右叶萎缩,左叶部分增大,超声表现为回声不均匀增强,呈颗粒状表现。CT 可见胆道周围袖套样改变,提示纤维化。

5. **治疗**　主要诊断门脉高压进行治疗,包括经内镜结扎或硬化剂注入疗法,严重者可行经颈静脉肝内门体分流术(transjugular intrahepatic portosystemic shunt,TIPS)。针对胆管炎的治疗。肝移植。

6. **预后**　预后良好,且主要取决于门脉高压的并发症。少数病例可进展为肝硬化。

【病理特点】

1. **大体特点**　肝脏体积正常或增大,切面可见不规则的灰白色纤维化区域,部分病例肝脏可见弥漫性微囊肿形成(显微镜下可见),偶可见肉眼可见囊肿。

2. **病理特点**　胆管板重塑缺陷(defective remodeling of the ductal plate),肝内门静脉异常分支形成,汇管区进展性纤维化,多无炎症反应,其中可见结构不规则且相互吻合的胆小管结构,有时其内可见胆栓形成,有时可见显著的胆管反应,门静脉减少,结构不清晰,肝细胞被纤维组织分隔成结节状,形态类似结节性肝硬化,但没有再生结节,可以见到正常的中央静脉,肝板结构正常(图 2-6-14-1)。

3. **免疫组化染色和特殊染色**　CK7 染色可显示显著增生的胆小管结构;部分病例汇管区周边肝细胞铜染色阳性。

【鉴别诊断】

1. **结节性肝硬化**　肝细胞再生结节,正常小叶的解剖关系破坏,可见程度不等的炎症反应;实验室检查可提示肝功能异常。

2. **特发性门脉高压**　两者具有相似的临床表现;特发性门脉高压一般没有显著的纤维化改变、异常增生的胆管成分。

3. **von Meyenburg 复合体**　与多囊性肝脏疾病相关,肝组织内偶见,并非弥漫性改变;临床无门脉高压表现。

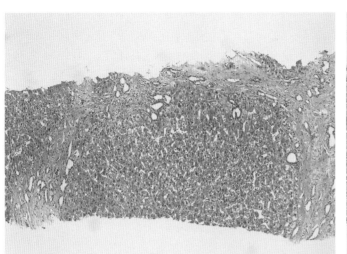

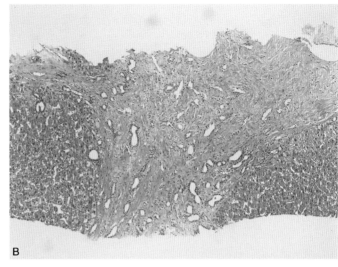

图 2-6-14-1　先天性肝纤维化

A.肝细胞被纤维组织分隔成结节状,形态类似结节性肝硬化,并可见大量结构异常的胆管成分;B.汇管区纤维化,炎症反应不明显,其中可见结构不规则且相互吻合的胆管结构,有时其内可见胆栓形成

第十五节　多囊性肝病

【概念】　多囊性肝病(polycystic liver disease,PLD)是一种常染色体显性遗传性疾病,表现为肝脏内大小不等囊肿结构形成,与胆道系统不相同。多与常染色体显性多囊性肾病(autosomal dominant polycystic kidney disease,ADPKD)相关,亦可因 *PRKCSH*、*SEC63* 突变所致,导致胚胎胆管板畸形,进而过多生长及囊性扩张。

【临床特点】

1. **流行病学**

(1) 发病率:欧美报道的发病率约 1/2000。

(2) 发病年龄:多在 20 岁以后出现病变,但任何年龄均可发病,囊性病变的数量和体积随年龄的增长而增多及增大。

(3) 性别:女性较男性多见,男女比例约为 1∶1.5。怀孕、口服避孕药、激素替代治疗均有可能使囊肿的数量增多,体积增大。

2. **症状**　大部分患者无临床表现,少部分可出现非特异性消化系统相关症状。其他器官亦可出现囊性病变,如胰腺、脾脏、卵巢和肺脏等,亦可出现心瓣膜疾病和动脉瘤。

3. **实验室检查**　肝功能检测无异常表现。

4. **影像学特点**　CT 影像可提示大小、分布范围不等的囊肿结构,囊肿周围肝实质的量多少亦不等。

5. **治疗**　囊肿穿刺抽液术、囊肿引流、硬化剂注入、手术切除。

6. **预后**　预后良好,囊肿破裂、继发性出血和感染可导致相应的临床并发症。门脉高压和肝功能衰竭罕见。

【病理特点】

1. **大体特点**　肝脏体积增大,表面凹凸不平,切面可见大小及分布不等的囊腔结构,囊腔直径从数毫米到数厘米不等,囊液清亮,透明或淡黄色。

2. **镜下特点**　囊壁被覆单层立方或扁平胆管上皮,纤维性囊壁薄厚不等,可见灶性钙化区域,von Meyenbury 复合体易见(图 2-6-15-1~图 2-6-15-3)。囊肿可出现塌陷或退变性改变,这时不见上皮被覆,囊腔被疏松的纤维结缔组织替代。一般没有炎症反应。并发感染时可见中性粒细胞浸润。

3. **特殊染色**　普鲁士蓝染色阳性。

【鉴别诊断】

1. **多发性单纯性囊肿**　数量少,无遗传学背景。

2. **Caroli 病**　表现为胆管囊性扩张,多伴发炎症反应。

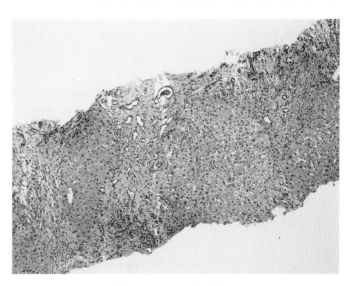

图 2-6-15-1　多囊性肝病

肝小叶结构紊乱,纤维组织增生并围绕肝组织呈结节状,可见增生的胆管及胆栓

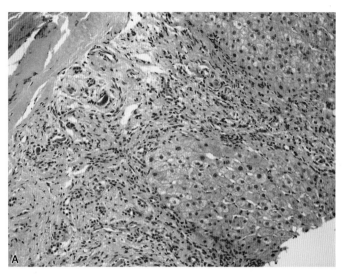
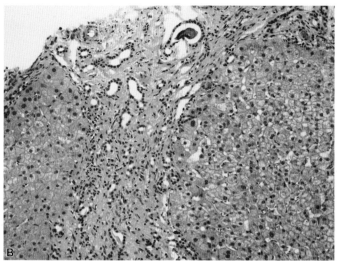

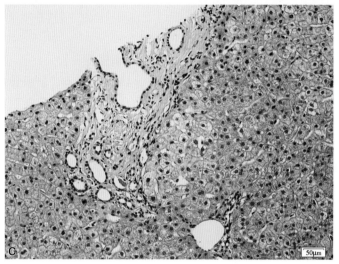

图 2-6-15-2　多囊性肝病
A~C.纤维组织及胆管增生明显,可见胆栓形成

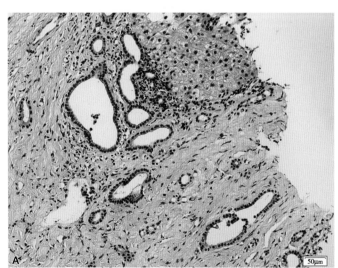
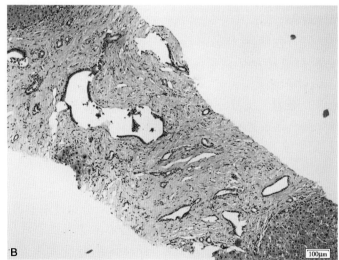

图 2-6-15-3　多囊性肝病
A、B.纤维组织及胆管增生明显,胆管不规则扩张

第十六节　Caroli 病

【概念】Caroli 病(Caroli disease,CD)又称肝内胆管先天性囊性扩张,表现为节段性大胆管囊性扩张,如与先天性肝纤维化并发,则称之为 Caroli 综合征。胆管板或大胆管在胚胎时期重塑异常,部分与 ARPKD 或 ADPKD 相关。Caroli 病可分为 2 型,Ⅰ型为单纯型 Caroli 病,仅涉及胆管畸形;Ⅱ型为先天性肝纤维化和门静脉高压的混合型,称为 Caroli 综合征。

【临床特点】

1. 流行病学

(1) 发病率:欧美报道的发病率约 1/100 万,大多为 Caroli 综合征,单纯的 Caroli 病极其罕见。

(2) 发病年龄:儿童及青少年。

(3) 性别:两性发病无差异。

2. 症状　多无特殊临床表现,继发感染时可出现发热、腹痛,偶可见黄疸和脂肪泄。并可见胆管内结石形成。发先天性肝纤维化时可出现门脉高压。

3. 实验室检查　肝功能检测无异常表现。

4. 影像学特点　CT 和超声可提示肝内囊性结构,胆道造影可提示囊性结构与胆道系统相通。

5. 治疗　手术切除,肝脏移植,针对继发感染的治疗,服用熊去氧胆酸。

6. 预后　发生胆管细胞癌的风险增高。

【病理特点】

1. 大体特点　肝脏切面可见囊腔结构,并与胆道相通,囊腔内可见胆汁、脓液和结石等成分,左叶相对多见。并发肝先天性纤维化时周围肝脏可呈结节状改变,类似肝硬化的改变。

2. 镜下特点　肝内胆管扩张,可见胆管周围炎及纤维化,胆管内可见凝集的胆汁及化脓性炎成分;胆道上皮可出现炎性损害表现,病程长者可出现胆道上皮异型增生(图 2-6-16-1)。周围肝组织表现正常或呈现先天性肝纤维化改变(详见肝脏先天性肝纤维化)。

3. 免疫组化染色和特殊染色　CK7 染色显示汇管区及假小叶周边围绕囊状扩张的增生小胆管,Masson 染色显示肝纤维化及肝硬化改变。

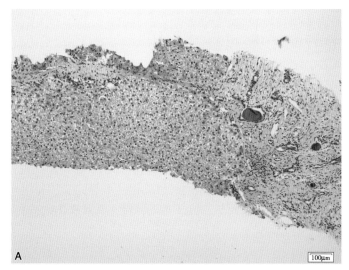
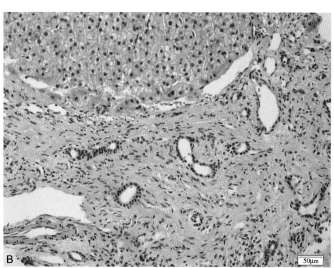

图 2-6-16-1　Caroli 病
A. 小叶间可见纤维化和大量异常胆管结构,部分扩张,胆管内可见凝集的胆汁;B. 小叶间可见异常胆管结构和纤维化改变

【鉴别诊断】

1. 原发性硬化性胆管炎　胆道显著的囊性扩张少见;临床背景和自身抗体检测可协助鉴别。

2. 复发性化脓性胆管炎　又称为东方型胆管炎(oriental cholangiohepatitis),亚洲人种多见,部分与胆道寄生和结石虫相关,很少出现囊性扩张。

3. 多囊性肝病　囊肿结构与胆道系统不相同。

第十七节　新生儿血红蛋白沉着症

【概念】新生儿血红蛋白沉着症(neonatal hemo-tochromatosis)是指在胚胎或出生前后开始出现的严重的肝脏、胰腺、心脏、甲状腺和小涎腺等器官铁质沉积,表现类似原发性血红蛋白沉着症,但没有原发性血红蛋白沉着症相对应的基因突变,病因不明,又称为先天性血红蛋白沉着症、新生儿铁质贮积病。

【临床特点】

1. 流行病学

(1) 发病率:罕见,具体发病率不详。

(2) 发病年龄:新生儿。

(3) 性别:两性发病无差异。

2. 症状　宫内发育迟缓,羊水过少,胎儿发育停止或早产,胎儿肝功能衰竭,多器官衰竭。

3. 实验室检查 血清转铁蛋白水平降低,铁蛋白水平升高。肝脏大量铁质沉积(可高达 30 000~400 000μg/g 干重肝组织,正常新生儿为 250μg/g 干重肝组织)。

4. 影像学特点 无特异表现。

5. 治疗 抗氧化剂、铁螯合剂。支持治疗。肝移植。

6. 预后 预后差,死亡率高。

【病理特点】

1. 大体特点 肝脏萎缩,呈结节性肝硬化外观。

2. 镜下特点 小叶内肝细胞显著坏死,网状纤维支架塌陷,可见再生结节,肝巨细胞形成,毛细胆管淤胆及假腺样结构,肝细胞和胆小管内大量铁质沉积,Kupffer 细胞和巨噬细胞内一般没有铁质沉积。其他气管内亦可见大量铁质沉积。

3. 特殊染色 普鲁士蓝染色阳性。

4. 电镜 肝细胞内铁质沉积。

【鉴别诊断】

1. 病毒感染 可见提示感染的形态学特征,如不同病毒的特征性包涵体,超微结构亦可显示病毒结构。

2. 新生儿狼疮(Neonatal Lupus) ANA(+),狼疮抗体免疫荧光染色(+)。

3. 酪氨酸血症 尿中可检测到毒性代谢产物。

第十八节 卟啉代谢异常性疾病

【概念】 卟啉代谢异常性疾病是指血红蛋白生物合成异常相关的一组遗传性或获得性的异质性疾病,与肝脏相关的包括迟发型皮肤卟啉病(porphyria cutanea tarda,PCT)和红细胞生成性原卟啉病(erythropoietic protoporphyria,EP)。

【发病机制】 遗传性 PCT 包括散发性和家族性,前者由于肝脏尿卟啉原脱羧酶活性部分缺陷所致,后者为所有组织尿卟啉原脱羧酶或型缺失所致,遗传性 EP 是由亚铁螯合酶(ferrochelatase)活性部分缺失所致。

非遗传性 PCT 为散发性疾病,无遗传学改变,但尿卟啉原脱羧酶活性部分缺失,可能与导致铁质过度吸收的遗传学改变有关,诸如 *HFE* 突变。此外,尚与 HCV 感染、嗜酒、HIV 感染、雌激素、吸烟、维生素 C 摄入不足和类胡萝卜素代谢紊乱(carotenoid status)等。

【临床特点】

1. 流行病学

(1) 发病率:PCT 在北美地区的发病率约为 1/25 000,一些欧洲国家及南非班图人中发病率更高。EP 在西欧一些人群中发病率为 1/200 000~1/75 000。

(2) 发病年龄:家族性病例多于儿童时期发病,散发

性病例多于中年以后发病,儿童 EP 伴有光敏者多在中年以后出现肝脏表现。

(3) 性别:散发性病例多见于男性。

2. 症状 PCT 可表现为日光照射部位水疱(blistering skin)形成,同时可出现肝功能异常。EP 可日光照射后出现一过性皮肤红斑和肿胀,少数患者亦可出现严重的肝损害。

3. 实验室检查 尿液、粪便和红细胞卟啉水平测定。

4. 影像学特点 无特异表现。

5. 治疗

(1) PCT:放血疗法,低剂量氯喹,避免日光照射,避免摄入酒精和雌激素。

(2) EP:服用 β 胡萝卜素(β-carotene),避免日光照射,服用考来烯胺(cholestyramine)。

6. 预后 PCT 整体预后较好,患肝硬化和肝癌的风险升高,尤其是 HCV 感染者。EP 的预后依据病变的程度变化不等,由于大量的卟啉产生于骨髓,肝移植可改善临床表现并延长生存时间,但无法治愈。

【病理特点】

1. 大体特点 肝脏呈暗黑色外观。

2. 镜下特点

PCT:肝细胞胞质内可见针状包涵体,光镜下在未染色切片中偶可见到,偏光镜下或通过铁氰化铁(ferric ferricyanide)染色有助于识别。同时可见程度不等的肝细胞脂肪变性、棕褐色颗粒(铁质沉积)和纤维化(图 2-6-18-1)。如伴有 HCV 感染,则可见到汇管区致密的淋巴细胞浸润。

EP:可见淤胆性改变,毛细胆管、肝细胞及 Kupffer 细胞内可见棕红色原卟啉聚合物,在偏光镜下可见折光性改变,呈现"星空状"外观,部分呈现特征性的马耳他十字形状(图 2-6-18-2)。肝细胞同时可见程度不等的变性和坏死改变,病变严重者可见程度不等的纤维化和肝硬化改变。

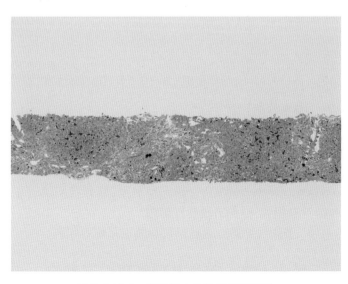

图 2-6-18-1 迟发型皮肤卟啉病(PCT)
肝小叶结构紊乱,小叶内可见大量粗大的色素成分

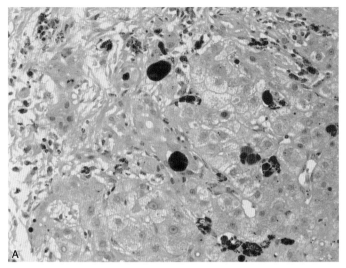 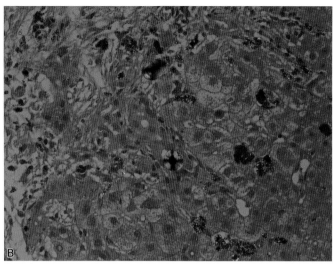

图 2-6-18-2　红细胞生成性原卟啉病（EP）

A. 毛细胆管、Kupffer 细胞中可见大小不等的棕褐色的原卟啉色素；B. 在偏光镜下可见折光性改变，呈现"星空状"外观，部分呈现特征性的马耳他十字形状

3. **特殊染色**　普鲁士蓝染色阳性。

4. **电镜**

PCT：肝细胞内可见针状结构。

EP：毛细胆管、肝细胞及 Kupffer 细胞内可见放射状晶体结构。

【鉴别诊断】

1. **HCV 感染**　PCT 可出现类似 HCV 感染所致的组织学表现，但肝细胞胞质内特征性的针状结构和皮肤水疱可作为鉴别的特征。

2. **血红蛋白沉着症**　通过皮肤表现进行鉴别。

3. **胆汁淤积**　EP 患者皮肤光敏性改变和肝组织内出现的棕红色的聚合物在偏光显微镜下呈现折光型及特征型的马耳他十字等表现有助于鉴别。

（李增山　陈玲）

参 考 文 献

1. EASL clinical practical guidelines：management of alcoholic liver disease. J Hepatol，2012，57（2）：399-420.

2. O'Shea RS，Dasarathy S，McCullough AJ. Alcoholic liver disease. Hepatology，2010，51（1）：307-328.

3. Thursz MR，Richardson P，Allison M，et al. Prednisolone or pentoxifylline for alcoholic hepatitis. N Engl J Med，2015，372（17）：1619-1628.

4. Robertson NJ，Kendall CH. Liver giant mitochondria revisited. J Clin Pathol，1992，45（5）：412-415.

5. Uchida T，Kao H，Quispe-Sjogren M，et al. Alcoholic foamy degeneration—a pattern of acute alcoholic injury of the liver. Gastroenterology，1983，84（4）：683-692.

6. Brunt EM. Alcoholic and nonalcoholic steatohepatitis. Clin Liver Dis，2002，6（2）：399-420，vii.

7. Levitsky J，Mailliard ME. Diagnosis and therapy of alcoholic liver disease. Semin Liver Dis，2004，24（3）：233-247.

8. Mandayam S，Jamal MM，Morgan TR. Epidemiology of alcoholic liver disease. Semin Liver Dis，2004，24（3）：217-232.

9. Vernon G，Baranova A，Younossi ZM. Systematic review：the epidemiology and natural history of non-alcoholic fatty liver disease and non-alcoholic steatohepatitis in adults. Aliment Pharmacol Ther，2011，34（3）：274-285.

10. Farrell GC，Wong VW，Chitturi S. NAFLD in Asia—as common and important as in the West. Nat Rev Gastroenterol Hepatol，2013，10（5）：307-318.

11. Brunt EM，Kleiner DE，Wilson LA，et al. Nonalcoholic fatty liver disease（NAFLD）activity score and the histopathologic diagnosis in NAFLD：distinct clinicopathologic meanings. Hepatology，2011，53（3）：810-820.

12. Caldwell SH，Lee VD，Kleiner DE，et al. NASH and cryptogenic cirrhosis：a histological analysis. Ann Hepatol，2009，8（4）：346-352.

13. Kleiner DE，Brunt EM，Van Natta M，et al. Design and validation of a histological scoring system for nonalcoholic fatty liver disease. Hepatology，2005，41（6）：1313-1321.

14. Poonawala A，Nair SP，Thuluvath PJ. Prevalence of obesity and diabetes in patients with cryptogenic cirrhosis：a case-control study. Hepatology，2000，32（4 Pt 1）：689-692.

15. Schwimmer JB，Behling C，Newbury R，et al. Histopathology of pediatric nonalcoholic fatty liver disease. Hepatology，2005，42（3）：641-649.

16. Yeh MM，Brunt EM. Pathological features of fatty liver disease. Gastroenterology，2014，147（4）：754-764.

17. Zatloukal K，French SW，Stumptner C，et al. From Mallory to Mallory-Denk bodies：what，how and why？ Exp Cell Res，2007，313（10）：2033-2049.

18. Brunt EM，Janney CG，Di Bisceglie AM，et al. Nonalcoholic steato-

hepatitis: a proposal for grading and staging the histological lesions. Am J Gastroenterol,1999,94(9): 2467-2474.

19. Yeh MM,Brunt EM. Pathology of nonalcoholic fatty liver disease. Am J Clin Pathol,2007,128(5): 837-847.

20. Chazouilleres O,Wendum D,Serfaty L,et al. Primary biliary cirrhosis-autoimmune hepatitis overlap syndrome: clinical features and response to therapy. Hepatology,1998,28(2): 296-301.

21. Tan PH,Lai LM,Carrington EV,et al. Fat necrosis of the breast—a review. Breast,2006,15(3): 313-318.

22. Taylor SL,Dean PJ,Riely CA. Primary autoimmune cholangitis. An alternative to antimitochondrial antibody-negative primary biliary cirrhosis. Am J Surg Pathol,1994,18(1): 91-99.

23. Washington MK. Autoimmune liver disease: overlap and outliers. Mod Pathol,2007,20 Suppl 1: S15-30.

24. Alderlieste YA,van den Elzen BD,Rauws EA,et al. Immunoglobulin G4-associated cholangitis: one variant of immunoglobulin G4-related systemic disease. Digestion,2009,79(4): 220-228.

25. Karlsen TH,Schrumpf E,Boberg KM. Update on primary sclerosing cholangitis. Dig Liver Dis,42(6): 390-400.

26. Silveira MG,Lindor KD. Primary sclerosing cholangitis. Can J Gastroenterol,2008,22(8): 689-698.

27. Weismuller TJ,Wedemeyer J,Kubicka S,et al. The challenges in primary sclerosing cholangitis—aetiopathogenesis, autoimmunity, management and malignancy. J Hepatol,2008,48 Suppl 1: S38-57.

28. Lefkowitch JH. Histological assessment of cholestasis. Clin Liver Dis,2004,8(1): 27-40.

29. Deshpande V,Sainani NI,Chung RT,et al. IgG4-associated cholangitis:a comparative histological and immunophenotypic study with primary sclerosing cholangitis on liver biopsy material. Mod Pathol,2009,22(10): 1287-1295.

30. Cheuk W,Chan JK. IgG4-related sclerosing disease: a critical appraisal of an evolving clinicopathologic entity. Adv Anat Pathol,17(5): 303-332.

31. Carruthers MN,Khosroshahi A,Augustin T,et al. The diagnostic utility of serum IgG4 concentrations in IgG4-related disease. Ann Rheum Dis,74(1): 14-18.

32. Zen Y,Nakanuma Y. IgG4-related disease: a cross-sectional study of 114 cases. Am J Surg Pathol,34(12): 1812-1819.

33. Khosroshahi A,Stone JH. A clinical overview of IgG4-related systemic disease. Curr Opin Rheumatol,23(1): 57-66.

34. Greene CM,Miller SD,Carroll T,et al. Alpha-1 antitrypsin deficiency: a conformational disease associated with lung and liver manifestations. J Inherit Metab Dis,2008,31(1): 21-34.

35. Stoller JK,Aboussouan LS. Alpha1-antitrypsin deficiency. Lancet,2005,365(9478): 2225-2236.

36. Stoller JK,Aboussouan LS. A review of alpha1-antitrypsin deficiency. Am J Respir Crit Care Med,2012,185(3): 246-259.

37. Birrer P,McElvaney NG,Chang-Stroman LM,et al. Alpha 1-antitrypsin deficiency and liver disease. J Inherit Metab Dis,1991,14(4): 512-525.

38. Eriksson S. Alpha 1-antitrypsin deficiency. J Hepatol,1999,30 Suppl 1: 34-39.

39. Fairbanks KD,Tavill AS. Liver disease in alpha 1-antitrypsin deficiency: a review. Am J Gastroenterol,2008,103(8): 2136-2141; quiz 2142.

40. Ferenci P. Wilson's Disease. Clin Gastroenterol Hepatol,2005,3(8): 726-733.

41. Medici V,Rossaro L,Sturniolo GC. Wilson disease—a practical approach to diagnosis,treatment and follow-up. Dig Liver Dis,2007,39(7): 601-609.

42. Rosencrantz R,Schilsky M. Wilson disease: pathogenesis and clinical considerations in diagnosis and treatment. Semin Liver Dis,2011,31(3): 245-259.

43. Ramakrishna B,Date A,Kirubakaran C,et al. Atypical copper cirrhosis in Indian children. Ann Trop Paediatr,1995,15(3): 237-242.

44. Bacon BR,Adams PC,Kowdley KV,et al. Diagnosis and management of hemochromatosis: 2011 practice guideline by the American Association for the Study of Liver Diseases. Hepatology,54(1): 328-343.

45. Bridle KR,Frazer DM,Wilkins SJ,et al. Disrupted hepcidin regulation in HFE-associated haemochromatosis and the liver as a regulator of body iron homoeostasis. Lancet,2003,361(9358): 669-673.

46. Franchini M. Hereditary iron overload: update on pathophysiology, diagnosis,and treatment. Am J Hematol,2006,81(3): 202-209.

47. Cheng A,Zhang M,Okubo M,et al. Distinct mutations in the glycogen debranching enzyme found in glycogen storage disease type Ⅲ lead to impairment in diverse cellular functions. Hum Mol Genet,2009,18(11): 2045-2052.

48. Froissart R,Piraud M,Boudjemline AM,et al. Glucose-6-phosphatase deficiency. Orphanet J Rare Dis,6: 27.

49. Klein CJ. Adult Polyglucosan Body Disease. 1993.

50. Marega A,Fregonese C,Tulissi P,et al. Preemptive liver-kidney transplantation in von Gierke disease: a case report. Transplant Proc,43(4): 1196-1197.

51. Parenti G,Andria G. Pompe disease: from new views on pathophysiology to innovative therapeutic strategies. Curr Pharm Biotechnol,12(6): 902-915.

52. Sahoo S,Blumberg AK,Sengupta E,et al. Type Ⅳ glycogen storage disease. Arch Pathol Lab Med,2002,126(5): 630-631.

53. Volmar KE,Burchette JL,Creager AJ. Hepatic adenomatosis in glycogen storage disease type Ⅰa: report of a case with unusual histology. Arch Pathol Lab Med,2003,127(10): e402-405.

54. Arnon R,Annunziato R,Miloh T,et al. Liver transplantation for hereditary tyrosinemia type Ⅰ: analysis of the UNOS database. Pediatr Transplant,15(4): 400-405.

55. Demers SI,Russo P,Lettre F,et al. Frequent mutation reversion inversely correlates with clinical severity in a genetic liver disease, hereditary tyrosinemia. Hum Pathol,2003,34(12): 1313-1320.

56. Russo P, O'Regan S. Visceral pathology of hereditary tyrosinemia type Ⅰ. Am J Hum Genet,1990,47(2): 317-324.

57. Dehner LP, Snover DC, Sharp HL, et al. Hereditary tyrosinemia type Ⅰ (chronic form): pathologic findings in the liver. Hum Pathol,1989,20(2): 149-158.

58. Weinberg AG, Mize CE, Worthen HG. The occurrence of hepatoma in the chronic form of hereditary tyrosinemia. J Pediatr,1976,88(3): 434-438.

59. Rimkunas VM, Graham MJ, Crooke RM, et al. TNF-｛alpha｝ plays a role in hepatocyte apoptosis in Niemann-Pick type C liver disease. J Lipid Res,2009,50(2): 327-333.

60. Meikle PJ, Hopwood JJ, Clague AE, et al. Prevalence of lysosomal storage disorders. JAMA,1999,281(3): 249-254.

61. Schuchman EH. The pathogenesis and treatment of acid sphingomyelinase-deficient Niemann-Pick disease. J Inherit Metab Dis, 2007,30(5): 654-663.

62. Burrow TA, Hopkin RJ, Leslie ND, et al. Enzyme reconstitution/replacement therapy for lysosomal storage diseases. Curr Opin Pediatr,2007,19(6): 628-635.

63. Chen M, Wang J. Gaucher disease: review of the literature. Arch Pathol Lab Med,2008,132(5): 851-853.

64. Mistry PK, Cappellini MD, Lukina E, et al. A reappraisal of Gaucher disease-diagnosis and disease management algorithms. Am J Hematol,86(1): 110-115.

65. Niederau C, Haussinger D. Gaucher's disease: a review for the internist and hepatologist. Hepatogastroenterology, 2000, 47 (34): 984-997.

66. Pastores GM. Gaucher's Disease. Pathological features. Baillieres Clin Haematol,1997,10(4): 739-749.

67. Xu R, Mistry P, McKenna G, et al. Hepatocellular carcinoma in type 1 Gaucher disease: a case report with review of the literature. Semin Liver Dis,2005,25(2): 226-229.

68. Steinberg SJ, Raymond GV, Braverman NE, et al. Peroxisome Biogenesis Disorders, Zellweger Syndrome Spectrum. 1993.

69. Roels F, Espeel M, De Craemer D. Liver pathology and immunocytochemistry in congenital peroxisomal diseases: a review. J Inherit Metab Dis,1991,14(6): 853-875.

70. Steinberg SJ, Dodt G, Raymond GV, et al. Peroxisome biogenesis disorders. Biochim Biophys Acta,2006,1763(12): 1733-1748.

71. Correa KK, Nanjundiah P, Wirtschafter DD, et al. Idiopathic neonatal giant cell hepatitis presenting with acute hepatic failure on postnatal day one. J Perinatol,2002,22(3): 249-251.

72. Fischler B, Lamireau T. Cholestasis in the newborn and infant. Clin Res Hepatol Gastroenterol,38(3): 263-267.

73. Guddat SS, Ehrlich E, Martin H, et al. Fatal spontaneous subdural bleeding due to neonatal giant cell hepatitis: a rare differential diagnosis of shaken baby syndrome. Forensic Sci Med Pathol,7(3): 294-297.

74. Sira MM, Taha M, Sira AM. Common misdiagnoses of biliary atresia. Eur J Gastroenterol Hepatol,26(11): 1300-1305.

75. Srivastava A. Progressive familial intrahepatic cholestasis. J Clin Exp Hepatol,4(1): 25-36.

76. Torbenson M, Hart J, Westerhoff M, et al. Neonatal giant cell hepatitis: histological and etiological findings. Am J Surg Pathol, 34(10): 1498-1503.

77. Torbenson M, Wang J, Abraham S, et al. Bile ducts and ductules are positive for CD56 (N-CAM) in most cases of extrahepatic biliary atresia. Am J Surg Pathol,2003,27(11): 1454-1457.

78. Yang JG, Ma DQ, Peng Y, et al. Comparison of different diagnostic methods for differentiating biliary atresia from idiopathic neonatal hepatitis. Clin Imaging,2009,33(6): 439-446.

79. Kahn E. Biliary atresia revisited. Pediatr Dev Pathol,2004,7(2): 109-124.

80. Mack CL, Tucker RM, Sokol RJ, et al. Biliary atresia is associated with CD4+ Th1 cell-mediated portal tract inflammation. Pediatr Res,2004,56(1): 79-87.

81. Crosnier C, Lykavieris P, Meunier-Rotival M, et al. Alagille syndrome. The widening spectrum of arteriohepatic dysplasia. Clin Liver Dis,2000,4(4): 765-778.

82. Kamath BM, Piccoli DA. Heritable disorders of the bile ducts. Gastroenterol Clin North Am,2003,32(3): 857-875.

83. Kodama Y, Hijikata M, Kageyama R, et al. The role of notch signaling in the development of intrahepatic bile ducts. Gastroenterology,2004,127(6): 1775-1786.

84. Jedlitschky G, Hoffmann U, Kroemer HK. Structure and function of the MRP2 (ABCC2) protein and its role in drug disposition. Expert Opin Drug Metab Toxicol,2006,2(3): 351-366.

85. Nisa AU, Ahmad Z. Dubin-Johnson syndrome. J Coll Physicians Surg Pak,2008,18(3): 188-189.

86. Rastogi A, Krishnani N, Pandey R. Dubin-Johnson syndrome—a clinicopathologic study of twenty cases. Indian J Pathol Microbiol, 2006,49(4): 500-504.

87. Sobaniec-Lotowska ME, Lebensztejn DM. Ultrastructure of Kupffer cells and hepatocytes in the Dubin-Johnson syndrome: a case report. World J Gastroenterol,2006,12(6): 987-989.

88. Strassburg CP. Hyperbilirubinemia syndromes (Gilbert-Meulengracht, Crigler-Najjar, Dubin-Johnson, and Rotor syndrome). Best Pract Res Clin Gastroenterol,24(5): 555-571.

89. Costa E. Hematologically important mutations: bilirubin UDP-glucuronosyltransferase gene mutations in Gilbert and Crigler-Najjar syndromes. Blood Cells Mol Dis,2006,36(1): 77-80.

90. Hallal H, Egea JM, Mas P, et al. A shortened, 2-hour rifampin test: a useful tool in Gilbert's syndrome. Gastroenterol Hepatol,2006, 29(2): 63-65.

91. Ishihara T, Kaito M, Takeuchi K, et al. Role of UGT1A1 mutation in fasting hyperbilirubinemia. J Gastroenterol Hepatol, 2001, 16(6): 678-682.

92. Kadakol A, Ghosh SS, Sappal BS, et al. Genetic lesions of bilirubin uridine-diphosphoglucuronate glucuronosyltransferase (UGT1A1) causing Crigler-Najjar and Gilbert syndromes: correlation of geno-

type to phenotype. Hum Mutat,2000,16(4)：297-306.

93. Fox IJ,Chowdhury JR,Kaufman SS,et al. Treatment of the Crigler-Najjar syndrome type I with hepatocyte transplantation. N Engl J Med,1998,338(20)：1422-1426.

94. Jansen PL. Diagnosis and management of Crigler-Najjar syndrome. Eur J Pediatr,1999,158 Suppl 2：S89-94.

95. Toietta G,Mane VP,Norona WS,et al. Lifelong elimination of hyperbilirubinemia in the Gunn rat with a single injection of helper-dependent adenoviral vector. Proc Natl Acad Sci U S A,2005,102(11)：3930-3935.

96. Alissa FT,Jaffe R,Shneider BL. Update on progressive familial intrahepatic cholestasis. J Pediatr Gastroenterol Nutr,2008,46(3)：241-252.

97. Alonso EM,Snover DC,Montag A,et al. Histologic pathology of the liver in progressive familial intrahepatic cholestasis. J Pediatr Gastroenterol Nutr,1994,18(2)：128-133.

98. Cai SY,Gautam S,Nguyen T,et al. ATP8B1 deficiency disrupts the bile canalicular membrane bilayer structure in hepatocytes,but FXR expression and activity are maintained. Gastroenterology,2009,136(3)：1060-1069.

99. Davit-Spraul A,Gonzales E,Baussan C,et al. Progressive familial intrahepatic cholestasis. Orphanet J Rare Dis,2009,4：1.

100. Hultcrantz R,Mengarelli S,Strandvik B. Morphological findings in the liver of children with cystic fibrosis：a light and electron microscopical study. Hepatology,1986,6(5)：881-889.

101. Lykavieris P,Bernard O,Hadchouel M. Neonatal cholestasis as the presenting feature in cystic fibrosis. Arch Dis Child,1996,75(1)：67-70.

102. Oppenheimer EH,Esterly JR. Pathology of cystic fibrosis review of the literature and comparison with 146 autopsied cases. Perspect Pediatr Pathol,1975,2：241-278.

103. Akhan O,Karaosmanoglu AD,Ergen B. Imaging findings in congenital hepatic fibrosis. Eur J Radiol,2007,61(1)：18-24.

104. De Vos M,Barbier F,Cuvelier C. Congenital hepatic fibrosis. J Hepatol,1988,6(2)：222-228.

105. Shorbagi A,Bayraktar Y. Experience of a single center with congenital hepatic fibrosis：a review of the literature. World J Gastroenterol,16(6)：683-690.

106. Everson GT,Helmke SM,Doctor B. Advances in management of polycystic liver disease. Expert Rev Gastroenterol Hepatol,2008,2(4)：563-576.

107. Russell RT,Pinson CW. Surgical management of polycystic liver disease. World J Gastroenterol,2007,13(38)：5052-5059.

108. Gupta AK,Gupta A,Bhardwaj VK,et al. Caroli's disease. Indian J Pediatr,2006,73(3)：233-235.

109. Levy AD,Rohrmann CA,Jr Murakata LA,et al. Caroli's disease：radiologic spectrum with pathologic correlation. AJR Am J Roentgenol,2002,179(4)：1053-1057.

110. Sgro M,Rossetti S,Barozzino T,et al. Caroli's disease：prenatal diagnosis,postnatal outcome and genetic analysis. Ultrasound Obstet Gynecol,2004,23(1)：73-76.

111. Yonem O,Bayraktar Y. Clinical characteristics of Caroli's disease. World J Gastroenterol,2007,13(13)：1930-1933.

112. Yonem O,Bayraktar Y. Clinical characteristics of Caroli's syndrome. World J Gastroenterol,2007,13(13)：1934-1937.

113. Kershisnik MM,Knisely AS,Sun CC,et al. Cytomegalovirus infection,fetal liver disease,and neonatal hemochromatosis. Hum Pathol,1992,23(9)：1075-1080.

114. Knisely AS,Mieli-Vergani G,Whitington PF. Neonatal hemochromatosis. Gastroenterol Clin North Am,2003,32(3)：877-889,vi-vii.

115. Murray KF,Kowdley KV. Neonatal hemochromatosis. Pediatrics,2001,108(4)：960-964.

116. Whitington PF. Fetal and infantile hemochromatosis. Hepatology,2006,43(4)：654-660.

117. Gross U,Hoffmann GF,Doss MO. Erythropoietic and hepatic porphyrias. J Inherit Metab Dis,2000,23(7)：641-661.

118. Meerman L. Erythropoietic protoporphyria. An overview with emphasis on the liver. Scand J Gastroenterol Suppl,2000,(232)：79-85.

119. Pimstone NR. Hematologic and hepatic manifestations of the cutaneous porphyrias. Clin Dermatol,1985,3(2)：83-102.

120. Yang F,Wang Q,Bian Z,et al. Autoimmune hepatitis：East meets west. Journal of gastroenterology and hepatology. 2015,30(8)：1230-1236.

121. Marmur J,Bergquist A,Stal P. Liver transplantation in patients with cryptogenic cirrhosis：clinical characteristics and outcome. Scandinavian journal of gastroenterology. 2010,45(1)：60-69.

122. Liberal R,Mieli-Vergani G,Vergani D. Clinical significance of autoantibodies in autoimmune hepatitis. Journal of autoimmunity. 2013,46：17-24.

123. Manns MP,Czaja AJ,Gorham JD,et al. Diagnosis and management of autoimmune hepatitis. Hepatology (Baltimore,Md). 2010,51(6)：2193-2213.

124. Bihari C,Rastogi A,Sarin SK. Postinfantile giant cell hepatitis：an etiological and prognostic perspective. Hepatitis research and treatment,2013,2013：601290.

125. Alvarez F,Berg PA,Bianchi FB,et al. International Autoimmune Hepatitis Group Report：review of criteria for diagnosis of autoimmune hepatitis. Journal of hepatology. 1999,31(5)：929-938.

126. Hennes EM,Zeniya M,Czaja AJ,et al. Simplified criteria for the diagnosis of autoimmune hepatitis. Hepatology (Baltimore,Md). 2008,48(1)：169-176.

127. Hunter M,Loughrey MB,Gray M,et al. Evaluating distinctive features for early diagnosis of primary sclerosing cholangitis overlap syndrome in adults with autoimmune hepatitis. The Ulster medical journal. 2011,80(1)：15-18.

128. Czaja AJ,Carpenter HA. Autoimmune hepatitis with incidental histologic features of bile duct injury. Hepatology (Baltimore,Md). 2001,34(4 Pt 1)：659-665.

第三篇

肝胆肿瘤性疾病

第一章

肝脏及肝内胆管瘤样病变

第一节　肝细胞性瘤样病变

一、肝局灶性结节性增生

【概念】　肝局灶性结节性增生（focal nodular hyperplasia of the liver，FNH）是因肝血管畸形引起肝局部血流灌注增加所导致的肝细胞结节状增生，是肝脏的一种良性瘤样病变。

【发病机制】　由 Edmondson 于 1958 年首次报道。上海东方肝胆外科医院病理科于 1991 年开始报道手术切除 FNH，在 30 年期间手术切除的 1370 例肝脏瘤样病变中，FNH 占 51.5%，是最常见的肝脏瘤样病变。一般认为，FNH 的发生系由于肝脏血管畸形，引起肝脏局部血供明显增加，导致肝动脉呈蜘蛛样畸形，肝血窦内压力也随之增高，从而引起血供丰富区域的肝细胞呈结节状增生，而病变中央形成的动脉高灌注区域和富氧环境可激活肝星形细胞，从而导致纤维瘢痕形成。有研究显示，与正常肝组织、肝硬化组织和其他肝肿瘤相比，FNH 组织中与血管成熟相关的血管生成素基因 *ANGPT1* 与 *ANGPT2* 的比例升高，也支持血管改变在 FNH 形成中发挥重要作用，但至今未发现 FNH 特征性的体细胞基因突变，包括肝细胞腺瘤中常见的 β-catenin（*CTNNB1*）和 HNF1α。目前上海东方肝胆外科医院手术切除的 600 余例 FNH 均无癌变和术后复发的情况。

【临床特点】　上海东方肝胆外科医院报道的一组手术切除的 58 例 FNH 患者的年龄为 13~66 岁，平均年龄 36.16±11.63 岁，男女比例 3.5:1，其中仅 4 例女性患者有口服避孕药病史。多数患者无临床症状，无慢性肝炎和肝硬化病史，为体检偶然发现，少数病例因肿块较大，可出现腹痛或周围脏器受挤压症状，血清 AFP、CEA 和 CA19-9 等肿瘤标志物多在正常范围。

【病理特点】

1. **大体特点**　FNH 通常为单发性境界清楚的灰黄色肿块，约 40% 的病例可见中央纤维瘢痕。上海东方肝胆外科医院报道的一组手术切除的 58 例 FNH 的直径范围为 1.5~16cm，平均 4.5cm，其中 ≤5cm 者占 77.6%，>10cm 者占 5.2%，周围肝组织无肝硬化。

2. **镜下特点**　FNH 病灶内肝细胞与正常肝细胞相似，无异型性，排列呈条索状，一般在 2 层细胞厚度，无正常肝小叶结构。典型的 FNH 组织内常可见到大小不一的纤维瘢痕，内含增生的胆小管、小血管以及淋巴细胞，将病灶分割呈结节状外观（图 3-1-1-1 A、B），病灶内无汇管区或中央静脉结构，病灶周边可见厚壁动脉血管（图 3-1-1-1 C）。非典型 FNH 无明显纤维瘢痕及增生胆小管，需借助免疫组化诊断。

3. **免疫组化染色**

（1）谷氨酰胺合成酶（glutamine synthetase，GS）：结节状增生肝细胞团外周肝静脉周围的肝细胞强阳性表达，并相互连接成网状，表达强度高于中央区域纤维瘢痕旁的肝细胞，呈现特征性的"地图状"分布（图 3-1-1-2），而在肝细胞癌和 β-catenin 突变型肝细胞腺瘤则呈弥漫阳性。

（2）CD34：多在纤维瘢痕两侧出现增生性新生血管（图 3-1-1-3），而肝细胞癌出现弥漫分布新生血管，肝细胞腺瘤则出现斑片状分布新生血管。

（3）CK7/CK19：可标记出 FNH 纤维瘢痕组织中的增生胆小管（图 3-1-1-4）。

（4）Glypican-3、HSP70、AFP、p53 等肿瘤标志物和 HBsAg 阴性。

【鉴别诊断】

1. **肝细胞腺瘤**　肝细胞腺瘤为肝细胞性良性肿瘤，肝细胞形态与 FNH 相似，尤其在纤维瘢痕细小或不典型的病例中，需要借助 CD34 和 GS 等免疫组化检查加以鉴别诊断。

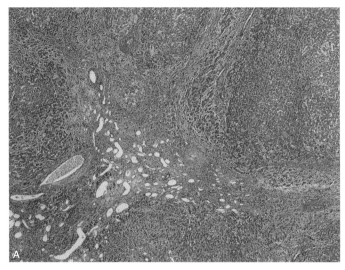
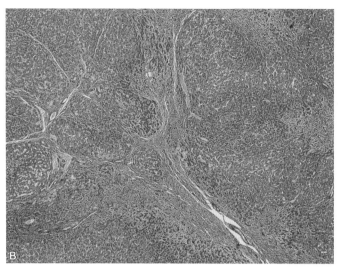
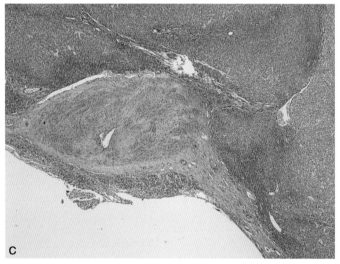

图 3-1-1-1　FNH
A. 纤维瘢痕内含增生胆小管、小血管以及淋巴细胞,将病灶分割呈结节状外观;B. 纤维瘢痕大小不一;C. 病灶周边可见厚壁动脉血管

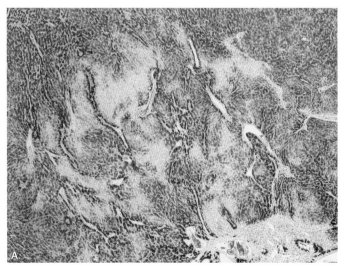
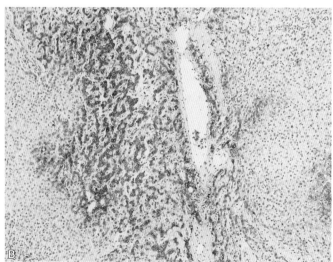

图 3-1-1-2　FNH 免疫组化 GS 染色阳性
A. 结节状增生肝细胞团外周肝静脉周围的肝细胞强阳性表达,并相互连接成网状;B. 呈现特征性的"地图状"分布

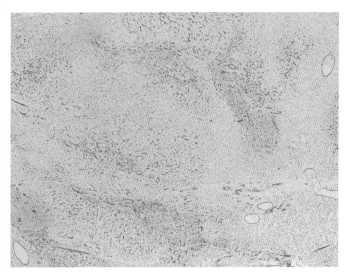

图 3-1-1-3　FNH 免疫组化 CD34 染色
显示纤维瘢痕两侧出现增生性新生血管

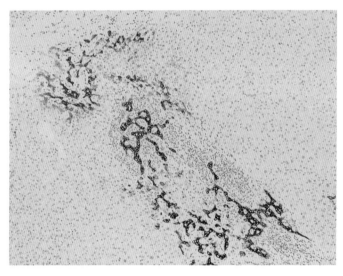

图 3-1-1-4　FNH 免疫组化 CK19 染色
可标记出 FNH 纤维瘢痕组织中的增生胆小管

2. 肝细胞癌　高分化小肝细胞癌可与 FNH 相似,除了借助免疫组化检查进行鉴别诊断以外,高分化小肝细胞癌会出现膨胀性生长,挤压和侵犯周围肝组织,癌小梁间隙增宽,癌细胞有不同程度的异型性,癌周肝组织常合并 HBV 感染,常伴有慢性肝炎和肝硬化等肝病背景。

二、肝结节再生性增生

【概念】　肝结节再生性增生(nodular regenerative hyperplasia,NRH)以全肝弥漫性分布的非硬化性再生小结节为特征,是肝脏的一种良性瘤样病变。

【发病机制】　由 Steiner 于 1953 年首次报道,其发生可能与肝脏局部微循环障碍有关,其病理学基础是门静脉细小分支血管内皮炎和微血栓形成,导致红细胞沉积于肝窦 Disse 间隙和门静脉细小分支,造成阻塞或数量减

少,引起肝窦阻塞综合征和非硬化性门脉高压,导致肝脏供血减少的肝实质发生缺血性萎缩,而供血正常的肝细胞出现代偿性增生形成弥漫性再生结节。

各种能造成肝窦内皮受损的病因均可导致 NRH,如肝脏原发或转移性肿瘤引起的门静脉癌栓、血液病、化疗药物毒性(包括硫嘌呤类药物,抗逆转录病毒药物)、胶原性疾病、原发性胆汁性肝硬化、原发性硬化性胆管炎、肝移植术后肝肺综合征、Budd-Chiari 综合征、免疫系统性疾病(Felty 综合征、类风湿关节炎、脾肿大伴白细胞减少)、骨髓增生性疾病、结核病、淋巴瘤、巨球蛋白血症、红细胞增多症、肾移植以及 HIV 感染病变等。

【临床特点】　上海东方肝胆外科医院诊断的 8 例 NRH 中,男女比例为 7∶1,年龄范围 29～55 岁,平均年龄 44 岁。NRH 是非肝硬化性门静脉高压的第二常见病因,半数以上患者表现为肝脾肿大伴门脉高压及其相应并发症,如食管静脉曲张和腹水。临床上常有门脉高压、腹胀腹痛、消化道出血和肝脏多发占位等表现,此时需要与肝肿瘤相鉴别。前述提及的一些系统性疾病均可以导致门静脉细小分支和肝窦内皮受损,导致窦壁完整性丧失而引发 NRH。

【病理特点】

1. 大体特点　病变呈全肝弥漫性分布的实质性小结节,包膜表面呈细颗粒状,外观可类似于肝硬化结节。切面结节呈淤血性褐色或暗灰色,直径多为 1～3mm,通常<5mm(图 3-1-1-5),偶可因结节相互融合直径达到 6～10cm,类似肝肿瘤性病变。

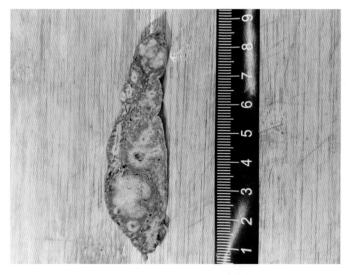

图 3-1-1-5　NRH 大体特征
切面结节呈淤血性褐色或暗灰色,直径多为 1～3mm

2. 镜下特点　NRH 增生结节的肝小叶结构不清,结节中央肝细胞增生性改变,周围肝细胞受压萎缩,体积变

小。常见肝窦扩张、充血、出血及窦周纤维化,局部形成紫癜样改变(图 3-1-1-6 A)。增生结节内肝细胞可发生脂肪变性,但分化良好,无异型性,排列成 1~2 层肝板,肝板走行紊乱,互相交织无明确方向,不再向中心静脉汇聚。增生结节之间为肝细胞性界限,无纤维性间隔,即为非硬

化性增生结节(图 3-1-1-6 B)。汇管区及小叶内无或炎症轻微,网状染色显示结节之间肝组织萎缩,网状支架塌陷。通常 NRH 结节围绕门静脉分支特征性分布,以门管区周围最为明显,门静脉小分支出现广泛的狭窄和闭塞性病变。

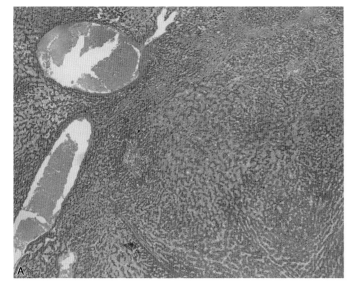
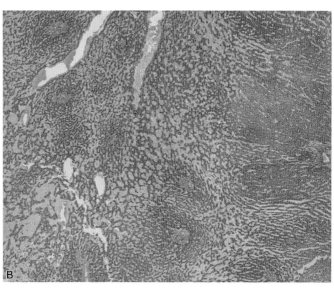

图 3-1-1-6 NRH 镜下特征
A. 肝窦扩张、充血、出血及窦周纤维化,局部形成紫癜样改变;B. 增生结节之间为肝细胞性界限,无纤维性间隔

3. 免疫组化染色和特殊染色

(1) SMA:显示门静脉分支平滑肌细胞增生,提示静脉血管动脉化。

(2) 过碘酸-雪夫(periodic acid Schiff,PAS)染色:显示汇管区门静脉分支硬化,血管口径减小。

(3) 天狼星红(sirius red,SR)染色显示受压肝细胞板周围窦周纤维化。

(4) Azan 染色显示静脉周围纤维化。

(5) 网状纤维染色显示增生肝细胞团周边围绕萎缩的肝细胞,结节之间无纤维间隔。

【鉴别诊断】应注意与肝局灶性结节性增生、肝细胞腺瘤和肝细胞癌等鉴别(表 3-1-1-1)。

三、肝部分结节性转化

【概念】肝部分结节性转化(partial nodular transformation,PNT)是常见于肝门部发生的非肝硬化性大再生结节。

【发病机制】由 Sherlock 于 1966 年首次报道,既可能是一种独立病变,也可能是 NRH 的一种变异型,一般认为与近肝门区较大的门静脉或肝静脉分支阻塞有关。一些病变如 Felty 综合征(以类风湿关节炎,伴脾肿大和白细胞减少为特征)可发生门静脉血栓,被阻塞血管与肝门处较大的门静脉之间形成再通,由此导致血流灌注不

足区域的肝细胞发生萎缩,而血流过度灌注区域的肝细胞则发生过度增生,形成单个或多个大增生结节,并压迫门静脉造成阻塞。

表 3-1-1-1 肝结节性再生性增生常见的鉴别诊断比较

疾病	病理特点
结节再生性增生	全肝弥漫分布增生小结节,结节大小较一致,结节间无纤维间隔,门静脉小分支狭窄或闭塞,汇管区无明显炎症
肝硬化再生结节	全肝性分布,结节被炎性纤维组织分隔和包绕,肝细胞有变性和坏死,汇管区有明显炎细胞浸润及界面炎。HBsAg 免疫组化染色阳性
局灶性结节性增生	单个肿块为主,常有含增生小胆管的纤维瘢痕形成,增生肝细胞团之间无纤维间隔。GS 免疫组化染色显示肝细胞呈地图样阳性分布
肝细胞腺瘤	单个肿块为主,肝细胞无结节状增生,肝窦常呈紫癜样扩张充血,肝实质内散在分布薄壁静脉小血管
肝细胞癌	单个肿块为主,周边可有多发卫星结节或子灶,癌细胞有不同程度异型性。Glypican-3、HSP70、AFP、p53 或 HBsAg 免疫组化染色阳性

【临床特点】 患者以出现窦前性门静脉高压症为特点,多有食管静脉出血。

【病理特点】

1. 大体特点 肝门部多个结节,结节最大直径可达4~8cm,故也称为大结节性转化(macronodular transformation)。

2. 镜下特点 增生结节由良性增生肝细胞构成,肝细胞可出现脂肪变性和增生性改变,可见不规则汇管区,网状纤维染色显示肝细胞呈2~3层肝细胞板排列,可见毛细胆管及胆栓。结节之间为受压萎缩的肝细胞形成的边界,Masson染色显示结节间无纤维性间隔形成。

3. 免疫组化染色 肝细胞对GPC-3、HSP70染色阴性。

【鉴别诊断】 PNT与NRH虽然具有相似的组织学特点,但两者不同的是,PNT并不呈弥漫性小结节分布,而是在近肝门区形成数个直径在数厘米之间的较大增生结节。

四、肝异型增生结节

【概念】 肝异型增生结节(dysplastic nodule,DN)是由不典型增生肝细胞构成的界限清楚的结节状肿块,多具有肝硬化或慢性肝病的背景,是肝细胞癌多阶段演变发展过程中的一种重要癌前病变。

【发病机制】 DN的概念由世界胃肠病学会国际工作组于1995年首次提出,常见于乙型/丙型肝炎病毒(HBV/HCV)感染相关的慢性肝炎或肝硬化患者,也可发生于自身免疫性肝病或酒精性肝硬化等慢性肝损伤的患者。目前认为HBV/HCV可能并不直接杀伤肝细胞,而是通过引起免疫应答反应来杀伤被病毒感染的肝细胞,从而造成肝细胞和肝组织的炎性损伤。在炎症持续和反复存在的情况下可导致肝组织逐渐演变为慢性肝炎和肝硬化病变,与此同时肝细胞出现不典型增生并逐渐形成低度异型增生结节(low-grade dysplastic nodule,LGDN)和高度异型增生结节(high-grade dysplastic nodule,HGDN),后者可进一步演变为肝细胞癌。

【临床特点】 上海东方肝胆外科医院病理科自2005年至今共诊断135例手术切除DN,患者男女性别比为5.83∶1,发病年龄为27~75岁,平均年龄54.6岁,95.7%的患者具有慢性病毒性肝炎或肝硬化背景。单纯DN多数患者无明显临床表现,常于体检时发现肝脏占位,临床表现主要以上腹部不适,腹痛等非特异性消化系统症状为主,或可出现肝硬化门静脉高压症。

【病理特点】

1. 大体特点 DN多发生于肝右叶,可单发或多发,多发性DN各结节的异型程度可有差异,包括LGDN、HGDN和HGDN伴癌变(图3-1-1-7)。上海东方肝胆外科医院病理科诊断的LGDN和HGDN瘤体平均直径分别为1.85(0.5~4.1)cm和2.56(0.6~5.2)cm。DN色泽灰白,与邻近正常肝组织有明显色差,切面膨出于周边肝实质,色灰黄或灰白,有少量出血和坏死,周边可有纤细假包膜,有些DN则边界不清。由肝细胞不典型增生构成的直径<1mm的小病灶称为异型增生灶。

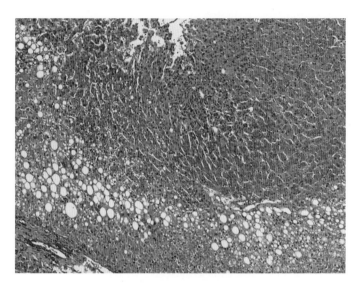

图3-1-1-7 HGDN伴癌变
局灶肝细胞小梁增宽,细胞核质比增大,有假腺管形成

2. 镜下特点 肝脏肿瘤国际共识工作组(International Consensus Group for Hepatocellular Neoplasia,ICGHN)在2009年提出了DN的形态学诊断标准。

(1) 小细胞变(small cell dysplasia,SCD):肝细胞体积减小,核质比增大,细胞质呈嗜碱性;胞核轻度多形性和异型性,染色稍深,呈细胞核拥挤的表象,可出现多核(图3-1-1-8)。小细胞变的增殖活性高于周边肝组织,一般认为,以小细胞变为主并呈膨胀性生长的DN癌变风险增大。

(2) 大细胞变(large cell dysplasia,LCD):肝细胞及细胞核同比例增大,因而核质比基本正常;细胞密度无明显增加,胞质染色正常(图3-1-1-9);核膜增厚,皱缩,细胞核多形性,常见核深染、多核现象等为主要特征的肝细胞异型增生。在HBV/HCV相关肝硬化背景下出现的LCD是一种重要的癌前病变。

(3) LGDN:以大细胞变肝细胞成分为主,细胞密度轻度增加,细胞形态和组织结构无明显异型性,无假腺管结构,肝小梁增宽不明显,肝窦毛细血管化程度轻微,罕见无胆管伴行的孤立动脉(图3-1-1-10)。

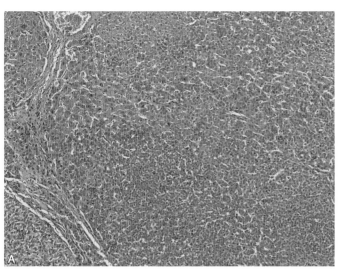
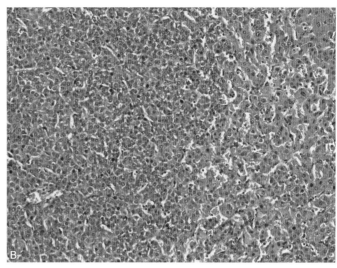

图 3-1-1-8 HGDN 小细胞变

A. 肝细胞体积减小,核质比值增大,细胞质呈嗜碱性;胞核轻度多形性和异型性,染色稍深,呈细胞核拥挤的表象;B. 肝细胞体积减小,核质比值增大,细胞质呈嗜碱性

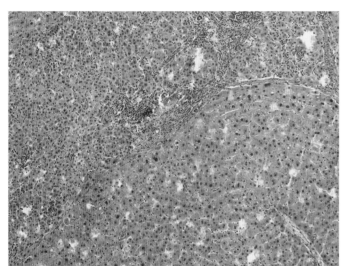

图 3-1-1-9 大细胞变

肝细胞及细胞核同比例增大,因而核质比基本正常;细胞密度无明显增加,胞质染色正常

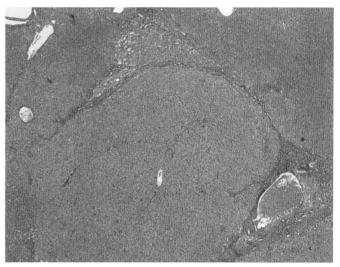

图 3-1-1-10 LGDN

以大细胞变肝细胞成分为主,细胞密度轻度增加,细胞形态和组织结构无明显异型性

(4) HGDN:结节界限清楚或模糊,仍无真纤维包膜,以小细胞变多见,细胞形态和组织结构出现异型性,但尚不足以诊断为肝细胞癌。细胞密度增大(2 倍于周围肝组织),肝细胞呈不规则小梁状排列,有假腺管结构,肝窦增宽(图 3-1-1-11),肝细胞透明变性或脂肪变性;结节内可有少量门管区结构,无胆管伴行的孤立性动脉的数量增多;网状支架部分缺失,门管区周边有小胆管反应,提示病变可能不是恶性,无间质浸润(stromal invasion)(边界模糊的结节性病变内的门管区和纤维间隔内有肿瘤细胞侵犯)。

(5) 结节内结节(nodule in nodule):HGDN 组织内出现高分化微小癌结节,可有间质浸润(stromal invasion),即结节内门管区和纤维间隔有肿瘤细胞侵犯,结节呈膨胀性生长,癌细胞小梁与正常肝细胞板之间有移行过渡(图 3-1-1-12)。在上海东方肝胆外科医院病理科诊断的 30 例 HGDN 病变中,13 例(43.3%)出现结节内结节。

3. 免疫组化染色

(1) CK7、CK19:有助于观察病灶边缘有无胆管反应以及有无浸润,HGDN 结节内门管区可见胆管染色。

(2) Ki67:在 HGDN 以及癌变区域 Ki67 标记指数可有所增高。

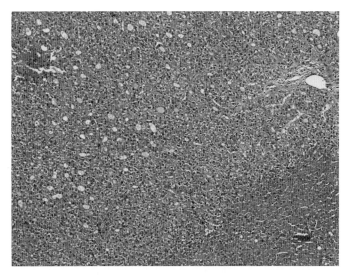

图 3-1-1-11　HGDN
肝细胞呈不规则小梁状排列,有假腺管结构,肝窦增宽

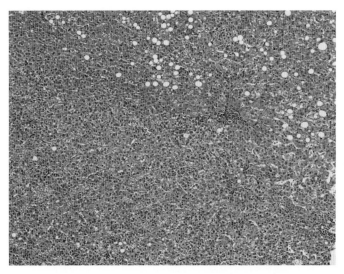

图 3-1-1-12　HGDN 组织内出现高分化微小癌灶

（3）CD34:LGDN、HGDN 和高分化小肝癌的肝血窦毛细血管化程度依次增高。

（4）GPC-3、HSP70:HGDN 出现 GPC-3、HSP70 阳性提示癌变可能。

【鉴别诊断】

1. **局灶性结节性增生**　增生肝细胞分化成熟,几无慢性肝炎和肝硬化背景,当出现典型纤维瘢痕时有助于诊断,若纤维瘢痕不典型时,可借助免疫组化特点诊断。

2. **肝细胞腺瘤**　肝细胞可有透明变性和脂肪变性,有时可出现轻度不典型增生及假腺管结构,但细胞异型性不大,几无慢性肝炎和肝硬化背景,若见有散在分布、管腔扩张的薄壁小血管以及血窦紫癜样扩张则具有诊断意义。

3. **高分化小肝细胞癌**　细胞密度增加,小梁间隙增宽,膨胀性生长,对间质或邻近肝组织有侵犯;CD34 染色显示微血管密度显著增加。

五、肝局灶性脂肪变性

【概念】肝局灶性脂肪变性(focal fatty change,FFC)是肝组织局部区域的肝细胞发生脂肪变性,可导致影像学上出现肝脏局部占位性病变,是一种肝脏良性瘤样病变。

【发病机制】由 Simon 于 1934 年首次报道,机制不明,可能与肝组织局部体静脉血流替代门静脉供血有关。当出现门静脉和肝动脉以外的额外供血时(如胆管旁静脉丛供血内富含胰岛素),可导致 FFC 发生。此外,当胆囊切除后,来自胰头富含胰岛素的胰十二指肠静脉血流在入肝前不再有胆囊静脉血流的稀释,则可导致 S4 段肝脏发生 FFC。而酒精性肝病、服用类固醇药物、糖尿病等疾病有可能导致肝组织局部门静脉供血异常,因而常可伴发 FFC。

【临床特点】上海东方肝胆外科医院病理科诊断了 42 例 FFC,男女比例为 1.1∶1,年龄范围 26~85 岁,平均年龄 48.7 岁。患者可无特殊症状,B 超以强回声为主,CT 表现为局灶性低密度区,边界清或不清,增强后较正常肝组织相对强化减弱。MRI T_1 加权像有局限性高信号灶,增强后表现为相对弱强化。上海东方肝胆外科医院病理科诊断的部分 FFC 患者有乙型肝炎病史,此时不易与肝细胞癌鉴别,特别是多灶性 FFC 有时很像肿瘤转移灶。

【病理特点】

1. **大体特点**　FFC 病变可以单发或多发,有时呈结节状,以肝右叶多见,为肝实质内略淡黄色或暗红色区域,直径多为 3~5cm,大者可超过 10cm,与肝脏质地相同,无包膜,与肝组织之间仅有色泽上的区分。尽管影像学上提示肝内结节性占位,但在肉眼上很少能看到界限明确的实质性结节,因而在手术中常常需要借助 B 超的引导才能找到病变区域。

2. **镜下特点**　病变区域内脂肪变性肝细胞以中央静脉为中心,也可相互融合,呈多灶性分布,以大泡性脂滴为主。肝细胞无异型性,肝小叶结构基本完整,仍可见门管区结构,门静脉分支扩张充血(图 3-1-1-13)。病变区域与周围肝组织之间无纤维包膜分隔,周围肝细胞无或有轻度散在脂肪变性。

3. **免疫组化染色**　GPC-3、HSP70 FFC 脂肪变性肝细胞阴性,此与伴脂肪变性的分化好肝细胞癌明显不同。

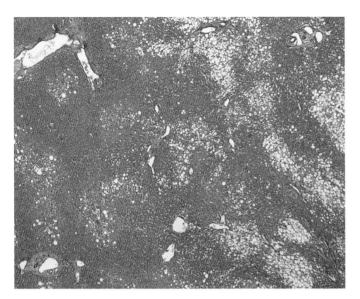

图 3-1-1-13　局灶性脂肪变
肝细胞脂肪变性以中央静脉为中心分布,仍可见门管区结构

【鉴别诊断】

1. **富脂型高分化肝细胞癌**　癌细胞有不同程度的异型性,脂肪变性癌细胞无以中央静脉为中心的区域性分布的特点,癌组织周边可有不同程度的浸润性生长,周围肝组织常有慢性肝炎或肝硬化表现。

2. **富脂型血管平滑肌脂肪瘤**　在脂肪细胞周边仍能找到上皮样肌细胞成分,后者呈免疫组化 HMB45 染色阳性。

第二节　胆管瘤样病变

一、胆管错构瘤

【概念】胆管错构瘤(biliary hamartoma,BH)是由扩张和扭曲的幼稚小胆管构成的肝内结节状病灶,是一种瘤样病变。由 von Meyenburg 于 1918 年首先报道,故又称 von Meyenburg 复合体(von Meyenburg complex,VMC)。因体积微小病灶且多发,故也称为胆管微小错构瘤(biliary microhamartoma,BMH)或多发性胆管错构瘤(multiple biliary hamartomas)。

【发病机制】BH 的发生可能与胚胎发育过程中肝内胆管板(正常胆管的前体)向胆管转化和重塑进程被中断有关,肝实质与迷路胆管之间无交通,管腔内液体潴留增多可逐渐发展成囊肿。从本质上讲,BH 是一种先天性胆道发育畸形导致的病变,也是肝内胆管板发育异常导致

的纤维性多囊性病变谱的一部分,这类病变还包括先天性肝纤维化、Caroli 病、常染色体显性遗传性多囊肝和先天性胆总管囊肿等。BH 偶可癌变,因此可视为胆管癌的一种癌前病变。

【临床特点】患者以中老年女性为主,年龄范围 40~85 岁,平均年龄 42 岁。临床表现与瘤体大小有关,多数患者无特殊症状和体征,但较大 BH 对肝被膜的压迫可出现腹痛,少数 BH 患者可因黏液分泌和合并胆管结石,导致胆管梗阻而出现临床症状,包括黄疸、胆管炎、发热或上腹痛,甚至可伴有门脉高压。

【病理特点】

1. **大体特点**　BH 的瘤体微小,直径多在 0.1~0.5cm 之间,位置较表浅,多位于肝 Glisson 包膜下邻近镰状韧带,呈多发或单发微小白色或灰黄色实性质韧结节,甚至可以全肝弥漫分布,一些有临床症状的 BH 瘤体直径也可以较大。Martin 等(2010 年)报道的 15 例 BH 病例中,瘤体直径在 2.7~21.6cm 之间。切面上,BH 含有界限清楚的小囊腔,囊壁光滑,壁厚 0.1~0.8cm,囊腔间有纤维分隔呈多房性。多囊性胆管错构瘤(multicystic biliary hamartoma,MCBH)在大体上显示出蜂窝状小囊腔。

2. **镜下特点**　BH 是一种门管区病变,病变以紧邻或于门管区内出现成团杂乱排列的小胆管板结构为特征,纤维间质丰富(图 3-1-2-1 A),也可密集排列,对周围肝组织有挤压-小胆管形态幼稚,呈有角度的弯曲状或分支状,管腔有不同程度的囊性扩张,管腔相互之间有交通,衬覆单层扁平或小立方上皮,类似胆管上皮,核无异型性(图 3-1-2-1 B)。BH 与周围肝组织分界清楚,当出现腺管密集排列、膨胀性生长、异型性增加或侵犯邻近肝组织等表现时则提示癌变可能。

3. **免疫组化染色**　CK7、CK19 和 CA19-9 阳性,p53、Ki67 和 CK20 阴性。

【鉴别诊断】

1. **肝内胆管癌**　高分化肝内胆管癌的组织学表现有时与 BH 相似,但前者的纤维间质更加丰富,细胞有不同程度的异型性,对周边肝组织常有不同程度的侵犯;免疫组化 p53 和 Ki67 染色阳性。

2. **肝转移性腺癌**　当 BH 呈多发性小病灶时,需要与肝转移性腺癌鉴别,后者常由较大的不规则腺管构成,癌细胞呈柱状或立方形,浸润性生长为主;免疫组化 p53、Ki67 和 CK20 染色阳性。

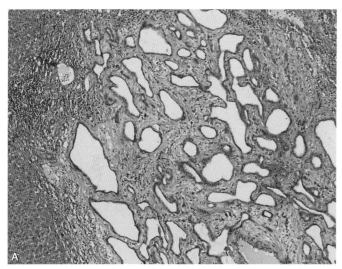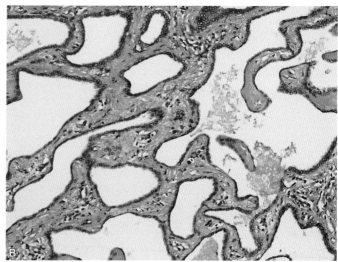

图 3-1-2-1　胆管错构瘤
A. 成团杂乱排列的小胆管板结构；B. 衬覆单层扁平或小立方上皮，类似胆管上皮，核无异型性

二、单纯性肝囊肿

【概念】　单纯性肝囊肿（simple hepatic cysts，SHC）即通常所称的肝囊肿，是一种先天性和非遗传性肝脏良性囊性病变。

【发病机制】　SHC 占肝囊肿的 95% 以上。本病为散发性，无明显家族遗传背景，其发生可能与在胚胎期形成的过剩胆管板在后天持续扩张所致。SHC 偶可伴发其他器官的囊肿。上海东方肝胆外科医院病理科诊断的 1 例 46 岁女性患者，术中发现肝脏右前叶 5.3cm×4.2cm 囊肿，右侧卵巢 1.2cm×0.8cm 囊肿，脾脏 7.4cm×4cm 和 4cm×2cm 两个囊肿，提示 SHC 有可能是多囊性肝病谱的一部分。

【临床特点】　在上海东方肝胆外科医院病理科诊断的 200 余例 SHC，男女比例约为 1：2，年龄范围 5~87 岁，平均年龄 53.5 岁，男女之比为 1：4。瘤体较小时可无明显症状，多在体检或腹部手术时偶然发现。瘤体较大时可出现上腹部隐痛不适、腹胀、肝大以及邻近脏器的压迫症状等。SHC 的并发症较为多见，有报道 SHC 可引起下腔静脉血栓形成和 Budd-Chiari 综合征；若发生囊内感染，还可出现发热及血象升高等；偶可因囊肿破裂、扭转而出现急腹症，个别患者可因囊肿造成胆道阻塞而以黄疸为首发症状。

【病理特点】

1. 大体特点　典型的 SHC 为单囊和单房性囊肿，直径在数毫米至 20cm 以上，偶有报道囊肿直径达到 40cm，少数情况下也可以出现多发性 SHC，或形成单囊多房性囊肿，囊壁薄而光滑。囊内液体容量可在数毫升至 10 余升不等，囊内液体多为清亮淡黄色或黏液，在特定情况下，例如出血或感染也可以为咖啡色或脓性液体，若与微细胆管沟通，则囊内液体可混有胆汁。

2. 镜下特点　囊壁内层衬覆单层矮立方上皮，类似于胆管上皮；外层为致密纤维组织，内含增生的黏膜腺体和毛细血管（图 3-1-2-2）。

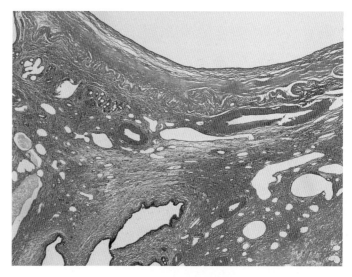

图 3-1-2-2　单纯性肝囊肿
囊壁内层衬覆单层矮立方上皮，类似于胆管上皮；外层为致密纤维组织，内含增生的黏膜腺体和毛细血管

3. 免疫组化染色　囊肿衬覆上皮呈 CK7、CK19、CEA 和 EMA 等上皮性标志物阳性。

【鉴别诊断】

1. 肝包虫囊肿　系感染棘球绦虫的蚴虫所致，包虫囊肿壁的外层为纤维组织构成的外囊，棘球蚴虫体自身形成内囊,后者又分为外层角皮层和内层生发层,这些特点 SHC 均不具备。

2. **肝间叶性错构瘤** 是一种多房性囊性肿瘤或肿瘤发生囊性变,囊腔之间肿瘤成分多样化,由间叶细胞、成熟纤维结缔组织、增生胆小管、小血管和肝实质细胞混合构成。

3. **多囊肝** 多发性水泡状囊肿,呈簇状分布,囊肿相互牵连,可累及肝脏大部。

4. **胆管囊腺瘤** 为单结节多房性囊性肿瘤,衬覆上皮下方含有特征性卵巢样间质。

三、多囊性肝病

【概念】多囊性肝病(polycystic liver disease,PLD)是一种由基因突变引起的常染色体显性遗传性肝病,以肝脏密集多发性水泡状囊肿形成为特征。

【发病机制】PLD 也称为常染色体显性多囊肝病(autosomal dominant polycystic liver disease,ADPLD),可分为 2 种类型①肾相关型多囊肝病:ADPLD 与常染色体显性多囊肾病(autosomal dominant polycystic kidney disease,ADPKD)合并出现;②孤立型多囊肝病(isolated polycystic liver disease,PCLD):ADPLD 独立存在。

目前发现 4 个与 PLD 关系明确的基因:*PKD1*、*PKD2*、*PRKCSH* 和 *SEC63* 基因。其中 *PKD1* 和 *PKD2* 基因突变几乎发现在所有的 ADPLD 患者中;*PKD1* 基因定位于 16 号染色体短臂(16p13.3),编码多囊蛋白 PC1;*PKD2* 基因定位于 4q22.1,编码多囊蛋白 PC2;国内外关于 ADPLD 患者基因突变的报道较多,由于 *PKD1*、*PKD2* 基因突变位点较多,暂未找到高频突变热点。而 PLD 中有约 20% 的患者发生 *PRKCSH* 和 *SEC63* 基因突变,但仍有部分 PLD 患者并未发生 *PRKCSH* 和 *SEC63* 基因突变,这提示还有其他导致 PLD 的基因有待于被发现。

上海东方肝胆外科医院病理科诊断的 28 例 PLD 患者中,24 例(85.7%)合并多囊肾,有家族性囊性疾病史者占 32%。

从组织发生学的角度上讲,PLD 属于非连通性囊肿,不与胆管树交通,其发生与肝内胆管树的胚胎胆管板的畸形有关,即胚胎性胆管板残留并持续分节和囊状扩张,而且不与远端胆管相通,导致分泌物持续潴留和囊肿内压力增高,以致囊腔逐渐扩张,形成高张力的水泡状 PLD。

【临床特点】上海东方肝胆外科医院病理科诊断的 28 例 PLD 中,患者男女之比为 1:4.6,平均年龄 51.9 岁。PLDD 的临床症状与囊肿大小有关,以腹胀、腹痛和肝脏

肿大最为常见。此外,囊肿压迫邻近组织或受影响器官的功能衰竭可引起其他相关症状:若囊肿靠近肝门,可因压迫肝管或胆总管而出现黄疸;若肿块压迫胃肠道,可出现食欲不振,纳差;若下腔静脉和肝静脉受压,会造成腹水和下肢水肿等,此时临床上应与恶性肿瘤相鉴别。PLD 一般要到中老年以后才出现症状,但发病年龄会逐代提前。杨安家等(1995 年)曾报道一例多囊肝、多囊肾家系,三代 12 口人中共有 10 人患病,代代发病,其中同时患有多囊肝和多囊肾的有 6 人,第一代发病年龄在 45 岁左右,第二代在 20~48 岁,第三代在 5~13 岁。

【病理特点】

1. **大体特点** 病变可累及全肝或集中于肝脏的某一叶,表现为大小不等的水泡状囊肿,囊泡大小不一,囊肿间隔破裂可相互融合或囊肿相互套叠,数量从数个至难以计数。切面见囊壁极薄,囊腔呈多房性,内含有深褐色或清亮液体。

2. **镜下特点** 囊壁内层为单层扁平或立方上皮,CK 染色阳性;外层为纤维组织,囊肿之间可见肝组织,囊腔因不与胆管分支相连通而不含胆汁(图 3-1-2-3)。

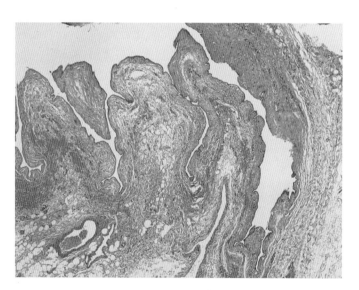

图 3-1-2-3 多囊肝
囊肿之间可见肝组织,囊腔因不与胆管分支相连通而不含胆汁

3. **免疫组化染色** 衬覆上皮表达 CK7、CK19 等胆管上皮标志物。

【鉴别诊断】

1. **单纯性肝囊肿** 多为单囊或单房性囊肿,无多发密集性大小不一的水泡状囊肿的表现。

2. **肝淋巴管瘤** 极为少见,在临床上很像多囊肝,也呈多发性囊肿表现,直径在数毫米至数厘米之间,囊腔内含有淋巴液,囊壁衬覆单层扁平内皮,免疫组化呈 D2-40 阳性。

四、Caroli 病

【概念】 Caroli 病（Caroli disease，CD）由法国学者 Caroli 于 1958 年首次报道，以肝内大胆管树，特别是左右肝管、段胆管及其分支的多发性囊状扩张为特征，扩张的胆管与肝内胆管分支相连通，因而该病又称为交通性海绵状或先天性囊状肝内胆管扩张症（请见第二篇第六章第十六节）。

五、先天性胆总管囊肿

【概念】 先天性胆总管囊肿（congenital choledochal cyst，CCC）以胆总管呈梭形球囊状扩张为特征，又称胆总管扩张症。

【发病机制】 CCC 是一种常见的肝胆系统先天性囊肿疾病，可能与先天性胆管壁发育不良，管壁缺乏弹力纤维，或胆管反复炎症，造成管壁弹力纤维破坏而使管壁失去张力，导致胆道阻塞引流不畅，引起胆总管囊内压增高而导致胆总管囊状扩张。CCC 的发病率 1/190 000～1/1000，以女性多见，男女比为 1:（3～4），一般认为亚洲人群中的发病率明显高于欧美。

【临床特点】 本病多在婴儿和儿童期发现，患者多在 10 岁以下，但可见于任何年龄。上海东方肝胆外科医院病理科近 5 年共诊断该病超过 200 例，男女比例约为 1:3，平均年龄 51 岁（3～76 岁）。临床表现为腹痛、黄疸和上腹部包块三联症。

本病的癌变率为 2.5%～15%，继发慢性炎症可使 CCC 发生癌变的危险性增加 20 倍。

【病理特点】 经典的 Todani 五型分类法使用范围最广。①Ⅰa 型：胆总管囊状扩张；Ⅰb 型：胆总管节段性扩张；Ⅰc 型：胆总管梭形扩张；②Ⅱ型：胆总管憩室型，胆总管侧壁向外形成凸出的憩室；③Ⅲ型：胆总管末端囊肿脱垂；④Ⅳa 型：肝外胆总管囊肿合并肝内胆管扩张；Ⅳb 型：肝外胆管多发性扩张；⑤Ⅴ型：肝内胆管单发性扩张或多发性囊肿（Caroli 病）。东方国家以Ⅳ型和Ⅴ型最为多见。

胆总管或肝外胆管扩张可形成憩室，体积可巨大，并有发生自发穿孔或破裂的危险，也可伴有肝内胆管囊肿。囊腔内含有浓缩胆汁，囊壁增厚，由致密的胶原纤维构成，有散在的平滑肌纤维、异常腺管和炎细胞浸润，衬覆上皮严重脱失。

六、先天性肝纤维化

【概念】 先天性肝纤维化（congenital hepatic fibrosis，CHF）是一种常染色体隐性遗传性疾病，以小叶间胆管发育畸形和肝纤维化为特征。

【发病机制】 CHF 是肝脏纤维囊性疾病谱中的一种重要类型。CHF 与常染色体隐性遗传性多囊肾病（autosomal recessive polycystic kidney disease，ARPKD）具有共同的遗传学基础，即位于染色体 6p12 的 PKHD1 基因发生变异。但也有报道 CHF 偶可以发生于常染色体显性遗传性多囊肾病患者，所引起的基因突变均可导致胚胎发育期中胆管板重塑进程障碍或终止，致使门管区堆积大量胚胎性原始小胆管，即为小叶间胆管发育畸形。胆管发育畸形可引起幼稚小胆管出现非特异性炎性坏死，导致小叶间胆管出现缓慢进行性和破坏性胆管炎以及纤维组织增生，进而引起包括 CHF 和 Caroli 病等以胆管发育畸形为共同病理基础的肝脏先天性遗传性疾病。

【临床特点】 CHF 多发生于围产期、新生儿、婴幼儿和青少年等 4 个年龄段，多数为 1.8～14 岁，平均年龄在 15 岁左右，有症状者多为 3～6 个月龄的患儿，男性略多。根据临床症状可分为门脉高压型、胆管炎型、混合型（门脉高压型+胆管炎型）和隐匿型。因 CHF 常伴有门静脉发育不良和门静脉分支数量减少，以及肝纤维化挤压门静脉分支，由此可导致门脉压力增高，因而 CHF 以肝硬化和门静脉高压症为主要临床表现（70%），幼儿期即可出现肝脾肿大，此后逐渐出现呕血、便血和食管静脉曲张等表现，但肝功能基本正常是该病的一个特点。

【病理特点】

1. 大体特点 CHF 在大体上表现为肝脏体积增大，质坚硬，无肉眼可见的囊泡，或仅有扩张的胆管形成的微小囊腔，因此又称微囊性肝病（microcystic hepatic disease），与肝内胆管树相通，属连通性囊肿。

2. 镜下特点 CHF 的组织学特点：①门管区周围大量纤维组织增生，在门管区之间形成宽大的纤维间隔，门管区范围扩大，但炎症不明显或较轻微；②纤维间隔内含有多量形态各异发育不良的小胆管，以及硬化性门静脉和肝动脉分支（图 3-1-2-4），无结构完整的小叶间胆管，即胆管板发育畸形的表现；③虽然门管区有宽大纤维间隔或纤维束向肝小叶内穿插，但中央静脉仍位于肝小叶中央，肝小结构基本保持完整，这不同于肝硬化假小叶。

【鉴别诊断】 主要与慢性病毒性肝炎和肝硬化鉴别，慢性病毒性肝炎和肝硬化门管区常有淋巴细胞浸润和界面炎、小叶炎、肝细胞点状坏死及肝硬化再生结节；免疫组化 HBsAg 染色阳性。但在肝穿刺组织量不足的情况下会增加诊断难度。因此，需要注意多点穿刺取材。

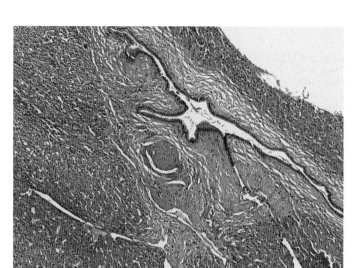

图 3-1-2-4　先天性肝纤维化

门管区周围大量纤维组织增生,纤维间隔内含有硬化性门静脉和肝动脉分支

七、肝纤毛性前肠囊肿

【概念】　肝纤毛性前肠囊肿(ciliated hepatic foregut cyst,CHFC)目前认为是由于胚胎时期前肠发育紊乱所引起的一种先天性肝脏囊性病变。

【发病机制】　由 Friedreich(1857 年)首次报道纤毛性肝囊肿,后 Wheeler 和 Edmondson 将其命名为 CHFC。CHFC 多发生于气管支气管和食管,发生于肝脏的 CHFC 甚为少见。从组织胚胎学上看,胚胎期残留下来的前肠组织在肝内向支气管组织分化形成 CHFC,其上皮细胞层类似支气管黏膜,并观察到了 CD10 阳性的 Clara 细胞。目前国内外文献已报道了 200 余例 CHFC,少数 CHFC 可恶变为鳞状细胞癌,提示有恶变倾向。

【临床特点】　患者男女比例为 1.1∶1,平均发病年龄 50 岁(3 个月~82 岁)。多为偶然发现,偶有上腹疼痛、梗阻性黄疸和门静脉高压,瘤体较大时血清 CA19-9 含量会升高。儿童 CHFC 与胆管有交通,致使囊肿因胆汁蓄积而体积明显增大。

【病理特点】

1. **大体特点**　CHFC 多位于肝左叶中段,位置表浅,局限于肝包膜下,可以是单个或多个,以厚壁单房性囊性肿块为主,腔内含有黏蛋白,瘤体直径多为 1~4cm,平均 3.6cm,偶可超过 10cm。国内曾报道一例 8 岁儿童患有直径 30cm 的 CHFC。

2. **镜下特点**　CHFC 囊壁组织可分为四层,由上到下依次为:①假复层纤毛柱状上皮层,细胞顶部有纤细的纤毛,排列均匀,夹杂有少量杯状黏液细胞;②固有层,为疏松结缔组织层;③平滑肌层;④纤维组织外层。

【鉴别诊断】

1. **单纯性肝囊肿**　囊壁衬覆单层扁平或小立方上皮,无假复层纤毛柱状上皮。

2. **胆管囊腺瘤**　囊壁衬覆单层立方上皮,下方可见卵巢样间质。

3. **肝包虫囊肿**　由棘球绦虫形成特征性的内囊结构,即外层角皮层和内层生发层。

八、肝表皮样囊肿

肝表皮样囊肿(epidermoid cyst)多指先天性囊肿,其发生可能来自胚胎早期残留的前肠胚基,即神经管闭合时残留了皮肤表皮细胞成分,在生长形成肿瘤的同时,上皮组织不断更新脱落角化细胞,使得囊肿内容物逐渐增多。

其组织学特征是囊肿壁内层衬覆角化鳞状上皮,有恶变为鳞状上皮癌的可能,下层为纤维结缔组织。

少数情况下也可因外伤或手术将表皮组织带入深部组织引起获得性表皮样囊肿。

本病在诊断时应注意与肝脏前肠囊肿、囊腺瘤和囊腺癌等囊性肿瘤鉴别。

九、肝子宫内膜囊肿

肝子宫内膜囊肿(endometrial cyst)的发生可能源自于覆盖肝脏表面的腹膜发生体腔化生,或来自于在胚胎发育过程中 Müllerian 细胞的脱落而异位种植,或为盆腔子宫内膜异位症术后种植,也可能是子宫内膜细胞通过淋巴路转移至肝实质所致。至今国内外文献报道肝子宫内膜囊肿 20 余例,多见于平均年龄 39 岁(21~62 岁)的女性,瘤体直径 2.0~30cm,大部分患者有腹部手术史(如刮宫产术)或者其他部位的子宫内膜异位症。

上海东方肝胆外科医院病理科诊断 1 例肝子宫内膜囊肿,女性,45 岁,肿瘤直径 5cm,内充满黏稠巧克力色内容物。镜下为囊壁内层衬覆含有分泌期子宫内膜腺体及其间质的子宫内膜样组织,免疫组化染色显示上皮及间质细胞对 ER 和 PR 均呈阳性,上皮细胞呈 CK7 阳性,间质细胞呈 CD10 阳性。

本病需注意与肝黏液性囊性肿瘤、肝包虫囊肿、肝脓肿、肝血肿、胆管囊腺瘤、胆管囊腺癌、肝恶性囊性肿瘤或肝转移性肿瘤等鉴别。其中抑制素 α 免疫组化染色在肝子宫内膜囊肿的上皮及间质细胞都阴性,而在肝黏液性囊性肿瘤的间质细胞阳性;ER 和 PR 在肝子宫内膜囊肿的上皮及间质细胞都阳性,但仅在肝黏液性囊性肿瘤的间质细胞阳性。

十、肝胆管周围囊肿

肝胆管周围囊肿(hepatic peribiliary cysts,HPCs)来自肝门部或肝内较大胆管的管周腺体发生囊性扩张所致,MRI影像学检查显示以扩张小囊肿沿门静脉两侧分布为特征,与肝内胆管腔无交通。

HPCs可见于约50%的肝硬化患者,尸检病例中约20%可见有HPCs。肝门部胆管及肝内大胆管的胆管壁外的纤维结缔组织内存在较多胆管周围腺体,在肝硬化、门静脉高压、肝内胆管结石、门静脉血栓、肝门部肿瘤和多囊肝等情况下,因胆管缺血和炎症,导致管周腺体阻塞形成潴留性囊肿,体积大的囊肿甚至挤压肝内大胆管、肝管或胆总管,造成管腔狭窄,可引起梗阻性黄疸,类似胆管癌,甚至可导致继发性黏液性囊腺瘤和癌变。

HPCs以多发性大小不一的潴留性囊肿(直径0.1~4cm)沿肝门或围绕肝内大胆管两侧呈串珠样排列为特征,囊肿内壁光滑,管腔内含有黏液,囊肿不与胆管系统交通。显微镜下显示,HPCs囊腔呈囊状扩张,管壁衬覆单层柱状、立方或扁平黏液分泌上皮,下层为疏松纤维结缔组织,其内可见成簇分布的管周腺体,管周腺体上皮和管周囊肿上皮之间有移行。

出现上皮内瘤变的HPCs呈MUC5AC和MUC6阳性表达,有可能是胆管癌的癌前病变。

HPCs需注意与胆管错构瘤和Caroli病鉴别。

十一、副肝囊肿

副肝囊肿(cyst of the accessory liver)是副肝发生的囊性病变。副肝是与固有肝脏完全分离的肝组织段块,存在于肝脏的邻近韧带或附着于其他脏器,例如胆囊,也有报道副肝位于胸腔或脐疝内。副肝仍具有肝小叶结构,具有合成与分泌胆汁的功能,但无完善的胆管系统,因此合成的胆汁可潴留于副肝内而形成囊肿。有报道副肝囊肿直径可达10cm,有可能发生破裂或发生癌变,手术切除预后良好。

十二、消化道重复性囊肿

消化道重复性囊肿(alimentary duplication cyst)是一种先天性消化道发育畸形,可发生于消化道的任何部位。发生于肝脏的病例至今仅有2例报道,其中1例为出生第1天的新生儿即被发现腹部巨大肿块。术中见囊肿源自肝右叶,约1/4与肝组织相连,呈单房性,直径5cm,腔内含有棕色黏性液体。显微镜下显示,囊壁衬覆肠道的绒毛状柱状上皮,黏膜腺体含有壁细胞,黏膜下为两层肌层,表明是来自胃黏膜的重复性囊肿。

十三、胆汁瘤

【概念】胆汁瘤(biloma)是指各种病因引起的胆漏,导致胆汁从受损的肝胆管腔内渗漏到肝实质内,在肝实质内形成囊状包裹性胆汁瘤,也可沿胆管系统蓄积,形成柱状胆汁瘤。

【临床特点】按病因可将胆汁瘤分为创伤性、医源性和自发性。若胆汁瘤仍与胆管相通,则囊内压力可得到平衡,此为交通型胆汁瘤;当胆汁瘤与胆管之间的瘘口闭合后,囊肿内壁可发生内皮化,产生自分泌功能,因分泌液体的不断蓄积而导致囊肿体积逐渐增大,甚至可破裂入腹腔,此为闭合型胆汁瘤。高龄老年人因胆管壁薄弱,胆汁可突破胆管壁薄弱部位进入肝实质,形成自发性胆汁瘤。

【病理特点】

1. 大体特点　胆汁瘤表现为单个或多个大小不等的囊肿,直径多为2~19cm,体积较大的胆汁瘤内容量可超过1000ml,压迫胆总管时可导致梗阻性黄疸。

2. 镜下特点　囊腔内容物由大量胆汁、出血坏死组织和炎性肉芽组织混杂构成,囊壁由炎性纤维结缔组织构成(图3-1-2-5)。

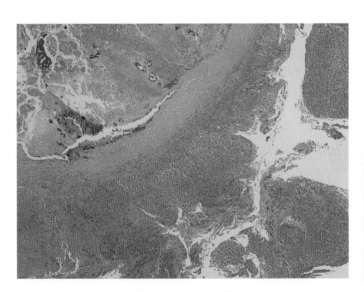

图3-1-2-5　胆汁瘤
囊腔内容物由大量胆汁、出血坏死组织和炎性肉芽组织混杂构成,囊壁由炎性纤维结缔组织构成

十四、肝间皮囊肿

肝间皮囊肿(mesothelial cyst)是肝内发生的衬覆间皮细胞的囊性肿瘤,可能由胚胎期体腔的残余剩件发展而来,极为少见,至今报道可能不足5例。

患者可无明显临床症状,血清学检查也无明显异常,往往在体检时发现。

肝间皮囊肿的直径可达 10～12cm,在大体上可表现为单房性浆液性囊肿伴纤维性厚壁;镜下显示囊壁衬覆单层扁平或立方形间皮细胞。免疫组化对 CK、D2-40 和 calretinin 染色阳性,对 CD31 阴性。

十五、囊性纤维化相关性肝脏疾病

【概念】　囊性纤维化(cystic fibrosis,CF)是一种常染色体隐性遗传疾病,是因囊性纤维化跨膜转导调节因子(cystic fibrosis transmembrane conductance regulator,CFTR)突变后,导致 CFTR 蛋白功能障碍,进而造成氯离子通道转运功能下降所致。目前已发现的 CFTR 基因突变超过 1900 种。我国于 1995 年首次报道国人 CF 患者发生 CFTR 基因第 2 外显子有 30 个碱基对的缺失。

【临床特点】　CF 为系统性病变,主要表现为外分泌腺的功能紊乱,黏液腺增生,汗液氯化钠含量增高,产生过量黏稠分泌物,大量积滞于导管和腺泡内,造成管腔囊性扩张和继发性感染、纤维化为特征,可累及全部外分泌腺,主要部位为气管和支气管腺体、胰腺、肠腺或唾液腺等,而以呼吸系统损害最为突出,偶可累及肝脏,患者汗液氯和钠离子浓度异常增高是临床具有诊断价值的指标之一。

囊性纤维化相关性肝脏疾病(cystic fibrosis-related liver disease,CFLD)是因胆管上皮缺乏功能性 CFTR 而引起以胆汁性纤维化为特征的肝病,并可逐渐发展为肝硬化伴门脉高压(PHT)。有研究显示 CFLD 相关性 PHT 可能是一种血管性疾病,或者说是非肝硬化性门脉高压症(NCPH)。CF 主要累及婴幼儿,1/3 的 CF 累及肝脏,伴肝硬化者占 15%～20%。CFLD 患者临床上常无明显症状,或有发热和咳嗽,病程进展缓慢,血清透明质酸(hyaluronic acid,HA)浓度异常升高,平均 56.1(26～355)μg/L,肝可增大至右肋缘下 15cm。Arumugam 等(1999 年)报道 1 例 3 岁男孩,以肝大至髂骨嵴为特点的 CF,临床曾疑为肝肿瘤。此外,CF 患者还可以发生肝结节性再生性增生。

【病理特点】　CFLD 的病理改变主要表现为①脂肪肝(40%～60%):呈大泡性和小泡性肝脂肪变性;②局灶性胆汁性肝硬化:门管区局部炎症和纤维化,含扩张的胆管,腔内含嗜酸性物质,早期形成分隔不全性肝硬化,晚期可发展成为肝硬化(5%～20%);③门静脉分支病变:门管区周边出现多个小血管并向肝实质内延伸,形成分流血管,门管区大量致密胶原结缔组织沉积并出现钙化,其内包裹的门静脉分支发生硬化性改变,管腔闭塞;④胆总管和肝内胆管结石(10%～30%);⑤小胆囊(30%);⑥硬化性胆管炎(1%)。

第三节　杂类瘤样病变

一、肝间叶性错构瘤

【概念】　肝间叶性错构瘤(mesenchymal hamartoma,MH)是一种间叶成分和上皮性成分混合存在的肝脏间叶性肿瘤。

【发病机制】　由 Edmondson 于 1956 年首次报道,发病机制尚不清楚,有多种推测,一般认为 MH 是一种胚胎发育异常,包括胚胎期胆管板发育异常、区域性缺血和胆道阻塞等,但有研究显示 MH 可以出现 19q13.4 染色体变异,包括染色体易位 t(11;19)(q13;q13.4),t(11;19)(q13;q13.3),t(15;19)(q15;q13.4)和染色体插入缺失 del(19)(q13.1q13,4),而未分化胚胎性肉瘤也会出现与 MH 类似的 19q13.4 染色体重排,加之 MH 与未分化胚胎性肉瘤成分可混合存在的现象,提示 MH 可能是未分化胚胎性肉瘤的前体病变。

【临床特点】　MH 约占儿童肝脏肿瘤的 5%～8%,是仅次于婴儿血管内皮瘤的第二常见儿童肝脏肿瘤,80%～85% 的 MH 患者为 2 岁以下的新生儿或婴幼儿,其余患者为 5 岁儿童,偶见成年人。上海东方肝胆外科医院病理科诊断了 5 例手术切除的肝 MH,男女之比为 2∶3,年龄为 18 月～38 岁,平均 16 岁。MH 最常见的临床表现为腹部膨胀、腹痛、上腹部肿块进行性增大、心力衰竭和呼吸困难,血清 AFP 和 β-HCG 或可升高。

【病理特点】

1. 大体特点　MH 是一种多房、囊性或囊实性肿瘤。上海东方肝胆外科医院病理科诊断的 5 例 MH 瘤体直径 5.5～14.5cm,平均 10.3cm,全部位于肝右叶,有报道 MH 直径可达 30cm。肿块单个,体积较大,囊壁光滑,囊腔内含有清亮或淡黄色胶样液体,肿瘤边界清楚。

2. 镜下特点　MH 的囊腔并无上皮细胞衬覆,囊壁主要由结节状疏松黏液性间质、梭形间叶细胞、分支状小胆管、淋巴管和肝细胞等成分混合构成(图 3-1-3-1),低倍镜下类似于乳腺的纤维腺瘤。疏松黏液样纤维间质内分布有长梭形星状间叶细胞,以椭圆形延长的细胞核和细长的纤维性胞质突起为特征,细胞无异型性;梭形细胞细长的突起相互连接可形成花边样或网格状结构(图 3-1-3-2),或可密集排列成编织状细胞束。黏液性间质内还可见薄壁小血管和淋巴管,在间叶组织和增生小胆管之间可见肝细胞索或肝细胞岛,瘤细胞对周围肝组织无侵犯。

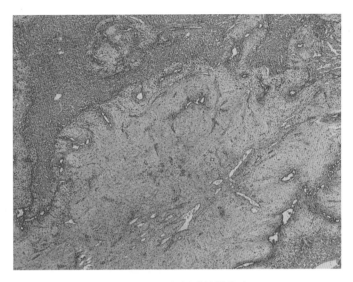

图 3-1-3-1　肝间叶性错构瘤
主要由结节状疏松黏液性间质、梭形间叶细胞、分支状小胆管、淋巴管和肝细胞等成分混合构成

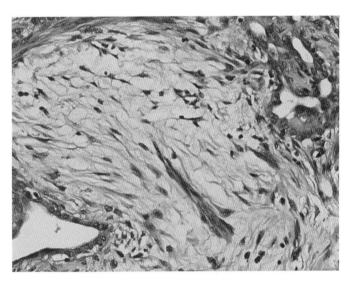

图 3-1-3-2　肝间叶性错构瘤
梭形细胞细长的突起相互连接可形成花边样或网格状结构

3. **免疫组化染色**　梭形细胞 vimentin、desmin 阳性，CD34 和 S-100 阴性。

【鉴别诊断】

1. **胆管囊腺瘤**　囊壁衬覆单层立方上皮，下方可见卵巢样间质。

2. **炎性假瘤**　以纤维组织和多量混合炎细胞成分为主，无结节状黏液性间质和梭形间叶细胞。

3. **婴儿血管内皮瘤**　以衬覆肿瘤性内皮细胞的小血管为主；免疫组化染色瘤细胞表达Ⅷ因子相关抗原、CD31 和 CD34。

4. **未分化胚胎性肉瘤**　以多形性瘤细胞和瘤巨细胞等肉瘤样细胞为主，异型性明显，常见嗜酸性小体。

5. **肝母细胞瘤**　血清 AFP 显著升高；瘤组织主要由胚胎性和胎儿型瘤细胞构成。

6. **肝细胞癌**　肝癌细胞成分为主，癌小梁之间为衬覆内皮细胞的血窦。

二、肝炎性假瘤

【概念】　肝炎性假瘤（inflammatory pseudotumor，IPT）是一种由纤维组织、肌纤维母细胞和混合性炎细胞构成的局部炎性增生性瘤样结节，非真性肿瘤。2010 年版 WHO 肝胆肿瘤分类将 IPT 定义为非肿瘤性和不转移性的肿块。

【发病机制】　由 Pack 和 Baker 于 1953 年首次报道，发病机制不明，可能的病因包括细菌或病毒感染、胆道梗阻、慢性胆管炎和原发性硬化性胆管炎等。此外，自身免疫性胰腺炎、放射或化疗、Crohn 病、糖尿病、胃肠道间质肿瘤、先天性中性粒细胞减少症、急性髓细胞性白血病和妊娠等许多疾病都可以伴发 IPT。鉴于 IPT 组织中常可见较多浆细胞浸润，因而提示 IPT 的发生可能与机体局部免疫变态反应有关。

【临床特点】　肝脏 IPT 约占肺外 IPT 的 8%，是除肺之外第二常见的好发部位，以儿童及青少年多见。在上海东方肝胆外科医院病理科报道的 1370 例肝脏瘤样病变中，IPT 占 12.5%，为第三常见瘤样病变。患者男女比例 1.8∶1，平均年龄 49（15～77）岁。临床和影像学表现可类似于恶性肿瘤，IPT 最常见的症状为腹痛、发烧和体重减轻，部分患者出现外周血白细胞计数增高、贫血或血沉快等现象，偶有 AFP 升高。B 超检查显示为边界清楚、内部回声不均的相对低回声。CT 检查显示为低密度占位。此外，部分 IPT 患者可出现血清 IgG4 水平升高，称为"IgG4 相关 IPT"，此类患者以中年或老年患者为主，组织学上以大量淋巴细胞和 IgG4 阳性浆细胞为主，以及纤维硬化和阻塞性静脉炎为特征，对糖皮质激素治疗有效。

【病理特点】

1. **大体特点**　IPT 病灶多为单结节，平均直径为 3.6（0.2～15）cm，也有瘤体直径达 25cm 的报道。切面灰白或灰黄色，质较硬，边界清楚，但无真性纤维包膜。

2. **镜下特点**　IPT 以纤维结缔组织成分为主，混杂数量不等的淋巴细胞、浆细胞、嗜酸性粒细胞、中性粒细胞以及泡沫样组织细胞，可有淋巴滤泡形成。纤维组织杂乱分布，小动脉管壁增厚并呈纤维素样变性，管腔狭窄或闭塞，组织培养有可能找到病原体。Zen 等（2007 年）将 IPT 分为两种组织学类型：

（1）纤维组织细胞型（fibrohistiocytic type）：致密的

胶原纤维束杂乱排列,肌纤维母细胞和纤维母细胞无异型性,常见黄色肉芽肿性炎、中性粒细胞及多核组织细胞(图3-1-3-3)。肝静脉血栓机化后管壁增厚,管腔狭窄,形成非炎症性静脉闭塞。

(2)淋巴浆细胞型(lymphoplasmacytic type):以大量嗜酸性粒细胞和淋巴浆细胞浸润为特征(图3-1-3-4),可见闭塞性静脉炎,炎细胞浸润和包绕胆管分支,形成胆管炎及胆管周围纤维化和间质水肿。有时可出现黄色肉芽肿性胆管炎,当有大量IgG4阳性浆细胞浸润时可能属于IgG4相关IPT。

图3-1-3-3　肝炎性假瘤
致密的胶原纤维束杂乱排列,肌纤维母细胞和纤维母细胞无异型性,常见黄色肉芽肿性炎、中性粒细胞及多核组织细胞

图3-1-3-4　肝炎性假瘤
以大量嗜酸性粒细胞和淋巴浆细胞浸润为特征

3. 免疫组化染色　IPT对vimentin阳性,对ALK、Ki67、p53以及上皮性标志物阴性。

【鉴别诊断】

1. **炎性肌纤维母细胞瘤**　肌纤维母细胞成分为主,有ALK基因重排和蛋白表达。

2. **炎症型恶性纤维组织细胞瘤**　梭形瘤细胞有明显异型性,间质也可以出现大量炎细胞,但以中性粒细胞和泡沫样组织细胞为主。

3. **淋巴瘤**　以淋巴瘤细胞成分为主,有明显异型性,肿瘤缺乏纤维组织间质,对周边肝窦呈浸润性生长。

4. **纤维肉瘤**　以梭形纤维肉瘤细胞成分为主,异型性明显,呈"人字形"排列,对周边肝组织呈浸润性生长。

5. **滤泡树突状细胞瘤**　以卵圆形、胖梭形和怪状核瘤细胞成分为主,排列呈席纹状或车辐状,肿瘤间质内可有少许炎细胞;对CD21、CD23和CD35免疫组化染色阳性。

6. **肝脓肿**　可为多发性黄色小结节状病灶,也可相互融合形成较大脓肿,以出现脓肿和形成脓液为基本特征。急性期病灶组织液化坏死,炎细胞以变性坏死的中性粒细胞为主;慢性期出现炎性肉芽组织增生和坏死组织机化,包裹脓肿形成纤维性包膜。

三、肝炎性肌纤维母细胞瘤

【概念】肝炎性肌纤维母细胞瘤(inflammatory myofibroblastic tumor,IMT)是由梭形肌纤维母细胞和纤维母细胞组成,伴浆细胞、淋巴细胞和(或)嗜酸性粒细胞等炎细胞浸润的一种间叶性肿瘤,具有独特分子变异特点和生物学恶性潜能。

【发病机制】目前认为,50%～70%的儿童或青年IMT病例发生2p23位点上ALK基因重排,涉及间变性淋巴瘤激酶(anaplastic lymphoma kinase,ALK),并导致ALK基因与ATIC、CARS、TPM3、TMP4、TPM3、TPM4、CLTC、RANBP2和SEC31L等基因融合,其中87.5%～100%的IMT过表达ALK,提示有ALK基因重排。

【临床特点】IMT以儿童或年轻人多见,发病年龄6～63岁。早期文献报道中多将肝IPT和肝IMT作为一种疾病,所诊断的肝IMT病例少有ALK免疫组化和ALK基因融合检测的证据,因此对IMT的确切临床特点还了解较少。尽管2013年版WHO软组织肿瘤分类将IPT作为IMT的同义词,但所阐述的IMT免疫组化表现、遗传学变异和转移和预后等特征均与IPT有显著的不同。而在2010年版的消化系统肿瘤分类中,明确提出易误诊为IPT的病变包括IMT。因此,考虑到IPT与IMT在临床、病理、基因变异及预后等诸多方面的差异(表3-1-3-1),如有ALK表达的IMT预后较好。为此,应在概念上避免将IPT与IMT混用,在组织学上应将IPT与IMT仔细区分。

表 3-1-3-1　IPT 与 IMT 的临床、病理、基因和预后差异比较

特征	IPT	IMT
发生机制	感染/炎症	感染/自身免疫
病变性质	瘤样病变	交界性肿瘤
好发部位	肺、肝	肠系膜/大网膜/后腹膜/骨盆/腹部软组织
平均年龄	37 岁	10 岁
男女比例	男性略多	女性略多
IgG4 相关硬化性疾病	有关	无关
2p23 染色体重排	无	有
大体特点	单结节灰白色	多结节旋涡状
镜下分型	纤维组织细胞型 淋巴浆细胞型	黏液型 梭形细胞型 纤维型
细胞异型	无	有
ALK 蛋白表达	无	87.5%~100%
ALK 基因融合	无	常有
IgG4 阳性浆细胞	常有	无
复发	罕见	25%
转移(肺/脑/肝/骨)	无	2%

【病理特点】

1. **大体特点**　IMT 通常表现为质地坚韧的灰白色实性肿块,瘤体直径 1~12cm 不等,切面可见局部出血和黏液性外观,周围肝组织无肝硬化表现,但肿瘤可侵犯肝包膜及邻近组织。

2. **镜下特点**　肿瘤呈筋膜炎样生长方式,有明显的炎性黏液间质,或可出现硬化性间质,其分布并不均一,瘤细胞散在分布于间质之中。肌纤维母细胞可有不同程度的异型性,瘤细胞圆形或多边形,类似神经节样细胞,细胞质嗜双色性、偏心性泡状核、空泡状染色质及大核仁,也可见双核及多核巨细胞,核分裂数为 1~4 个/10HPF。瘤细胞黏附性差,常松散分布(图 3-1-3-5),局部区域瘤细胞也可呈密集带状排列。肿瘤组织的炎症背景包括中性粒细胞、嗜酸性粒细胞、淋巴瘤细胞和泡沫样组织细胞,有时可见红细胞外渗。肿瘤周边无真性纤维包膜,瘤组织可推挤邻近肝组织,甚至可侵犯邻近软组织、肠组织和肾上腺等器官。

3. **免疫组化染色**　瘤细胞细胞质和(或)细胞核对 ALK 染色呈弥漫阳性,提示有 ALK 基因重排,还可对 SMA、desmin、CD10 和 CD30 阳性,但对 EMA、S-100、CD21、CD45、CD31 和 CD34 阴性。

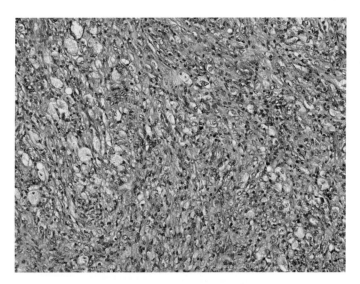

图 3-1-3-5　炎性肌纤维母细胞瘤

肌纤维母细胞可有不同程度的异型性,瘤细胞圆形或多边形,类似神经节样细胞,细胞质嗜双色性、偏心性泡状核、空泡状染色质及大核仁

4. **分子病理**　可采用逆转录聚合酶链反应(PCR)的方法检测 ALK 基因融合类型。有 TPM3/4-ALK 基因融合的 IMT 会出现 SMA 和 desmin 阳性;有 CLTC-ALK 基因融合的 IMT 会出现细胞质颗粒状 ALK 染色阳性;有 RAN-BP2-ALK 基因融合的 IMT 侵袭性较强,瘤细胞出现核膜 ALK 染色阳性。

【鉴别诊断】

1. **分化差的肝细胞癌**　常有慢性肝炎和肝硬化背景,无炎性黏液间质,癌细胞弥漫密集排列;免疫组化对 Hep Par-1 及 Arginase 染色阳性,对 Desmin 及 ALK 染色阴性。

2. **上皮样平滑肌肉瘤**　瘤细胞异型性和多形性更明显,细胞密度更高,普遍缺乏广泛的黏液样背景和炎细胞浸润;免疫组化染色瘤细胞表达 calponin 和 caldesmin。

3. **炎性恶性纤维组织细胞瘤**　老年人多见。瘤细胞梭形,车辐状排列,多形性明显;瘤细胞免疫组化 CD68 染色阳性。

4. **ALK 阳性间变性大细胞淋巴瘤**　外周 T 细胞淋巴瘤,临床进展快。瘤细胞胞质丰富,细胞核多形性,具有马蹄形、肾形和花环形核伴有核旁嗜酸性区域的标志性肿瘤细胞。免疫组化染色上,瘤细胞常呈 ALK、CD30 和 EMA 同时阳性,还常表达 Granzyme B、穿孔素和 TIA-1 等细胞毒相关蛋白,不表达 B 系标志物。

四、肝假性淋巴瘤

【概念】　肝假性淋巴瘤(pseudolymphoma)是以多克隆性成熟淋巴细胞增生伴淋巴滤泡及反应性生发中心形

成为特征的一种瘤样结节状病灶,也称反应性淋巴组织增生(reactive lymphoid hyperplasia)或结节状淋巴组织增生(nodular lymphoid hyperplasia)。

【发病机制】Snover 等于 1981 年首次报道肝假性淋巴瘤,病变以多克隆性淋巴细胞增生,形成有生发中心的滤泡结构为特征。至今文献有 50 余例肝假性淋巴瘤的报道。肝假性淋巴瘤的病因和发病机制不明,可见于恶性肿瘤、原发性胆汁性肝硬化、病毒性肝炎干扰素治疗后、非酒精性脂肪性肝炎、糖尿病、自身免疫性甲状腺炎或 Sjögren 综合征(一种以外分泌腺为靶器官的自身免疫性疾病)等,提示肝假性淋巴瘤可能与局部免疫反应有关,有报道可演变为恶性淋巴瘤。

【临床特点】文献报道肝假性淋巴瘤患者的平均年龄 58.9 岁(27~85 岁,中位 60 岁),90% 为女性。上海东方肝胆外科医院病理科诊断的 6 例肝假性淋巴瘤中,男女比例 2∶1,平均年龄 40(20~50)岁。一般无特殊临床表现,常为偶然发现。影像学上,B 超为低回声,平扫 CT 为低密度,T_1 为低信号,T_2 加权图像为高信号上,当出现多发小病灶时需与肝转移性癌区别。

【病理特点】

1. **大体特点**　肝假性淋巴瘤多为灰白色单个结节(84%),瘤体平均直径 4cm(1.5~8.5cm),质较硬,结节无纤维包膜,周边有暗红色充血带围绕,与肝组织分界清楚。

2. **镜下特点**　大量成熟的淋巴细胞构成数量不一、大小不等的淋巴滤泡,有生发中心形成,含有淋巴细胞、浆细胞和着色小体巨噬细胞(图 3-1-3-6),病灶周围的肝窦不同程度扩张,构成肉眼可见的肿瘤周边充血带。淋巴细胞淋巴细胞弥漫分布,大小较一致,含少量细胞质,核圆形,无异型性,可有数量不等的免疫母淋巴细胞、浆细胞和组织细胞,组织中还可见残留的肝细胞索和增生小胆管。此外,病灶周边还可以见到厚壁小血管,常有玻璃样变性,病灶边界清楚,对周围肝组织无侵犯。

3. **免疫组化染色**　假性淋巴瘤对 T 淋巴细胞(CD3、CD4、CD8)和 B 淋巴细胞(CD20、CD79a)阳性(图 3-1-3-7),其中滤泡周边多为 CD3 阳性 T 淋巴细胞,B 细胞滤泡对 CD20 和 79a 阳性,生发中心对 CD10 阳性,但对 Bcl-2 阴性,提示为反应性和非肿瘤性的多克隆性病变。

【鉴别诊断】主要与滤泡性淋巴瘤鉴别,淋巴瘤细胞黏附性差,异型明显,核分裂象多见,沿肝窦浸润性生长;免疫组化上,滤泡性淋巴瘤淋巴滤泡 Bcl-2 表达阳性,其单克隆性质可经免疫组化、免疫球蛋白 κ 和 λ 轻链原位杂交,以及 *IgH* 和 *TCR-γ* 基因重排分析证实。

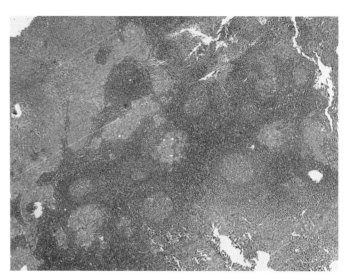

图 3-1-3-6　肝假性淋巴瘤
大量成熟的淋巴细胞构成数量不一、大小不等的淋巴滤泡,有生发中心形成,含有淋巴细胞、浆细胞和着色小体巨噬细胞

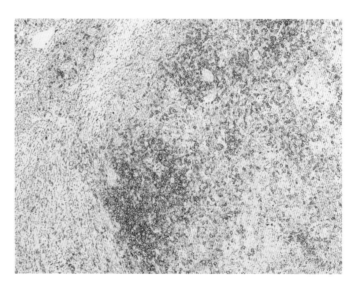

图 3-1-3-7　肝假性淋巴瘤免疫组化 CD20 染色
CD20 阳性

五、肝假性脂肪瘤

【概念】肝假性脂肪瘤(pseudolipoma)是 Glisson 包膜下出现的脂肪组织团块,并不在肝实质内。

【发病机制】肝假性脂肪瘤由 Rolleston 于 1891 年首次描述,尸检材料的肝假性脂肪瘤检出率为 0.2%,迄今文献仅报道 20 余例,病因不明,推测因外伤、腹部手术或体质不佳等原因,在肝脏局部供血差的情况下,致网膜或腹部脂肪发生退行性变,在扭转挤压入肝脏表面和膈肌之间的间隙之前被纤维组织包裹,或可能是胚胎期网膜阑尾迷失原停泊地,附着于肝 Glisson 包膜下所致。肠系膜脂肪堆积和慢性酒精中毒可能是潜在的危险因素。因病灶位于肝 Glisson 包膜下与肝实质之间,因此又称为 Glisson 包膜假性脂肪瘤。

【临床特点】　上海东方肝胆外科医院病理科 30 年期间共诊断 8 例,患者以男性老年人为主,性别比 1 : 1,平均年龄 44.2(25～76)岁。一般是在体检或腹部手术时偶然发现,或有腹部手术史。CT 图像显示,肝脏包膜下 Glinsson 囊内脂肪密度占位,中央有高密度灶,可有钙化。

【病理特点】

1. **大体特点**　肝右叶表面多见,为包裹性脂肪性肿块,卵圆形或球形,可以多发,直径 0.4～2cm,很少超过 2cm。组织切面黄色或灰白色,有弹性。

2. **镜下特点**　病变由成熟的脂肪组织组成,中央部分常伴有坏死和钙化,纤维包膜透明变性。

【鉴别诊断】　病理诊断一般并不困难,需注意排除真性肝脂肪瘤,后者位于肝实质内,无脂肪坏死和钙化。

六、肝孤立性坏死结节

【概念】　肝孤立性坏死结节(solitary necrotic nodules of the liver,SNNL)是以凝固性坏死组织为核心,外周包裹胶原纤维组织的一种瘤样结节。

【发病机制】　由 Shepherd 和 Lee 于 1983 年首次提出,病因不明,一般认为 SNNL 是一种独立的病变。鉴于 SNNL 以凝固性坏死为基本特点,病灶内未能找到明确的病原菌,推测可能是对感染,如寄生虫感染以及局部组织缺血产生的一种剧烈的局部免疫变态反应,或可能是各种肝脏局部损伤过程(外伤、寄生虫、硬化性血管瘤或退化肿瘤组织等)的“燃尽期”的表现。也有学者在 SNNL 组织周围见到“营养血管”,推测可能是小海绵状血管瘤或肝局灶性结节性增生发生纤维硬化的结果。

【临床特点】　文献报道 SNNL 患者的平均年龄为 63.87 岁(32～84 岁),男女患者分别占 34.78% 和 65.21%。上海东方肝胆外科医院病理科共诊断 250 余例肝 SNNL,男女比例为 1.77 : 1,患者以中、老年男性为主,平均年龄 46.4(5～76)岁。SNNL 缺乏无特征性的临床和病理特点,一般无慢性肝病背景,少数患者可有 HBV 感染史和肝硬化史,多在体检或因其他原因手术时偶然发现。MR 扫描显示病灶的中央和边缘均无强化。术前难以与肝脏实性肿瘤鉴别,当肝外肿瘤患者伴有 SNNL 时,常被误认为肝转移性肿瘤,因肝穿刺活检显示凝固性坏死组织仍难以明确诊断,也有经肝穿刺诊断证实的 SNNL 发生自发性消退的报道,这也与一些肝肿瘤自发性消退的报道如出一辙。

【病理特点】

1. **大体特点**　多为单个长椭圆形结节,75%～90% 位于肝右叶,87% 在近 Glisson 包膜下表浅区域,仅 13% 位于肝实质内,平均直径 2.4(0.3～5)cm,极少大于 5cm。结节切面呈淡黄色或土黄色,质均匀,无出血坏死,能见到表浅的液化小腔是其特点之一。病灶边界清楚,可有纤细的纤维包膜。

2. **镜下特点**　病灶组织由内到外大致上可分为 4 层:①中央为蓝染的坏死组织细胞碎片区,无存活细胞,也难以找到明确病原体;②外周为均匀一致、无一定形结构和嗜酸性凝固性坏死组织;③炎性肉芽组织构成包膜,可发生透明变性和胶原变性,内有数量不一的嗜酸性粒细胞等炎细胞浸润;④包膜与邻近肝组织界面处有致密的淋巴细胞浸润带,伴肝窦充血,可见厚壁血管及增生小胆管(图 3-1-3-8)。SNNL 有时可以呈多灶性融合状,边界清楚,周围肝细胞形态和肝小叶结构基本正常。

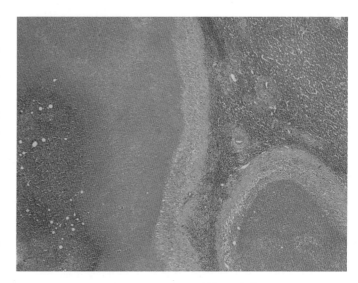

图 3-1-3-8　肝孤立性坏死结节

【鉴别诊断】　对于有恶性肿瘤史的患者,因 SNNL 含有凝固性坏死组织,常会误诊为坏死性肝肿瘤或坏死性肿瘤转移结节,应注意观察坏死组织的形态特点,如果是肿瘤性坏死则不会有 SNNL 的 4 层组织学结构,肿瘤性坏死区域形状不规则,而且常会残留坏死肿瘤组织或细胞的轮廓,当诊断有疑问时可增加取材数量;SNNL 与急性肝脓肿不同,后者表现为化脓性炎症,含有多量变性坏死中性粒细胞,而非均质性凝固性坏死。

七、肝紫癜病

【概念】　肝紫癜病(peliosis hepatis,PH)是一种血管性病变,以肝实质内形成多发性充血小囊腔为特征,可全肝弥漫分布,局限性 PH 可形成瘤样结节。

【发病机制】　Wagne 于 1861 年首次描述了 PH 的大

体特点,Schoenlank 于 1916 年首次命名为 PH,至今国内已报道 20 余例 PH,病因不明。Pan 等认为 PH 可能的发病机制是①药物性因素;②自身免疫性机制;③感染因素。Zaffani 等认为 PH 可能的发病机制是①肝静脉汇合处的肝窦流出道梗阻;②毒性物质对肝窦壁的损伤;③肝细胞坏死导致囊腔形成。一般认为,PH 的发生可能为先天性血管发育畸形,或后天各种原因造成肝脏微血管系统的损伤,血流输出受阻,导致肝实质内局部肝窦和小叶中央静脉因充血、出血而高度扩张,形成多发性充血小囊腔,后期可导致肝实质细胞坏死。

PH 可能的病因包括长期服用类固醇、避孕药、他莫昔芬、甲氨蝶呤、巯基嘌呤、硫唑嘌呤、铁螯合剂、慢性酒精中毒及砷或钍中毒等;也可见于患有某些慢性消耗性疾病,如严重的结核病、肝细胞癌等恶性肿瘤、AIDS 病患者等。此外,我们遇到过 2 例手术切除肝局灶性结节性增生的病灶周围出现大片紫癜样改变。

【临床特点】上海东方肝胆外科医院病理科诊断了 5 例手术切除 HP,患者男:女 = 2:3,平均年龄 39.2 岁(29~49 岁)。HP 可发生于任何年龄,但多为中老年人,多数患者无症状,范围较大的 PH 患者可出现肝脏肿大和门脉高压,HP 破裂可引起腹腔出血,少数情况下因大量

肝细胞损伤、严重并发症及广泛弥漫的 PH 而引起肝功能衰竭。杆菌性紫癜患者会出现发热、体重降低、厌食、腹泻、腹痛腹胀、肝脾肿大等表现。肝移植术后发生的肝脂肪性紫癜症(lipopeliosis)多为保存性损伤引起肝细胞坏死,脂肪从肝细胞中溢出进入肝窦,导致肝窦因脂肪球充盈而扩张,类似 PH 改变。

【病理特点】

1. **大体特点** 肝脏表面可见大小不一的紫蓝色或黑蓝色囊泡,切面呈蜂窝状含血囊腔。PH 可分为单结节型和多结节型。上海东方肝胆外科医院病理科诊断的 5 例 HP 均为单结节型,病灶直径数毫米至数厘米不等,大者可达 16cm;多结节型则可累及全肝,在肝实质内弥漫性(累及左右两叶)分布,陈旧性病灶可有纤维化或机化。

2. **镜下特点** 病变由大量含血腔隙或血池组成,因血窦内皮细胞受到广泛破坏,因此囊腔有或无内皮细胞衬覆(图 3-1-3-9),Kupffer 细胞增生。含血腔隙与邻近肝窦或中央静脉相交通,腔内可有血栓形成,肝窦和肝小静脉周围纤维化。杆菌性紫癜可在疏松水肿的基质内出现组织细胞样的圆形细胞,带有略紫色的颗粒状胞质,特殊染色显示颗粒为微生物,间质有炎细胞浸润。

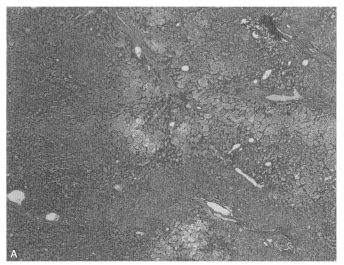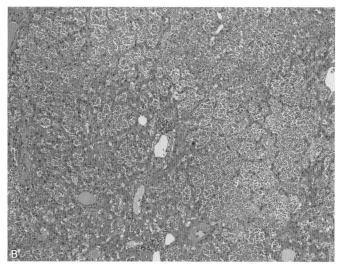

图 3-1-3-9 肝紫癜病
A. 病变由大量含血腔隙或血池组成,因血窦内皮细胞受到广泛破坏,因此囊腔有或无内皮细胞衬覆;B. 高倍

Yanoff 等曾将 PH 可分为两种组织学类型:

(1)实质型紫癜(parenchymal peliosis):显示不规则扩张和充血囊腔,囊腔无血窦内皮细胞衬覆,也无肝窦纤维化,周围肝组织部分肝细胞有坏死。

(2)静脉扩张型紫癜(phlebectatic peliosis):显示较规则的球形腔隙,衬覆内皮细胞和(或)有肝窦纤维化。

3. **免疫组化染色** 免疫组化显示 I~IV 型胶原蛋白

表达增加,提示有胶原蛋白沉积。

【鉴别诊断】注意不要将一般的肝血窦扩张充血误认为肝紫癜病。静脉-闭塞性疾病或布-加综合征(Budd-Chiari syndrome)导致的肝脏继发性充血可与肝紫癜病十分相似。这两种病变都以累及小叶中央部分为主,都可引起严重的门脉高压以外,仅从肝窦扩张的形态上有时难以区别。因此要特别注意了解临床病史。此外,还应

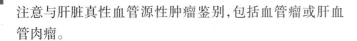

注意与肝脏真性血管源性肿瘤鉴别,包括血管瘤或肝血管肉瘤。

八、肝结节病

【概念】 肝结节病(sarcoidosis)以肝脏多发性无干酪样坏死性肉芽肿(non-caseating granulomas)为特征。肝脏是继肺(90%)和纵隔、肺门淋巴结(75%)之后的结节病第三好发部位。在所有结节病患者中,50%~79%的病例可伴有肝脏肉芽肿,但孤立性肝结节病罕见。

【发病机制】 结节病又称为结节性假瘤(sarcoid pseudotumor)或结节瘤(sarcoidoma),北欧和非洲裔美国人发病率较高,美国结节病的预测发病率为1~40/10万人。在美国南加利福尼亚大学肝病研究所统计的202例14种肝脏肉芽肿性病变中,以肝结节病最常见,占28.3%。

结节病的病因尚不清楚,组织培养、特殊染色和血清学检查均未能发现病原体,推测可能与遗传易感特性个体、特殊环境和职业因素、病原体感染因素或药物因素等有关,可引起宿主的细胞免疫功能和体液免疫功能参与的免疫反应所致。有人在病变组织内分离出分枝杆菌DNA和RNA,患者血清中有L型抗酸杆菌生长,最近又从病变组织中发现人变异的疱疹病毒8的DNA序列,这些可能与结节病的发生有关。血管紧张素转换酶(angiotensin converting enzyme,*ACE*)基因、*BTNL2*、*HLA-DR*以及*MHC-2*基因可能与结节病的易感性、表型和预后相关,还有原发性胆汁性肝硬化患者合并肝结节病的报道。

【临床特点】 肝结节病患者的年龄以20~40岁最常见,男女发病相等。临床经过隐袭,50%的结节病患者可长时间没有症状,临床表现与受累器官有关,5%~30%的患者有肝脾肿大、恶性、呕吐、腹痛和黄疸,或可出现类似于原发性胆汁性肝硬化或原发性硬化性胆管炎的肝内胆汁淤积,门管区肉芽肿可导致门脉高压。40%的患者有轻度肝功能异常,但多有GGT和ALP水平明显升高,血清ACE由上皮样肉芽肿分泌,因而可以反映全身上皮样肉芽肿的负荷状况,50%~80%的患者出现ACE水平升高,与病变活动程度有关。CT扫描先显示肝脏多发性低密度病灶,有时类似淋巴瘤。Iannuzzi等(2007年)在新英格兰杂志发表文章指出,确诊结节病需要同时满足两个条件:①与结节病一致的临床和影像学表现;②有1个或多个器官的活检显示无干酪性上皮样细胞肉芽肿,而且没有病原菌或异物的组织学证据。

【病理特点】

1. **大体特点** 肝结节病表现为在肝脏散布和弥漫性分布的多发性小结节,病灶相互融合可出现较大的结节,直径为0.1~5cm,也可同时累及肝外胆管或肝门淋巴结。

2. **镜下特点** 肝穿刺活检是诊断和检测肝结节病的重要手段。60%~85%的肝结节病出现病原菌(如细菌、分枝杆菌和真菌)阴性的无干酪样坏死性肉芽肿,常出现在门管区及其周围。典型的结节病肉芽肿构成包括:病灶中央见Langhans型多核巨噬细胞,细胞质内可含有球形或星芒状包涵体,巨噬细胞外周围绕上皮样组织细胞,外层有纤维组织包绕,夹杂少量炎细胞(淋巴细胞、浆细胞、嗜酸性粒细胞)。肉芽肿中央偶可有纤维素样坏死,但不发生干酪样坏死。肝细胞可有胆汁淤积,病变早期肝小叶结构无明显破坏,后期可出现肝纤维化或肝硬化。

3. **免疫组化染色和特殊染色** 上皮样组织细胞和多核巨细胞呈SACE、α1-AT和Lysozyme阳性,淋巴细胞呈CD4、CD45RO和CD68阳性,CD20阴性;Masson染色可显示肉芽肿被纤维组织包裹;必要时还可行抗酸染色及真菌染色(银染色法或高碘酸希夫反应)。

【鉴别诊断】 结节病的基本特点是中青年发病、多器官受累、无明确病因及无干酪样坏死性上皮样肉芽肿,后者在许多肝脏疾病,如组织胞质菌病、血吸虫病、巨细胞病毒(CMV)感染、立克次体感染(Q热)、淋巴瘤或药物性肝炎中出现。因此,结节病的诊断首先是建立在排除其他原因引起的肉芽肿性病变的基础之上,同时应注意是否存在系统性结节病。

附:《结节病诊断及治疗方案(1994年)》

目前国内结节病的病理诊断标准仍沿用中华医学会呼吸病学分会《结节病诊断及治疗方案(1994年)》中的病理诊断标准。

1. 病变主要为上皮样细胞组成的肉芽肿性结节,结节体积较小,大小形态比较一致,境界清楚。

2. 结节内无干酪样坏死,偶尔结节中央可有小灶性纤维素样坏死。

3. 结节内常有多核巨细胞(异物巨细胞、朗罕巨细胞)以及少量散在的淋巴细胞。周围有较多淋巴细胞浸润,后期为纤维组织包绕。结节多时可彼此融合,但通常仍保留原有结节轮廓。

4. 巨细胞内出现包涵物Schaumann小体,双折光结晶,星状体的机会较结核结节为多,尤可见较多Schaumann小体,在偏光显微镜下可见较多双折光结晶时,提示结节病。

5. 镀银染色可见结节内及结节周围有大量网状纤维组织增生(结核结节中央的网状纤维大多不完整)。

6. 特殊染色未见结核分枝杆菌(使用油镜多个视野检查)或真菌等病原微生物。

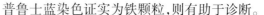
7. 结节内可偶见薄壁小血管。

结节病诊断用语：

根据病理组织学特点结合临床资料可考虑以下3种情况的诊断用语：

1. 诊断为结节病：病理所见典型，临床特征也典型。

2. 不除外结节病：为肉芽肿性病变，病理特征不典型。临床特征典型或不典型。

3. 局部性结节病样反应：组织学上基本符合结节病，但同时存在其他已确诊的疾病，如恶性肿瘤等。

九、肝结节性髓外造血

【概念】　肝结节性髓外造血（nodular extramedullary hematopoiesis，NEMH）是在疾病状态或骨髓代偿功能不足时，肝脏恢复造血功能生产血细胞并形成结节状造血灶。

【发病机制】　肝脏是胎儿发育早期阶段的造血部位之一，妊娠6个月~出生期的胎儿一直存在肝脏造血，出生后骨髓是机体唯一的正常造血器官并持续终生。在病理情况下，当骨髓在某种病变的情况下受到破坏，如骨髓纤维化，或血细胞被大量破坏，如各种原因引起的溶血性贫血等，胚胎时期曾一度造血的组织会再度出现造血灶，即为髓外造血，常见部位为肝、脾、淋巴结，其中肝脏可生产红细胞和血小板，脾脏可生产淋巴细胞和单核细胞，淋巴结则生产淋巴细胞。

【临床特点】　肝 NEMH 多见于患有慢性地中海贫血、再生障碍性贫血、遗传性球形红细胞增多症和各型白血病等疾病的患者，常有肝脾肿大，肝功能异常。外周血涂片出现有核红细胞、骨髓象检查显示增生活跃有助于诊断。CT 检查显示 NEMH 为肝实质内多发大小不等的低密度区，密度均匀，边界清楚，增强扫描显示，动脉期病灶明显强化，静脉期病灶接近等密度，延迟期呈稍低密度，均呈现均匀强化表现，病变边缘未见包膜及水肿带等征象，^{59}Fe-枸橼酸铁显像有助于诊断。至今国内外约报道不足 20 例，初诊几乎都为转移性肝癌或多发性肝脓肿。

【病理特点】

1. **大体特点**　多发大小不一病灶，体积大者可达 14.5cm×12.5cm。

2. **镜下特点**　病灶由大量成群聚集的不同成熟阶段的髓系造血细胞构成，包括红系、粒系以及巨核细胞等多种造血细胞成分。有核红细胞聚集成群，胞质丰富嗜酸性，核居中，大而圆，染色质浓染；巨核细胞有不典型多分叶核。溶血性贫血患者常有肝细胞含铁血黄素沉着，当肝细胞和组织细胞的胞质内见有大量黑色或棕色色素，

普鲁士蓝染色证实为铁颗粒，则有助于诊断。

3. **免疫组化染色和特殊染色**　造血细胞免疫组化染色呈 F-Ⅷ阳性；Diff-Quik 染色阳性。

【鉴别诊断】　主要与转移性肿瘤鉴别，勿将不典型的巨核细胞误认为癌细胞，前者在肝细胞癌组织中几乎不存在。

十、肝包虫病

【概念】　肝包虫病（hydatidosis）又称棘球蚴病，系由棘球绦虫（包虫）的幼虫棘球蚴寄生于肝脏并发育成包虫囊所引起的一种肝脏寄生虫性囊性病变。

【发病机制】　引起包虫病的棘球绦虫属主要有 4 种，即细粒棘球绦虫、多房棘球绦虫、少节棘球绦虫和福氏棘球绦虫，前两种棘球绦虫在我国已有报道，其中以细粒棘球绦虫的幼虫（细粒棘球蚴）感染引起的囊型包虫病（cystic echinococcosis，CE）（又称细粒棘球蚴病）最为多见，而多房棘球绦虫的幼虫（泡球蚴）感染可引起泡型包虫病（aeveolar echinococcosis，AE），又称泡球蚴病，仅占肝包虫病的 3.3%。

CE 在我国新疆、内蒙、西藏和青海等地区多见。细粒棘球绦虫的成虫以狗和狼等犬科动物为终宿主，而人以及牛、羊、马和猪等家畜则是幼虫（棘球蚴）的中间宿主。细粒棘球绦虫由一个头节和 3 个体节（幼节、体节和孕节）组成。头节通过顶突上的 28~40 个大小相间的小钩以及 4 个吸盘固着在小肠上段肠绒毛基部隐窝内，孕节含 200~800 个六钩蚴虫卵，随宿主粪便排出。孕节有较强的活动能力，可沿草地或植物蠕动爬行，致使虫卵污染动物皮毛和周围环境，包括牧场、畜舍、蔬菜、土壤及水源等。

人作为细粒棘球绦虫的中间宿主之一，当食用了被细粒棘球绦虫的虫卵污染的食物或饮水，或通过接触皮毛上黏附有虫卵的动物等途径将虫卵带入口中，则虫卵可在十二指肠内脱壳释放出蚴虫，即六钩蚴，后者钻过肠黏膜进入肠系膜静脉，再经门静脉系统血流进入肝脏，其中约 75% 的六钩蚴可在肝脏门管区停留下来，发育成棘球蚴（包虫囊），引起 CE，其余的蚴虫可经肺进入大循环，引起肺、脑等器官的 CE。

【临床特点】　CE 可累及各年龄人群，多有在畜牧地区或疫区生活史或有与狗、羊和牛密切接触史。上海东方肝胆外科医院病理科诊断了 58 例 CE，男女比例 1∶1，平均年龄 38.7（7~76）岁。患者的症状和体征视囊肿大小、数量以及部位而异。包虫皮内试验（Casoni 试验）、间接血液凝集试验和补体结合试验对 CE 的诊断准确率在 90% 以上。B 超检查显示包虫囊壁有双层结构。

【病理特点】

1. **大体特点**　75%的CE为单房性,多见于肝右叶,数量一般为2~3个,囊肿直径在1.5~20cm以上,平均3cm。包虫囊有3层结构,最外层为外囊,为纤维组织包膜;其下层是棘球蚴虫体自身形成的内囊,其外层为角质层,光滑如粉皮状,内层为生发层(胚层),生发层细胞可继续芽生形成生发囊,内含多量幼虫头节,生发囊脱落后形成子囊,后者再循环往复形成孙囊。生发层可产生囊液(棘球蚴液),囊液无色透明或乳白色,容量从十几毫升至上万毫升不等,内含大量生发囊、子囊、孙囊和原头蚴,一旦囊肿破裂入腹腔、胸腔或胆道,则可引起这些部位的继发性CE。

AE的囊壁结构与CE大致相似,但与CE不同的是,AE原发于肝脏,常由无数蜂窝状小囊泡聚集成群组成,在肝实质内呈弥漫性浸润性生长,因而比CE病变更严重。

2. **镜下特点**　六钩蚴为圆形囊状体,因有3对小钩而得名,内囊的囊壁由外侧的角质层和内侧的生发层构成。角质层为红染的板层状结构,由生发层细胞所产生的分泌物构成;生发层由棘球蚴本体构成(图3-1-3-10 A)。外囊为纤维组织包膜(图3-1-3-10 B),与肝组织分界清楚。

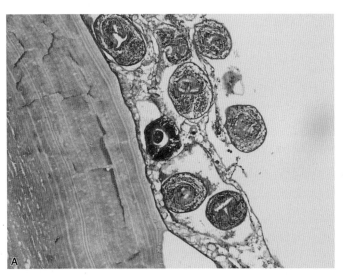
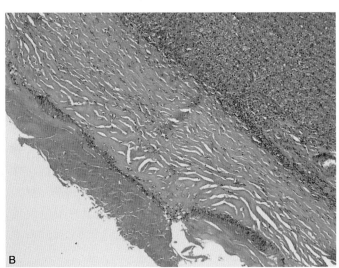

图 3-1-3-10　肝包虫病
A. 生发层棘球蚴本体;B. 外囊纤维组织包膜

【鉴别诊断】　AE的虫体较小,但成虫的外形和结构,虫卵形态和大小都与细粒棘球绦虫相似。与CE的临床和病理形态特点不同,AE几乎都发生在肝脏,不形成孤立性大囊泡,而是由大量小囊泡相互连通,形成葡萄状囊泡群构成的囊泡状肿块。镜下AE无内囊结构,囊泡群周围纤维组织增生,伴嗜酸性粒细胞、淋巴细胞、浆细胞和巨噬细胞浸润,形成泡球蚴结节。

十一、肝脓肿

【概念】　肝脓肿(abscess)是由细菌、真菌或溶组织阿米巴原虫等多种病原微生物感染引起的肝脏化脓性病变。

【临床病理特点】

1. **细菌性脓肿(acterial abscess)**　引起细菌性肝脓肿的主要病原菌是化脓性细菌,多为大肠埃希菌、链球菌、拟杆菌、葡萄球菌以及肺炎克雷伯杆菌等感染所致,感染途径主要有7条:①胆管(如化脓性胆管炎),最常见,占43%;②肝动脉(如败血症);③门静脉(如化脓性门静脉炎);④直接蔓延(如膈下脓肿);⑤创伤性感染;⑥医源性感染;⑦隐发性肝脓肿。

大体上,73%的肝脓肿为单病灶,平均直径6.8cm。在脓肿急性期表现为化脓性脓肿,病灶由变性坏死的中性粒细胞和液化坏死的肝实质细胞构成,周边为炎性充血出血带,无纤维包膜形成。转入慢性期后,病灶边缘出现较厚的纤维结缔组织包膜(图3-1-3-11),脓肿坏死组织可被逐渐机化,并发生钙化,包膜内可有明显的嗜酸性粒细胞浸润。

2. **阿米巴性肝脓肿(amebic abscess)**　阿米巴性肝脓肿是肠道阿米巴病的常见并发症,由阿米巴原虫侵入肠壁小静脉后,经由门静脉血流到达肝脏,造成肝细胞溶解坏死,形成典型的"巧克力样"脓肿。肝右叶占80%~90%,多为单个囊实性肿块,体积较大,中位直径6.9(5~29)cm,在脓肿边缘坏死组织内可以找到阿米巴滋养体,后者呈略圆形,胞膜清楚,核小而圆,胞质呈空泡状,或吞噬有红细胞。

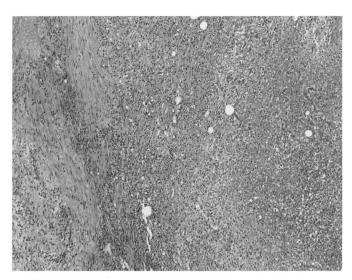

图 3-1-3-11 慢性肝脓肿
病灶边缘卫较厚的纤维结缔组织包膜,中央为炎性坏死

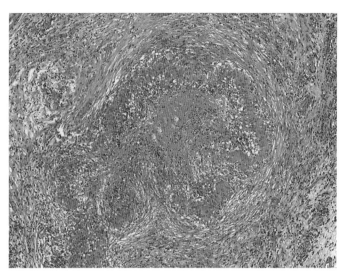

图 3-1-3-12 肝结核病
肉芽肿中央为干酪样坏死,周边可见马蹄形朗汉斯巨细胞,
外周围绕上皮样组织细胞,伴有大量淋巴细胞、嗜酸性粒细
胞等炎细胞浸润

3. 结核病(tuberculosis) 肝结核是指累及肝脏的结核分枝杆菌感染性疾病,多由肺内病灶的病原菌通过肝动脉血行播散到肝脏所致,消化道各部位的结核分枝杆菌可经门静脉进入肝脏,也可经淋巴系统或邻近器官的结核病灶侵及肝脏。因而肝结核多是全身结核病的一个组成部分,多发生于肺结核之后。50%以上的肺结核病例存在肝结核病变,血行播散性肺结核患者中70%~100%的病例继发肝结核,但也有孤立性肝结核(isolated hepatic tuberculosis)的报道。

肝结核病可以表现出多种不同的病理类型①粟粒型(小结节型):是肝结核最常见的形式,表现为散在多发小结节;②结核瘤型/结核脓肿型(大结节型):为直径1cm以上类圆形或多结节融合形肿块;③肝内胆管型(结核性胆管炎)。

组织学上典型的结核性肉芽肿特征是:肉芽肿中央为干酪样坏死,周边可见马蹄形朗汉斯巨细胞,外周围绕上皮样组织细胞,伴有大量淋巴细胞、嗜酸性粒细胞等炎细胞浸润(图3-1-3-12)。结核性肉芽肿可相互融合,外周被纤维组织包裹,形成瘤样结节(结核瘤)。少部分病例结核分枝杆菌抗酸染色或细菌培养可呈阳性。

4. 肝葡萄状菌病(botryomycosis) 肝葡萄状菌病是葡萄球菌感染引起的一种肝脏局部肉芽肿性病变,由Opie于1913年首次报道。患有糖尿病、免疫球蛋白缺乏、皮肤变态反应、AIDS或激素治疗时可加快病变的发展。Omar等(1995年)和Schlossberg等(1998年)各报道了1例原发性肝葡萄状菌病,年龄分别为50岁和68岁,出现右上腹痛、体重减轻、嗜睡、发热等症状。CT图像显示肝多发性低密度病灶,大者为5.8cm×4.6cm,临床疑为恶性病变或转移性肿瘤。

镜下见化脓性病灶中出现圆形或分叶状嗜酸性透亮结晶状细菌颗粒,周围环绕嗜酸性的基质或外膜,又称Splendore-Hoeppli现象,为本病的重要诊断依据。脓肿周围有巨噬细胞、泡沫样细胞和炎细胞。

5. 肝放线菌病(actinomycosis) 肝放线菌病是放线菌感染引起的肝脏慢性化脓性和肉芽肿性病变,占放线菌病的10%~15%,至今报道的约10余例肝放线菌病多来源于阑尾和大肠感染,经由门静脉侵入肝脏而发病,肿块型肝放线菌病易误诊为肝脓肿或肝肿瘤。有报道手术切除由放线菌感染引起的15cm×10cm×10cm肝肿块,切面有液化坏死,可挤出灰黄色黏稠脓液和硫黄颗粒;镜下以肉芽肿样改变为主,有炎性纤维组织增生和脓肿形成,伴大量淋巴细胞、浆细胞和中性粒细胞浸润;较为特征性的表现是出现不规则颗粒状菌落(硫黄颗粒),直径100~300μm,颗粒中央呈均质性,周边为放射状排列的棒状物,菌体周围有嗜酸性蛋白物质围绕,即为Splendore-Hoeppli现象。放线菌分离困难,不易培养。特殊染色呈革兰氏染色阳性,PAS染色为品红色,六胺银染色为黑色。

6. 肝隐球菌病(cryptococcosis) 新型隐球菌为一种条件致病性真菌,在免疫力低下可导致深部感染。目前已有10余例肝隐球菌感染导致肝脏多发性占位,疑似肝肿瘤而行手术切除或剖腹探查的报道。

隐球菌感染病灶以非干酪坏死性肉芽肿伴胶样改变为特征,有大量多核巨细胞,周边有纤维组织增生和慢性炎细胞浸润,局部可出现小脓肿。隐球菌孢子为单细胞,圆形或卵圆形,空泡状,大小为5~12μm,出芽菌体呈葫芦状,大量隐球菌孢子聚集和组织黏液变性构成胶样病灶。因孢子在普通 HE 切片内不着色,特殊染色有助于诊断。PAS 染色可于巨噬细胞的胞质内显示红色空泡状圆形隐球菌孢子,而 PASM 染色将隐球菌孢子染成黑色。

十二、肝软斑病

【概念】　软斑病(malacoplakia)是一种独特的炎症状态,以出现含有嗜酸性颗粒状细胞质的组织细胞,伴有特征性的含铁钙化性 Michaelis Gutmann(MG)小体为特征。肝软斑病可以是原发性病变或继发于肾脏等器官的软斑病。

【发病机制】　软斑病由 Michaelis 和 Gutmann 于 1902 年首先描述,次年 von Hansemann 提出了"软斑病"的概念。75%的软斑病发生于生殖泌尿道,发生于肝脏等部位的软斑病较为少见。软斑病病因不明,因发现在软斑病的巨噬细胞胞质内存在未被完全消化的细菌,因而推测本病是由细菌感染导致巨噬细胞溶酶体功能活性降低而引起的炎性病变,也有学者认为其基础病变可能是淋巴细胞的功能异常,可与淋巴瘤、系统性红斑狼疮、结核病、结节病、糖尿病、酒精性肝病等合并出现。

【临床特点】　肝软斑病患者男女略多,年龄 19～68 岁,平均年龄 47.3 岁,临床表现可有发热、恶心、厌食、体重下降及右上腹痛等。

【病理特点】

1. **大体特点**　病变呈多发性棕黄色小结节,中央可有凹陷,直径 0.5cm 左右。Boucher 等(1994 年)报道的 1 例肝软斑病在肝内形成直径 8cm 的肿块。

2. **镜下特点**　以出现含有嗜酸性颗粒状细胞质的组织细胞(又称 von Hansemann 组织细胞)为特征,伴有淋巴细胞浸润。组织细胞的胞质内含有含铁血黄素颗粒,并可于胞质内或胞质外见有多个致密圆形、淡嗜碱性的钙化小体,呈鹰眼或靶环样层状结构,直径 5～20μm,又称 Michaelis-Gutmann(MG)软斑小体,是特征性的诊断标志。

根据组织学特点,可以将软斑病的病理过程分为三个期。Ⅰ期:早期,以水肿性间质内出现浆细胞和组织细胞浸润为特征,无 MG 小体;Ⅱ期,典型期,以出现含有 MG 小体的组织细胞为特征,伴有少量淋巴细胞和浆细胞浸润;Ⅲ期,纤维化期,在组织细胞灶之间出现成纤维细胞和胶原纤维。

3. **免疫组化染色和特殊染色**　巨噬细胞对 CD68 和 AACT 染色阳性;MG 小体呈 PAS、von Kossa 钙染色和 Prussian 铁染色阳性。

【鉴别诊断】　软斑病是一种炎性瘤样病变,需与转移性肿瘤、脓肿和组织细胞肿瘤等鉴别。

十三、肝异位组织

胰腺、脾脏、胆囊、肾上腺等组织偶可异位到肝实质组织内(图 3-1-3-13),称为肝异位(heterotopias)组织,其发生有可能是先天性的胚胎发育迷路所致,也有患者系因外伤后上述组织发生肝脏种植。已有多例脾组织创伤后植入肝脏形成肿块的报道;也有报道胰腺异位于肝脏形成直径达 17cm 的实质性肿块,显微镜下可见正常的胰腺外分泌组织,而原位胰腺则正常;肝内异位妊娠也偶有报道。当然,肝组织也可异位到胆囊、脾脏、胰腺、肾上腺、食管、肺、小肠、胸腔、腹腔和盆腔等组织内。在病理诊断时应注意与来自原位组织肿瘤的转移相鉴别。

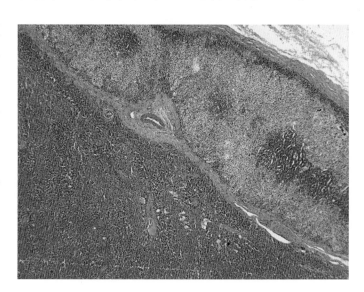

图 3-1-3-13　肝内异位肾上腺组织

十四、蠕虫蚴移行症

【概念】　蠕虫蚴移行症(larva migrans)是动物的蠕虫蚴虫在人体内移行,引起受侵组织和器官的局部损伤和全身症状。蚴虫在皮肤内游走称为皮肤蠕虫蚴移行症,可引起皮疹伴瘙痒及皮肤游走性疼痛,皮下可检出虫体;在体内游走称为内脏蠕虫蚴移行症(visceral larva migrans,VLM),可侵犯肝、胃肠、肺、眼和中枢神经系统等,并引起相应的临床症状。

【临床特点】　引起内脏 VLM 的蠕虫主要有线虫、吸虫和绦虫三大类,密切接触猫狗动物,以及食用未煮熟鱼虾或生食海鲜容易受到弓首线虫、颚口线虫和并殖吸虫等蠕虫蚴虫的感染。

肝 VLM 患者出现不规则发热、畏寒、腹痛、腹泻、外周血嗜酸性粒细胞显著增高、肝脏肿大等临床表现。影像学表现为肝脏出现边界不清的低密度结节,CT 扫描边缘增强,不易与肝原发肿瘤、转移性肿瘤、脓肿或囊性病变区别。血清犬弓首蛔虫(toxocara canis)抗体检测阳性及大便虫卵检测阳性可确诊。

【病理特点】组织学上,肝 VLM 表现为由大量嗜酸性粒细胞、多种炎细胞、巨细胞和上皮样细胞组成嗜酸性肉芽肿,病灶中央坏死,也可形成多发性嗜酸性脓肿。HE染色涂片可显示红染 Charcot-Leyden 菱形晶体结构。

十五、肝淀粉样变性

【概念】淀粉样变性(hepatic amyloidosis)是一种由可溶性血清淀粉样 A 相关蛋白以不溶性纤维丝的形式沉积于细胞外间质,造成组织和器官结构及功能损伤而引起的疾病。

【临床特点】肝淀粉样变性可以是原发性病变,不伴有其他脏器的淀粉样变性,但更多的是系统性淀粉样变性中的受累器官之一。患者年龄多在 40 岁以上,常继发于结核病等慢性感染、类风湿关节炎以及霍杰金淋巴瘤等疾病,常表现为腹胀、腹痛、黄疸、肝脏弥漫性肿大,或有肝硬化表现;血清淀粉样 A 蛋白浓度及血清 ALP 水平升高,肾脏受累时可有蛋白尿,影像学上可出现软组织影,PET/CT 可以表现为肝脏单发或多发性低密度占位,代谢活跃,类似肝脏恶性病变。

【病理特点】组织学上表现为窦周间隙、血管壁及汇管区内有红染均质淀粉样物质沉积,肝细胞受压萎缩或消失,残留少量肝板,小叶结构紊乱(图 3-1-3-14)。刚果红染色显示橘红色阳性,并在偏振光显微镜下显示苹果绿色双折光现象,以及淀粉样蛋白 A 免疫组化染色阳性是诊断淀粉样变性的重要依据。

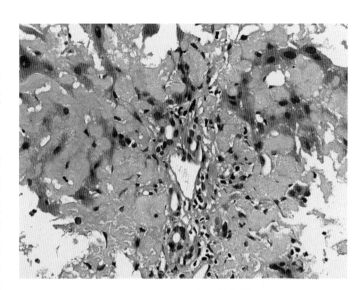

图 3-1-3-14　肝淀粉样变性
窦周间隙、血管壁及汇管区内有红染均质淀粉样物质沉积,肝细胞受压萎缩或消失,残留少量肝板,小叶结构紊乱

第二章

肝脏及肝内胆管良性肿瘤

第一节 肝细胞性肿瘤

一、肝细胞腺瘤

【概念】 肝细胞腺瘤(hepatocellular adenoma,HCA)是由正常肝组织中分化良好的肝细胞形成的肝脏良性肿瘤,少数 HCA 可恶变为肝细胞癌。

【发病机制】 一般认为,HCA 是一种激素驱动的肿瘤,Baum 等(1973 年)提出口服避孕药与 HCA 的发生相关,而 Ⅰ 型糖原累积症、青年成熟期发病型糖尿病(maturity-onset diabetes of young type 3,MODY-3)、家族性腺瘤性息肉病、血红蛋白沉积症、慢性酒精中毒、肥胖和代谢综合征等也被认为与 HCA 的发生相关。

上海东方肝胆外科医院病理科对 189 例手术切除 HCA 的研究发现,70% 的 HCA 患者为中年男性,50% 的患者超重或肥胖,女性患者占少数,且极少有长期服用避孕药物史。此外,对 36 例 HCA 进行了 *HNF1α*、*β-catenin* 和 *gp130* 等 3 个 HCA 标志性基因的测序,发现全部 HCA 都发生了 *HNF1α* 基因突变,突变率明显高于欧洲报道的 35%~40%,并且还发现了欧洲没有报道的 *HNF1α* 基因突变新热点。此外,尚未在 HCA 组织中检测到 *β-catenin* 和 *gp130* 基因的突变,免疫组化染色极少见到 β-catenin 核/胞质染色,这提示中国 HCA 在发病机制和累及人群上与欧美国家可能有所不同。因此,应进一步开展中国 HCA 分子病理学特征的研究,寻找中国 HCA 分子分型适用性分子标志物。

【临床特点】 文献报道,西方国家 HCA 患者中女性占 85%,中位年龄 38 岁(7~82 岁),相关病因有长期口服避孕药(87%)、肥胖(16%)、糖原累积症(6%)和肝血管性疾病(4%)。但中国 HCA 患者以男性居多,男女比例约 2:1,平均年龄 37.9(13~71)岁,绝大多数女性患者无长期口服避孕药史。大部分 HCA 患者并无临床症状而是在体检时发现,部分患者可出现腹部疼痛、腹胀、恶心

和腹部包块等表现,血清肝功能检查 ALP 和 γ-GT 可升高,AFP 水平正常。约 20%~25% 的患者可发生肿瘤破裂出血,当肿瘤>5cm 时,破裂出血风险增加;7% 的 HCA 可恶变为肝细胞癌。

【病理特点】

1. 大体特点 HCA 多为境界清楚的单个结节,少数病例可多发,结节数量>10 个称为肝腺瘤病(adenomatosis)。肿块直径从 0.5~26cm 不等,有少许纤维包膜或无包膜。肿块切面灰红色,质软,均匀一致,可出现淤胆、淤血和出血,与周围肝组织分界清楚,周围肝组织无明显病变。

2. 镜下特点 HCA 是由良性肝细胞增生形成的良性肿瘤。镜下肿瘤细胞与正常肝细胞相似,可有糖原和脂肪变性,但无明显异型性。瘤细胞排列呈紊乱的小梁状结构,厚度在 1~2 个肝细胞范围内,偶可见假腺样结构;肿瘤间质内散在分布薄壁扩张小静脉是 HCA 的重要特点之一,肿瘤无或有不完整包膜,周围肝组织无慢性肝炎或肝硬化;因瘤组织内毛细血管化不完全,故免疫组化 CD34 染色显示微血管呈斑片状阳性分布(图 3-2-1-1)。

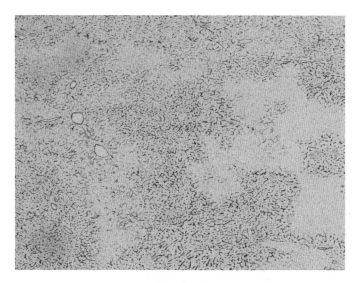

图 3-2-1-1 肝细胞腺瘤免疫组化 CD34 染色
显示微血管呈斑片状阳性分布

需要注意的是,HCA局部肝细胞可发生多灶性增生性改变,表现为该区域肝细胞体积较小,胞质淡染或透亮,覆盖1~2个肝小叶,肝窦毛细血管化,外周肝细胞脂肪变,曾称为肝腺瘤样增生(adenomatous hyperplasia)。

HCA发生恶变可以是局灶性的,因此应注意多点取材。

3. WHO(2010年分类)将HCA分为4种亚型

(1)HNF1α失活型HCA(HNF1α-inactivated HCA,H-HCA):占30%~40%,以 *HNF1α* 基因(也称 *TCF1* 基因)发生 *HNF1α(TCF1)* 双等位基因突变失活为特征。患者可伴有家族性腺瘤病、显著的脂肪变性和MODY-3型糖尿病。

H-HCA以肝细胞弥漫性中-重度脂肪变性为特征,但肿瘤间质无明显炎性细胞浸润(图3-2-1-2)。免疫组化染色显示,肝脂肪酸结合蛋白(liver fatty-acid binding protein,L-FABP)在H-HCA中下调而几乎完全阴性或低表达,而在周围肝组织正常阳性表达,因而是H-HCA的诊断性标志物;H-HCA对炎性蛋白,如C-反应蛋白(C-reactive protein,CRP)和血清淀粉酶A(serum amyloid A,SAA)阴性。谷氨酰胺合成酶(glutamine synthetase,GS)染色阴性,或呈弱阳性,或与肝局灶性结节性增生相比,呈"假地图样"弱阳性染色。

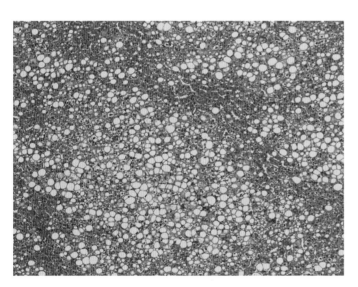

图3-2-1-2 HNF1α失活型肝细胞腺瘤(H-HCA)
肝细胞弥漫性中-重度脂肪变性

(2)β-catenin激活型HCA(β-catenin activated HCA,B-HCA):B-HCA占HCA的10%~15%,男性多见。B-HCA以 *β-catenin* 基因(*CTNNB1* 基因)突变激活导致特定的Wnt/β-catenin通路激活为特征,突变的β-连环蛋白具有较长的半衰期和抗降解能力。

组织学上可出现小细胞变、细胞密度增加、细胞轻-中度异型及假腺管结构等(图3-2-1-3)。免疫组化染色显示,β-catenin呈细胞核/细胞质阳性。鉴于GS(谷氨酰胺合成酶)是β-catenin的一个靶基因,是催化谷氨酰胺合成的关键酶,其终产物谷氨酰胺是肿瘤细胞新陈代谢的重要能源物质。当β-catenin突变激活时,通常伴随GS弥漫性强阳性染色(图3-2-1-4)。反之,GS阳性也是提示β-catenin基因突变激活的一个重要生物学指征,与周围肝组织仅在肝静脉旁的肝细胞出现灶性GS染色形成明显对照。

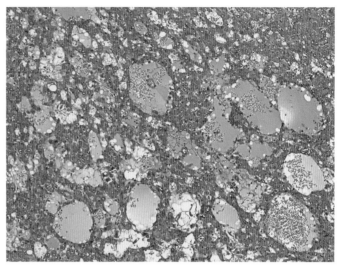

图3-2-1-3 β-catenin激活型肝细胞腺瘤(B-HCA)
细胞轻-中度异型及假腺管结构

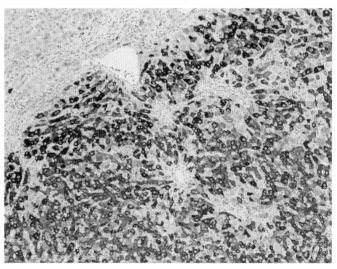

图3-2-1-4 β-catenin激活型肝细胞腺瘤(B-HCA)免疫组化GS染色

GS弥漫性强阳性染色

鉴于20%~34%的高分化肝细胞癌可有 *β-catenin* 基因突变,B-HCA更具恶变倾向。

(3)炎症型HCA(inflammatory HCA,I-HCA):占HCA的40%~50%,患者可有炎症综合征、贫血、Castleman 病、McCune-Albright 综合征。编码糖蛋白 130(glyco-protein-130,gp130) 的白细胞介素 6 信号转导基因(IL-6 signal transducer gene,*IL6ST*)、*FRK*、*JAK1*、*STAT3*、*GNAS* 中的任何一个基因发生体细胞功能获得性突变,都可导致 IL-6/JAK/STAT 通路激活,引起患者炎症综合征和肿瘤的急性期炎症反应。

镜下表现为组织中出现明显的炎细胞浸润(图 3-2-1-5 A),肝窦扩张,充血和出血,类似肝紫癜样改变(毛细血管扩张性腺瘤)(图 3-2-1-5 B),厚壁小动脉周围纤维组织围绕以及纤维间质内小胆管反应性增生(图 3-2-1-5 C)。免疫组化染色显示,细胞质过表达 SAA(图 3-2-1-5 D)和 CRP,而周围肝组织为阴性。

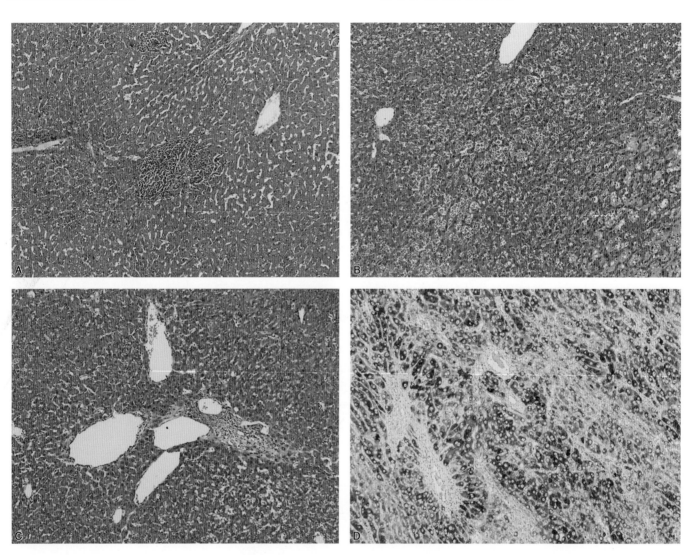

图 3-2-1-5　炎症型肝细胞腺瘤(I-HCA)
A. 炎细胞浸润灶;B. 肝窦扩张,充血和出血,类似肝紫癜样改变;C. 厚壁小动脉周围纤维组织围绕;D. 免疫组化 SAA 染色,细胞质过表达 SAA

I-HCA 恶变风险较小,约 10% 的 I-HCA 可有 *β-catenin* 基因突变。

(4) 未分类型 HCA(unclassified HCA,U-HCA):占 HCA 的 10%,尚未发现 U-HCA 特征性的基因变异、组织学特点和免疫组化特征,也没有发现明显的发病诱因和临床特征性表现。

二、肝腺瘤病

Flejou 等(1985 年)最初将肝腺瘤病(hepatic adenom-atosis)定义为在正常肝组织中出现 ≥10 个多发性大小不一的腺瘤结节。肝腺瘤病的发生可能与肝内血管异常、糖原累积病、糖尿病有关,曾有报道一个家族成员中 4 人患有肝腺瘤病,提示常染色体显性遗传。

肝腺瘤病仍以女性多见,平均年龄 32 岁(13~75 岁),瘤体直径<1cm。约 40%~62% 的肝腺瘤病可发生出血并发症,7% 演变为肝细胞癌。

组织学上,肝腺瘤病无细胞异型性(可与腺癌鉴别)、缺乏汇管区结构(可与再生结节鉴别)、无新生小胆管和纤维化(可与 FNH 鉴别)。

【鉴别诊断】

1. 肝局灶性结节性增生 肝细胞呈结节状增生,有中央瘢痕或纤维间隔,常有特征性的胆管反应。免疫组化 GS 呈特征性"地图样染色",CD34 阳性微血管呈特征性局灶性分布。以往称为"毛细血管扩张性局灶性结节性增生"现归类为 I-HCA。

2. 肝细胞癌 高分化小肝细胞癌呈细梁型排列,血窦间隙增宽,假腺管结构明显,癌小梁与癌旁肝组织移行过渡,局部可出现浸润性边界,周围肝组织常有慢性肝炎或肝硬化。中国《原发性肝癌规范化病理诊断指南(2015年版)》推荐,Glypican-3、HSP70 和 CD34 免疫组化染色在肝细胞癌阳性,而 HCA 阴性。

第二节 胆管细胞性肿瘤

肝内胆管系统的良性肿瘤和瘤样病变约占胆管上皮性肿瘤的 1.9%~2.4%,一些胆管良性肿瘤还具有癌前病变的性质,可以发生癌变,在临床和病理上常需要与恶性肿瘤和转移性肿瘤相鉴别,因此需给予足够的重视。

一、胆管腺瘤

【概念】 胆管腺瘤(bile duct adenoma,BDA)是肝内胆管的周围腺体增生形成的良性肿瘤。

【发病机制】 BDA,约占肝脏肿瘤的 1.3%,可能是对局部胆管炎症损伤的一种修复性反应。BDA 可与肝血管瘤、酒精性肝硬化、胆道梗阻、肝局灶性结节性增生、肝细胞癌以及慢性病毒性肝炎等合并出现。Bhathal 等(1996年)发现 BDA 与胆管周围腺体均表达 D10 和 1F6,表明系非肿瘤性错构瘤,因而称其为胆管周围腺体错构瘤(peribiliary gland hamartoma)。但也有人根据 BDA 有 K-ras 突变,认为是真性肿瘤。

【临床特点】 上海东方肝胆外科医院病理科诊断的 8 例 BDA 患者中,平均年龄 56 岁(37~74 岁),其中男性 6 例(75%),4 例患者在 HCC 手术中偶然发现。患者无特殊症状和体征,多数是在做其他疾病检查或腹腔手术时被偶然发现。

【病理特点】

1. 大体特点 上海东方肝胆外科医院病理科共诊断 8 例 BDA,均为单发,平均直径 0.98(0.2~3.8)cm。约 10%可为多发性,多位于肝包膜下,也可存在于肝实质深部。结节灰白色,圆形或卵圆形,质地较硬,边界清晰但无真性包膜。90%的瘤结节平均直径 0.6(0.5~1)cm,通常<2cm,偶可达 9.2cm。

2. 镜下特点 BDA 呈大小较一致的小管状、细梁索状或腺泡状,无或有狭小管腔,上皮细胞呈立方状或柱状位于基底膜上,胞质略嗜碱性,细胞核小圆形,大小一致,无核分裂,细胞分化良好,无明显异型性(图 3-2-2-1);纤维不同程度硬化,有胶原变性、透明变性或钙化则提示病变较为陈旧,伴有不同程度的淋巴细胞及中性粒细胞浸润,病灶内可残留汇管区,瘤组织周边无包膜,但边界清晰,对周边肝组织无侵犯。根据 BDA 瘤细胞的形态特点还以分为透明细胞型、印戒细胞型和嗜酸细胞型。

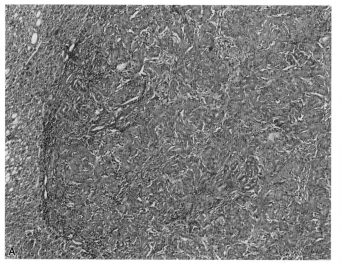
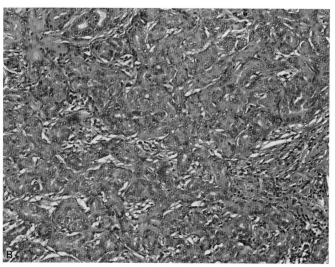

图 3-2-2-1 胆管腺瘤

A. 呈大小较一致的小管状、细梁索状或腺泡状,无或有狭小管腔,上皮细胞呈立方状或柱状位于基底膜上;B. 胞质略嗜碱性,细胞核小圆形,大小一致,无核分裂,细胞分化良好

值得注意的是,在上海东方肝胆外科医院病理科诊断的 8 例 BDA 中,4 例合并存在 HCC,1 例伴高级别上皮内瘤变,1 例癌变,癌变组织与 BDA 有移行过渡。

3. **免疫组化染色** BDA 表达前肠抗原(D10、IF6,MUC6、MUC5AC 和 TFF2),而 p53 和 Ki67 阴性。有研究显示,CD10 和 CD56 在 BDA 中表达,而在肝内胆管癌中不表达;EZH2 在 BDA 中不表达,而在肝内胆管癌组织中表达。

【鉴别诊断】肝实质内发生的 BDA 主要应与高分化肝内胆管癌和转移性腺癌相鉴别,尤其是在冰冻活检诊断时更要仔细加以区分。

1. **肝内胆管癌** 肿瘤腺管大小及形状不规则,癌细胞核大深染,异型性明显,呈有浸润性边界。

2. **转移性腺癌** 肿瘤呈多灶性及融合性生长,肿瘤腺管衬覆柱状或高柱状癌细胞,腔内常有黏液分泌,肿瘤组织内常有凝固性坏死。

二、胆管黏液性囊性肿瘤

【概念】胆管黏液性囊性肿瘤(mucinous cystic neoplasms,MCN)是发生于肝内的闭合性囊性肿瘤,与胆管树之间无交通,以囊壁组织内出现卵巢样间质为特征。MCN 也可发生于肝外胆管和胆囊。

【发病机制】MCN 以往称为胆管囊腺瘤(biliary cystadenoma,BCA),病因不明。通常被认为是一种先天性病变,如异常的肝内胆管阻塞或来自肝内的异位生殖细胞,后者可能来源于残留的胚胎前肠组织或异位的卵巢和胆囊,但也有可能是后天性对局部损伤的一个反应性过程。由于约 50% 的胆管囊性肿瘤含有内分泌细胞,因而有人推测 MCN 可能起源于胆管管周腺体。

【临床特点】85%~90% 以上的患者为中-老年女性。

上海东方肝胆外科医院病理科统计了 78 例手术切除 BCA,其中女性 55 例(70.5%),平均年龄 49.3(26~77)岁。多数 MCN 患者无症状或仅有腹部胀痛等非特异性症状,偶可因腹部肿块破裂出血、继发性感染和梗阻性黄疸等原因就诊,曾有患者因 BCA 破裂导致的腹水为首发症状就诊,也有 BCA 伴发胸腔积液的报道。

患者可有血清 CA19-9、ALP、γ-GT 和 CEA 轻度升高,当肿瘤完整切除后转为正常。B 超检查显示囊壁不规则性增厚,囊内有多条增厚的分隔,可有乳头状的突起及囊壁结节;CT 图像显示囊性肿块内有数个低密度圆形区;MRI 图像显示典型的不规则厚壁的多房性病灶。

【病理特点】

1. **大体特点** MCN 以单发性多房性囊性肿块为特征,也可以是单发性单房性囊性肿块,因与胆管无交通,导致黏液分泌物在囊腔内蓄积。囊内壁光滑,囊腔内可含清亮、棕黄色黏液性、胶冻状或血性液体,囊壁与肝组织分界清楚。上海东方肝胆外科医院病理科诊断的 78 例 MCN 中,60 例为多房性,平均直径 8.4cm,最大 1 例直径 34cm,69 例位于肝内,5 例位于肝外胆管,4 例位于肝门部胆管。

2. **镜下特点** MCN 的囊壁表面衬覆单层柱状、立方或扁平上皮细胞,胞质淡嗜酸性,核位于基底部,无异型,细胞可分泌黏液(图 3-2-2-2 A)。上皮层下方为富细胞性梭形间叶组织,称为间叶性间质,因类似于卵巢组织,又称为卵巢样间质(ovarian-type stroma)(图 3-2-2-2 B),为 MCN 的诊断特征。卵巢样间质的外层为疏松的胶原纤维组织,形成与肝组织分隔的假包膜。约 85% 的黏液型 MCN 可出现卵巢样间质,且仅见于女性,无卵巢样间质的 MCN 多见于男性及少数女性患者。

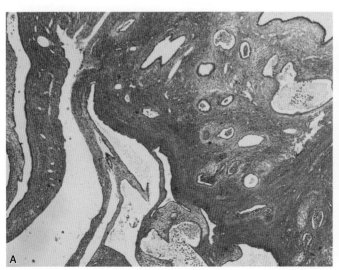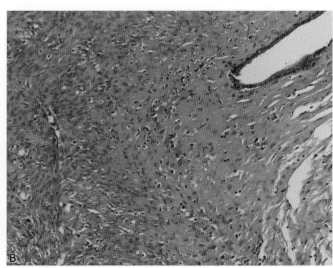

图 3-2-2-2 胆管黏液囊性肿瘤
A. 囊壁表面衬覆单层柱状、立方或扁平上皮细胞,胞质淡嗜酸性,核位于基底部,无异型,细胞可分泌黏液;B. 卵巢样间质

MCN 衬覆上皮有时可出现胃、小肠和鳞状上皮化生。有报道 MCN 的癌变率约为 20%,可根据上皮细胞出现上皮内瘤变的程度,将 MCN 分为低级别、中级别和高级别三类,高级别 MCN 在组织学相当于原位癌,可伴有非浸润性或形成浸润性胆管囊腺癌(biliary cystadenocarcinoma)。

3. **免疫组化染色** 对 CK7、CK19、CEA、EMA 等阳性,约 50% 的 MCN 可有神经内分泌分化,呈突触素(Syn)和嗜铬粒蛋白 A(CgA)染色阳性。卵巢样间质呈 vimentin、Actin、desmin 和 SMA 阳性,提示有平滑肌分化,并可表达 ER、PR 和 α-inhibin。

【鉴别诊断】

1. **囊性间叶性错构瘤** 也可出现囊性肿块,但患者多为 2 岁以下婴幼儿,组织内出现星状间叶细胞为特征,散在分布的水肿或黏液变性的间质小巢内含有增生小胆管;无单层柱状黏液分泌上皮以及卵巢样间质成分。

2. **胆管导管内乳头状肿瘤** 也可表现为多房性囊性肿瘤,但囊腔与胆管相交通,囊壁无卵巢样间质成分。

3. **胆管囊腺癌** 既可以在 MCN 过胆管囊肿基础上癌变而来,也可以是肝内胆管癌的囊性变类型。约半数的胆管囊腺癌发生于男性,而女性胆管囊腺癌则常有卵巢样间质。肿瘤以多房性囊性肿瘤为特征,囊腔与胆管相交通。

三、胆管导管内乳头状肿瘤

【概念】胆管导管内乳头状肿瘤(intraductal papillary neoplasms of the bile ducts,IPNB)以受累胆管不同程度扩张,胆管表面形成乳头状或绒毛状肿瘤突起,乳头以纤维血管为核心,表面覆盖分化良好的胆管上皮为特征。

【发病机制】1958 年 Caroli 首次报道 IPNB。目前认为,IPNB 的组织发生可能来自管周腺体,可发生于胆管的任何部位。IPNB 是一种胆管浸润前病变,胆石病及华支睾吸虫病是 IPNB 的两大危险因素,从胆管结石发展为 IPNB 需要 6~8 年,而从原位癌发展为浸润性癌约需要 1~2 年。文献报道 40%~80% 的 IPNB 可含有管状乳头状腺癌、黏液腺癌或浸润性癌的成分,表明 IPNB 的恶变风险极高。

【临床特点】上海东方肝胆外科医院病理科诊断的 29 例病例中,男性 13 例,女性 16 例,平均年龄 59.7(38~79)岁,其中 5 例合并胆管结石。常见的临床症状是反复发作的腹痛、黄疸及发热,部分患者可伴有肝内胆管结石、溃疡性结肠炎、Caroli 病、胆总管囊肿和结肠息肉病。

影像学上表现为胆管扩张及胆管腔内肿块。

【病理特点】

1. **大体特点** 肿瘤切面显示胆管腔明显扩张,管腔内充满灰白色或灰红色絮状、息肉样或菜花样肿物,可有蒂与胆管黏膜相连,对胆管壁无侵犯。受累胆管呈单房性或多房性囊性扩张,囊腔之间相互交通,各级胆管树都可累及,周围肝组织常因胆汁淤积呈绿色。上海东方肝胆外科医院病理科诊断的 29 例 IPNB 中,19 例位于肝内胆管,10 例位于肝门部或肝外胆管。

2. **镜下特点** 肿瘤以管腔内生长为主,胆管扩张,胆管上皮呈乳头状或绒毛状增生,以纤维血管轴为中心呈分枝状生长,向管腔内突起,表面衬覆立方状或柱状上皮,细胞质淡嗜酸性(图 3-2-2-3)。IPNB 易发生癌变,因此需要多处取材仔细检查。

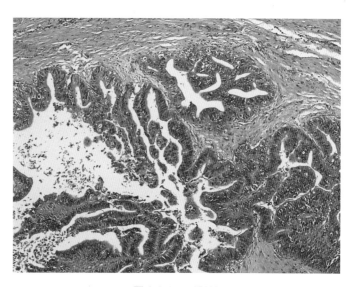

图 3-2-2-3 IPNB
胆管上皮呈乳头状或绒毛状增生,以纤维血管轴为中心呈分支状生长,向管腔内凸起,表面衬覆立方状或柱状上皮,细胞质淡嗜酸性

根据细胞、细胞核以及结构异型的程度可分为 IPNB 伴低-中级别上皮内瘤变(交界性病变)(图 3-2-2-4);IPNB 伴高级别上皮内瘤变(原位癌/非浸润性癌),以及浸润性 IPNB。浸润性 IPNB 表现为胆管壁和胆管周围组织(管壁周围结缔组织、肝组织或胰腺)有明确的癌细胞侵犯,又可以分为镜下微小浸润和大体浸润。

Nakanuma 等(2014 年)资料显示,在 154 例胆管癌中,有 126 例符合 IPNB 的诊断标准,即包括高分化乳头状腺癌、乳头状上皮交界性病变和有血管间质的乳头状腺瘤,低级别 IPNB、高级别 IPNB 和浸润性 IPNB 分别占 4.8%、34.1% 和 61.1%。上海东方肝胆外科医院病理科诊断的 29 例病例中,8 例伴低级别上皮内瘤变,14 例伴高级别上皮内瘤变,5 例伴癌变。

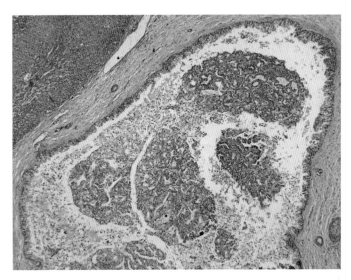

图 3-2-2-4　IPNB 伴中级别上皮内瘤变

胆管上皮细胞多层排列，局部增生呈小乳头状，核质比稍增大

根据肿瘤组织和细胞学形态特点，可将 IPNB 分成以下四个类型。

（1）胰胆管型（pancreatobiliary type）：最为常见，占 45%。细胞形态类似胰腺导管或胆管上皮，肿瘤细胞呈柱状-短柱状，胞质淡嗜酸性或嗜双色性，核圆形。该型容易发生恶变形成管状腺癌。

（2）肠型（intestinal type）：占 20%。类似肠道绒毛状肿瘤，呈分层高柱状上皮含有杯状细胞。该型较少发生恶性转化，恶变后可形成胶样（黏液性）浸润癌。

（3）胃型（gastric type）：占 25%。由柱状黏液分泌细胞组成，类似胃小凹上皮或幽门腺体，或两者合并存在，恶性行为较轻。

（4）嗜酸性瘤细胞型（oncocytic type）：占 10%。瘤细胞胞质丰富且强嗜酸性，核大而圆，该型较少发生恶变。

Rocha 的一项研究显示，在 100% 的肠型 IPNB、80% 的胰胆管型 IPNB、60% 的嗜酸性瘤细胞型 IPNB 和 25% 的胃型 IPNB 中发现浸润癌成分。

3. 免疫组化染色　几乎所有的 IPNB 均表达胆管上皮、肠胃上皮的标记物，如 CK7、CK20 和 MUC5AC 等，表明 IPNB 在发生过程中既保留了胆管上皮的免疫表型，同时也获得了胃肠道上皮的免疫表型。

（1）胰胆管型：MUC1 和 MUC5AC 阳性，极少数 MUC2 和 CDX2 阳性。

（2）肠型：CK20、CDX2、MUC2 和 MUC5AC 阳性，MUC1 阴性。

（3）嗜酸性瘤细胞型：MUC5AC 和 MUC6 阳性，局灶

性表达 MUC1 和（或）MUC2，CDX2 阴性。

（4）胃型：MUC1 和 MUC5AC 阳性，MUC2、CK20 和 CDX 2 阴性。

【鉴别诊断】

1. 胆管黏液性囊性肿瘤（MCN）　女性多见，孤立性囊性肿瘤与胆管无交通，肿瘤含有卵巢样间质；而 IPNB 以无卵巢样间质，囊性扩张的管腔与胆管有交通为特征。

2. 胆管导管内乳头状黏液性肿瘤（BT-IPMN）　与 IPNB 的主要区别是肿瘤细胞分泌大量黏液。

3. 胆管癌伴导管内乳头状生长　与 IPNB 的组织学类型和生长方式类似，被认为属于一个病变谱系。但胆管癌伴导管内乳头状生长具有明显组织学和细胞学异型性，肿瘤常可出现浸润性生长。

四、胆管导管内乳头状黏液性肿瘤

【概念】胆管导管内乳头状黏液性肿瘤（biliary tract intraductal papillary mucinous neoplasm，BT-IPMN）起源于胆管上皮，以乳头状肿瘤伴黏液分泌为特征。BT-IPMN 可以累及肝内胆管或肝外胆管，分别占 26% 和 74%。

【发病机制】BT-IPMN 被认为是一种与 IPNB 不同的独立性病变，是管状腺癌或黏液腺癌的一种癌前病变，在组织学形态上类似于胰腺的 IPMN。因大多数 BT-IIPMN 的组织学类型为胰胆管型或肠型，因此侵袭性较强。文献报道 BT-IIPMN 的恶变率可高达 64%～89%，高于胰腺 IPMN 的 23%～40%。伴浸润癌的 BT-IIPMN 术后 5 年生存率为 38%。

【临床特点】Barton 等报道了 23 例 BT-IIPMN，患者中位年龄 68 岁（31～81 岁），男性患者占 48%。BT-IIPMN 胆管腔内大量黏液分泌可间断性阻断胆汁流动，导致胆道梗阻，引起间歇性腹部不适（65%）、腹痛、体重减轻、黄疸、发热，胆管炎反复发作（占 32%）。63% 的 BT-IIPMN 患者伴有胆管结石。影像学典型的表现包括胆管囊性扩张和管腔内病变，68% 的患者可出现近端和远端胆管同时扩张，胆管磁共振胆道造影可显示肝外胆管的近端胆管扩张及充盈缺损，胆管腔内出现息肉样病变。发生癌变时血清 CA19-9 和 CEA 可升高。

【病理特点】

1. 大体特点　Sakamoto 等将 BT-IIPMN 为 3 种类型①Ⅰ型：即胆管扩张型，乳头状肿瘤生长于广泛扩张的肝内胆管腔内；②Ⅱ型：即囊肿型，胆管呈球形囊状扩张，囊腔与肝内胆管树之间有纤细的管道交通；③中间型：即Ⅰ型和Ⅱ型的混合型，表现为囊状扩张的肝内胆管与管腔明显扩张的肝内胆管之间有交通。BT-IIPMN 瘤结节的平均直径 3.5cm（0.5～12cm），伴有黏液沉积。

2. 镜下特点　BT-IIPMN 呈密集叶状乳头状突起肿瘤,乳头状肿瘤有纤细的纤维血管轴心,并有黏膜固有层结缔组织支撑,外周围绕胆管上皮细胞,可含有杯状细胞,沿胆管黏膜表面呈局灶性或弥漫性生长。组织学上可出现从腺瘤到腺癌的广泛表现,或两者混合存在。BT-IIPMN 瘤细胞可分泌大量黏液,当含有黏液腺癌成分时则更加明显。

82.6%的 BT-IIPMN 伴有浸润性腺癌,而在非浸润癌区域可见原位癌。恶性 BT-IIPMN 则被分类为导管内生长型肝内胆管癌。与 IPNB 相似,BT-IIPMN 在组织学上也可以分为同样的 4 种亚型①胰胆管型:约占 47%;②肠型:约占 42%;③嗜酸性瘤细胞型:约占 11%;④胃型:少见。

3. 免疫组化染色

(1)胰胆管型:免疫组化 MUC1 阳性,MUC2 阴性。

(2)肠型:免疫组化 MUC2 阳性,MUC1 阴性。

(3)嗜酸性瘤细胞型:免疫组化 MUC1 阳性,MUC2 阴性。

【鉴别诊断】

1. 胆管导管内乳头状肿瘤(IPNB)　瘤细胞不分泌明显黏液成分。

2. 胆管黏液性囊性肿瘤(MCN)　以女性患者为主,肿瘤与胆管无交通,以含有卵巢样间质为特征。

五、胆管腺纤维瘤

【概念】胆管腺纤维瘤(biliary adenofibroma,BAF)是一种罕见的肝脏良性肿瘤,以扩张的胆管衬覆立方上皮细胞和丰富的纤维间质为特征,具有恶性转化潜能。

【发病机制】BAF 由 Tsui 等在 1993 年首次报道,至今文献报道约 14 例。BAF 可以发生恶变,因而也被认为是外周型肝内胆管癌的癌前病变。Arnason 等(2017 年)检测到 BAF 可出现 *CCND1* 和 *ERBB2* 基因扩增,提示此类 BAF 有侵袭性进展可能。

【临床特点】患者平均年龄 56.5 岁(25~79 岁),首发症状多为右上腹隐痛,实验室检查指标一般正常,CT 可表现为多血管性肿块。上海东方肝胆外科医院病理科诊断 1 例,患者 51 岁。因上腹隐痛 5 个月,CT 检查发现肝右叶占位而入院。无肝炎等特殊病史,实验室检查正常。

【病理特点】

1. 大体特点　肿瘤可以呈灰白色分叶状囊实性,瘤体直径 5.5~25cm,切面肿瘤呈见多房性,由直径 1~5mm 的密集海绵状微小囊腔到直径>1cm 的大囊腔混合构成,肿瘤无包膜,边界清楚。上海东方肝胆外科医院病理科

诊断 1 例 BAF,瘤体直径 3cm×2.4cm×1.3cm。

2. 镜下特点　肿瘤由腺管和囊腔混合构成,衬覆单层立方或矮柱状胆管上皮,在囊腔多衬覆扁平上皮,无黏液分泌。囊腔内可形成乳头状结构,乳头以纤维血管为核心,内含淋巴细胞和泡沫样组织细胞,乳头表面覆胆管立方上皮。腺管和囊腔内可有出血和含铁血黄素沉积,肿瘤组织内常可见到残留的肝细胞岛,肿瘤纤维间质内含有散在的梭形细胞。

BAF 手术切除不完整也可以出现术后复发。然而。文献中有多个关于 BAF 发生高级别异型增生、癌变或伴浸润癌的报道,呈管状或乳头状胆管癌的生长模式,因而需要多点取材检查。

3. 免疫组化染色　BAF 除表达 CK19、CK7、CA19-9、CEA 和 MUC1 等胆管上皮标志物,还表达前肠抗原特点(D10 阳性,IF6 阴性)。

【鉴别诊断】

1. 胆管腺瘤(管周腺体错构瘤)　肿瘤由大小一致、排列密集的小胆管构成,大体标本上为实性肿瘤,不形成明显囊腔;而 BAF 由小腺管和扩张囊腔混合构成,大体标本上由密集的海绵状区域和较大囊腔区域混合构成。

2. 胆管错构瘤(von Meyenberg 复合体)　肿瘤由增生的幼稚胆管板构成,管腔内无上皮细胞乳头状增生;BAF 囊腔内常见乳头状结构。

3. 胆管黏液性囊性肿瘤(胆管囊腺瘤)　以卵巢样间质为特征,可有少量微囊腔结构,但不混杂腺管成分,囊腔内无上皮细胞乳头状增生;BAF 无黏液分泌,黏液染色阴性,缺乏卵巢样间质。

4. 肝内胆管癌　高分化肝内胆管癌腺管分化较好,但细胞存在一定异型性,出现浸润性生长方式,分布范围不局限,可有神经侵犯;BAF 分布范围局限,边界清晰,当有高级别不典型增生时需要注意是否存在癌变或伴有浸润性腺癌。

第三节　肝脏血管和淋巴管肿瘤

一、肝海绵状血管瘤

【概念】肝海绵状血管瘤(cavernous hemangioma)是因胚胎期肝内毛细血管网发育畸形导致的良性血管源性肿瘤,密集排列的毛细血管在眼观上呈海绵状结构。

【发病机制】肝海绵状血管瘤(cavernous hemangioma)发病率为 1%~7%,约占肝良性肿瘤的 74%。本瘤通常发生于儿童期,诊断于成人期,故多认为是先天性病变,也有报道服用类固醇激素、避孕药以及妇女怀孕期间

可诱发本病。

【临床特点】　在上海东方肝胆外科医院 2004—2006 年期间手术切除的一组 172 例肝脏血管瘤患者中,患者男:女比为1:2.4,平均年龄 44.5 岁。大多数肝血管瘤即使在体积较大也不出现明显症状和体征,仅在体检时发现。有症状者主要表现为腹部持续隐痛和餐后饱胀等,偶可误认为肝肿瘤。B 超检查显示血管瘤为低至中等回声光团,CT 图像显示为低密度病灶。MRI 图像显示 T$_2$ 加权呈高信号密度区,即所谓"灯泡征"改变。

【病理特点】

1. **大体特点**　在上海东方肝胆外科医院病理科诊断

的 172 例肝脏血管瘤中,94 例为单发,40 例有 2 个肿瘤,38 例有 3 个以上肿瘤。瘤体直径 4~32cm,平均 10.5cm。海绵状血管瘤表面分叶状,因富含血液而呈紫红色或暗红色,质软,有纤维包膜包裹。肿瘤切面呈海绵状或蜂窝状的含血腔隙,常可见大小不一的灰白色纤维硬化结节。

2. **镜下特点**　肿瘤由大小不一、相互交通的血管腔组成,血管腔衬覆分化良好的扁平内皮细胞,腔内充满血液(图 3-2-3-1)。当管壁因纤维化而增厚,管腔闭塞,以及血管瘤组织被大片胶原纤维结缔组织替代时,称为硬化性血管瘤(图 3-2-3-2)。当肿瘤由幼稚的毛细血管构成时,称为毛细血管型血管瘤,但在成人少见。

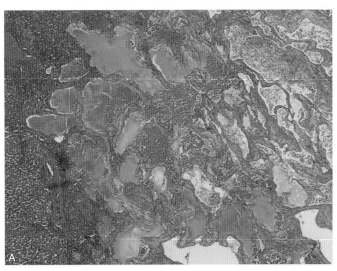
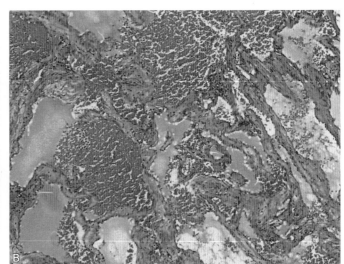

图 3-2-3-1　海绵状血管瘤

A. 肿瘤由大小不一、相互交通的血管腔组成,血管腔衬覆分化良好的扁平内皮细胞,腔内充满血液;B. 高倍,血管内皮细胞分化成熟

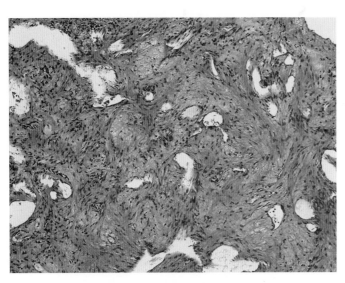

图 3-2-3-2　海绵状血管瘤,硬化型

管腔闭塞,血管瘤组织被大片胶原纤维结缔组织替代

3. **免疫组化染色**　CD31、CD34 和 F-Ⅷ阳性。

【鉴别诊断】　本病的病理诊断通常并不困难,但要避免与淋巴管瘤、血管肉瘤和肝紫癜症等血管性病变混淆。

二、肝婴儿血管内皮瘤

【概念】　肝婴儿血管内皮瘤(infantile hemangioendothelioma,IHE)也称婴儿血管瘤(infantile hepatic hemangioma,IHH),是新生儿或婴幼儿常见的肝脏良性血管性肿瘤。

【发病机制】　IHH 占婴儿肿瘤的 3%~5%,胎儿在子宫内发育时就已形成,常同时伴有皮肤、中枢神经系统和肺等部位的血管瘤,可以是 Kasabach-Merritt 综合征(以皮肤和内脏血管瘤病、血小板减少症和弥散性血管内凝血为特征)的一部分。

【临床特点】　据统计,90% 的 IHH 发生于 6 个月以下的婴儿,33% 为 1 个月的婴儿,99% 为 3 岁以下的幼儿,男:女性=1:2,少数成人也可以发生婴儿型血管内皮瘤。

患儿初诊可因腹部包块、肝脏肿大、黄疸或心力衰竭,有报道血清 AFP 可以明显升高。

国际血管异常研究学会(International Society for the Study of Vascular Anomalies,ISSVA)将 IHH 分为局灶性、多灶性和弥漫性三类。肝脏局灶性 IHH 可在婴儿 12~18 个月龄内自发消退或退化,也有报道出生 10 天的患儿发现多发性皮肤和肝脏婴儿血管瘤,经普萘洛尔(propranolol)治疗后 3 个月完全消退;多灶性 IHH 在血管造影时常表现为动-静脉分流,患者可出现高输出性心力衰竭;弥漫性 IHH 表现为多发性结节性病变,可导致肝大,并压迫下腔静脉、横膈膜及周边组织,引起腹腔间隔室综合征,不加治疗易发生多器官功能衰竭。患儿还可发生甲状腺功能减退,造成心肌收缩无力和心力衰竭,导致智力迟钝与发育迟缓。

【病理特点】

1. 大体特点 IHH 可以单发或多发。文献报道 1 例 2 岁患儿经肝穿刺活检证实 IHH 瘤体大小 16cm×10cm。上海东方肝胆外科医院病理科诊断的 6 例肝婴儿血管内皮瘤中,全部为单发肿瘤,瘤体直径 1.2~6.3cm。肿瘤切面呈棕红色,坏死区域呈黄白色,与周围肝组织分界清楚。

2. 镜下特点 Ishak 等将 IHE 分为以下两种组织学类型:

(1) Ⅰ型:约占 80%,为毛细血管型,可自发性消退。肿瘤由大小不一的薄壁毛细血管腔隙组成,在肿瘤的边缘带分布尤为明显。血管被纤维间质组织分隔,管腔衬覆不成熟的单层肥胖内皮细胞,细胞大小一致,形态温和,核无异型性,无核分裂象(图 3-2-3-3 A、B),并可见残留的肝细胞、胆管及髓外造血;肿瘤中央区血管类似海绵状血管瘤,管腔较大,管壁增厚,衬覆扁平内皮细胞,常有出血、坏死、钙化和纤维化;肿瘤周边无包膜,但分界清楚,与周边肝组织之间形成挤压性边界(图 3-2-3-3 C)。

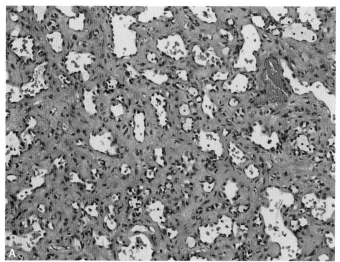
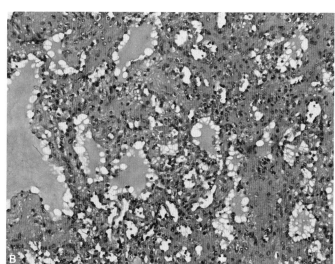
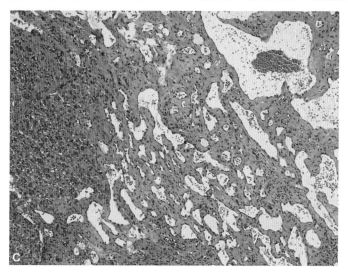

图 3-2-3-3　婴儿型血管内皮瘤

A. 血管被纤维间质组织分隔,管腔衬覆不成熟的单层肥胖内皮细胞,部分内皮细胞呈靴钉样凸起,细胞大小一致,形态温和,核无异型性,无核分裂象;B. 管腔衬覆不成熟的单层肥胖内皮细胞,细胞大小一致,形态温和;C. 肿瘤周边无包膜,但分界清楚,与周边肝组织之间形成挤压性边界

（2）Ⅱ型：约占 20%，也称血管肉瘤型，可由 I 型 IHF 恶性转化而来。血管腔不明显或呈狭小裂隙，衬覆内皮细胞多形性，呈钉突状或多层排列，常呈簇状向血管腔内突起，或可形成乳头样结构，核有异型性，核染色质深染、核分裂象多见，可出现卡波西样梭形细胞。该型侵袭性较强，可侵犯周边肝组织，甚至发生转移。

3. 免疫组化染色　血管内皮细胞呈 CD34（图 3-2-3-4 A）、CD31 和 FLI-1（图 3-2-3-4 B）阳性。此外，有报道 IHF 对婴儿血管瘤相关标志物 GLUT1 阳性，而血管畸形伴毛细血管增生为阴性。

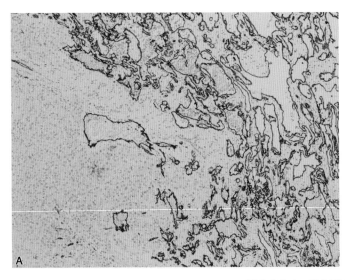
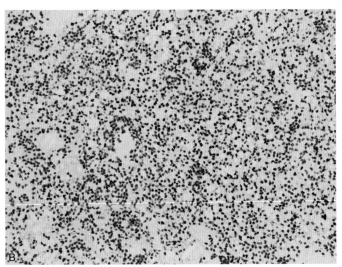

图 3-2-3-4　婴儿型血管内皮瘤免疫组化
A. 血管内皮细胞呈 CD34 阳性；B. 血管内皮细胞呈 FLI-1 阳性

【鉴别诊断】　需注意 I 型 IHF 与 Ⅱ型 IHF 的鉴别。应根据肿瘤的生长速度、血管内皮细胞的异型性、瘤细胞排列方式和对周围肝组织的侵犯程度等综合分析。

三、肝淋巴管瘤

【概念】　肝淋巴管瘤（lymphangioma）是来自肝脏淋巴管内皮的良性肿瘤。

【发病机制】　肝淋巴管瘤以肝实质内淋巴管囊性扩张，管腔内充满淋巴液为特征，其发病可能与肝内淋巴系统的先天性发育异常、创伤、炎症和纤维化、脉管内皮通透性障碍以及局部淋巴管受压和阻塞等因素有关。

【临床特点】　肝淋巴管瘤以儿童和青少年多见，也可发生于新生儿和老年人，男女之比为 1:2。上海东方肝胆外科医院病理科诊断的 7 例肝脏淋巴管瘤中，男性 5 例，女性 2 例，年龄 10~65 岁，平均 31.9 岁。肝淋巴管瘤多与颈部、腋下、脾、肺、骨、肾及胃肠道等器官的淋巴管瘤合并存在，成人孤立性肝淋巴管瘤十分罕见。临床症状和体征与累及器官的数量和部位有关，一般症状包括腹胀、肝脾肿大、胸腔积液、腹水和受累器官功能障碍等。影像学检查显示肝脏多房性囊性肿块，可穿刺出清亮或淡红色液体 MRI 检查显示淋巴管瘤的形态多不规则，边界不清，部分见血管包绕征，增强扫描轻度强化或无强化。

【病理特点】

1. 大体特点　肝淋巴管瘤为单囊性或多囊性肿瘤，囊壁较厚，囊腔内含有透亮浆液或乳糜样液体，可含少量血液，瘤体积常 >10cm。上海东方肝胆外科医院病理科诊断的 7 例肝脏淋巴管瘤中，瘤体直径 3.2~24cm，平均 11.8cm。有报道手术切除直径 30cm 肝淋巴管瘤。

2. 镜下特点　肿瘤由大小不一囊状扩张的薄壁淋巴管腔组成，衬覆单层扁平内皮细胞，细胞大小一致，核无异型性（图 3-2-3-5 A）；管腔内含有均匀淡染的淋巴液体，瘤组织部分区域可发生纤维化，稀疏分布的淋巴管腔之间被丰富的纤维组织分隔（图 3-2-3-5 B）。Asch 等（1974 年）曾将淋巴管瘤分为毛细管性淋巴管瘤、海绵状淋巴管瘤和囊性淋巴管瘤。

3. 免疫组化染色　淋巴管瘤内皮细胞通常对 LYVE-1、D2-40 和广谱内皮细胞标志物 CD31 阳性，对 CD34 和 F-Ⅷ阴性。

【鉴别诊断】

1. 胆管囊腺瘤　肿瘤囊腔衬覆立方或柱状上皮，上皮层下方有特征性的卵巢样间质，囊腔内含有黏液而非淋巴液；肿瘤无密集排列的扩张性淋巴管腔。

2. 肝海绵状血管瘤　肿瘤由相互交通的纤维性厚壁血管构成，而非淋巴管瘤的囊腔之间为单层扁平细胞构成的薄层管壁，且管腔内含有红细胞而非淋巴液。

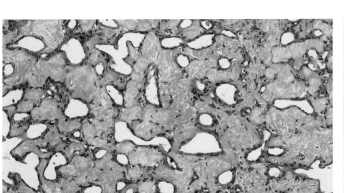

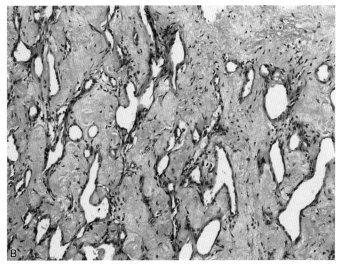

图 3-2-3-5　淋巴管瘤

A. 肿瘤由大小不一囊状扩张的薄壁淋巴管腔组成,衬覆单层扁平内皮细胞,细胞大小一致,核无异型性;B. 瘤组织部分区域可发生纤维化,稀疏分布的淋巴管腔之间被丰富的纤维组织分隔

第四节　肝脏杂类肿瘤

一、肝孤立性纤维性肿瘤

【概念】肝孤立性纤维性肿瘤(solitary fibrous tumor, SFT)是起源于肝脏间皮下组织的一种良性肿瘤。

【发病机制】SFT 以往又称为局限性纤维性间皮瘤(localized fibrous mesothelioma),好发于胸膜和纵隔,可能来源于纤维母细胞,10%~15%的 SFT 具有侵袭性。

【临床特点】文献报道 60 余例原发性肝脏 SFT,患者平均年龄 57.5 岁(16~85 岁),男∶女为1∶2。77%的患者可有以消化道为主的非特异性临床表现,肝功能基本正常。B 超检查显示为异质性肿块。CT 图像中病灶界限清楚,呈低密度影,可伴有坏死和钙化。

【病理特点】

1. 大体特点　肝脏 SFT 多为单发,肝右叶居多,也可原发于肝圆韧带。瘤体平均直径 16.6(0.5~32) cm。肿瘤表面光滑,包膜完整并与肝包膜相延续,质坚韧。肿瘤切面灰白或灰黄色,可见车轮样走行的纤维束和黏液变性区域,以及数量不等、大小不一的囊腔。

2. 镜下特点　肿瘤由短梭形或卵圆形纤维母样细胞构成,细胞密度分布不均,良性 SFT 呈低-中度细胞密度分布,呈短席纹样或无序排列,分布于丰富的胶原纤维间质内(图 3-2-4-1);细胞含嗜酸性模糊胞质,胞质内可见透明嗜酸小体;细胞核呈纺锤样,两端细长,核仁不明显,核无异型性,出现核分裂(<3/10HPF)伴核异型性增加提示

有潜在恶性。瘤细胞围绕薄壁扩张的血管分布,形成血管外皮瘤样结构,是 SFT 的组织学特点之一。

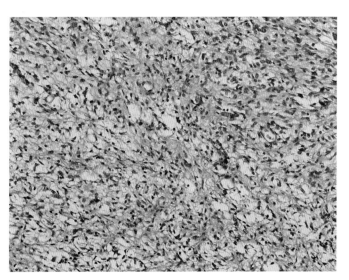

图 3-2-4-1　SFT

肿瘤由短梭形或卵圆形纤维母样细胞构成,细胞密度分布不均,呈无序排列,分布于丰富的胶原纤维间质内

肿瘤大小、细胞密度、细胞多形性,核分裂和坏死是评估良性或恶性的主要标志,出现瘤体积 5~10cm、高细胞密度、核分裂>4/10HPF 和浸润性边界等提示恶性可能,易复发和转移。

3. 免疫组化染色　瘤细胞对 CD34、Bcl-2 和 CD99 阳性,对 CD31、F-Ⅷ和红细胞转化特异性相关基因(erythroblast transformation-specific related gene, ERG)阴性。

【鉴别诊断】需注意与以下可出现梭形细胞伴纤维间质丰富的肿瘤相鉴别:

1. **肝硬化性血管瘤**　免疫组化 CD31、F-Ⅷ和 ERG 阳性。

2. **肝胃肠道间质瘤**　免疫组化 CD117 染色阳性。

3. **肝炎性肌纤维母细胞瘤**　免疫组化 ALK 染色阳性。

4. **肝平滑肌瘤**　免疫组化 SMA 染色阳性。

二、肝血管平滑肌脂肪瘤

【概念】　肝血管平滑肌脂肪瘤（hepatic angiomyolipoma，HAML）是一种含有血管、平滑肌和脂肪成分的间叶性肿瘤，可能起源于原始的间叶细胞。

【发病机制】　HAML 由 Ishak 于 1976 年首次报道，国内于 1992 年有报道。AML 可能来源于血管周上皮样细胞（perivascular epithelioid cell，PEC），属于 PEComa 家族肿瘤。PEC 细胞或上皮样肌细胞是一种不成熟的间叶细胞，具有多向分化潜能，表达黑色素细胞抗原（HMB-45）和平滑肌 SMA，可以分化为平滑肌细胞和脂肪细胞。关于 AML 的组织发生有 2 种推测，一是 AML 来自神经嵴未分化细胞，可以表达双平滑肌细胞和黑色素细胞的表型；二是这些肿瘤来自肌母细胞或平滑肌，但发生了分子变异，可以有黑色素生成并表达黑色素细胞标志物。

【临床特点】　上海东方肝胆外科医院病理科从 2001 年 1 月~2012 年 11 月，共诊断了 244 例手术切除的 HAML，男性 68 例（27.87%），女性 176 例（72.13%），平均 44.3 岁（23~79 岁）男女之比为 1:2.6。HAML 患者大多数无症状，于体检时发现。与约半数肾 AML 患者合并结节性硬化不同，HAML 病例仅约 1.15% 合并结节性硬化，影像学上以肝脏肿块含有血管和脂肪成分为特征。

【病理特点】

1. **大体特点**　肿瘤多无包膜，直径 0.8~36cm，平均直径>5cm。肿瘤组成成分比例不同，肿瘤的大体表现常有差异。以肌细胞为主时，肿瘤多呈灰白色或灰褐色；以脂肪为主时，肿瘤类似脂肪瘤，呈灰黄色；以血管为主，肿瘤切面呈灰红色或灰褐色，质地软。肿瘤多与周围肝组织界限清楚，周围肝组织多无硬化表现。

2. **镜下特点**　典型的 HAML 由厚壁不规则血管、梭形或上皮样肌细胞和成熟脂肪组织按不同比例构成，称为经典三相型 HAML（triphasic type），但也可以出现以其中某种成分为主的单纯型 AML，如脂肪性（>70%脂肪）、上皮样 AML（epithelioid AML）（<10%脂肪）、血管性、紫癜性、炎症性（在肿瘤间质内出现大量淋巴细胞、浆细胞和嗜酸性粒细胞浸润）、梁索性（瘤细胞呈实性梁索状排列，梁索之间衬覆血窦）等亚型。

上皮样肌细胞的形态最具多样性，可表现以下几种细胞形态：

（1）嗜酸细胞型：瘤细胞呈多边形，含有颗粒状嗜酸性胞质，呈片状或梁索状排列，特别需要与肝细胞癌鉴别。

（2）透明细胞型：瘤细胞胞质完全透亮，核居中，可见细胞中心性嗜酸性胞质浓聚，并向外呈放射状细丝分布，需要与透明细胞型肝癌鉴别。

（3）梭形细胞型：瘤细胞胖梭形，排列密集，细胞和及核仁明显，在周围肝组织分界处可有灶性生长，可形成无包膜不规则"浸润性边界"（图 3-2-4-2），甚至于血管内可见到少量松散排列的瘤细胞，但我们迄今观察到的这类 AML 尚未出现术后复发和转移的情况。

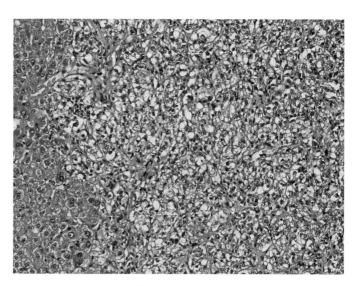

图 3-2-4-2　AML

瘤细胞胖梭形，排列密集，细胞和及核仁明显，与周围肝组织之间无包膜，形成不规则"浸润性边界"

此外，文献已有恶性 HAML 的报道，但关于良恶性 HAML 的形态学鉴别尚缺乏一致的诊断标准。综合文献报道，恶性 HAML 的基本特点包括：肿瘤直径>6cm、肿瘤坏死和细胞异型性明显、核分裂象增多、Ki67 增殖指数高、p53 染色阳性、术后复发和伴有转移（如肺和胰腺）。

3. **免疫组化染色**　上皮样梭形细胞呈 HMB45（图 3-2-4-3 A）、Melan-A 和 desmin 阳性，SMA（图 3-2-4-3 B）和 S-100 染色可灶阳，CD31 和 CD34 染色（图 3-2-4-3 C）可显示瘤组织内丰富的血管网轮廓。有报道良性 HAML 表达 c-kit，恶性 HAML 不表达 c-kit，而 p53 染色阳性。

【鉴别诊断】

1. **肝细胞癌**　当 HAML 瘤细胞呈多边形，胞质丰富嗜酸性，梁索状排列时易于肝细胞癌混淆。此时应注意 HAML 的梁索之间无规则的血窦间隔，瘤细胞形态温和，细胞大小不一,排列拥挤,梁索状结构不清晰;免疫组化染色对 HMB-45 阳性,对 Hep Par-1、CD10 和 Arginase 等

肝细胞性标志物阴性,周围肝组织无慢性肝炎或肝硬化表现。

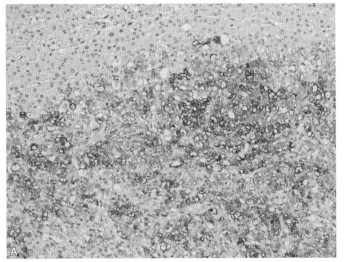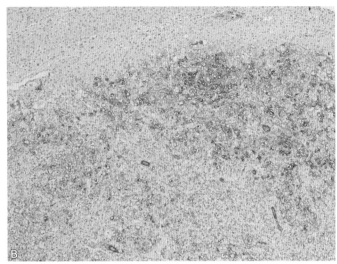

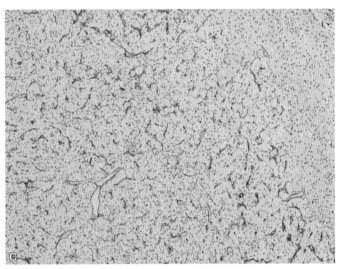

图 3-2-4-3　AML 免疫组化

A. HMB45 染色阳性;B. SMA 染色阳性;C. D34 染色,显示瘤组织内丰富的血管网轮廓

2. **肝炎性假瘤**　当 AML 背景内含有大量炎细胞浸润时,需要与肝炎性假瘤鉴别。后者缺乏上皮样肌细胞成分;免疫组化 HMB45 和 SMA 染色阴性。

3. **肝转移性透明细胞癌**　当 HAML 由透明瘤细胞构成时,需要考虑与来自肾脏的透明细胞癌鉴别。除了要详细了解临床病史,还需仔细观察透明细胞中央有无嗜酸性胞质聚集。免疫组化染色透明细胞癌对 HMB-45 染色阴性,对 Vimentin、CD10 和 CK7 染色阳性。

第三章

肝脏细胞性恶性肿瘤

第一节　肝细胞性肿瘤

一、肝细胞癌

【概念】肝细胞癌(hepatocellular carcinoma,HCC)是起源于肝细胞的恶性肿瘤。

【发病机制】HCC 的发生是一个涉及多病因、多机制、多步骤和多基因参与的复杂演进过程。与 HCC 发生相关的因素较多,主要包括:

1. 乙型肝炎病毒(HBV)感染　据统计,全球每年新发 HCC 约 81 万例,其中中国患者人数高达 46 万,中国 HCC 的发病率和死亡率均超过全球的 50% 以上。我国目前有约 9300 万 HBV 慢性感染者。上海东方肝胆外科医院病理科 30 年期间诊断的 HCC 患者中,HBV 感染率为 85.86%。HBV-DNA 约 50% 是整合到宿主肝细胞的基因编码区,其断裂点可在 *HBV* 全基因组中随机分布。有研究显示,HBV 整合到 *TERT* 基因占 47%,89% 的 HBV 整合是在 *HBx* 区域,*TP53* 基因突变与 HBV 整合密切相关。此外,HBV 感染引起的炎症微环境也导致宿主肝细胞发生一系列基因组不稳定的分子事件。

2. 丙型肝炎病毒(HCV)感染　我国目前有约 880 万 HCV 慢性感染者,HCV 感染 20~30 年后发生肝硬化和肝癌的危险性会显著增加。上海东方肝胆外科医院病理科 30 年期间诊断的 HCC 患者中,HCV 感染率为 9.76%。HCV 是一种单链 RNA 病毒,不与宿主基因组整合,但可对受感染的肝细胞造成严重的炎性和细胞毒性损伤而导致细胞恶变。有研究发现,有 HCV 感染的 HCC 组织中,*TP53* 基因突变占 28%,*TERT* 启动子突变占 59%。

3. 代谢综合征(metabolic syndrome)　许多流行病学和临床研究显示,肥胖、糖尿病、酒精性和非酒精性脂肪性肝病、自身免疫性肝炎、原发性胆汁性肝硬化等均与 HCC 的发生关系密切。

【临床特点】根据上海东方肝胆外科医院病理科对手术切除的 28 869 例 HCC 病例的临床资料统计,男:女为 6.72:1;平均年龄 50 岁,多有 HBV 或 HCV 感染史,血清 AFP 检测仍然是诊断 HCC 有价值的血清学标志物之一,但 HCC 患者中血清 AFP 阴性者超过了 50%。瘤体直径<3cm 的小肝癌多处于亚临床阶段,可无明显的临床症状和体征。根据 HCC 的临床特点,可将 HCC 分为以下几种类型:

1. 肝硬化型　以肝硬化、门静脉高压和上消化道出血为主要表现。

2. 发热型　以发热和白细胞增多,并发多种感染,类似肝脓肿为主要特点。

3. 肝炎型　以进行性肝功能衰竭为主要特点,类似暴发性肝炎。

4. 急腹症型　以肿瘤破裂出血为首发症状。

5. 胆汁郁积型　以累及胆总管造成阻塞性黄疸为主要表现。

6. 转移型　以肝外器官转移为首发症状。

【病理特点】

1. 大体特点　HCC 一般呈实性灰白色肿块,质地较软,常有出血和坏死,有胆汁淤积时可呈墨绿色;严重出血时可呈黑褐色;有严重脂肪变性时呈淡黄色,有严重组织液化坏死时可出现囊性变;硬化型 HCC 可出现纤维瘢痕。单结节直径≤3cm 为小肝癌,是肝癌生物学特性从早期较低侵袭性向晚期高度侵袭性转变的重要时期,也是肝癌早诊早治取得较好疗效的重要时机。

中国《原发性肝癌规范化病理诊断指南(2015 年版)》提出了新型"7 点"基线取材方案,即在肝癌标本的 12 点、3 点、6 点和 9 点的位置上于癌与癌旁肝组织交界处按 1:1 的比例取材,以着重观察肿瘤细胞对包膜、微血管以及邻近肝组织的侵犯情况;在肿瘤中央无出血和坏死的部位至少取材 1 块,以供分子病理学检查之用;在距肿瘤边缘≤1cm(近癌旁肝组织)和>1cm(远癌旁肝组织)范围的肝组织分别取材,以了解癌旁肝组织的病变情况。

但取材的部位和数量还应视肿瘤的大小、形状及数量等实际情况酌情增减。

2. 镜下特点

（1）组织学类型：HCC 的组织排列方式主要有以下几种类型。

1）细梁型：是高分化 HCC 常见的组织学类型。癌细胞排列成 1~3 层细胞厚度的梁索状，与正常的肝细胞板类似，有时难以区分（图 3-3-1-1）。

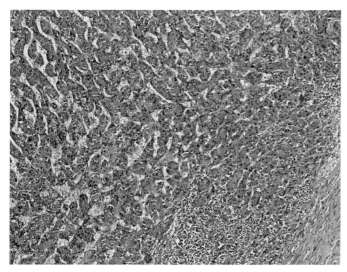

图 3-3-1-1　HCC，细梁型
癌细胞排列成 1~3 层细胞厚度的梁索状，与正常的肝细胞板类似

2）粗梁型：为中度分化 HCC 常见的组织学类型。癌细胞梁索的细胞厚度在 4 至数十层之间，癌细胞核/质比例增大，核异型明显，梁索间衬覆血窦（图 3-3-1-2）。

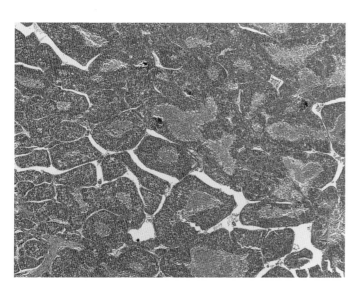

图 3-3-1-2　HCC，粗梁型
癌细胞梁索的细胞厚度在 4 到数十层之间，癌细胞核/质比例增大，核异型明显，梁索间衬覆血窦

3）假腺管型：癌细胞围绕扩张毛细胆管形成类腺管结构，腔内含有淡染嗜酸性的蛋白性渗出物，也可以含有胆栓，可类似腺癌（图 3-3-1-3）。

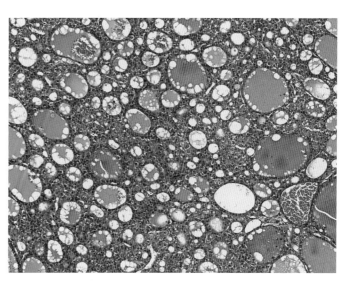

图 3-3-1-3　HCC，假腺管型
癌细胞围绕扩张毛细胆管形成类腺管结构，腔内含有淡染嗜酸性的蛋白性渗出物

4）团片型：癌细胞呈片状或实性弥漫排列，血窦因严重受压而不明显（图 3-3-1-4），提示肿瘤细胞生长活跃。

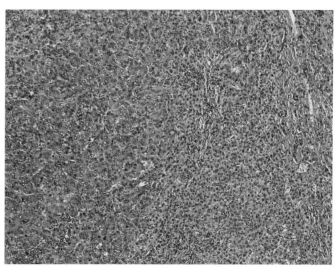

图 3-3-1-4　HCC，团片型
癌细胞呈片状或实性弥漫排列，血窦因严重受压而不明显

5）硬化型：肿瘤具有丰富的胶原纤维间质，粗大的胶原纤维结缔组织将癌组织分割包绕成大小不一的细胞巢（图 3-3-1-5），提示机体局部免疫反应较强。

（2）HCC 细胞学类型：HCC 细胞形态可有多种表现形式，甚至可与肝细胞完全不同，主要有以下几种类型。

1）肝细胞型：最为常见，与正常肝细胞相似，癌细胞呈多边形，胞质呈嗜酸性细颗粒状。

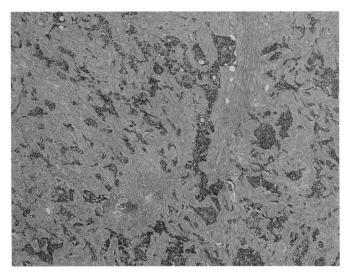

图 3-3-1-5　HCC,硬化型
肿瘤具有丰富的胶原纤维间质,粗大的胶原纤维结缔组织
将癌组织分割包绕成大小不一的细胞巢

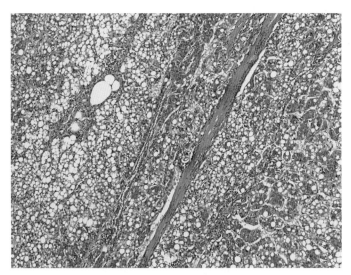

图 3-3-1-7　HCC,富脂型
癌细胞质内出现大小较为一致的圆形脂滴,占据整个细胞,
导致细胞核受压偏位

2) 透明细胞型:癌细胞因富含糖原,致使细胞呈不规则的空泡状,细胞体积增大,胞质透明(图 3-3-1-6),细胞核漂浮于细胞中央。

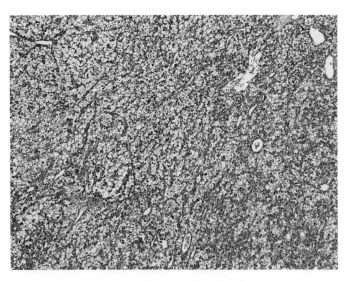

图 3-3-1-6　HCC,透明细胞型
癌细胞因富含糖原,致使细胞呈不规则的空泡状,细胞体积
增大,胞质透明

3) 富脂型:癌细胞质内出现大小较为一致的圆形脂滴,占据整个细胞,导致细胞核受压偏位(图 3-3-1-7)。

4) 梭形细胞型:癌细胞梭形,编织状排列,是分化差或肉瘤样型 HCC 的表现形式(图 3-3-1-8)。

(3) 分化分级:Edmondson-Steiner 四级分级法仍被国际普遍采用,也可以采用 WHO 提出的高分化、中分化、低分化和未分化的 4 级分类法。HCC 的分化分级与临床预后之间可能有一定的相关性,所提供的信息可对评估 HCC 的生物学特性提供参考依据。

(4) 微血管侵犯(microvascular invasion,MVI):是指

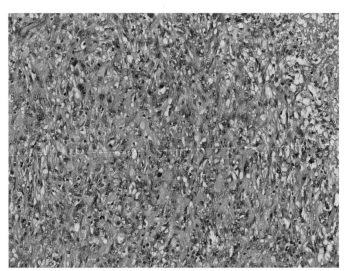

图 3-3-1-8　HCC,梭性细胞型
癌细胞梭形,编织状排列

在显微镜下于包膜内或癌旁肝组织中由内皮细胞衬覆的静脉血管腔内见到实性癌细胞巢团。中国《原发性肝癌规范化病理诊断指南(2015 年版)》提出如下 MVI 病理分级标准:M0,未发现 MVI;M1(低危组),≤5 个 MVI,且发生于近癌旁肝组织(≤1cm,包膜内/包膜旁)(图 3-3-1-9 A);M2(高危组),>5 个 MVI(图 3-3-1-9 B);或 MVI 发生于远癌旁肝组织(>1cm)。

MVI 是影响 HCC 术后复发和远期疗效的独立病理学因素,也是抗复发治疗的重要病理学依据。因此,在病理外检中应注意 MVI 的诊断与分级。

3. 免疫组化染色　诊断 HCC 常用的标志物有 GPC-3、CD34(肝细胞癌的肝窦发生毛细血管化)(图 3-3-1-10 A、B)和 HSP70,对于鉴别肝细胞与非肝细胞性肿瘤还可以采用精氨酸酶(arginase)、Hep Par-1、CD10(图 3-3-1-10

C)、pCEA 以及谷氨酰胺合成酶(glutamine synthetase,GS)（图 3-3-1-10 D）等肝细胞免疫组化标志物。此外,酌情做 HBsAg 免疫组化染色,对于辅助判断良性肝细胞性肿瘤和高分化肝细胞癌也有一定的参考作用。

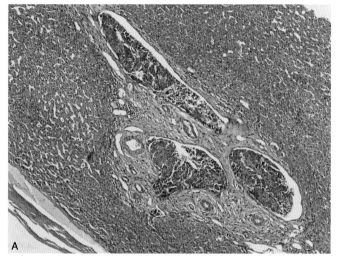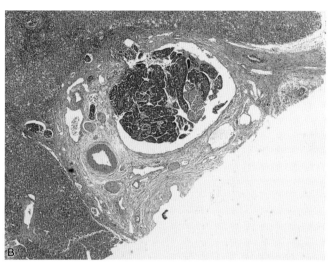

图 3-3-1-9　HCC
A. M1,可见 4 个微血管侵犯;B. M2,可见 6 个以上微血管侵犯

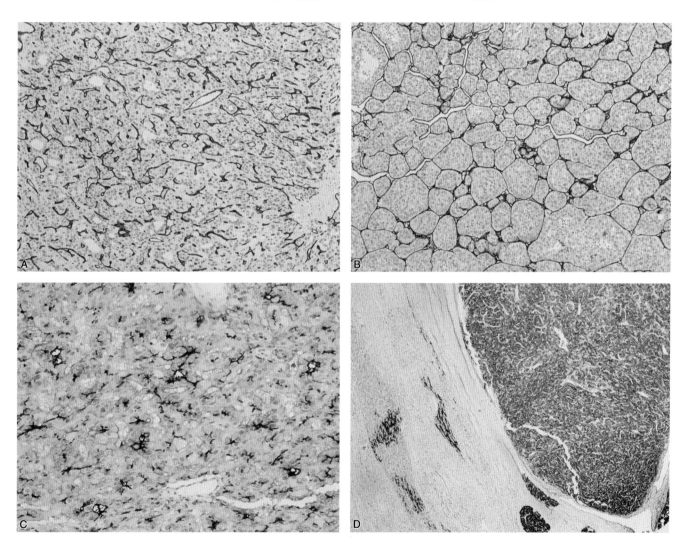

图 3-3-1-10　HCC 免疫组化 CD34 染色
A. CD34 在细梁型肝细胞癌中表达特点;B. CD34 在粗梁型肝细胞癌中表达特点;C. CD10 在肝细胞癌中呈现特征性的毛细胆管着色,呈毛毛虫样结构;D. GS 在肝细胞癌中呈弥漫胞质阳性

【鉴别诊断】

1. **肝内胆管癌**　假腺管型 HCC 和伴有间质反应的 HCC 常需要与肝内胆管癌鉴别。但肝内胆管癌的边界多呈不规则浸润性生长,对肝细胞免疫组化标志物染色阴性,如 CD10 特征性显示肝细胞膜上的毛细胆管结构,精氨酸酶(Arginase)在肝细胞特异性表达,而在胆管细胞阴性;CD34 染色无"HCC 样微血管密度"。

2. **肝细胞性良性肿瘤**　高分化 HCC 需要与肝细胞腺瘤(HCA)和肝局灶性结节性增生(FNH)等肝细胞性良性结节性病变相鉴别。一般而言,肝细胞性良性肿瘤对 GPC-3 和 HSP70 染色阴性。GS 在正常肝组织中的表达局限于终末肝静脉周围的 1~2 层肝细胞板,呈孤立性点状分布,在肝局灶性结节性增生中,不规则 GS 染色阳性肝细胞团围绕肝静脉血管分布并相互吻合,呈特征性地图样阳性,CD34 染色显示微血管围绕纤维瘢痕两侧局灶性分布。在肝细胞腺瘤组织中,CD34 染色显示微血管呈斑片状分布,无"HCC 样微血管密度"。

二、纤维板层型肝细胞癌

【概念】　纤维板层型肝细胞癌(fibrolamellar hepatocellular carcinoma,FL-HCC)以癌细胞具有嗜酸性颗粒性胞质,肿瘤间质内出现丰富的板层状纤维结缔组织为特征。

【发病机制】　FL-HCC 由 Edmondson 于 1956 首次报道。占 HCC 的 1%~5%,在中国及亚洲地区十分少见。FL-HCC 出现特征性 mTORC1 激活和 FGFR1 过表达;92%(24/26)的 FL-HCC 病例出现 *DNAJB1-PRKACA* 融合转录体,提示 FL-HCC 是一种独立性病变。

【临床特点】　FL-HCC 与经典型 HCC 有许多不同,如患者发病年龄轻,以青少年和年轻成人多见,85%的患者 <35 岁,发病年龄高峰 <25 岁;多无 HBV/HCV 感染史;仅 10%的患者血清 AFP 水平升高;血清维生素 B_{12}、不饱和 B_{12} 结合能力、转钴胺素(transcobalamin)和神经紧张素(neurotensin)升高,具有诊断相对特异性,患者总体预后好于经典型 HCC。上海东方肝胆外科医院病理科至今诊断了 5 例 FL-HCC,患者平均年龄 21.2 岁,男:女为 0.66:1,无肝炎病史,80%的患者血清 AFP 阴性或轻度升高。

【病理特点】

1. **大体特点**　2/3 的 FL-HCC 发生在肝左叶,瘤直径平均 13cm。国内曾报道 1 例手术切除 FL-HCC,瘤体直径达 40cm,重达 6000g,患者在术后 14 年仍健在。切面上,可见中央性或偏心性放射状纤维瘢痕,多有完整包膜。

2. **镜下特点**　癌组织排列成巢状或梁索状,被丰富致密的板层状纤维组织有规则的围绕。多角形癌细胞质呈强嗜酸性颗粒状,体积较大,核仁明显,鹰眼状(图 3-3-1-11),约 50%的病例可出现苍白小体。肿瘤组织边缘常有完整纤维包膜。

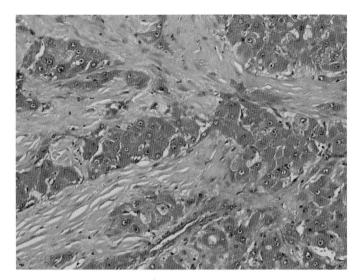

图 3-3-1-11　FL-HCC

癌组织排列成巢状或梁索状,被丰富致密的板层状纤维组织有规则的围绕。多角形癌细胞质呈强嗜酸性颗粒状,体积较大,核仁明显,鹰眼状

3. **免疫组化染色**　FL-HCC 表达肝细胞性标志物 Hep Par-1、pCEA、GPC-3、CK8、CK18、CK7、CD68。Malouf 等(2014 年)发现,FL-HCC 细胞质弥漫性特征性表达神经内分泌蛋白 PCSK1,有助于诊断。

【鉴别诊断】　主要与硬化型 HCC 鉴别。硬化型 HCC 癌细胞缺乏嗜酸性颗粒性胞质,癌细胞巢之间为杂乱分布的胶原结缔组织,而非规则排列的层状纤维结缔组织。患者以中老年为主,多有 HBV 感染和慢性肝炎和肝硬化的基础性肝病背景。

三、混合细胞型肝癌

【概念】　混合细胞型肝癌(combined hepatocellular-cholangiocarcinoma,HCC-CC)是以单结节性肿瘤中同时含有 HCC 和胆管癌(CC)两种组织学成分为特征的肝癌。

【发病机制】　HCC-CC 的组织发生仍不清楚,可能是由 HCC 或 CC 向另一种成分分化所致,或来自肝脏祖细胞的双向分化,即两种组织学成分来自同一克隆起源。但应排除碰撞癌,即两个分别发生的 HCC 和 ICC 癌结节,在生长过程中逐渐靠拢并最终相互融合,在基因表型上显示肿瘤分属两个独立的细胞克隆,不属于 HCC-CC 的范畴。

【临床特点】　HCC-CC 的临床表现、影像学特点和生物学特性介于 HCC 和 ICC 之间,但与肿瘤组织内 HCC 和 ICC 成分所占比例的多寡有关,如果 HCC 的成分比例大,则患者就更多地表现为 HCC 的特点,反之亦然。因此会出现影像学上表现为 HCC 的特点,但血清 CA19-9 升高,或影像学上表现为 ICC 的特点,但血清 AFP 升高,或血清 AFP 和 CA19-9 同时升高。

【病理特点】

1. **大体特点**　HCC-CC 与普通 HCC 的特点相似，但有时可以见到不同质地和不同色泽的区域，定位取材显示分别为 HCC 和 ICC 为主的区域。

2. **镜下特点**　HCC-CC 的基本特征是在一个肝脏结节内同时出现明确的 HCC 和 ICC 两种肿瘤成分。两种肿瘤成分既可以分区存在，也可以混杂存在，但两者之间无纤维包膜（图 3-3-1-12 A、B）。HCC 区域呈梁索状、假腺管状或致密型，癌细胞多边形，间质成分少，梁索间衬覆血窦；ICC 区域呈腺管样结构伴黏液分泌，癌细胞呈立方形，间质纤维组织丰富，常能见到 HCC-CC 成分相互移行。一般而言，HCC-CC 中的某一种肿瘤成分应占到 30% 以上。

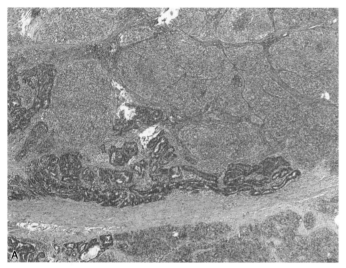

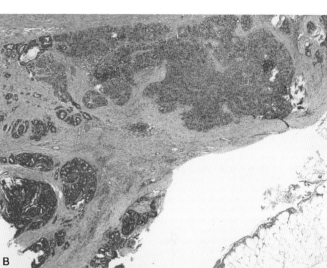

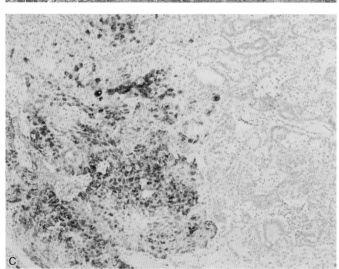

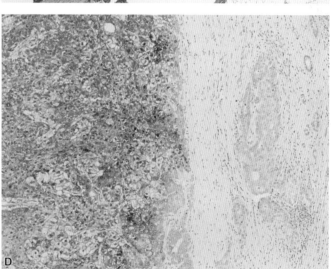

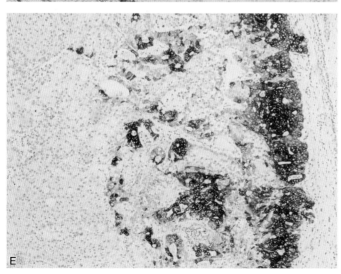

图 3-3-1-12　CHC

A. 左下角为胆管癌区域，右上角为肝细胞癌区域；B. 左侧腺样结构为胆管癌区域，右侧梁索状结构为肝细胞癌区域；C. Hep Par-1 阳性；D. Arginase-1 阳性；E. 肝内胆管癌区域呈 CK19 阳性

此外,尽管 WHO(2010 版)将细胆管癌(cholangiolo-cellular carcinoma,CLC)归为 HCC-CC 的一种特殊亚型,但从 HCC-CC 和 LCL 的定义以及两者的组织学特征来看,均提示 CLC 为一种独立的病变。近期国外有学者采用基因组测序的对比研究,显示 CLC 并无类似 HCC 样的基因表型特征。因而笔者认为应将两者区别开来。

3. 免疫组化染色　HCC 区域表达肝细胞标志物,如 Hep Par-1(图 3-3-1-12 C)、Arginase-1(图 3-3-1-12 D)和 GPC-3 阳性;CC 区域呈 CK19(图 3-3-1-12 E)、CK7 和 MUC-1 阳性。

【鉴别诊断】　应注意将 HCC-CC 与经典型 HCC 或 ICC 相鉴别。应仔细寻找是否同时存在两种成分,必要时借助免疫组化加以识别。

四、双表型肝细胞癌

【概念】　双表型肝细胞癌(dual-phenotype HCC,DPHCC)以组织学上典型的 HCC 同时表达肝细胞系标志物和胆管细胞系标志物为特征。

【发病机制】　DPHCC 约占 HCC 的 10%。DPHCC 是 HCC 的一种独特分子亚型,可能起源于肝脏祖细胞,并仍保持双向分化的潜能,提示癌细胞群体具有高增殖活性和高侵袭性,由于具有 HCC 和 ICC 的双重生物学行为,其恶性程度也就更高。

【临床特点】　在临床上,DPHCC 的表现与 HCC 十分相似,如有 HBV/HCV 感染史,以及慢性肝炎和肝硬化背景,部分患者可以同时出现血清 AFP 和 CA19-9 水平升高。在生物学行为上,DPHCC 表现出更强的侵袭性,如卫星结节和微血管癌栓的发生率都要高于普通型 HCC;在预后上,DPHCC 患者的总生存率和复发率要明显差于普通型 HCC。

【病理特点】　DPHCC 在大体和组织学形态上表现出典型的 HCC 特征,包括癌细胞多边形,梁索状排列,衬覆血窦,可以有假腺管结构(图 3-3-1-13 A)。但在免疫组化上,癌细胞即表达肝细胞性标志物,如 Hep Par-1、GPC3、pCEA、CD10 和 Arginase(图 3-3-1-13 B)等;还同时出现 ICC 的免疫组化蛋白表型特点,如 CK7、CK19(图 3-3-1-13 C)、CA19-9、MUC-1。

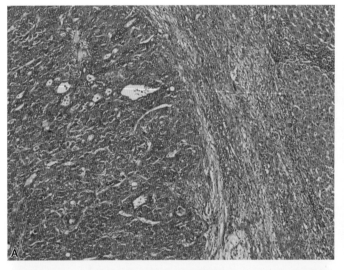

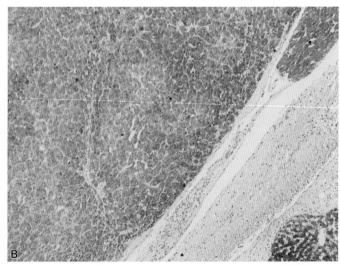

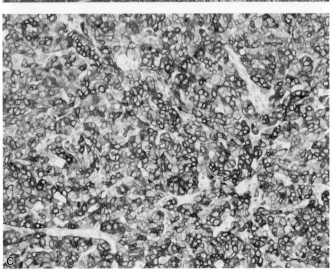

图 3-3-1-13　DPHCC
A. 癌细胞多边形,梁索状排列,衬覆血窦;B. 癌细胞 Arginase 阳性表达;C. 癌细胞 CK19 阳性表达

【鉴别诊断】DPHCC 患者的临床和一般组织学表现与 HCC 相似,诊断主要依靠免疫病理学检查。因此,在常规病理诊断中对 DPHCC 等特殊亚型进行分类诊断,可以为临床制订个体化诊疗方案提供精细的病理学依据。

五、肝母细胞瘤

【概念】 肝母细胞瘤(hepatoblastoma,HB)是由不同成熟状态的肝母细胞以及间叶成分构成的肝脏恶性肿瘤。

【发病机制】HB 是儿童最常见的肝恶性肿瘤,确切病因不明,但与婴儿早产或出生体重低密切相关。另外,一些肿瘤遗传综合征(如 Beckwith-Wiedemann 综合征、Li-Fraumeni 综合征等)、染色体异常(2、8、13、18、21 三体等)及常染色体隐性遗传性代谢性疾病(如糖原累积病等)都可增加 HB 发生的风险。

【临床特点】HB 占 15 岁以下所有儿童恶性肿瘤的 1%;近 90% 发生于 5 岁以内,70% 发生于 2 岁以下,男女

之比为 1.4~2:1。上海东方肝胆外科医院病理科诊断的年龄<18 岁的 50 例 HB 患者中,男女之比为 2.57:1(36:14),平均年龄 43.6(6~210)个月,其中<4 岁的患儿占 64%,78% 的患者血清 AFP 含量≥1000μg/L。文献已报道了 45 例 17~78 岁成人 HB。

【病理特点】

1. 大体特点 上海东方肝胆外科医院病理科诊断的 50 例 HB 均为单发肿瘤,平均直径 11.2(2.5~20)cm,呈分叶状向肝表面隆起,切面肿瘤呈灰白,常见出血和坏死,与周围肝组织之间有假包膜,境界清楚。

2. 镜下特点

(1)高分化胎儿型(well-differentiated fetal,WDF):瘤细胞圆形或立方形,小于肝细胞,核小圆形,与胎儿肝细胞相似,核分裂<2 个/10HPF。部分瘤细胞胞质嗜酸性颗粒状,部分瘤细胞富含糖原或脂质而胞质透亮(图 3-3-1-14 A),由此呈有特点的"明暗相间"细梁索排列(图 3-3-1-14 B)。WDF 的诊断适用于化疗前完整切除的 HB,完整切除预后较好。

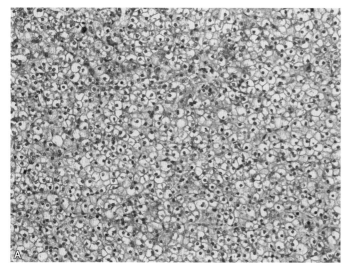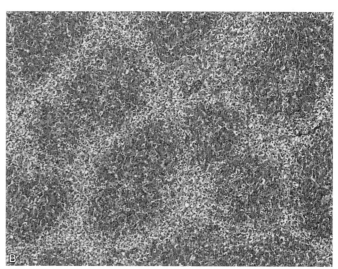

图 3-3-1-14 HB 高分化胎儿型
A. 瘤细胞富含糖原或脂质而胞质透亮;B. 瘤细胞呈"明暗相间"细梁索排列

(2)富细胞胎儿型(crowded fetal,CF):细胞形态与 WDF 相似,但细胞排列拥挤,密度增高,核质比增大,核仁明显,核分裂>2 个/10HPF(图 3-3-1-15)。CF 可与 WDF 混合存在,出现明确的 CF 成分应给予术后化疗。

(3)胚胎型(embryonal):瘤细胞类似妊娠 6~8 周的肝细胞,分化幼稚,细胞圆形或多角形,含少量暗颗粒状胞质,缺乏糖原核脂滴,核增大染色质增粗,细胞排列成腺样、腺泡样或微囊状结构,可有乳头及假玫瑰花结

形成(图 3-3-1-16)。胚胎型 HB 常与胎儿型 HB 混合存在。

(4)小细胞未分化型(small-cell undifferentiated,SCUD):患者血清 AFP 低浓度升高或正常。瘤细胞体积小,略大于淋巴细胞,少胞质,弥漫片状排列,局部可出现菊形团结构。SCUD 型 HB 侵袭性强,预后较差。单纯由 SCUD 成分构成的 HB 不足 2%,诊断时应注意 SCUD 的成分比例状况,SCUD 成分>75% 时可诊断 SCUD 型 HB。

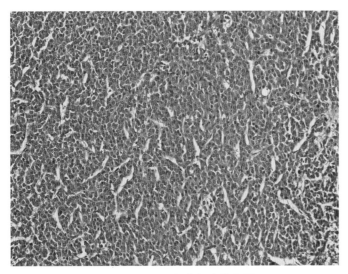

图 3-3-1-15 HB 富细胞胎儿型
瘤细胞排列拥挤,密度增高,核质比增大,核仁明显

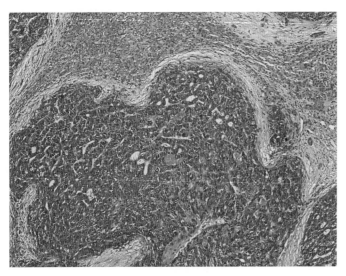

图 3-3-1-16 HB 胚胎型
细胞排列成腺样、腺泡样或微囊状结构

（5）非特殊类型(hepatocellular malignant neoplasms not otherwise specified,NOS):NOS 型 HB 多发生于大龄儿童或青少年,平均年龄 10 岁,其临床、组织学、免疫组化和治疗反应都具有其特征性。如血清 AFP 高浓度阳性,瘤体多巨大,瘤细胞形态介于 HCC 和 HB 之间,可有多核巨细胞,弥漫性排列,缺乏血窦。免疫组化染色显示,NOS 型 HB 的腺泡结构呈 CK7 和 CK19 阳性,β-catenin 染色显示细胞核及细胞膜阳性,claudin-1 染色显示部分肝细胞膜阳性,呈现不规则"蜂窝状"分布模式。NOS 型 HB 为高侵袭性肿瘤,对化疗不敏感。

（6）上皮和间叶混合型(mixed epithelial and mesenchymal type):上皮性成分(胚胎/胎儿型)与间叶成分混合构成。间叶成分中常见成熟的骨样组织和软骨样组织(图 3-3-1-17),也可以出现鳞状上皮、黏液上皮、黑色素、骨、软骨、横纹肌、原始神经上皮、原始内胚层等畸胎瘤样

成分,可能来自多能干细胞或前体细胞。据此可进一步将混合型 HB 分为无畸胎瘤样特征的混合型 HB 和伴有畸胎瘤样特征的混合型 HB。

此外,HB 还可以出现多形性、胆管母细胞型和粗梁型等少见组织学亚型。

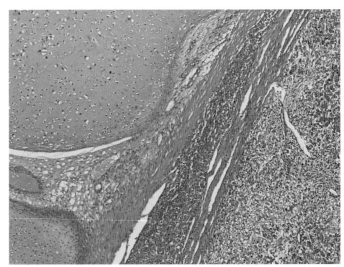

图 3-3-1-17 HB 上皮和间叶混合型
间叶成分中常见成熟软骨样组织,上皮成分为胎儿型

3. 免疫组化染色

（1）GPC-3:在胎儿型 HB 显示细胞膜的毛细胆管阳性,在胚胎性 HB 呈细胞质和毛细胆管弥漫强阳性,而在 SCUD 型 HB 阴性。

（2）β-catenin:在胎儿型 HB 显示细胞膜阳性,在胚胎性 HB 呈细胞质以及细胞核与细胞膜阳性,在 SCUD 型 HB 呈细胞质及细胞核强阳性,在 HCC 为细胞膜阳性。

（3）紧密连接蛋白(claudin-1):在胎儿型 HB 显示细胞膜的毛细胆管阳性,在胚胎性 HB 呈不规则"蜂窝状"细胞膜阳性,在 SCUD 型 HB 阴性,在 HCC 为细胞膜弥漫"蜂窝状"强阳性。

【鉴别诊断】 主要与肝细胞癌,特别是与粗梁型 HB 相鉴别。儿童肝细胞癌患者年龄多大于 5 岁,常有 HBV 感染史以及慢性肝炎或肝硬化背景。HB 的上皮性成分总体上较为幼稚,梁索状结构不规则,CD34 显示微血管密度不如 HCC 那样密集和均匀,周围肝组织缺乏 HBV 相关慢性肝炎背景,HBsAg 染色阴性。DLK(delta 样蛋白,delta-like protein)可在全部 HB 中表达,但在 HCC 组织中阴性。

第二节 胆管细胞性恶性肿瘤

一、肝内胆管癌

【概念】 肝内胆管癌(intrahepatic cholangiocarcinoma,ICC)是肝内左右肝管二级分支以上的胆管树黏膜上皮细胞发生的恶性肿瘤。

【发病机制】上海东方肝胆外科医院病理科 30 年期间诊断的 40 656 例肝胆系统肿瘤的资料显示,肝脏恶性肿瘤占 80%,居前 2 位的分别是 HCC(86%)和 ICC(8%)。已知有许多致病因素与 ICC 的发生有密切关系,包括肝内胆管结石、慢性胆管炎、HBV/HCV 感染、寄生虫感染、胆管畸形(胆总管囊肿和 Caroli's 病)、糖尿病、肥胖以及环境因素等。曾有研究提出,ICC 也可来自肝细胞。ICC 常见的基因突变有 KRAS(5%~54%)、TP53(44%)、SMAD4(17%)和异柠檬酸脱氢酶 1 和 2(IDH1/2,10%~23%);常见的甲基化基因有 $p16^{INK4A}$(18%~83%)、细胞信号转导抑制因子 3(SOCS-3,88%)、RAS 相关区域家族 1A 基因(RASSF1A,49%)和 p14ARF(25%)等。

【临床特点】在上海东方肝胆外科医院病理科诊断的 2602 例 ICC 中,男:女为2.22:1,平均年龄 53.35 岁。ICC 早期可以无明显症状,进展期可表现出与 HCC 相似的临床表现,包括肝大、肝区疼痛、消瘦、乏力、食欲减退、腹胀及腹部包块,较少出现胆道梗阻性黄疸。血清 CA19-9 明显升高(>100U/ml)的诊断敏感性和特异性分别为89% 和 86%。

【病理特点】

1. **大体特点**　ICC 瘤体直径 2~15cm,切面灰白色,质地均匀韧硬,出血坏死较少,多呈现浸润性边界,肝组织常有淤胆。

ICC 可表现为以下大体类型:

(1)肿块型(mass-forming type):最常见(>85%),在肝实质内形成团块状或结节状。

(2)管周浸润型(periductal infiltrating type):肿瘤不形成明显肿块,沿胆管壁向两侧扩展,致受累胆管壁增厚,管腔狭窄,外周胆管扩张。

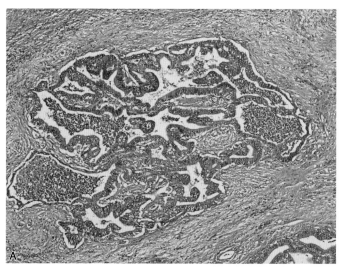
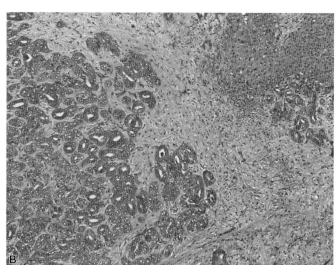
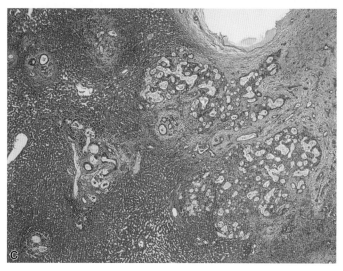

图 3-3-2-1　ICC

A. 累及肝内较大胆管分支时出现由高柱状细胞构成的较大腺管,可有乳头状结构;B. 累及肝内隔胆管和小叶间胆管时出现小立方形或低柱状癌细胞构成的较小腺管;C. 肿瘤周边无包膜,向邻近汇管区呈浸润性生长

（3）管内生长型（intraductal growth type）：息肉样或乳头样肿瘤突入胆管腔内生长，有或无胆管壁侵犯。

（4）混合型：以上各种类型的不同组合。

2. **镜下特点**　ICC 以中度分化或高分化管状腺癌最为常见，肿瘤腺管的大小与累及胆管树支的分级有关。一般而言，累及肝内较大胆管分支时出现由高柱状细胞构成的较大腺管，可有乳头状结构（图 3-3-2-1 A）；累及肝内隔胆管和小叶间胆管时出现小立方形或低柱状癌细胞构成的较小腺管（图 3-3-2-1 B）；来自 Hering 管或肝脏前体细胞的肿瘤表现为细胆管结构，称为细胆管癌（cholangiolocellular carcinoma，CLC），有时在同一张切片内还可见到不同受累口径的胆管。肿瘤纤维间质丰富和肿瘤周边无包膜呈浸润性生长是 ICC 的重要特点（图 3-3-2-1 C）。

二、胆管癌的少见组织学类型

1. **梭形细胞型**　分化差 ICC 细胞呈梭形或类圆形，细胞黏附性差，松散片状排列，类似肉瘤（肉瘤样癌，sarcomatous carcinoma）。

2. **鳞状细胞癌（squamous cell carcinoma）**　多因肝内胆管结石或慢性炎症的刺激，导致衬覆胆管上皮鳞状化生，继而发生癌变。组织学上癌组织呈巢状结构，癌细胞镶嵌排列，可见角化珠和细胞间桥（图 3-3-2-2）。

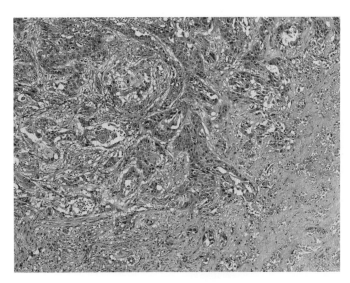

图 3-3-2-2　ICC，鳞状细胞癌
癌组织呈巢状结构，癌细胞镶嵌排列，可见角化珠

3. **腺鳞癌（adenosquamous carcinoma）**　肿瘤由腺癌和鳞状细胞癌两种成分构成，相互之间有移行过渡区，每种成分约占 30% 以上。肝脏腺鳞癌患者的预后较差。

4. **透明细胞癌（clear-cell carcinoma）**　癌细胞因含有糖原而胞质透亮，构成管状或乳头状腺癌，纤维间质丰富（图 3-3-2-3）。免疫组化显示癌细胞表达 CK7 和 CK19 等胆管上皮标志物。

5. **淋巴上皮瘤样癌（lymphoepithelioma-like carcinoma，LELC）**　EBV、HBV 或 HCV 感染有可能与 LELC 的发生有关，肿瘤由低分化或分化差腺癌伴致密的淋巴浆细胞浸润（图 3-3-2-4），淋巴浆细胞的密度明显超过腺癌成分，常有淋巴滤泡形成。免疫组化显示腺癌对 CK7、CK19 和 EMA 阳性。

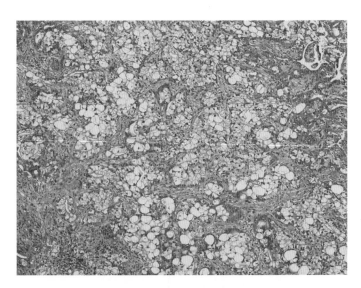

图 3-3-2-3　ICC，透明细胞型
癌细胞因含有糖原而胞质透亮，构成管状或乳头状腺癌，纤维间质丰富

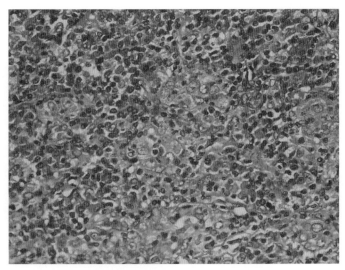

图 3-3-2-4　ICC，淋巴上皮瘤样癌
肿瘤由低分化或分化差腺癌伴致密的淋巴浆细胞浸润

三、胆管癌的癌前病变

胆管上皮内瘤变（biliary intraepithelial neoplasia，BilIN)是 ICC 的重要癌前病变形式。以胆管上皮细胞异型增生、细胞核复层排列并向管腔内呈微乳头状凸起为基本特征。根据 BilIN 的异型程度可分为以下三个级别：

1. 低级别 BilIN（BilIN-1） 平坦病变或微乳头结构。核位于基底部，局部细胞核假复层化，但位于上皮细胞的下 2/3。细胞核呈卵圆形，有轻微的核膜不规则及核/质比增大。

2. 中级别 BilIN（BilIN-2） 平坦病变、假乳头或微乳头结构。局部细胞极性丧失，核假复层排列到达管腔表面。细胞核大深染，核膜不规则，核形状及大小不一致，核仁明显，核分裂少见。

3. 高级别 BilIN（BilIN-3） 假乳头状或微乳头状结构，细胞向管腔内呈小簇状"出芽"并形成筛孔状结构。细胞极性广泛丧失，出现显著的核大深染、核膜不规则、核分裂等恶性表现，但无穿破基底膜的侵犯。高级别 Bi-lIN 具有高度恶变风险，通常认为在组织学上等同于原位癌。

4. 免疫组化染色 ICC 对胆管上皮标志物，如 CK7（图 3-3-2-5 A）、CK19（图 3-3-2-5 B）、EpCAM（图 3-3-2-5 C）、AQP-1、MUC-1 等标志物阳性。S100P、AGR2 和 TFF1 在大胆管型 ICC 阳性，在小胆管型 ICC 阴性，而 N-cadher 在大胆管型 ICC 阴性，在小胆管型 ICC 阳性。

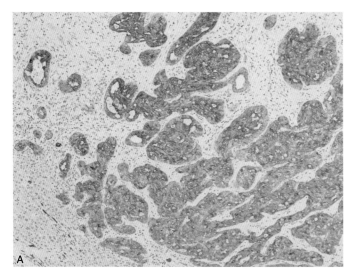
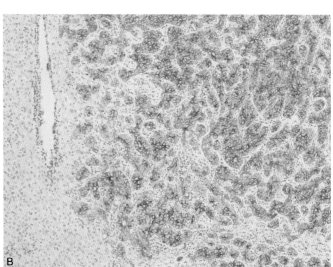
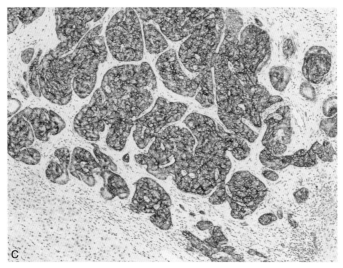

图 3-3-2-5 ICC 免疫组化 CK7 染色
A. 癌细胞 CK7 染色阳性；B. 癌细胞 CK19 染色阳性；C. 癌细胞 EpCAM 染色阳性

【鉴别诊断】

1. 肝转移性腺癌 ICC 与肝转移性腺癌、假腺管型 HCC 和硬化型 HCC 有时在组织和细胞学形态上有时十分相像，难以区分，需要借助免疫组化鉴别诊断。如：肺（TTF1）、结肠（CDX2）、胰腺（DPC4）。此外，CK7 和 CK20 组合使用有助于 ICC 的鉴别诊断。CK7+/CK20+ 预测阳性值：79% 为非外周型胆管癌（肝内大胆管癌、肝门部胆管癌及肝外胆管癌）和 60% 为 ICC；CK7+/CK20- 预测阳性值：100% 为各型胆管癌；CK7-/CK20+ 预测阳性值：93% 为结肠癌肝转移；CK7-/CK20-：肝细胞癌。

2. 肝细胞癌　HCC 细胞对 Hep Par-1、Arginase 和 GPC-3 阳性，CD34 呈 HCC 样特征性染色，还可以标记肝细胞膜上特化的毛细胆管（如 CD10 和 pCEA）帮助鉴别；而 ICC 则呈 HCC 标志物染色阴性，但对 CK19、CK7 和 MUC-1 染色阳性。此外，Claudin-4 在 ICC 中高表达，HCC 阴性，有助于鉴别诊断。

第三节　肝血管和淋巴组织肿瘤

一、肝血管肉瘤

【概念】　肝血管肉瘤（angiosarcoma）是起源于肝脏血窦内皮细胞的恶性肿瘤。

【发病机制】　该病曾称为"Kupffer 细胞肉瘤"，现明确肿瘤来自血窦内皮细胞，至今文献报道 70 余例，已发现有 TP53 和 KRAS 基因突变。肝血管肉瘤的危险因素包括：①肝硬化；②接触氯乙烯、砷和二氧化钍，但有 58%~75% 的肝血管肉瘤找不到明确病因。上海东方肝胆外科医院病理科诊断了 18 例手术切除的肝血管肉瘤，占同期肝脏恶性肿瘤的 0.06%。

【临床特点】　在上海东方肝胆外科医院病理科诊断的 18 例肝血管肉瘤患者中，男：女为 1：0.8，平均年龄 54.6（28~78）岁。多数患者早期表现为腹痛、恶心、食欲不振、乏力、消瘦、贫血、发热及肝大，后期可有黄疸、腹水或脾肿大。有报道卡-梅综合征（Kasabach-Merritt syndrome）患者发生肝血管肉瘤。肝动脉血管造影对诊断肝血管肉瘤有重要价值。

【病理特点】

1. 大体特点　肿瘤常为多发结节，瘤体大小不一，多为 4~20cm，单结节直径多>10cm，可累及全肝。肿瘤切面呈暗红色蜂窝状含血腔隙，常有出血、坏死、钙化和囊性变。

2. 镜下特点　瘤组织呈海绵状血管腔样或实性和假乳头状结构，衬覆单层或多层细胞，呈"靴钉样"挂于血管壁上，瘤细胞大量增生可形成凸向管腔的乳头（图 3-3-3-1 A）。瘤细胞梭形或多形性，胞质略嗜酸性，核大异型，染色深染，常见核分裂象，少数瘤细胞有巨核和吞噬现象。肿瘤周边无完整包膜，瘤细胞沿血窦、终末肝静脉和门静脉分支扩散，在肝板上呈覆盖式生长，致肝板解离，肝细胞萎缩或消失（图 3-3-3-1 B）。

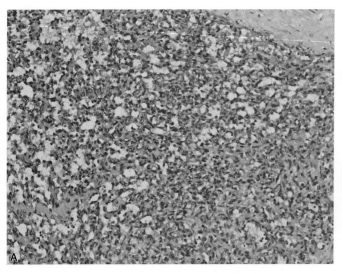
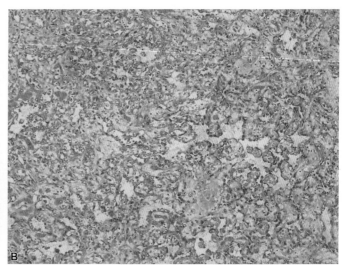

图 3-3-3-1　肝血管肉瘤
A. 瘤组织呈海绵状血管腔样，衬覆单层或多层细胞，呈"靴钉样"挂于血管壁上；B. 瘤细胞沿血窦、终末肝静脉和门静脉分支扩散，在肝板上呈覆盖式生长，致肝板解离，肝细胞萎缩或消失

3. 免疫组化染色　瘤细胞对 F-Ⅷ和 CD34 阳性。

【鉴别诊断】　主要与肝婴儿血管瘤鉴别，Ⅰ型肝婴儿血管瘤由毛细血管瘤样肿瘤成分构成，内皮细胞无明显异型性，与周围肝组织分界清楚，无沿肝窦浸润性生长，但Ⅱ型肝婴儿血管瘤属于血管肉瘤性质，应注意血管内皮细胞的异型程度和浸润性生长方式。

二、肝上皮样血管内皮瘤

【概念】　肝上皮样血管内皮瘤（epithelioid haemangioendothelioma，EHE）是由上皮样或梭形内皮细胞构成的肝脏低度恶性血管肿瘤。

【发病机制】　Ishak 等于 1985 年首先报道了肝脏

EHE。上海东方肝胆外科医院病理科诊断了 20 例手术切除的肝 EHE，占同期肝脏原发性恶性肿瘤的 0.07%，其中 3 例（15%）血清 HBsAg 阳性，提示 HBV 感染可能与 EHE 的发生有关。部分 EHE 可能与口服避孕药、氯乙烯接触和染色体易位有关。一般认为肝 EHE 的演进较为缓慢，侵袭性较弱，恶性程度低于血管肉瘤。

【临床特点】　有报道 60% 的肝 EHE 发生在女性。Mehrabi 等（2006 年）复习了 402 例肝脏 EHE，男：女为1：1.5，平均年龄 41.7 岁（3~86 岁）。上海东方肝胆外科医院病理科诊断的 20 例肝 EHE 中，男：女为1：1.5，平均年龄 47.5（20~71）岁。约 40% 的患者为偶然发现，常见临床表现包括右上腹疼痛不适、体重下降、肝脾肿大，少数病例可出现黄疸。

【病理特点】

1. 大体特点　上海东方肝胆外科医院病理科诊断的 20 例 EHE 患者中，16 例（76.1%）为多发病灶（2~5 个），可累及全肝。切面肿瘤灰白色或棕黄色，质致密坚韧，伴有钙化可呈沙砾状。

2. 镜下特点　瘤细胞可有上皮样、树突状或中间细胞型三种形态。上皮样瘤细胞体积中~大，呈圆形或不规则形，胞质淡嗜酸性，特征性的形成胞质内空腔，腔内含单个红细胞，核偏位，类似印戒样细胞形态（图 3-3-3-2 A），但黏液染色阴性。树突状细胞呈梭形或星芒状，有指样凸起，也可有胞质内空泡。中间型瘤细胞的形态介于上皮样和树突状细胞之间。EHE 常有促结缔组织增生性间质反应，组织学上肿瘤呈"带状"结构，即中央为少细胞纤维硬化区，外周为呈富细胞生长区。瘤细胞向周边肝窦（图 3-3-3-2 B）和终末肝静脉内浸润性生长，可于血管腔内形成瘤栓，可导致血管腔完全机化性闭塞。

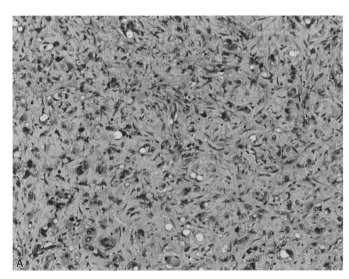

图 3-3-3-2　肝上皮样血管内皮瘤

A. 上皮样瘤细胞体积中-大，呈圆形或不规则形，胞质淡嗜酸性，特征性的形成胞质内空腔，腔内含单个红细胞，核偏位；B. 瘤细胞向周边肝窦内浸润性生长，可见散在肝细胞条索

3. 免疫组化染色　瘤细胞对内皮细胞性标志物，如 F-Ⅷ、CD34、CD31 和 vimentin 染色阳性。

【鉴别诊断】

1. 肝间叶性错构瘤　对于纤维间质丰富的 EHE，要注意与肝间叶性错构瘤鉴别，后者间叶细胞形成为囊状或网状结构，不形成单细胞管腔，免疫组化对 CD34、CD31 和 F-Ⅷ染色阴性。

2. 肝炎性假瘤　由于 EHE 含有丰富的纤维间质，不要误认为肝炎性假瘤，后者不出现含胞质内管腔的上皮样血管内皮细胞，以及肿瘤呈多灶性浸润性生长。

三、肝淋巴瘤

【概念】　肝脏原发性肝淋巴瘤（primary hepatic lymphoma，PHL）是原发于肝脏的结外淋巴瘤。

【发病机制】　自 Ata 和 Kamal 于 1965 年报道首例 PHL 以来，至今文献报道超过 100 例，约占结外淋巴瘤的 0.4%。西方国家 PHL 患者中 HCV 感染率为 9%~42%，推测 HCV 感染导致肝内淋巴细胞持续性单克隆扩增和凋亡抑制，进而恶变发生 PHL。上海东方肝胆外科医院病理科诊断的 35 例 PHL 中，12 例（34.3%）血清 HBsAg 阳性，1 例（2.9%）合并 HCV 感染，推测 HBV 感染在中国 PHL 的形成过程中起着重要作用。此外，EBV 感染也可能与 PHL 的发生有关。

【临床特点】　在上海东方肝胆外科医院病理科诊断的 35 例 PHL 患者中，平均年龄为 52.6 岁，年龄范围 17~79 岁，男：女为2.5：1。常见临床症状有低度发热、消瘦、体重减轻和夜间盗汗,即所谓淋巴瘤的"B症状"。部分病例均有血清乳酸脱氢酶(lactate dehydrogenase,LDH)增高表现,而LDH升高则可能提示预后不良,且LDH可作为诊断及判断疗效的参考指标。

【病理特点】

1. **大体特点** PHL以单结节型为主(55%~60%),少数为多结节型。肿瘤体积较大,直径多>5cm,无包膜,边界清晰,还可于结节周围见到不规则红色充血带。

2. **镜下特点** Lei等(1998年)复习了90例文献报道的PHL,组织学类型超过20种,B细胞性、T细胞性和非B非TPHL分别占62%、30%和8%。迄今所有报道的PHL均为非霍奇金淋巴瘤,其中最常见的淋巴瘤类型为弥漫大B细胞淋巴瘤(diffuse large B-cell lymphoma,DL-BCL)、T细胞淋巴瘤(T-cell lymphoma)和黏膜相关淋巴组织(mucosa-associated lymphoid tissue,MALT)淋巴瘤。

(1)弥漫性大B细胞淋巴瘤:由较大圆形淋巴样细胞组成,弥漫排列,细胞质丰富,核大,核膜清楚,核仁红染、核分裂象易见。瘤细胞或沿肝板支架和肝窦间隙弥漫性生长(图3-3-3-3),可侵犯门脉血管。瘤细胞免疫组化染色呈CD20等B细胞相关抗原阳性。

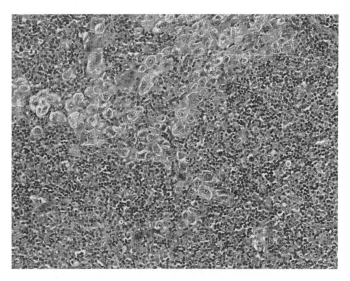

图3-3-3-3 肝弥漫性大B细胞淋巴瘤
瘤细胞或沿肝板支架和肝窦间隙弥漫性生长

(2)T细胞淋巴瘤:由中等大小淋巴样细胞构成,有较丰富淡染胞质,含有嗜碱性小核仁,周边无包膜,易于侵犯门管区及肝窦。瘤细胞免疫组化染色呈CD45RO染色阳性。

(3)MALT淋巴瘤:为一种低度恶性淋巴瘤。病变以门管区浸润为特点,瘤细胞有中心细胞样细胞系形态,围绕反应性生发中心。瘤细胞浸润和破坏胆管上皮,形成淋巴上皮病变。瘤细胞呈CD20阳性。

【鉴别诊断】 主要与肝转移性淋巴瘤鉴别,晚期淋巴瘤半数以上可累及肝脏,因此,诊断PHL前首先要排除肝转移性淋巴瘤。PHL诊断依据包括:①临床症状由肝脏病变所致;②无远处淋巴结病或相关组织器官病变;③无白血病的骨髓象和外周血象;④临床、实验室、影像、病理和术中检查均排除肝外淋巴瘤转移。

四、肝滤泡树突状细胞肿瘤

【概念】 肝滤泡树突状细胞肿瘤(follicular dendritic cell tumor,FDC)是肝内滤泡树突状细胞发生的肿瘤。

【发病机制】 由Shek等于1996年首次报道肝FDC肿瘤,至今文献报道约25例。树突状细胞具有树突状形态,是免疫系统的一部分,存在于淋巴滤泡的生发中心,肝汇管区内存在FDC。2/3的FDC肿瘤发生于淋巴结,偶见肝脏等结外部位。文献报道的肝FDC肿瘤多伴有EBV感染(76.5%)。文献中也有称为肝滤泡树突状细胞肉瘤(hepatic follicular dendritic cell sarcoma),被认为具有低度恶性潜能或为低度恶性肿瘤。

【临床特点】 文献报道的17例肝FDC肿瘤中,男:女为4:13,平均年龄47岁(19~82岁)。临床表现包括上腹部不适、低热、消瘦、体重减轻,可有局部复发(36%)和转移(28%)。

【病理特点】

1. **大体特点** 肝FDC肿瘤平均直径11(4.2~20)cm,切面灰白色,质软,有出血坏死,边界清楚,有或无假无包膜。

2. **镜下特点** 瘤细胞排列呈片状、短束状、席纹状或车辐状;瘤细胞梭形或上皮样,淡嗜酸性胞质,细胞边界不清;核大明显,卵圆形至梭形,颗粒状染色质,核膜细而清晰,核仁清楚居中,有时可见多核、怪状核及Reed-Sternberg样细胞,但无明显异型性及核分裂;组织内可有钙化。有多量淋巴浆细胞浸润伴凝固性坏死时,称为炎性假瘤样FDC肿瘤(inflammatory pseudotumor(IPT)-like FDC tumor)。

3. **免疫组化染色及分子病理** CD21、CD23和CD35等FDC标志物染色阳性,并可显示瘤细胞具有胞质凸起,EBV-LMP1免疫组化或EBV核核酸RNA(EBER)原位杂交可显示阳性。新近报道D2-40对诊断FDC肿瘤有较高敏感性,可与FDC标志物联合使用。此外,有报道FDC肿瘤还可以出现R4/23(63%)、Ki-M4、CAN.42、Ki67(5%~50%)、EMA(41%)、desmoplakin、vimentin(61%)、HLA-DR(57%)、CD45(21%)、CD56、S-100(31%)和clusterin阳性。

【鉴别诊断】

1. **肝炎性假瘤** 炎性假瘤样FDC肿瘤有时可误认

为肝炎性假瘤,但后者不含多形性细胞,也不表达 FDC 标志物。

2. 肝肌纤维母细胞瘤　梭形细胞对 ALK 染色阳性,对 FDC 标志物阴性。

3. 有报道肝 FDC 肿瘤出现 CD117（C-Kit）和 CD68 阳性,在与组织细胞性肿瘤和胃肠道间质瘤鉴别诊断时应加以注意。此外,FDC 肿瘤不表达 CD1a（指突状树突细胞肿瘤及 Langherhans 细胞肿瘤阳性）、SMA/desmin（平滑肌肉瘤阳性）、CD45（淋巴瘤阳性）、CK（上皮性肿瘤阳性）和 CD34（血管源性肿瘤阳性）。

第四节　肝肌、纤维、脂肪性肿瘤

一、肝平滑肌肉瘤

【概念】　肝平滑肌肉瘤（leiomyosarcoma,LMS）是原发于肝内平滑肌组织的恶性肿瘤。

【发病机制】　肝脏肉瘤约占肝恶性肿瘤的 0.2% ~ 2%,其中肝 LMS 占 6% ~ 16%。肝 LMS 的组织起源有可能来自肝内存在平滑肌的部位,如血管、胆管和肝圆韧带上的平滑肌细胞或肌母细胞,也可能来自肝内的多潜能干细胞。有报道 LMS 合并 EB 病毒感染（EB 病毒相关平滑肌肿瘤）,也可见于移植术后应用免疫抑制剂或免疫缺陷综合征的患者。上海东方肝胆外科医院病理科 30 年期间诊断了 11 例手术切除的肝 LMS,占肝脏非上皮性恶性肿瘤的 5.95%。

【临床特点】　肝 LMS 大多发生于成年人,上海东方肝胆外科医院病理科诊断的 11 例 LMS 中,男性 5 例,女性 6 例,患者年龄 31 ~ 74 岁,平均 50.2 岁,27.27%合并 HBV 感染,3 例患者为体检发现。患者就诊时瘤体往往较大,2/3 的患者出现肝区疼痛不适,伴有恶心、食欲下降等,50%的患者体重减轻,可有上腹部隆起或包块。

【病理特点】

1. 大体特点　上海东方肝胆外科医院病理科诊断的 11 例 LMS 中,55%（6/11）位于肝右叶,平均直径 10.5±6.4（2 ~ 23）cm,36.4%为多发结节。肿瘤切面从灰白到灰褐色不等,鱼肉状,质软,局部出血坏死可发生囊性变,无真包膜。

2. 镜下特点　分化好或高分化的 LMS 以长梭形细胞为主,细胞束呈纵横交织状排列,细胞界限清楚,胞质淡嗜酸性,含有与核长轴平行的肌原纤维丝,细胞核呈棒形,两端钝圆,核深染,染色质粗（图 3-3-4-1）,核两端胞质出现 PAS 染色阳性小空泡,致核有压痕,具有诊断意义;核分裂象>5/10HPF 提示恶性程度增加。

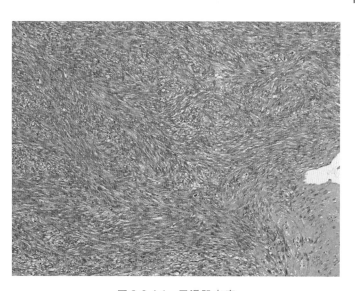

图 3-3-4-1　平滑肌肉瘤

以长梭形细胞为主,细胞束呈纵横交织状排列,细胞界限清楚,胞质淡嗜酸性,含有与核长轴平行的肌原纤维丝,细胞核呈棒形,两端钝圆,核深染,染色质粗

3. 免疫组化染色　α-SMA、Muscle-specific actin（HHF35）、H-Caldesmon 和 vimentin 阳性;desmin 的阳性率从 50% ~ 100%不等。

【鉴别诊断】　首先应排除来自肝外的转移性 LMS。

二、肝未分化胚胎性肉瘤

【概念】　肝未分化胚胎性肉瘤（undifferentiated embryonal sarcoma,UES）是由未分化间叶细胞构成的肝脏恶性肿瘤。

【发病机制】　UES 由 Stocker 和 Ishak（1978 年）首次命名,至今文献报道 200 余例。UES 的组织起源仍不清楚,可能来自肝间叶性错构瘤（MH）恶变,也可能来自肝脏原始的多潜能干细胞。已发现 UES 出现染色体变异。

【临床特点】　在 6 ~ 15 岁儿童的肝脏肿瘤中,UES 是继肝母细胞瘤、肝细胞癌之后第 3 常见肿瘤。75%以上的 UES 患者年龄 6 ~ 15 岁,90%<21 岁,以女性多见。上海东方肝胆外科医院病理科诊断了 43 例 UES,其中男性 32 例（74.4%）,女性 11 例（35.6%）,平均年龄 35 岁（5 ~ 70 岁）。成年 UES 患者中近半数有 HBV 感染史,这可能是我国 UES 的一个特点。

【病理特点】

1. 大体特点　上海东方肝胆外科医院病理科诊断的 43 例 UES 中,瘤体平均直径 12.6（3.8 ~ 25）cm,平均重 1280g。UES 无包膜,质软,切面呈明胶状,灰白或灰褐色,肿瘤实性或囊实性,由出血坏死,囊内含棕色凝胶样内容物。

2. 镜下特点　在疏松的黏液组织内分布有多种形态

的不成熟瘤细胞,类似原始的胚胎性间叶细胞,如梭形、星状、多形性或巨细胞等,无明确的分化方向。瘤细胞松散排列,弥漫性生长,黏附性差(图 3-3-4-2 A);血管和胆管周围瘤细胞排列致密,呈实性片状,有细胞套围绕,类似血管外皮瘤(图 3-3-4-2 B)。瘤巨细胞出现怪状核或多

核,核畸形深染,核分裂象多见,核仁明显,核质比值增大。UES 的一个重要诊断特征是在多形性或巨细胞的胞质内或细胞外见到嗜酸性透明小体(图 3-3-4-2 C),淀粉酶消化后 PAS 染色仍阳性。肿瘤组织周边或可有不完整包膜,瘤细胞常突入邻近肝窦浸润性生长(图 3-3-4-2 D)。

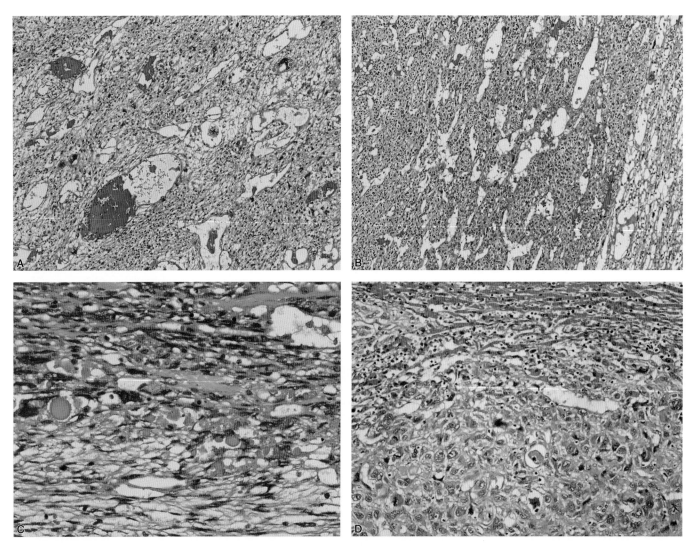

图 3-3-4-2　UES

A. 瘤细胞松散排列,弥漫性生长,黏附性差;B. 血管和胆管周围瘤细胞排列致密,呈实性片状,有细胞套围绕,类似血管外皮瘤;
C. 嗜酸性小球;D. 肿瘤组织周边无包膜,瘤细胞常突入邻近肝窦浸润性生长

3. **免疫组化染色**　UES 的免疫表型变异很大,可出现多种间叶细胞系和上皮细胞系标志物染色阳性,包括 vimentin、α1-AT、α-SMA、CD68、CD10、desmin 和 calponin。此外,也有报道 GPC-3、CD56 和 CK 阳性,但 Hep Par-1、S-100、GFAP、myoglobin、myogenin、MyoD1、Alk-1、CD34、CD117、h-caldesmon 和 PE10 阴性。

【鉴别诊断】

1. **肝间叶性错构瘤**　也有黏液性间质,含有杂乱分布的增生小胆管、肝细胞团、薄壁血管和淋巴管等,但梭形细胞无异型性。不过需要注意,MH 合并或发生向 UES

转变的比例可高达 45%。

2. **肝母细胞瘤**　对肝细胞性标志物染色阳性,pCEA 和 CD10 染色显示瘤细胞膜有毛细胆管结构。与肝母细胞瘤不同,UES 对 β-catenin 无细胞核染色。

3. **肝横纹肌肉瘤**　横纹肌肉瘤对 MyoD1 染色阳性,而 UES 阴性。

三、肝促结缔组织增生性小圆细胞肿瘤

【概念】　肝促结缔组织增生性小圆细胞肿瘤(desmoplastic small round cell tumor,DSRCT)是发生于肝脏的一

种恶性间叶性肿瘤。

【发病机制】至今文献报道 10 余例原发于肝脏或其他器官的 DSRCT 直接累及肝脏的报道，原因不明，由于瘤细胞表达上皮性、间叶性及神经内分泌等多种标记物，因此推测可能来源于多能干细胞。DSRCT 可特征性的出现 11 号及 22 号染色体的断裂易位 t(11;22)(p13;q12)，产生 *EWS-WT1* 融合基因，具有诊断价值。

【临床特点】DSRCT 好发于中青年男性及儿童，患者平均年龄 25.44 岁(2~66 岁)，70% 以上的患者年龄小于 30 岁，男女比例 4:1。临床表现为腹胀、腹痛及腹部包块等。陈希纲等报道 1 例 66 岁女性经手术切除肝右叶巨大 DSRCT，肝内部分的肿块体积 8cm×6cm×5cm，肝外部分的肿块体积 16cm×12cm×10cm。

【病理特点】

1. **大体特点**　肿瘤为圆形、类圆形或不规则结节状肿块，瘤体平均直径 10.7cm(3~24cm)，肿块切面灰白色，质地硬韧，中央可有坏死，无包膜，边界欠清晰。

2. **镜下特点**　肿瘤由小圆形瘤细胞排列成细梁索状或小巢状，周边围绕丰富致密的胶原结缔组织。瘤细胞大小及形态较为一致，胞质较少而透亮，核圆形或卵圆形，深染，核仁不清，可见核分裂象，向间质浸润生长，肿瘤组织钙化是本病的特点之一。

3. **免疫组化染色**　瘤细胞具有表达多向免疫表型的特点，可同时表达上皮(EMA 和 CK)、间叶(vimentin)、肌源性(desmin)和神经(NSE 和 CD56)源性标志物。

【鉴别诊断】主要与肝巢状间质上皮肿瘤鉴别，肝巢状间质上皮肿瘤细胞排列成巢团状结构较 DSRCT 更加明显，瘤细胞形态较 DSRCT 更加温和；RT-PCR 检测无 DSRCT 的特异性 *EWS1-WT1* 基因融合。

四、肝巢状间质上皮肿瘤

【概念】肝巢状间质上皮肿瘤(nested stromal epithelial tumor, NSET)是一种具有低度恶性潜能的肝脏间叶性肿瘤。

【发病机制】NSET 又称为促结缔组织增生性巢状梭形细胞肿瘤(desmoplastic-nested spindle cell tumour of the liver, DNSTL)、骨化性间质上皮性肿瘤(ossifying stromal-epithelial tumor)、钙化性巢状间质上皮性肿瘤(calcifying nested stromal-epithelial tumors)，均具有相似的组织学表现。病因不明，有学者提出可能来源于肝间叶干细胞伴原始胆管系分化。至今文献报道 30 余例。

【临床特点】NSET 患者多见于年轻女孩和女性，年龄 2~34 岁，男:女之比为 1:2.4，患者可无明显临床症状，或有恶心、右上腹不适或腹部包块。有些患者自童年(4~10 岁)起就发现肝内钙化结节，部分患者可伴有 Cushing 综合征和 Beckwith-Weidmann 综合征。

【病理特点】

1. **大体特点**　NSET 肿瘤直径 2.8~30cm，无包膜，境界清楚；切面呈多结节状，灰褐色细颗粒状外观，有大小不一的质软区，可见灶性坏死、囊性变和沙砾样钙化。

2. **镜下特点**　NSET 以上皮样和梭形细胞形成界限分明的细胞巢，围绕致密增生的肌纤维性结缔组织为特点，上皮样细胞在巢团外周呈栅栏状排列。瘤细胞边界清楚，含丰富淡染嗜伊红胞质，核圆形或卵圆形，异型性小，核膜清晰，染色质细腻，可见小核仁，核分裂象少见(1~2 个/10HPF)；肿瘤间质内可见砂粒状钙化和骨化灶，小胆管增生活跃。NSET 的瘤体大小、浸润性生长、血管侵犯、坏死及核分裂与复发相关。

3. **免疫组化**　瘤细胞表达 AE1-AE3、vimentin、WT1、CD57 和 CD56，SMA 染色可显示巢团之间致密的肌纤维性间质。

【鉴别诊断】

1. **DSRCT**　可检测到特异性 *EWS1-WT1* 融合基因。

2. **尤因肉瘤/原始神经外胚层肿瘤**　免疫组化 CD99 染色阳性，可检测到 *EWS/PNET* 融合基因。

3. **HB**　血清 AFP 水平显著升高；免疫组化表达 Hep Par1 等肝细胞标志物。

4. **滑膜肉瘤**　可检测到特异性 *SYT-SSX* 基因重排。

第五节　肝神经内分泌肿瘤

【概念】肝神经内分泌肿瘤(neuroendocrine neoplasm, NEN)是肝内神经内分泌细胞发生的恶性肿瘤。

【发病机制】NEN 的发生机制不明，可能来源方式包括：

1. 肝内胆管上皮内的神经内分泌细胞恶变。

2. 肝脏异位胰腺或肾上腺组织恶变。

3. 恶性干细胞出现神经内分泌分化。

【临床特点】上海东方肝胆外科医院病理科诊断了 12 例肝 NEN，男:女为 7:5，平均年龄 47.3 岁。临床表现为腹痛或无症状性肝脏肿块。迄今文献报道肝原发性 NEN 100 余例。

【病理特点】

1. **大体特点**　肝原发性 NEN 多为单发性肿块，右叶多见，约占 49.3%。肿瘤边界清晰，瘤体平均直径 9.4(3~21.5)cm。切面灰白色，常伴钙化，周边肝组织无肝硬化。

2. 镜下特点 WHO 将 NEN 分为分化好的低度恶性神经内分泌瘤(neuroendocrine tumour,NET)和分化差的神经内分泌癌(neuroendocrine carcinoma,NEC)。NET 又分为 G1[核分裂象<2/10HPF 和(或)Ki67 指数≤2%]和 G2[核分裂象 2~20/10HPF 和(或)Ki67 指数 3%~20%],NEC 分为 G3[核分裂象>20/10HPF 和(或)Ki67 指数>20%]。

NET 细胞多边形,小或中等大小,形态较一致,胞质中等或丰富,含或不含核仁,排列成实性巢状、缎带状、腺管状、小梁状或梅花结等结构,血窦丰富(图 3-3-5-1)。NEC 分化差,包括小细胞 NEC 和大细胞 NEC。小细胞癌细胞大小类似淋巴细胞,弥漫或巢团状排列;大细胞癌细胞大于淋巴细胞 3 倍,呈器官样、菊形团状或弥漫排列,核异型明显。

3. 免疫组化染色 CgA(图 3-3-5-2)、Syn、NSE、S-100、CD56 等神经内分泌标志物阳性,常规检测 Ki67(MIB1)有助于正确进行组织学分级。

【鉴别诊断】 肝 NEN 大多数为转移性,约 40%分化好的 NET 会发生转移,肝脏是常见的转移部位,原发部位以胰腺多见(35%)。Yang 等(2017 年)研究显示,转移性肝 NET 组织中出现 TTF1 表达提示来自肺(63%)、CDX2 表达提示来自小肠(89%)和结肠(75%)、ISL1 表达来自胰腺(77%)、十二指肠(100%)和直肠(89%)、NKX2.2 表达提示来自消化道,PDX1 可在部分胰腺(28%~40%)、小肠和胆管的 NET 表达。若 TTF1+/CDX2+:提示来自肺(100%),TTF1−/CDX2−/ISL1+:提示来自胰腺或直肠(100%)。

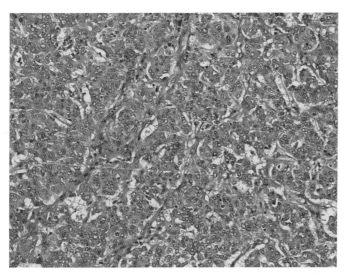

图 3-3-5-1 NET
细胞多边形,中等大小,形态较一致,胞质丰富,含核仁,排列成实性巢状或腺管状,血窦丰富

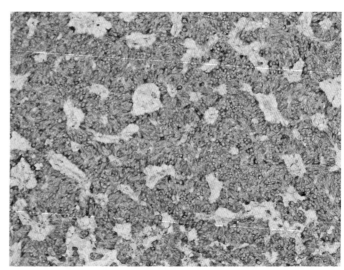

图 3-3-5-2 NET 免疫组化 CgA 染色
瘤细胞 CgA 染色阳性

第四章

胆囊肿瘤

第一节 胆囊息肉

【概念】从广义上讲,胆囊息肉性病变(polypoid lesions of the gallbladder,PLG)涵盖从胆囊黏膜面凸向胆囊腔的各类隆起性病变,包括非肿瘤性息肉(胆固醇性息肉、腺肌瘤样增生和炎性或纤维性息肉)、良性肿瘤(如腺瘤)和恶性肿瘤(如胆囊癌)。这里将胆囊息肉(gallbladder polyps)特指非肿瘤性息肉加以叙述。

【发病机制】胆囊非肿瘤性息肉是一类因胆囊黏膜慢性炎症导致的良性增生性病变,主要包括胆固醇性息肉、腺肌瘤样增生和炎性或纤维性息肉,为胆囊的瘤样病变。

【临床特点】患者平均年龄52岁,可无明显临床症状,多在体检时经B超检查发现,也可有出现与慢性胆囊炎和胆囊结石类似的一些消化道症状。腹部B超PLG的检出率为4%~7%,其中胆囊非肿瘤性息肉发生率为0.3%~9.5%。

【病理特点】

1. 胆固醇性息肉(cholesterol polyps) 最为常见,占胆囊息肉样病变的60%~90%,多见于中年女性。因胆固醇沉积在胆囊黏膜皱襞的嵴上出现绒样黄色条纹,形成息肉性病变时呈金黄色分叶状小结节,表面呈"草莓样"细颗粒状外观,又称"草莓胆囊"。组织学上,胆固醇性息肉由胆囊黏膜固有层内吞噬甘油三酯和胆固醇的泡沫样组织细胞堆积而成,息肉表面被覆胆囊黏膜单层立方上皮(图3-4-1-1)。尚无胆固醇性息肉恶变的报道。

2. 腺肌瘤样增生(adenomyomatous hyperplasia)约占胆囊息肉性病变的25%。胆囊黏膜上皮向黏膜表面增生形成腺瘤样息肉,向下内陷进入胆囊壁固有肌层间隙或浆膜下结缔组织,形成罗-阿窦(Rokitansky-Aschoff sinuses)。罗-阿窦衬覆胆囊黏膜上皮,可呈憩室样扩张,窦腔内含有胆固醇晶体、胆汁及结石,罗-阿窦周围平滑肌

增生。胆囊腺肌瘤样增生可于胆囊壁内形成半球形隆起,切面上罗-阿窦可呈现为蜂窝状小腔隙(图3-4-1-2)。在胆囊慢性炎症背景下出现的腺肌瘤样增生可增加恶变风险,胆囊原位癌可起源于罗-阿窦并沿罗-阿窦扩展。

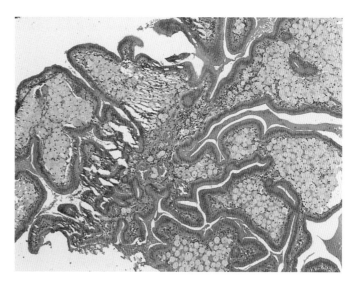

图3-4-1-1 胆囊胆固醇性息肉

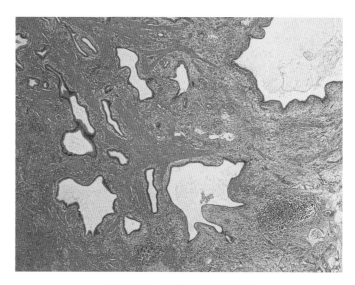

图3-4-1-2 胆囊腺肌瘤样增生
可于胆囊壁内形成半球形隆起,切面上罗-阿窦可呈现为蜂窝状小腔隙

3. **炎性或纤维性息肉**(inflammatory or fibrous polyps)　占切除胆囊标本的10%。为直径3~5mm的多发性小结节,常继发于黏膜慢性炎症和结石,因胆固醇沉积刺激黏膜,导致纤维组织和肉芽组织增生。组织学上可呈假乳头状结构,由纤维组织、增生血管和慢性炎细胞构成,表面覆盖反应性增生上皮,与胆囊黏膜之间由细蒂或广基相连(图3-4-1-3)。尚无胆囊炎性息肉恶变的报道。

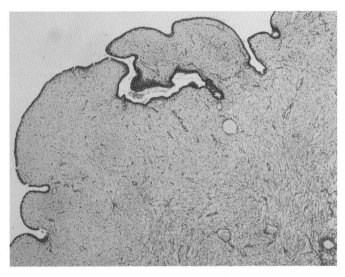

图3-4-1-3　胆囊炎性息肉
呈假乳头状结构,由纤维组织、增生血管和慢性炎细胞构成,表面覆盖反应性增生上皮

4. **混合性息肉**　上述各类息肉性病变混合存在。

5. **异位组织息肉**(heterotopic polyps)　包括肝、胃、胰腺、肾上腺或甲状腺组织异位于胆囊黏膜形成息肉。

【**鉴别诊断**】注意罗-阿窦衬覆上皮不典型增生与原位癌的鉴别,可参阅胆囊腺瘤一节中叙及的胆囊黏膜上皮内瘤变。

第二节　胆囊腺瘤

【**概念**】胆囊腺瘤(gallbladder adenoma)是胆囊黏膜上皮异常增生形成的隆起性或结节性病变。

【**发病机制**】胆囊腺瘤的发生与慢性胆囊炎、胆石症和肝吸虫感染等因素有关,胆囊黏膜增生/化生→异型增生/腺瘤→癌可能是一种序贯发展模式。有资料显示,我国胆囊腺瘤的恶变率为1.5%,患者年龄>50岁、腺瘤直径>1cm、胆囊壁增厚、胆囊黏膜粗糙、合并胆囊结石等因素会增加腺瘤癌变风险。

【**临床特点**】患者以中年女性多见(70%),平均年龄52岁,临床表现与非肿瘤性胆囊息肉或慢性胆囊炎和胆石症患者相似。

【**病理特点**】

1. **大体特点**　多数良性胆囊腺瘤单发,瘤体直径通常<2cm,可有蒂与胆囊黏膜相连,好发部位依次为胆囊的体部、底部和颈部。腺瘤基底部增宽提示细胞增生活跃。

2. **镜下特点**　胆囊腺瘤的组织学类型可分为管状(幽门腺型占90%,肠型占10%)、乳头状(肠型和胆管型)和管状乳头状(两种组织学成分各占20%以上),瘤细胞表面具有绒毛状凸起可诊断为绒毛状腺瘤(villous adenoma);根据化生性细胞的形态特点,又可分为幽门腺型、肠型、胃小凹型和胆管型。

(1) 幽门腺型(pyloric gland type):最常见,占82%。腺瘤由类似胃幽门腺的腺体构成,衬覆单层立方或柱状黏液分泌细胞(图3-4-2-1),腺瘤表面覆盖胆囊黏膜上皮。

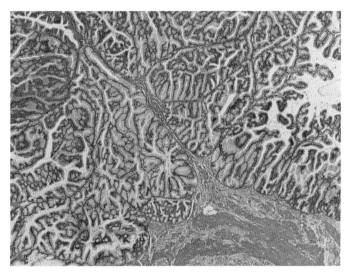

图3-4-2-1　胆囊腺瘤,幽门腺型
腺瘤由类似胃幽门腺的腺体构成,衬覆单层立方或柱状黏液分泌细胞

(2) 肠型(intestinal-type):占14%,由衬覆立方或柱状上皮细胞的管状腺体组成,类似结肠腺瘤,可出现杯状细胞、Paneth细胞或内分泌细胞(图3-4-2-2)。肠型腺瘤恶变风险较高。

(3) 胃小凹型(gastric foveolar-type):占2.4%,由衬覆高柱状富含黏液的小凹型上皮的管状腺体组成(图3-4-2-3),很少发生癌变。

(4) 胆管型(biliary-type):占1.4%,由类似胆囊黏膜上皮的柱状或立方形细胞构成乳头状结构,乳头有纤维血管核心,可发生癌变(图3-4-2-4)。

此外,胆囊还可以发生少见的血管瘤、脂肪瘤、纤维瘤、平滑肌瘤、巨细胞肿瘤(giant-cell tumor)、副神经节瘤、淋巴管瘤、炎性肌纤维母细胞瘤等良性间叶性肿瘤。

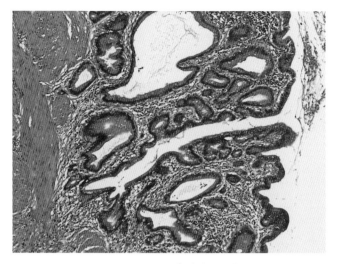

图 3-4-2-2　胆囊腺瘤，肠型
由衬覆立方或柱状上皮细胞的管状腺体组成，类似结肠腺瘤，可出现杯状细胞、Paneth 细胞或内分泌细胞

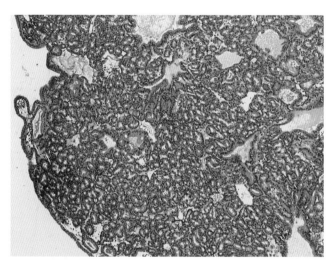

图 3-4-2-3　胆囊腺瘤，胃小凹型
由衬覆高柱状富含黏液的小凹型上皮的管状腺体组成

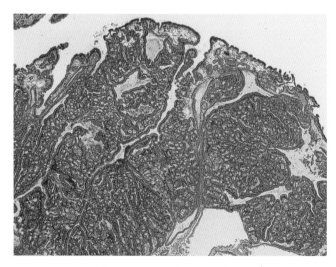

图 3-4-2-4　胆囊腺瘤，胆管型
由类似胆囊黏膜上皮的柱状或立方形细胞构成乳头状结构，乳头有纤维血管核心

3. 免疫组化染色

（1）幽门腺型腺瘤：MUC5AC 和 MUC6 染色阳性。

（2）肠型腺瘤：CDX2 和 MUC2 染色阳性。

（3）胃小凹型腺瘤：MUC5AC 和 MUC6 染色阳性。

（4）胆管型腺瘤：CK7 染色阳性。

【鉴别诊断】注意胆囊腺瘤高级别上皮内瘤变与高分化腺癌之间的鉴别。

第三节　胆囊黏膜上皮内瘤变

胆囊黏膜上皮内瘤变（biliary intraductal neoplasia，BilIN）是胆囊黏膜上皮发生的不典型增生病变。WHO 将胆囊黏膜 BilIN 分为三级：BilIN-1（低级别）、BilIN-2（中级别）、BilIN-3（高级别）。

一、BilIN-1（低级别）

黏膜上皮保持扁平或呈微乳头状结构，核位于基底部，核膜轻微不规则，核/质比轻度增大，核变长，但核的大小及形状尚一致，有时可见局部假复层排列，但核仍位于黏膜上皮的下 2/3。

二、BilIN-2（中级别）

黏膜上皮呈平坦、假乳头或微乳头状结构，局部细胞极性消失，核假复层排列可达上皮表层。细胞核大小及形状不一致，核增大，染色质深染，核膜不规则。

三、BilIN-3（高级别）

常见假乳头或微乳头结构，细胞学上类似癌，但无穿破基底膜的侵犯，细胞极性严重弥漫消失，核分布至上皮

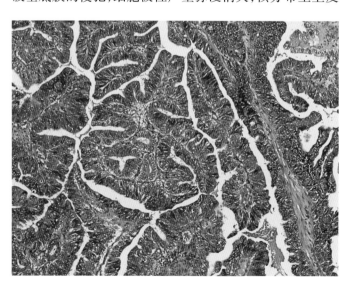

图 3-4-3-1　BilIN-3
上皮细胞呈小簇状芽生凸向黏膜表面并形成筛状结构，核膜不规则，染色质深染，核异常增大及核分裂

表层,上皮细胞呈小簇状芽生凸向黏膜表面并形成筛状结构,细胞学上出现核膜不规则,染色质深染,核异常增大及核分裂等恶性征象(图 3-4-3-1)。BilIN-3 在组织学上等同于原位癌,可在罗-阿窦的基础上发生并沿罗-阿窦扩展。因此,一旦发现 BilIN-3 应多点取材以排除浸润癌。

第四节　胆　囊　癌

【概念】　胆囊癌(gallbladder carcinoma)是胆囊黏膜上皮发生的恶性肿瘤。

【发病机制】　慢性胆囊炎、胆囊腺瘤、胆囊结石、肥胖症、糖尿病、吸烟、胰胆管合流异常、胆总管囊肿、溃疡性结肠炎、家族性息肉病和原发性硬化性胆管炎等是胆囊癌的危险因素。有资料显示,>95%的胆囊癌患者伴有胆囊结石;原发性硬化性胆管炎患者发生的胆囊息肉中60%为恶性。

【临床特点】　我国胆囊癌占胆道疾病患者的 0.4% ~ 3.8%(上海为 1.0%),占胆囊息肉性病变的 1% ~ 20%。患者平均年龄 59.6 岁,男:女 = 1:1.98,胆囊结石的合并率为 49% ~ 80% 以上。早期临床症状类似慢性胆囊炎,B超显示 15% ~ 25% 的胆囊癌表现为胆囊腔内息肉性病变,不随体位改变,血清 CA19-9 水平可升高。当 B 超显示息肉直径>1cm、广基息肉、胆囊壁厚>3mm 以及合并胆囊结石时提示胆囊癌的可能。

【病理特点】

1. **大体特点**　胆囊癌可呈息肉状或菜花样突入胆囊腔;或呈浸润性生长导致胆囊壁弥漫增厚变硬。胆囊癌常见部位依次为胆囊底部、胆囊体部和胆囊颈部,可穿透胆囊壁侵犯胆囊床邻近肝实质。

2. **镜下特点**　90%以上的胆囊癌为腺癌,腺管衬覆立方或柱状上皮细胞,可有乳头结构(乳头状腺癌)和黏液分泌(黏液腺癌)(图 3-4-4-1),胆囊原位癌局限于胆囊的黏膜层,未突破黏膜基底层(图 3-4-4-2)。

根据癌细胞的分化程度,可分为四种类型①高分化腺癌:腺管成分>95%;②中分化腺癌:腺管成分占 50% ~ 95%;③低分化腺癌:腺管成分占 5% ~ 49%(图 3-4-4-3);④未分化癌:缺乏腺管成分,大部分癌细胞呈实性片块或条索状排列。

胆囊腺癌的组织学亚型包括:胆管型、肠型、胃小凹型。此外,有报道胆囊少见的恶性肿瘤病理类型包括透明细胞癌、印戒细胞癌、腺鳞癌、鳞状细胞癌、神经内分泌肿瘤、肝样腺癌、筛状癌、平滑肌肉瘤、血管肉瘤、恶性血管外皮细胞瘤、癌肉瘤、恶性黑色素瘤、恶性纤维组织细胞瘤、胃肠道间质瘤、Ewing 肉瘤/原始神经外胚瘤以及淋巴瘤等,胆囊也可以出现类似的转移性肿瘤,需注意鉴别。

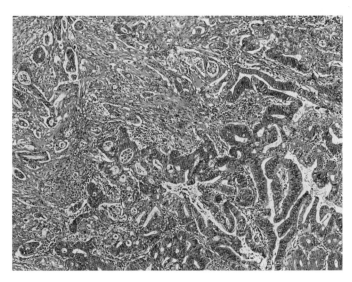

图 3-4-4-1　胆囊腺癌
腺管衬覆立方或柱状上皮细胞,部分癌细胞胞质分泌黏液

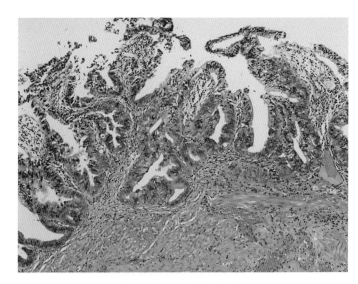

图 3-4-4-2　胆囊原位癌
局限于胆囊的黏膜层,未突破黏膜基底层

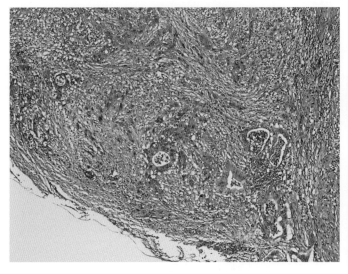

图 3-4-4-3　胆囊低分化腺癌

3. 免疫组化染色

（1）胆管型腺癌：CEA、MUC1、MUC2 染色阳性。

（2）肠型腺癌：CDX2、MUC2、CEA 染色阳性。

（3）胃小凹型腺癌：MUC5A 染色阳性。

【鉴别诊断】注意与胆囊腺瘤伴高级别上皮内瘤变/原位癌、罗-阿窦重度增生或伴高级别上皮内瘤变之间的鉴别。

第五章

肝外胆管肿瘤

第一节　肝外胆管腺瘤

【临床特点】肝外胆管腺瘤(extrahepatic bile duct adenomas)发生在胆总管、肝总管和胆囊管分别占64%、18%和8%,4%的病例可以多发性。患者平均年龄(62.8±15.4)岁(15~85岁),男性(61.0±14.4)岁,女性(64.6±16.3)岁。肿瘤多1~3cm大小,向胆管腔内生长可造成胆道梗阻的症状,临床上常可出现黄疸、间歇性疼痛、消化不良、体重减轻、恶心、呕吐、不适和发烧等症状。

【病理特点】组织学上可分为管状、乳头状(乳头状瘤)、管状乳头状、胆管囊腺瘤和乳头状瘤病。当乳头细长形似绒毛时,又称为绒毛状腺瘤(villous adenoma)。

肝外胆管腺瘤可发生上皮内瘤变或癌变,有报道远端胆管的管状绒毛状腺瘤发生胆管癌。

Tretiakova等(2012年)报道,几乎所有肝外胆管良性肿瘤,包括腺瘤伴低级别异型增生均呈CD10染色阳性。而恶性肿瘤,包括腺癌和腺瘤伴高低级别异型增生均为CD10阴性,以此可作为鉴别诊断以及评估癌变风险的依据。

此外,有报道肝外胆管还可以发生颗粒细胞瘤、囊腺瘤、腺纤维肌瘤性增生、血管平滑肌瘤、平滑肌瘤、创伤性神经瘤、副神经节瘤、神经纤维瘤、炎性肌纤维母细胞瘤、炎性假瘤、胃泌素瘤、嗜酸性胆管炎、神经鞘瘤、脂肪瘤、淋巴管瘤、血管瘤、黑色素瘤和异位组织(胃黏膜、胰腺、十二指肠、肾上腺和甲状腺组织等)等,但都极为少见,其组织形态与软组织的相应肿瘤相同。

第二节　肝外胆管癌

【概念】肝外胆管癌(extrahepatic cholangiocarcinoma,ECC)是指肝实质以外的胆管黏膜上皮发生的恶性肿瘤,又可分为胆囊管与左右肝管二级分支之间的胆管上皮发生的恶性肿瘤,即肝门部胆管癌(perihilar cholangio-carcinoma)和胆囊管与壶腹之间的胆总管上皮发生的恶性肿瘤,即远端胆管癌(distal cholangiocarcinoma)。

【发病机制】肝内胆管癌、肝门部胆管癌和远端胆管癌的发生率分别为10%~20%、50%和30%~40%,三者有相似的病因,明确的病因包括原发性硬化性胆管炎、寄生虫感染、胆管结石、胆总管囊肿、Carroli病等;可能的危险因素包括HBV/HCV感染、肝硬化、糖尿病、肥胖、吸烟和酗酒等。但三者的发生也可能有不同的分子机制和信号通路。如*ERBB2*基因变异的发生率在肝内胆管癌仅为1.8%,在肝门部胆管癌和远端胆管癌为20%,*K-ras*基因突变率在肝内胆管癌、肝门部胆管癌和远端胆管癌分别为11%~25%、12%~40%和58%~68%。

【临床特点】上海东方肝胆外科医院病理科自2007—2014年共诊断563例ECC,男:女之比为1.76:1,平均年龄59.1(13~82)岁。患者在早期可无症状,常见的临床症状包括黄疸和皮肤瘙痒等。血清糖类抗原CA19-9升高,影像学检测显示胆管狭窄。肝内胆管癌、肝门部胆管癌和远端胆管癌的临床表现和治疗策略均有不同,目前AJCC/UICC均已分别制订了相应的TNM分期系统。

【病理特点】

1. **大体特点**　ECC大体上可分为4型:

(1)管内型:肿瘤呈乳头或息肉状凸向胆管腔内生长。

(2)结节型:肿瘤呈结节状或团块状,周围有纤维组织包绕。

(3)硬化型:胆管壁环形增厚,管周纤维化。

(4)弥漫浸润型:肿瘤沿胆管壁浸润性生长。

2. **镜下特点**　大多数ECC为腺癌,可表现为乳头状腺癌、管状腺癌、黏液腺癌(图3-5-2-1)、低分化腺癌和未分化腺癌。此外,ECC也可出现少见的组织学类型,包括鳞状细胞癌、腺鳞癌、印戒细胞癌、透明细胞型腺癌、梭形细胞癌、癌肉瘤、纤维肉瘤、横纹肌肉瘤、平滑肌肉瘤、神经内分泌肿瘤、淋巴瘤、Kaposi肉瘤、恶性黑色素瘤等。

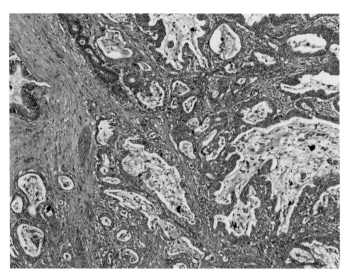

图 3-5-2-1　肝外胆管黏液腺癌

3. 免疫组化染色　ECC 呈 CK7、CK19、EMA 和 CEA 阳性。

（丛文铭　盛霞　董辉　陆新元
钱尤雯　赵骞　冼志红　俞花　赵燕青　王瀚）

参 考 文 献

1. Kondo F. Benign nodular hepatocellular lesions caused by abnormal hepatic circulation: etiological analysis and introduction of a new concept. J Gastroenterol Hepatol, 2001, 16(12): 1319-1328.

2. Fukukura Y, Nakashima O, Kusaba A, et al. Angioarchitecture and blood circulation in focal nodular hyperplasia of the liver. J Hepatol, 1998, 29(3): 470-475.

3. Rebouissou S, Bioulac-Sage P, Zucman-Rossi J. Molecular pathogenesis of focal nodular hyperplasia and hepatocellular adenoma. J Hepatol, 2008, 48(1): 163-170.

4. Bioulac-Sage P, Cubel G, Balabaud C, et al. Revisiting the pathology of resected benign hepatocellular nodules using new immunohistochemical markers. Semin Liver Dis, 2011, 31(1): 91-103.

5. Maillette De Buy Wenniger L, Terpstra V, Beuers U. Focal nodular hyperplasia and hepatic adenoma: epidemiology and pathology. Dig Surg, 2010, 27(1): 24-31.

6. Ghabril M, Vuppalanchi R. Drug-induced nodular regenerative hyperplasia. Semin Liver Dis, 2014, 34(2): 240-245.

7. Force J, Saxena R, Schneider BP, et al. Nodular Regenerative Hyperplasia After Treatment With Trastuzumab Emtansine. J Clin Oncol, 2016, 20; 34(3): e9-12.

8. Sood A, Castrejon M, Saab S. Human immunodeficiency virus and nodular regenerative hyperplasia of liver: A systematic review. World J Hepatol, 2014, 6(1): 55-63.

9. Louwers LM, Bortman J, Koffron A, et al. Noncirrhotic Portal Hypertension due to Nodular Regenerative Hyperplasia Treated with Surgi-

cal Portacaval Shunt. Case Rep Med, 2012; 2012: 965304.

10. Di Tommaso L, Sangiovanni A, Borzio M, et al. Advanced precancerous lesions in the liver. Best Pract Res Clin Gastroenterol, 2013, 27(2): 269-284.

11. Chang O, Yano Y, Masuzawa A, et al. The cytological characteristics of small cell change of dysplasia in small hepatic nodules. Oncol Rep, 2010, 23(5): 1229-1232.

12. International Consensus Group for Hepatocellular Neoplasiathe International Consensus Group for Hepatocellular N. Pathologic diagnosis of early hepatocellular carcinoma: a report of the international consensus group for hepatocellular neoplasia. Hepatology, 2009, 49(2): 658-664.

13. Kojiro M. Focus on dysplastic nodules and early hepatocellular carcinoma: an Eastern point of view. Liver Transpl, 2004, 10(2 Suppl 1): S3-8.

14. Kojiro M. 'Nodule-in-nodule' appearance in hepatocellular carcinoma: its significance as a morphologic marker of dedifferentiation. Intervirology, 2004, 47(3-5): 179-183.

15. Gligorijevic J, Djordjevic B, Petrovic A, et al. Expression of CD34 in cirrhotic liver-reliance to dedifferentiation. Vojnosanit Pregl, 2010, 67(6): 459-462.

16. Gong L, Wei LX, Ren P, et al. Dysplastic nodules with glypican-3 positive immunostaining: a risk for early hepatocellular carcinoma. PLoS One, 2014, 9(1): e87120.

17. Uenishi T, Yamamoto T, Ishihara K, et al. Focal fatty change in the medial segment of the liver occurring after gastrectomy: report of a case. Osaka City Med J, 2008, 54(1): 47-51.

18. Zen Y, Terahata S, Miyayama S, et al. Multicystic biliary hamartoma: a hitherto undescribed lesion. Hum Pathol, 2006, 37(3): 339-344.

19. Musielak MC, Singh R, Hartman E, et al. Simple hepatic cyst causing inferior vena cava thrombus. Int J Surg Case Rep, 2014, 5(6): 339-341.

20. Long J, Vaughan-Williams H, Moorhouse J, et al. Acute Budd-Chiari syndrome due to a simple liver cyst. Ann R Coll Surg Engl, 2014, 96(1): 109E-111E.

21. Hafizi A, Khatami SR, Galehdari H, et al. Exon sequencing of PKD1 gene in an Iranian patient with autosomal-dominant polycystic kidney disease. Iran Biomed J, 2014, 18(3): 143-150.

22. Waanders E, Venselaar H, Te Morsche RH, et al. Secondary and tertiary structure modeling reveals effects of novel mutations in polycystic liver disease genes PRKCSH and SEC63. Clin Genet, 2010, 78(1): 47-56.

23. Grieb D, Feldkamp A, Lang T, et al. Caroli disease associated with vein of Galen malformation in a male child. Pediatrics, 2014, 134(1): e284-288.

24. Odemis B, Koksal AS, Yuksel O, et al. Squamous cell cancer of the

liver arising from an epidermoid cyst：case report and review of the literature. Dig Dis Sci,2006,51（7）：1278-1284.

25. Miura F,Takada T,Amano H,et al. A case of peribiliary cysts accompanying bile duct carcinoma. World J Gastroenterol,2006,12（28）：4596-4598.

26. 姜卫生,李端明,张振豪,等. 副肝 1 例. 中国临床解剖学杂志,2007,25（6）：668-668.

27. 王保申,刘金山,李林,等. 胸腔内异位副肝一例. 中华临床医师杂志（电子版）,2011,5（19）：5840-5841.

28. Komori K,Hoshino K,Shirai J,et al. Mesothelial cyst of the liver in a neonate. Pediatr Surg Int,2008,24（4）：463-465.

29. Shintaku M,Watanabe K. Mesenchymal hamartoma of the liver：A proliferative lesion of possible hepatic stellate cell（Ito cell）origin. Pathol Res Pract,2010,206（7）：532-536.

30. Rosado E,Cabral P,Campo M,et al. Mesenchymal hamartoma of the liver--a case report and literature review. J Radiol Case Rep,2013,7（5）：35-43.

31. Miettinen M,Fletcher CDM,Kindblom LG,et al. Mesenchymal tumors of the liver. In：Bosman FT,Carneiro F,Hruban RH,et al. WHO Classification of Tumours of the Digestive System. Geneva：WHO Press,2010,241-250.

32. Hastir D,Verset L,Lucidi V,et al. IgG4 positive lymphoplasmacytic inflammatory pseudotumour mimicking hepatocellular carcinoma. Liver Int,2014,34（6）：961.

33. Yamamoto H,Yamaguchi H,Aishima S,et al. Inflammatory myofibroblastic tumor versus IgG4-related sclerosing disease and inflammatory pseudotumor：a comparative clinicopathologic study. Am J Surg Pathol,2009,33（9）：1330-1340.

34. Yang CT,Liu KL,Lin MC,et al. Pseudolymphoma of the liver：Report of a case and review of the literature. Asian J Surg,2017,40（1）：74-80.

35. Teixeira Martins RJ,Guilherme Tralhão J,Cipriano MA,et al. Solitary necrotic nodule of the liver：a very challenging diagnosis. BMJ Case Rep,2014,pii：bcr2013202364.

36. Imura S,Miyake K,Ikemoto T,et al. Rapid-growing solitary necrotic nodule of the liver. J Med Invest,2006,53（3-4）：325-329.

37. Alessandrino F,Felisaz PF,La Fianza A. Peliosis hepatis associated with hereditary haemorrhagic telangiectasia. Gastroenterol Rep（Oxf）,2013,1（3）：203-206.

38. 庄志祥,王炜,朱哲,等. 巨大肝紫癜病自发性破裂并失血性休克 1 例报道. 中国普外基础与临床杂志,2012,19（2）：219.

39. Liu C,Pasupathy A,Weltman M. Multifocal peliosis hepatis simulating metastatic malignancy. Dig Liver Dis,2014,46（9）：862-863.

40. Valeyre D,Prasse A,Nunes H,et al. Sarcoidosis. Lancet,2014,383（9923）：1155-1167.

41. Iannuzzi MC. Advances in the genetics of sarcoidosis. Proc Am Thorac Soc,2007,4（5）：457-460.

42. 王华卿. 肝内髓外造血组织增生 1 例. 中国当代医药,2011,18（5）：130-131.

43. Shakeri R,Rahmati A,Zamani F. Solitary huge intrahepatic mass（extramedullary hematopoiesis）. Arch Iran Med,2013,16（5）：315-316.

44. Zheng H,Zhang W,Zhang L,et al. The genome of the hydatid tapeworm Echinococcus granulosus. Nat Genet,2013,45（10）：1168-1175.

45. Rinaldi F,Brunetti E,Neumayr A,et al. Cystic echinococcosis of the liver：A primer for hepatologists. World J Hepatol,2014,6（5）：293-305.

46. WHO Informal Working Group. International classification of ultrasound images in cystic echinococcosis for application in clinical and field epidemiological settings. Acta Trop,2003,85（2）：253-261.

47. Kim JW,Shin SS,Heo SH,et al. Hepatic abscess mimicking hepatocellular carcinoma in a patient with alcoholic liver disease. Clin Mol Hepatol,2013,19（4）：431-434.

48. Cordel H,Prendki V,Madec Y,et al. Imported amoebic liver abscess in France. PLoS Negl Trop Dis,2013,7（8）：e2333.

49. Papavramidis TS,Sapalidis K,Pappas D,et al. Gigantic hepatic amebic abscess presenting as acute abdomen：a case report. J Med Case Rep,2008,2：325.

50. Van Aalten SM,Terkivatan T,De Man RA,et al. Diagnosis and treatment of hepatocellular adenoma in the Netherlands：similarities and differences. Dig Surg,2010,27（1）：61-67.

51. Socas L,Zumbado M,Pérez-Luzardo O,et al. Hepatocellular adenomas associated with anabolic androgenic steroid abuse in bodybuilders：a report of two cases and a review of the literature. Br J Sports Med,2005,39（5）：e27.

52. Labrune P,Trioche P,Duvaltier I,et al. Hepatocellular adenomas in glycogen storage disease type I and III：a series of 43 patients and review of the literature. J Pediatr Gastroenterol Nutr,1997,24（3）：276-279.

53. Jeannot E,Mellottee L,Bioulac-Sage P,et al. Spectrum of HNF1A somatic mutations in hepatocellular adenoma differs from that in patients with MODY3 and suggests genotoxic damage. Diabetes,2010,59（7）：1836-1844.

54. Bioulac-Sage P,Taouji S,Possenti L,et al. Hepatocellular adenoma subtypes：the impact of overweight and obesity. Liver Int,2012,32（8）：1217-1221.

55. Chang CY,Hernandez-Prera JC,Roayaie S,et al. Changing epidemiology of hepatocellular adenoma in the United States：review of the literature. Int J Hepatol,2013,2013：604860.

56. 刘海平,丛文铭. 肝细胞腺瘤：分子病理学新认识与临床诊疗新模式. 临床肝胆病杂志,2013,29（11）：801-804.

57. Bioulac-Sage P,Laumonier H,Couchy G,et al. Hepatocellular ade-

noma management and phenotypic classification：the Bordeaux experience. Hepatology，2009，50（2）：481-489.

58. Bioulac-Sage P，Rebouissou S，Thomas C，et al. Hepatocellular adenoma subtype classification using molecular markers and immunohistochemistry. Hepatology，2007，46（3）：740-748.

59. 张丽华，徐佳佳. 肝细胞腺瘤的分子分型及临床意义. 中华病理学杂志，2014，43（6）：428-430.

60. Rebouissou S，Amessou M，Couchy G，et al. Frequent in-frame somatic deletions activate gp130 in inflammatory hepatocellular tumours. Nature，2009，457（7226）：200-204.

61. Bioulac-Sage P，Balabaud C，Zucman-Rossi J. Subtype classification of hepatocellular adenoma. Dig Surg，2010，27（1）：39-45.

62. 潘晶，丛文铭. 肝细胞腺瘤肿瘤抑制基因杂合性缺失分析. 临床与实验病理学杂志，2003，19（5）：481-483.

63. 付华辉，金光植，刘海平，等. 超重和肥胖患者肝细胞腺瘤微卫星不稳定性分析. 中华肿瘤防治杂志，2013，20（20）：1557-1560.

64. Nault JC，Bioulac-Sage P，Zucman-Rossi J. Hepatocellular benign tumors-from molecular classification to personalized clinical care . Gastroenterology，2013，144（5）：888-902.

65. Flejou JF，Barge J，Menu Y，et al. Liver adenomatosis. An entity distinct from liver adenoma？Gastroenterology，1985，89（5）：1132-1138.

66. Greaves WO，Bhattacharya B. Hepatic adenomatosis. Arch Pathol Lab Med，2008，132（12）：1951-1955.

67. Asran MK，Loyer EM，Kaur H，et al. Case 177：Congenital absence of the portal vein with hepatic adenomatosis. Radiology，2012，262（1）：364-367.

68. 沈伟峰，杨甲梅. 肝腺瘤和肝腺瘤病的诊断与治疗. 中华肝胆外科杂志，2007，13（9）：646-648.

69. Wu WW，Gu M，Lu D. Cytopathologic，histopathologic，and immunohistochemical features of intrahepatic clear cell bile duct adenoma：a case report and review of the literature. Case Rep Pathol，2014，2014：874826.

70. Johannesen EJ，Wu Z，Holly JS. Bile duct adenoma with oncocytic features. Case Rep Pathol，2014，2014：282010.

71. Albores-Saavedra J，Hoang MP，Murakata LA，et al. Atypical bile duct adenoma，clear cell type：a previously undescribed tumor of the liver. Am J Surg Pathol，2001，25（7）：956-960.

72. Arena V，Arena E，Stigliano E，et al. Bile duct adenoma with oncocytic features. Histopathology，2006，49（3）：318-320.

73. Hastir D，Verset L，Demetter P. Intrahepatic bile duct adenoma with oncocytic features. Liver Int，2013，33（2）：273.

74. Bhathal PS，Hughes NR，Goodman ZD. The so-called bile duct adenoma is a peribiliary gland hamartoma. Am J Surg Pathol，1996，20（7）：858-864.

75. Munshi AG，Hassan MA. Common bile duct adenoma：case report

76. Soares KC，Arnaoutakis DJ，Kamel I，et al. Cystic neoplasms of the liver：biliary cystadenoma and cystadenocarcinoma. J Am Coll Surg，2014，218（1）：119-128.

77. 张晓峰，邱法波，何俊闯，等. 中国胆管乳头状瘤的临床流行病学（1979—2011 年文献回顾分析）. 中国现代普通外科进展，2012，15（6）：455-458.

78. Nakanuma Y，Sato Y，Ojima H，et al. Clinicopathological characterization of so-called "cholangiocarcinoma with intraductal papillary growth" with respect to "intraductal papillary neoplasm of bile duct（IPNB）". Int J Clin Exp Pathol，2014，7（6）：3112-3122.

79. Kim KM，Lee JK，Shin JU，et al. Clinicopathologic features of intraductal papillary neoplasm of the bile duct according to histologic subtype. Am J Gastroenterol，2012，107（1）：118-125.

80. Tsui WM，Loo KT，Chow LT，et al. Biliary adenofibroma. A heretofore unrecognized benign biliary tumor of the liver. Am J Surg Pathol，1993，17（2）：186-192.

81. Akin O，Coskun M. Biliary adenofibroma with malignant transformation and pulmonary metastases：CT findings. AJR Am J Roentgenol，2002，179（1）：280-281.

82. Varnholt H，Vauthey JN，Dal Cin P，et al. Biliary adenofibroma：a rare neoplasm of bile duct origin with an indolent behavior. Am J Surg Pathol，2003，27（5）：693-698.

83. 傅晓辉，储开建，陆崇德，等. 肝海绵状血管瘤 172 例分析. 中国实用外科杂志，2009，29（9）：756-758.

84. Riley MR，Garcia MG，Cox KL，et al. Hepatic infantile hemangioendothelioma with unusual manifestations. J Pediatr Gastroenterol Nutr，2006，42（1）：109-113.

85. Zhang YZ，Ye YS，Tian L，et al. Rare case of a solitary huge hepatic cystic lymphangioma. World J Clin Cases，2013，1（4）：152-154.

86. Liu Q，Liu J，Chen W，et al. Primary solitary fibrous tumors of liver：a case report and literature review. Diagn Pathol，2013，8：195.

87. Fisher C. Atlas of Soft Tissue Tumor pathology. Springer New York Heidelberg Dordrecht London，2013.

88. Theise ND，Park YN，Curado MP，et al. Tumours of the Liver and Intrahepatic Bile Ducts. In：Bosman FT，Carneiro F，Hruban RH，et al. WHO Classification of Tumours of the Digestive System. Geneva：WHO Press，2010：195-261.

89. 丛文铭，吴孟超，陈汉，等. 肝脏血管平滑肌脂肪瘤一例. 中华外科杂志，1992，30（10）：618.

90. Ren N，Qin LX，Tang ZY，et al. Diagnosis and treatment of hepatic angiomyolipoma in 26 cases. World J Gastroenterol，2003，9（8）：1856-1858.

91. Ji Y，Zhu X，Xu J，et al. Hepatic angiomyolipoma：a clinicopathologic study of 10 cases. Chin Med J（Engl），2001，114（3）：280-

285.

92. 王珏儒,邱法波,李振凯,等. 中国肝血管平滑肌脂肪瘤近 23 年的流行病学特征及诊治经验. 肝胆胰外科杂志,2012,24(3)：183-187,191.

93. 王珏儒,邱法波. 肝脏血管平滑肌脂肪瘤的诊治进展. 医学综述,2011,17(12)：1826-1828.

94. Tsui WM,Colombari R,Portmann BC,et al. Hepatic angiomyolipoma：a clinicopathologic study of 30 cases and delineation of unusual morphologic variants. Am J Surg Pathol,1999,23(1)：34-48.

95. Zhou Y,Chen F,Jiang W,et al. Hepatic epithelioid angiomyolipoma with an unusual pathologic appearance：expanding the morphologic spectrum. Int J Clin Exp Pathol,2014,7(9)：6364-6369.

96. Nonomura A,Enomoto Y,Takeda M,et al. Angiomyolipoma of the liver：a reappraisal of morphological features and delineation of new characteristic histological features from the clinicopathological findings of 55 tumours in 47 patients. Histopathology,2012,61(5)：863-880.

97. Rao Q,Cheng L,Xia QY,et al. Cathepsin K expression in a wide spectrum of perivascular epithelioid cell neoplasms (PEComas)：a clinicopathological study emphasizing extrarenal PEComas. Histopathology,2013,62(4)：642-650.

98. Makhlouf HR,Ishak KG,Shekar R,et al. Melanoma markers in angiomyolipoma of the liver and kidney：a comparative study. Arch Pathol Lab Med,2002,126(1)：49-55.

99. Zhang T,Zhang J,You X,et al. Hepatitis B virus X protein modulates oncogene Yes-associated protein by CREB to promote growth of hepatoma cells. Hepatology,2012,56(6)：2051-2059.

100. Liu H,Xu L,He H,et al. Hepatitis B virus X protein promotes hepatoma cell invasion and metastasis by stabilizing Snail protein. Cancer Sci,2012,103(12)：2072-2081.

101. Jiang YF,He B,Li NP,et al. The oncogenic role of NS5A of hepatitis C virus is mediated by up-regulation of survivin gene expression in the hepatocellular cell through p53 and NF-kappaB pathways. Cell Biol Int,2011,35(12)：1225-1232.

102. Wurmbach E,Chen YB,Khitrov G,et al. Genome-wide molecular profiles of HCV-induced dysplasia and hepatocellular carcinoma. Hepatology,2007,45(4)：938-947.

103. Cheng D,Zhao L,Zhang L,et al. p53 controls hepatitis C virus nonstructural protein 5A-mediated downregulation of GADD45alpha expression via the NF-kappaB and PI3K-Akt pathways. J Gen Virol,2013,94(Pt 2)：326-335.

104. 王君,刘秀梅. 中国人群黄曲霉毒素膳食暴露量评估. 中国食品卫生杂志,2007,19(3)：238-240.

105. Baffy G,Brunt EM,Caldwell SH. Hepatocellular carcinoma in non-alcoholic fatty liver disease：an emerging menace. J Hepatol,2012,56(6)：1384-1391.

106. Lu XY,Xi T,Lau WY,et al. Pathobiological features of small hepatocellular carcinoma：correlation between tumor size and biological behavior. J Cancer Res Clin Oncol,2011,137(4)：567-575.

107. 丛文铭,步宏,陈杰,等. 原发性肝癌规范化病理诊断指南(2015 版). 临床与实验病理学杂志,2015,31(3)：241-246.

108. Eggert T,Mcglynn KA,Duffy A,et al. Epidemiology of fibrolamellar hepatocellular carcinoma in the USA,2000-10. Gut,2013,62(11)：1667-1668.

109. Honeyman JN,Simon EP,Robine N,et al. Detection of a recurrent DNAJB1-PRKACA chimeric transcript in fibrolamellar hepatocellular carcinoma. Science,2014,343(6174)：1010-1014.

110. Malouf GG,Job S,Paradis V,et al. Transcriptional profiling of pure fibrolamellar hepatocellular carcinoma reveals an endocrine signature. Hepatology,2014,59(6)：2228-2237.

111. Wakasa T,Wakasa K,Shutou T,et al. A histopathological study on combined hepatocellular and cholangiocarcinoma：cholangiocarcinoma component is originated from hepatocellular carcinoma. Hepatogastroenterology,2007,54(74)：508-513.

112. Coulouarn C,Cavard C,Rubbia-Brandt L,et al. Combined hepatocellular-cholangiocarcinomas exhibit progenitor features and activation of Wnt and TGFβ signaling pathways. Carcinogenesis,2012,33(9)：1791-1796.

113. Komuta M,Spee B,Vander Borght S,et al. Clinicopathological study on cholangiolocellular carcinoma suggesting hepatic progenitor cell origin. Hepatology,2008,47(5)：1544-1556.

114. Lu XY,Xi T,Lau WY,et al. Hepatocellular carcinoma expressing cholangiocyte phenotype is a novel subtype with highly aggressive behavior. Ann Surg Oncol,2011,18(8)：2210-2217.

115. Govaere O,Komuta M,Berkers J,et al. Keratin 19：a key role player in the invasion of human hepatocellular carcinomas. Gut,2014,63(4)：674-685.

116. Litten JB,Tomlinson GE. Liver tumors in children. Oncologist,2008,13(7)：812-820.

117. Finegold MJ,Egler RA,Goss JA,et al. Liver tumors：pediatric population. Liver Transpl,2008,14(11)：1545-1556.

118. Tanimura M,Matsui I,Abe J,et al. Increased risk of hepatoblastoma among immature children with a lower birth weight. Cancer Res,1998,58(14)：3032-3035.

119. Bridgewater J,Galle PR,Khan SA,et al. Guidelines for the diagnosis and management of intrahepatic cholangiocarcinoma. J Hepatol,2014,60(6)：1268-1289.

120. Nakanuma Y,Xu J,Harada K,et al. Pathological spectrum of intrahepatic cholangiocarcinoma arising in non-biliary chronic advanced liver diseases. Pathol Int,2011,61(5)：298-305.

121. Palmer WC,Patel T. Are common factors involved in the pathogenesis of primary liver cancers? A meta-analysis of risk factors for

intrahepatic cholangiocarcinoma. J Hepatol,2012,57(1):69-76.

122. Li M,Li J,Li P,et al. Hepatitis B virus infection increases the risk of cholangiocarcinoma:a meta-analysis and systematic review. J Gastroenterol Hepatol,2012,27(10):1561-1568.

123. Razumilava N,Gores GJ. Classification,diagnosis,and management of cholangiocarcinoma. Clin Gastroenterol Hepatol,2013,11(1):13-21. e1;quiz e3-4.

124. Cong WM,Bakker A,Swalsky PA,et al. Multiple genetic alterations involved in the tumorigenesis of human cholangiocarcinoma:a molecular genetic and clinicopathological study. J Cancer Res Clin Oncol,2001,127(3):187-192.

125. Sia D,Tovar V,Moeini A,et al. Intrahepatic cholangiocarcinoma:pathogenesis and rationale for molecular therapies. Oncogene,2013,32(41):4861-4870.

126. Fan B,Malato Y,Calvisi DF,et al. Cholangiocarcinomas can originate from hepatocytes in mice. J Clin Invest,2012,122(8):2911-2915.

127. Zender S,Nickeleit I,Wuestefeld T,et al. A critical role for notch signaling in the formation of cholangiocellular carcinomas. Cancer Cell,2013,23(6):784-795.

128. Yamasaki S. Intrahepatic cholangiocarcinoma:macroscopic type and stage classification. J Hepatobiliary Pancreat Surg,2003,10(4):288-291.

129. 董辉,丛文玲,朱忠政,等. 肝细胞癌与肝内胆管癌的免疫组化诊断. 中华肿瘤杂志,2008,30(9):702-705.

130. Aishima S,Fujita N,Mano Y,et al. Different roles of S100P overexpression in intrahepatic cholangiocarcinoma:carcinogenesis of perihilar type and aggressive behavior of peripheral type. Am J Surg Pathol,2011,35(4):590-598.

131. Klöppel G,Adsay V,Konukiewitz B,et al. Precancerous lesions of the biliary tree. Best Pract Res Clin Gastroenterol,2013,27(2):285-297.

132. Nakanuma Y,Sato Y,Ojima H,et al. Clinicopathological characterization of so-called "cholangiocarcinoma with intraductal papillary growth" with respect to "intraductal papillary neoplasm of bile duct (IPNB)". Int J Clin Exp Pathol,2014,7(6):3112-3122.

133. Nishino R,Honda M,Yamashita T,et al. Identification of novel candidate tumour marker genes for intrahepatic cholangiocarcinoma. J Hepatol,2008,49(2):207-216.

134. Poggi Machuca L,Ibarra Chirinos O,López Del Aguila J,et al. Hepatic angiosarcoma:case report and review of literature. Rev Gastroenterol Peru,2012,32(3):317-322.

135. Dimashkieh HH,Mo JQ,Wyatt-Ashmead J,et al. Pediatric hepatic angiosarcoma:case report and review of the literature. Pediatr Dev Pathol,2004,7(5):527-532.

136. Yang KF,Leow VM,Hasnan MN,et al. Primary hepatic angiosar-coma:difficulty in clinical,radiological,and pathological diagnosis. Med J Malaysia,2012,67(1):127-128.

137. Mehrabi A,Kashfi A,Fonouni H,et al. Primary malignant hepatic epithelioid hemangioendothelioma:a comprehensive review of the literature with emphasis on the surgical therapy. Cancer,2006,107(9):2108-2121.

138. Tsarouha H,Kyriazoglou AI,Ribeiro FR,et al. Chromosome analysis and molecular cytogenetic investigations of an epithelioid hemangioendothelioma. Cancer Genet Cytogenet,2006,169(2):164-168.

139. Bronowicki JP,Bineau C,Feugier P,et al. Primary lymphoma of the liver:clinical-pathological features and relationship with HCV infection in French patients. Hepatology,2003,37(4):781-787.

140. Sekiguchi Y,Yoshikawa H,Shimada A,et al. Primary hepatic circumscribed Burkitt's lymphoma that developed after acute hepatitis B:report of a case with a review of the literature. J Clin Exp Hematop,2013,53(2):167-173.

141. Haider FS,Smith R,Khan S. Primary hepatic lymphoma presenting as fulminant hepatic failure with hyperferritinemia:a case report. J Med Case Rep,2008,2:279.

142. De Alava E,Ladanyi M,Rosai J,et al. Detection of chimeric transcripts in desmoplastic small round cell tumor and related developmental tumors by reverse transcriptase polymerase chain reaction. A specific diagnostic assay. Am J Pathol,1995,147(6):1584-1591.

143. Meir K,Maly A,Doviner V,et al. Nested (ossifying) stromal epithelial tumor of the liver:case report. Pediatr Dev Pathol,2009,12(3):233-236.

144. 2013 年中国胃肠胰神经内分泌肿瘤病理诊断共识专家组. 中国胃肠胰神经内分泌肿瘤病理诊断共识(2013 版). 中华病理学杂志,2013,42(10):691-694.

145. Gravante G,De Liguori Carino N,Overton J,et al. Primary carcinoids of the liver:a review of symptoms,diagnosis and treatments. Dig Surg,2008,25(5):364-368.

146. 赵婧,杨博,徐晨,等. 肝脏原发性神经内分泌肿瘤临床病理分类及预后分析. 中华病理学杂志,2012,41(2):102-106.

147. Kwon W,Jang JY,Lee SE,et al. Clinicopathologic features of polypoid lesions of the gallbladder and risk factors of gallbladder cancer. J Korean Med Sci,2009,24(3):481-487.

148. Roa I,de Aretxabala X,Araya JC,et al. Preneoplastic lesions in gallbladder cancer. J Surg Oncol,2006,93(8):615-623.

149. Albores-Saavedra J,Kloppel G,Adsay NV,et al. Carcinoma of the gallbladder and extrahepatic bile ducts//Bosman FT,Carneiro F,Hruban RH,et al. WHO Classification of Tumours of the Digestive System. Lyon:International Agency for Research on Cancer (IARC),2010:266-278.

150. Matsumoto K,Onoyama T,Kawata S,et al. Hepatitis B and C vi-

rus infection is a risk factor for the development of cholangiocarci-
noma. Intern Med,2014,53(7)：651-654.

151. Ye XH,Huai JP,Ding J,et al. Smoking,alcohol consumption,and
the risk of extrahepatic cholangiocarcinoma：a meta-analysis.
World J Gastroenterol,2013,19(46)：8780-8788.

152. Zhang LF,Zhao HX. Diabetes mellitus and increased risk of extra-
hepatic cholangiocarcinoma：a meta-analysis. Hepatogastroenter-
ology,2013,60(124)：684-687.

153. Nitta T,Sato Y,Ren XS,et al. Autophagy may promote carcinoma
cell invasion and correlate with poor prognosis in cholangiocarci-
noma. Int J Clin Exp Pathol,2014,7(8)：4913-4921.

154. Nitta T,Mitsuhashi T,Hatanaka Y,et al. Prognostic significance
of epithelial-mesenchymal transition-related markers in extrahepat-
ic cholangiocarcinoma：comprehensive immunohistochemical study
using a tissue microarray. Br J Cancer, 2014, 111 (7)：1363-
1372.

第四篇

胰腺疾病

第一章

胰腺胚胎发育、解剖及组织学

胰腺位于腹膜后腔深部,其右端较低,被十二指肠环绕,中间段横位于结肠上区,上腰段脊柱之前腹膜后间隙内,左侧端较高,靠近脾门;其毗邻均为重要的结构,因此胰腺疾病的诊断和治疗都比较困难。同样,胰腺的组织结构也很复杂,既有外分泌组织也有内分泌组织。本章重点介绍胰腺的胚胎发育、解剖及组织学特征。

第一节　胰腺胚胎发育

胰腺是由胚胎的内胚层演变而来,当人胚发育到第3~4周时,胚盘向腹侧卷折,内胚层被卷入胚体内,形成一条头尾走向的封闭管道,称原肠,胰腺就来自原肠的前段即前肠。需说明的是,胰腺的实质部分由内胚层分化而成,而结缔组织等成分源于中胚层。

人胚第4周,前肠尾端内胚层细胞增生,向外长出一盲管,该盲管称肝憩室（hepatic diverticulum）,肝憩室是肝、胆囊和胆道发生的原基。肝憩室的尾支较小,末端膨大形成胆囊,细长的柄发育成胆囊管。肝憩室根部发育成胆总管,胆总管与十二指肠相通。肝憩室尾端的前肠内胚层上皮向外增生,形成两个芽形凸起,此为胰腺的两个原基,背侧称背胰芽,腹侧称腹胰芽。最终胰腺由这两个相互独立的胚芽或胚基（腹侧及背侧胚基）经过旋转融合而构成。腹侧胚芽是发育过程中肝管的一部分,最终构成胰头的后下部和胰腺钩突部;较大的背侧胚芽,由前肠的另一部分发育而来并伸入背侧的肠系膜,形成胰腺的体尾部和胰头的前部（图4-1-1-1）。这一发育过程的异常将导致环状胰腺和多种类型的异位胰腺。相应的胰腺导管系统也进行融合,腹胰管与背胰管远侧段沟通,形成主胰管（main pancreatic duct）,与胆总管汇合后共同开口于十二指肠乳头。背胰管的近侧段大多退化消失,在少数个体形成副胰管（accessory pancreatic duct）,开口于十二指肠副乳头（位于主胰管开口下方2cm处）（图4-1-1-2）。

胰腺的内分泌及外分泌细胞是大约胚胎发育12~14

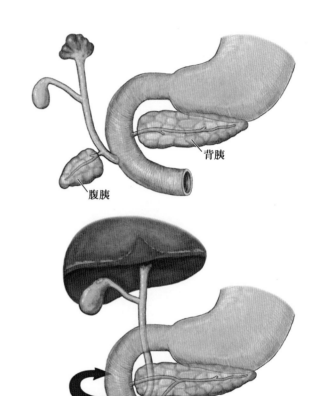

图 4-1-1-1　胰腺胚胎发育
胰腺是由内胚层前肠的腹侧及背侧胚芽发育而成

周时由多向祖细胞发育而来,在这一过程中涉及多条信号通路的共同作用。在早期,*PDX-1* 基因起着主要的作用,发育中的导管为实性条索状,发育中的导管上皮均表达 PDX1,但成熟后不再表达,之后主要限制性表达于胰岛细胞,一些腺泡细胞也可有低水平表达,腺泡及内分泌细胞均发育自原始导管。在胰岛发育上,内分泌细胞亚群定位开始后,这阶段很多调控因子如 PDX1 及 Notch 信号通路被发现。在腺泡发育上,目前已知的仅有少数转录因子,其中 Wnt/β-catenin 可能发挥了关键的作用。关于胰腺导管系统的发育目前所知甚少,因为位于主胰管、小叶内、小叶间及闰管的细胞具有不同的结构和功能。

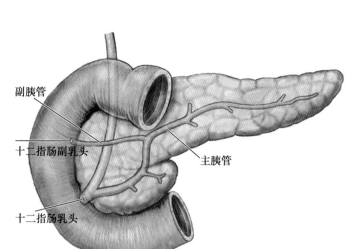

图 4-1-1-2　胰腺的胰胆管系统
腹胰管与背胰管远侧段沟通,形成主胰管,与胆总管汇合后共同开口于十二指肠乳头;背胰管在少数个体形成副胰管,开口于十二指肠副乳头

第二节　胰 腺 解 剖

正常成人胰腺大致呈纺锤形,长 14～20cm,重约100g。男性胰腺稍大于女性。大体上呈灰黄至灰褐色,质地中等,实质柔软而致密。胰腺位于腹上区和左季肋区,横过第 1、2 腰椎前方,居网膜囊后面,形成胃床的大部分。除胰尾外均属腹膜外位。其右侧端较低,被十二指肠环绕;左侧较高,靠近脾门,其毗邻均为重要的结构(图 4-1-2-1)。

通常将胰腺分为头、颈、体、尾四部分,其间并无明显的界限。胰头位于第 2 腰椎的右侧,是胰腺最宽大的部分,被

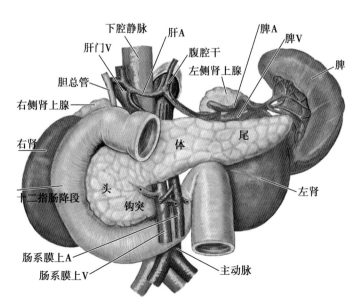

图 4-1-2-1　胰腺解剖
胰腺与周围结构解剖上的关系非常复杂(A:动脉,V:静脉)

十二指肠从上方、右侧和下方 C 形环绕。因其紧贴十二指肠壁,故胰头部肿瘤可压迫十二指肠引起梗阻。胰头向左突出而绕至肠系膜上动、静脉后方的部分称钩突(uncinate process)。胰头的前面有横结肠系膜根越过,并与空肠相毗邻;后面有下腔静脉、右肾静脉及胆总管下行。胰颈是胰头与胰体之间较狭窄的部分,位于胃幽门部后下方,其后面有肠系膜上静脉通过,并与脾静脉在胰颈后汇合成肝门静脉。胰体较长,位于第 1 腰椎平面,脊柱前方,并稍向前凸起。胰体前面与胃后壁相邻,后面有腹主动脉、左肾上腺、左肾及脾静脉。胰尾是胰左端最狭细部分,末端达脾门,故脾切除时应注意不要伤及胰尾,以免术后形成胰漏。

胰腺是比较固定的器官,但可能有一定程度的上下活动,偶尔可见胰腺肿瘤可随呼吸而上、下活动。胰腺的固定致使它在腹部钝性撞击伤时易受损,可因胰腺横过坚硬的脊柱而折裂。胰腺的固定及其位置毗邻关系也能解释下面的现象,主动脉的搏动直接传于胰腺,因此,有时容易把胰腺肿瘤与主动脉瘤混淆,特别是因为这两种情况的疼痛通常都是在背部。令人惊奇的是肠系膜血管,特别是肠系膜上静脉的梗阻,不常并发于胰腺疾病,这是因为这些血管几乎完全被胰腺组织包围(胰颈在血管前,而钩突在血管后),新生物比较缓慢地生长,就使肠系膜上血管有了发育侧支循环的时间,故肠系膜上血管不一定发生梗阻。

胰管分主胰管和副胰管。

主胰管通常称胰管,位于胰腺实质内,起自胰尾,横贯胰全长,并收纳各小叶导管。主胰管从胰尾起始向右穿过胰体,约在胰体上下缘中间稍偏后胰实质内穿行,至胰颈则向下、向后,达十二指肠降部后内侧壁处与胆总管并行一段,位于胆总管之左、内、下方,二管一起斜穿十二指肠壁,末端管径缩窄,而后与胆总管会合,形成管腔稍膨大的肝胰壶腹,胰管口在壶腹的 4～5 点钟处。肝胰壶腹开口于十二指肠后内侧壁的十二指肠大乳头顶端。胰管末端和壶腹处有括约肌。胰管在胰尾、胰体内经行中有 15～20 对小的胰腺管成直角汇入胰管。

副胰管常起自胰头下部,向上行于胰管前方,与胰管有交通管相通(90%)。副胰管继续向上至胰头上部的前部,后即穿十二指肠降部的后内侧壁,开口于十二指肠大乳头上方约 2cm 偏前的十二指肠小乳头。也有副胰管左端在胰颈处连于胰管;或不连而在胰头上部偏前面右行,开口于十二指肠小乳头。主胰管和副胰管的开口关系常有变化,如主胰管由胰尾部经胰体、胰颈直达胰头,开口于正常的十二指肠小乳头处,而副胰管从胰头下部起始与胆总管会合,而开口于正常的十二指肠大乳头处。这种形式的副胰管如在进行 ERCP 时就见不到主胰管显

影。又如主胰管正常,副胰管起于胰头上部,反向至胰颈注入主胰管,此型副胰管就不开口于十二指肠。

胆总管由肝总管和胆囊管汇合后形成,胆总管胰腺段或者位于胰头后面上外侧部一沟内,或者穿入胰实质内。胆总管一般长约 7~9cm,直径 5~8mm。在解剖上可分为四段,即十二指肠上段、十二指肠后段、胰腺段和肠壁内段,其中扩大部分称为胆胰壶腹部,出口处有 Oddi 括约肌围绕,出口处周围黏膜隆起形成 Vater 乳头,简称乳头部(图 4-1-2-1)。胰腺的解剖对于我们区分胰腺、壶腹部及胆管的腺癌是非常重要的,因为这些区域的腺癌在组织学上很难鉴别。

第三节　胰腺组织学

胰腺的组织学复杂,罕见在同一器官既有外分泌组织也有内分泌组织。下面将对其实质及周围软组织成分的组织学特征进行逐一描述。其主要成分的免疫组织化学特征见表 4-1-3-1。

表 4-1-3-1　腺泡、导管及内分泌细胞的免疫组化结果

	CAM5.2	CK7	CK8	CK18	CK19	CK20	CEA	CA19-9	胰酶:Trypsin(胰蛋白酶),chymotrypsin(糜蛋白酶),lipase(脂肪酶),amylase(淀粉酶)	内分泌标志:Chromogranin(嗜铬粒蛋白),synaptophysin(突触囊泡蛋白)及各种激素(insulin(胰岛素),glucagon(胰高血糖素),somatostatin,PP(生长抑素))	PR	PDX1
腺泡	(+)	–	+	+	–	–	–	+		–		–	–
导管	+	+	+	+	+	–	+	–		–		–	–
内分泌细胞	+	–	(+)	(+)	–	–	–	–		+		+	+

(+):表示可能弱阳性

1. **胰腺小叶**　胰腺表面包有薄层疏松结缔组织被膜,其腹侧面覆以腹膜。被膜的结缔组织伸入胰腺实质,将实质分隔成许多小叶,这种小叶结构肉眼观也很明显。小叶大小(1~10mm)和形状(成角或圆形)不一(图 4-1-3-1)。在发生胰腺炎或胰腺肿瘤等病变时这种分叶状结构可以消失。

2. **腺泡细胞及导管**　外分泌部为浆液性的复管泡状腺(图 4-1-3-2),构成腺的大部分,是重要的消化腺,它分泌的胰液含有多种消化酶,如胰蛋白酶、胰脂肪酶、胰淀

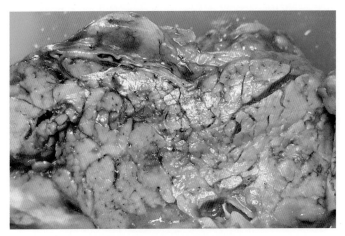

图 4-1-3-1　胰腺实质的大体观
小叶状结构清晰可见,呈灰白、灰黄色,质地中等

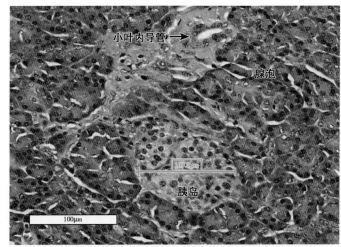

图 4-1-3-2　人正常胰腺组织学结构

粉酶等。

腺泡细胞较大,呈锥体形,有明显的极向。管腔缘有明显的纤毛,顶部胞质充满明显嗜酸且 PAS 阳性的酶原颗粒,而底部胞质因富含粗面内质网而呈强嗜碱性。腺泡中心细胞胞质较浅,核呈卵圆形;它们位于腺泡中央,与腺泡的引流管-闰管细胞相移行,免疫组化 MNF116 阳性。有时能见到腺泡中心细胞的局灶聚集,不要将它与胰岛混淆。

闰管汇合形成小叶内导管(图 4-1-3-2),胰腺小叶内

导管周围可以是致密的腺泡也可以是薄层纤维组织,内衬小立方形细胞,其胞质淡染,胞内无黏液。这些小叶内导管与更大的小叶间导管(图4-1-3-3)相延续,后者被覆分泌黏液的柱状细胞。主胰管和副胰管除了有更多的杯状细胞外,它们显微镜下的细胞成分与小叶间导管相似。

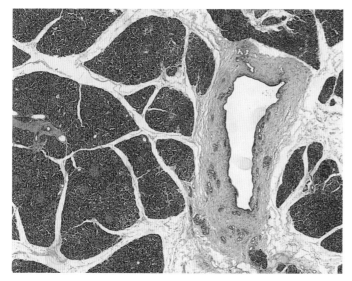

图 4-1-3-3　胰腺小叶间导管
导管管径较大,内衬分泌黏液的柱状细胞,周围围绕较宽的纤维组织

3. 内分泌部——胰岛　胰腺的内分泌部主要由胰岛构成(图4-1-3-2)。胰岛占成人胰腺的1%~2%。但在新生儿,它的比例要大得多。它们的平均直径为225μm;虽然存在个体差异,但如果胰岛直径超过400μm,则属异常。大部分胰岛呈圆形,结构紧凑,富含血管,但仅有极少许结缔组织。胰岛为松散排列的圆形或椭圆形细胞团,染色较淡。在人类,胰岛主要由以下几型细胞构成:

(1) B细胞(图4-1-3-4 A):这种分泌胰岛素的细胞占胰岛细胞总数的3/4~2/3,位于胰岛中央。超微结构

上,胰岛素颗粒呈典型的晶体样外观。B细胞还分泌胰岛细胞淀粉样多肽,一般认为是一种与胰岛素同时释放的激素。

(2) A细胞:这种分泌胰高血糖素的细胞占胰岛细胞总数的1/5~1/4,主要位于胰岛的外周部。超微结构上,分泌颗粒的特征是具有偏心的电子致密核心。

(3) D细胞(图4-1-3-4 B):这种分泌生长抑素的细胞数量很少,散在分布于胰岛内。超微结构上,颗粒的内容物电子密度很低。

(4) PP细胞(图4-1-3-4 C):这种分泌胰多肽的细胞在大部分胰岛内很少,典型的位于胰岛外周。

胰腺的所有内分泌细胞都是内胚层起源的,而非神经嵴起源的。除了B细胞以外,所有内分泌细胞嗜铬素A和B染色均为阳性。另外,突触素、神经元特异性烯醇化酶和神经丝染色也呈阳性。

胰头下部及钩突部的胰岛起源于腹侧胚芽,与其他部位的胰岛不同,其特征是外形极不规则,呈小梁状排列并富含PP细胞(图4-1-3-4 D)。

除胰岛外,导管和腺泡也可见内分泌细胞。这些细胞大部分是Kultschitsky型(分泌5-羟色胺)和PP型细胞。需要注意的是,成人正常胰腺中虽无G细胞(分泌胃泌素),但明显的事实是胰腺是G细胞瘤(胃泌素瘤)最好发的部位。然而,最近在哺乳动物(包括人类)的胰腺中发现有原胃泌素的表达。胎儿胰腺对原胃泌素的加工要比成人胰腺充分,但不如成人的胃窦黏膜。

胰岛细胞增生症是指胰腺导管周围出现与其紧密相连的胰岛,形成所谓的小管-胰岛复合体。这种情况可以是局灶的,也可以是弥漫的。目前认为内分泌细胞是由导管基底部的多潜能干细胞活化形成的。在婴儿,轻度的胰岛细胞增生仍属正常。但有报道称在新生儿低血糖患者中可见胰岛细胞的重度增生,同时伴有(或不伴有)

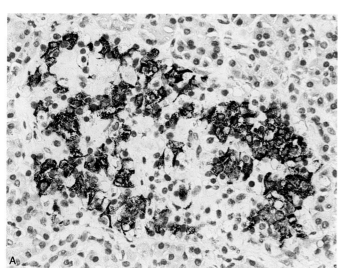

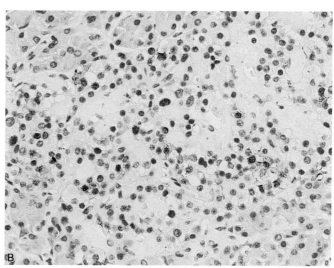

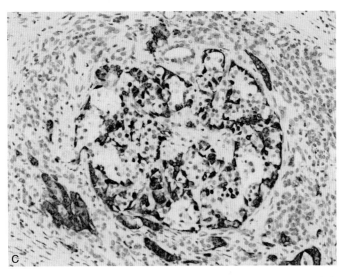
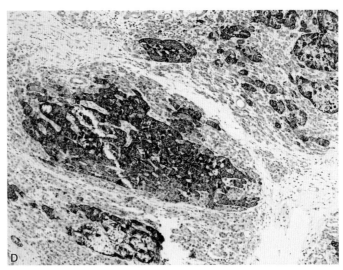

图 4-1-3-4　胰岛几种主要类型细胞

A.胰岛素免疫组化示 B 细胞;B.生长抑素免疫组化示 D 细胞;C.免疫组化示 PP 细胞;D.腹胰胰岛与其他部位不同,呈小梁状排列并富含 PP 细胞

胰腺增生。胰岛细胞增生症伴有顽固性的高胰岛素性低血糖症的病例在成人也偶有报道。但其形态学改变与功能异常之间的相关性很差。

4.胰腺间质　胰腺小叶内间质主要是少数纤细成网状的毛细血管。小叶间间隔薄,由少数疏松的纤维间质组成,以支持小叶间胰管、周围神经、淋巴隙及血管。血管通常是静脉及动脉分支伴行,并与小叶间导管分隔开(图 4-1-3-5)。这一特征可能对高分化导管腺癌与自身导管进行区分有帮助。但是这只适用于肌型厚壁血管或淋巴管,因为小的薄壁血管也可能与小叶内或小叶间导管紧密相连。

自主神经通常出现于小叶间隔,而且偶尔可在腺泡间发现。小的外周神经有时还可在腺泡小叶的外周出现

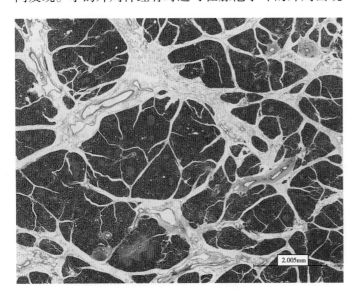

图 4-1-3-5　胰腺间质
肌型血管及胰管将腺泡实质分隔开

(图 4-1-3-6 A),甚至极罕见外周神经包绕一小簇腺泡(图 4-1-3-6 B)或外周神经被胰岛包绕(图 4-1-3-6 C)。

5.胰周软组织　胰腺周围的软组织主要包括脂肪组织、血管、淋巴管、外周神经,偶尔会有小的副神经节。外周神经的数量及大小因其部位不同而存在差异。在肠系膜上动脉附近的软组织内外周神经的数量较多(图 4-1-3-7)。胰腺后部的软组织内可见中等数量外周神经。而胰腺前部因为有脂肪组织的叠压因此外周神经数目较少。胰周胆总管周围可见大量大的神经束。周围神经也可将良性的腺体包绕进去,但很罕见。动脉和静脉的分支在胰周软组织中所有区域均可见。淋巴结在胰周软组织内也可见并与胆管和大的血管伴行。

6.壶腹部及乳头　壶腹部在胰腺及胆总管末端,呈橄榄样,胆总管通过壶腹部排出其内容物入十二指肠腔。主胰管末端与胆总管汇合并进入壶腹部。两个管道周围由 Oddi 括约肌包绕,Oddi 括约肌为环状肌,并与十二指肠固有肌层及黏膜层锚定,但各自功能独立。括约肌控制着胆汁及胰液的排出,也能阻止十二指肠内容物、胆汁及胰液反流入胰腺及胆管。

壶腹部胰管及胆管的关系复杂,在比较典型的壶腹部,两个管道汇合形成共同的单个管道;也可以两个管道之间彼此靠近由薄的间隔隔开,并分别开口于十二指肠乳头的黏膜面(图 4-1-3-8 A、B);第三种变异是胆总管与胰管未形成共同通道,并排开口于十二指肠乳头,两个口之间的距离从 1mm～1cm 甚至更远不等。国人胰管与胆总管汇合者有 81.7%,二管不汇合者有 18.3%。共通管道的长度从 1～12mm,平均 4.4mm。"共同管道过长"定义为长度超过 6mm,这种情况两个管道的联合点定位于

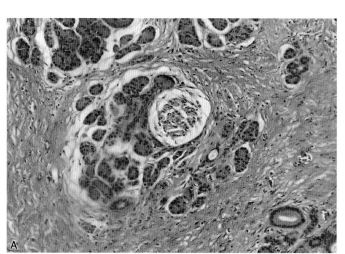
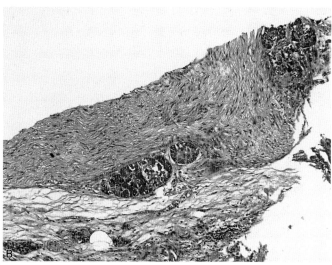
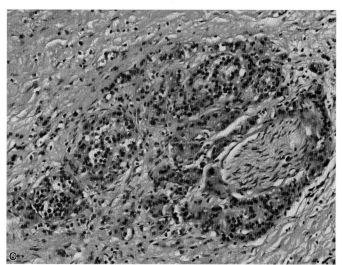

图 4-1-3-6　胰腺内神经
A.外周神经可在腺泡小叶的外周出现,HE×200;B. 甚至包绕一小簇腺泡,HE×100;C. 或被胰岛包绕,HE×200

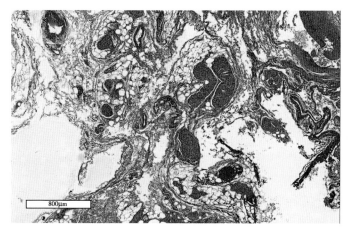

图 4-1-3-7　胰腺周围外周神经
肠系膜上动脉附近的软组织内外周神经的数量较多,HE×40

十二指肠壁外,这样 Oddi 括约肌就不能对联合处起作用,这就可能导致反流而使胰腺炎及胆管癌的发生率增高。

　　壶腹部因其形状如烧瓶状,口径较胆总管及胰管宽,因此其黏膜形成明显皱褶,在黏膜表面形成星状凸起,内衬胰胆管型上皮细胞(图 4-1-3-9 A)。壶腹部内衬的胰胆管型上皮与壶腹乳头部肠型上皮的过渡是突然的。壶腹及乳头周围会出现大量呈簇分布的腺体,内衬普通的黏液柱状上皮(图 4-1-3-9 B)。

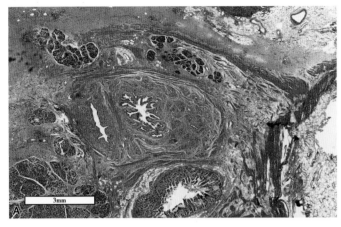
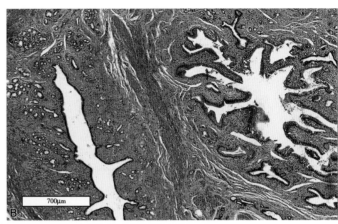

图 4-1-3-8　壶腹部胆总管及主胰管分开

A. Oddi 括约肌包绕两个管道,HE×40;B. 但两个管道之间有纤维肌层分隔开,HE×100

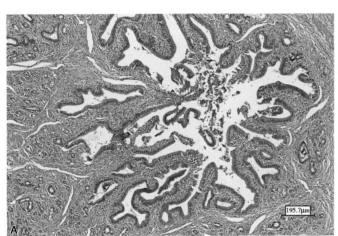
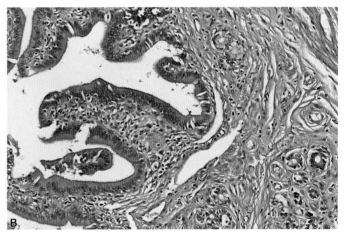

图 4-1-3-9　壶腹部上皮

A. 壶腹部呈现星状管腔,黏膜皱褶明显,HE×100;B. 内衬单层胰胆管上皮,周边小的黏液腺体通过黏膜皱襞的凹陷排空,HE×200

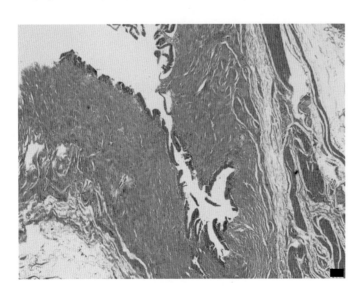

图 4-1-3-10　胆总管

胆总管黏膜内衬单层排列的胰胆管型上皮,其管腔凹陷形成囊状结构,周围围以厚的纤维间质及平滑肌,HE×100

7. **胆总管**　胆总管黏膜通常皱褶平坦,内衬上皮与主胰管内衬上皮一致。胆管上皮可形成囊状凹陷并深入胆管壁,在其深部末端通常可见围绕的小簇状小的分支腺体或单纯腺体,后者分泌物可排入胆管壁囊状凹陷处,内衬立方或低柱状黏液上皮,管腔周围可见致密的间质围绕(图4-1-3-10)。这种胆囊周围簇状分布的小腺体有助于区别胆管及主胰管,因为胰腺的分支胰管进入主胰管周围没有这样的腺体簇。

在生理条件、中度损伤或老年化的过程中,在胰腺组织内可能会看到一系列微小改变。这些改变的正确辨别可有效帮助区别临床很多病损。同时最近研究发现,部分改变与胰腺导管腺癌进展有关,可以是其前驱病变或是标志性改变。大多在显微镜下偶见,没有特殊的临床症状。主要是生理条件下、中度损伤或老年化的过程中胰腺的局部改变。

第一节 腺泡细胞结节

腺泡细胞结节(acinar cell nodules)显微镜下偶见,多见于成人。主要是腺泡实质中出现的界限清楚的结节,HE染色镜下结节较分散,与周边腺泡染色不同。通常表现为明显的嗜酸性而失去正常腺泡细胞基底的嗜碱性。少见情况,腺泡细胞结节因其细胞核质比增大而使胞质尖端酶原颗粒缺失,可表现为比正常腺泡细胞更明显的嗜碱性。腺泡细胞结节大小从100~1100μm不等,可单个出现也可多个病损同时存在。这一病损的病因及临床特征目前并不明确,也没有任何证据显示其是肿瘤性病变。

第二节 腺泡扩张

腺泡扩张(acinar dilatation)通常在尸检及外科手术标本中发现。可影响单个腺泡或多个腺泡,甚至整个小叶。扩张的腺泡腔可以是空的也可见嗜酸性、黏性的或层状物质。腺泡细胞通常扁平,胞质变为均质嗜酸性,核固缩,使得受累腺泡看似为小导管。关于导致其发生的原因所知甚少,可在多种情况下出现,如:尿毒症、脱水、肠梗阻、败血症、充血性心力衰竭、颅内损伤及恶性肿瘤等。

在胰腺小标本活检及冰冻切片中要注意与高分化导管腺癌进行鉴别。

第三节 腺泡导管化生

腺泡导管化生(acinar to ductal metaplasia)这一改变以单个腺泡(通常多个或一簇腺泡)扩张并形成导管样管状结构为特征,这种管样结构有非常明显的管腔形成并内衬扁平上皮细胞。上皮细胞在形态学及免疫组化表型上具有介于腺泡及导管上皮之间的特征(图4-2-3-1)。

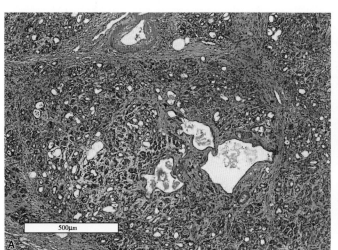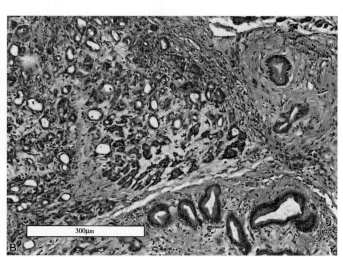

图4-2-3-1 腺泡导管化生
A.腺泡转变为小的导管结构,内衬扁平上皮,HE×40;B.注意周边出现的PanIN改变及稍扩大的纤维间质,HE×100

这一病变的发生通常与不同程度腺泡萎缩、胰腺小胰管发生上皮内瘤变(PanIN)或者小叶中心性萎缩相关。通常在慢性胰腺炎及导管腺癌切除标本中也会发现。

与腺泡的被动扩张不同,腺泡导管化生被认为是一主动的转分化过程。最近在小鼠模型中发现这一改变与TGF-α及EGFR信号通路激活相关,提示这一改变使细胞具有导管特征并更易发生PanIN。但在人胰腺腺泡导管化生、PanIN及导管腺癌之间的联系还不明确。

第四节 导管上皮化生

导管上皮化生(duct epithelial metaplasia)可有多种

类型。

鳞状上皮化生(图4-2-4-1 A)最常见,在胰腺的各级导管系统均可见,通常与慢性胰腺炎相关,特别是有胰管结石时。

肠上皮(杯状细胞)化生(图4-2-4-1 B、C)偶然发现单独存在,通常出现于靠近壶腹部附近的大导管。

嗜酸细胞化生(图4-2-4-1 D)可累及泡心细胞或小的导管分支,可出现于慢性胰腺炎或其他无明显病变的胰腺组织。

可能最常见的导管上皮改变主要是高柱状细胞富含黏液,在以前文献中被称为黏液细胞化生,现在认为它是PanIN-1的表现。

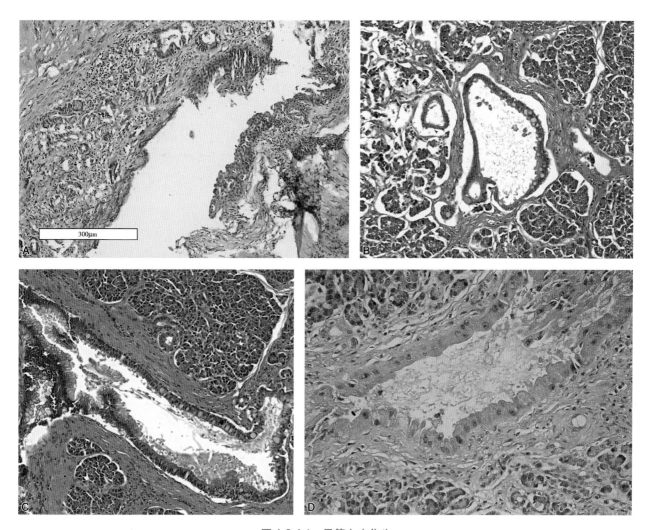

图 4-2-4-1 导管上皮化生

A.鳞状上皮化生,HE×100;B.肠上皮化生主要是在内衬上皮中出现杯状细胞,HE×100;C.肠上皮化生伴有杯状细胞出现于有 PanIN-1A 改变的小叶间导管,HE×100;D.嗜酸细胞化生,HE×100

第五节 小叶中心性萎缩

小叶中心性萎缩(lobulocentric atrophy)是一种联合

改变,包括腺泡实质的萎缩,腺泡导管化生及纤维化。"lobulocentric"提示病变主要累及胰腺小叶的中央区。这些改变通常呈斑片状,这样当一个小叶受累时,其相邻小叶没有变化。相似的改变也可以累及相邻的几个小叶,受累小叶周边还残留正常腺泡。

小叶中心性萎缩通常与相邻小叶内导管的上皮内瘤变相关,但是否 PanIN 是其成因目前还不明确。因为小叶中心性萎缩通常有几毫米,在 EUS 下可以被探测到,因此可作为存在 PanIN 的标志,提示患者有发展成胰腺导管腺癌的风险。当然,小叶中心性萎缩也可出现于慢性胰腺炎及胰腺的脂性萎缩中。

第六节　年龄相关改变

年龄相关改变(age-related alterations)是随着年龄增长,胰腺实质也会发生一系列变化,主要是脂肪浸润及导管扩张。它们并不特殊也没有相应的临床表现。

年龄较大特别老年人中通常会出现脂肪浸润或脂肪增生症,这种改变通常呈斑片状,同一胰腺的不同区域,脂肪浸润的程度不同(图 4-2-6-1 A、B)。有时,脂肪增生明显而胰腺萎缩严重,残留的胰腺实质似与脂肪增生区形成界限,这时影像学检查可能会怀疑为胰腺肿瘤。脂肪组织增生不仅在老年化过程中出现,也会见于肥胖、Ⅱ型糖尿病、慢性胰腺炎等。如果胰腺实质萎缩,脂肪变范围更广,导致整个胰腺重量增加,显微镜下仅残留胰岛及导管,胰腺外分泌部大部萎缩,这时我们称之为"胰腺脂肪瘤样假性肥大(lipomatous pseudohypertrophy)",这一病变通常不会发生于肥胖、Ⅱ型糖尿病和慢性胰腺炎等患者,一般年龄相对较轻,临床可以有胰腺导管梗阻及胆道梗阻、肝损害等病变。

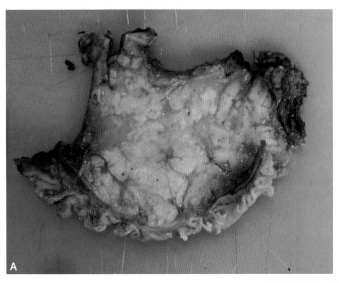
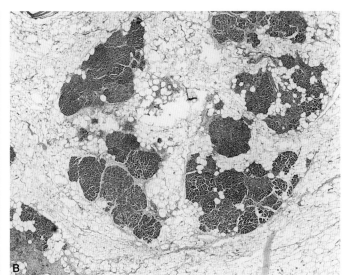

图 4-2-6-1　胰腺脂肪增生症
A. 大体显示胰腺小叶部分消失并由增生的脂肪组织取代;B. 镜下示小叶之间脂肪组织增生,胰腺实质部分萎缩消失,HE×100

另一个与年龄相关的病变是主胰管或小的分支导管呈局灶轻度或阶段性扩张。文献报道在尸检中有约 16% 的患者出现主胰管的扩张,直径常超过 4mm。同时在扩张的胰管内会出现浓缩的分泌物,管周会出现轻度纤维化。部分导管会出现鳞状上皮化生及低级别 Pan-IN。这些改变也可出现于尿毒症、导管梗阻和导管腺癌等患者。

第七节　胰　岛　改　变

胰岛改变(islet changes)可出现淀粉样变及囊性扩张。胰岛的淀粉样变可出现于老年人,特别是有Ⅱ型糖尿病的患者。胰岛的淀粉样变与全身性淀粉样改变没有直接的联系。有时会与慢性胰腺炎背景下胰岛的透明纤维化混淆,这时刚果红染色有助于鉴别。

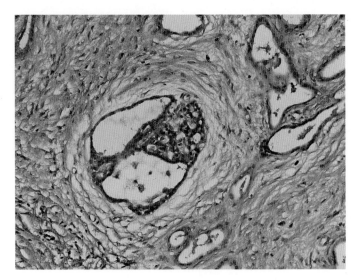

图 4-2-7-1　胰岛囊样扩张
胰岛呈单纯的囊样扩张,囊壁周围围绕胰岛细胞,HE×200

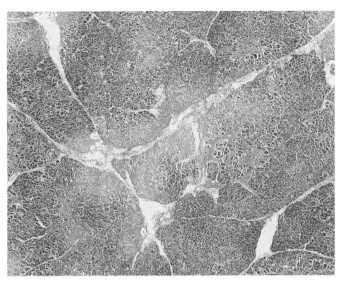

胰岛的囊性扩张有时会在正常胰腺组织或胰腺癌切除标本中见到。这一改变没有相应的临床症状，通常是显微镜下偶然发现，且囊腔直径很少超过 1~2mm，囊壁内衬内分泌细胞，有时部分区域细胞扁平（图 4-2-7-1）。免疫组化 CgA 和 Syn 可很好证实其内分泌细胞来源，从而将其与小的腺泡细胞囊腺瘤加以区别。

第八节　自溶性改变

胰腺组织对自溶改变（autolytic change）非常敏感，累及范围可以散在灶性或片状，这时会使显微镜检查变得困难（图 4-2-8-1）。自溶改变注意不要误认为组织坏死，后者会有明显的炎症反应。

图 4-2-8-1　自溶性改变
镜下可见胰腺实质局灶性细胞结构消失（中央），会误认为坏死，注意其周边缺乏炎症反应，HE×40

第三章

先天性及发育异常

胰腺源自两个原基,背胰和腹胰。它们分别长入肠背系膜和肠腹系膜。由于肠管的扭转及肠壁生长快慢不同,腹胰由十二指肠的腹侧转至背侧,至胚胎第七周时,背胰与腹胰完全。

胰腺先天性及发育异常是由于先天发育异常所致的胰腺形态学或位置上的改变。大多数胰腺先天性及发育

异常非常罕见。它们可单独出现,也可与其他先天性畸形及综合征相关。本节主要介绍五个相对多见的发育异常,环形胰(annular pancreas)、胰腺分裂(pancreas divisum)、异位胰腺(pancreatic heterotopia)、胰腺内异位组织(ectopic tissue in the pancrease)及胰胆管合流异常(pancreatobiliary maljunction)。其余少见的见表4-3-0-1。

表 4-3-0-1　胰腺先天性及发育异常

先天性异常	形态学特征
发育不全及未发育	
1. 未发育	1. 极罕见(新生儿早期死亡)
2. 部分发育不全	2. 发育的先后顺序改变或腹胰的发育不全
3. 发育不全("先天性短胰")	3. 胰腺体积变小及形状异常,但无功能异常,常有综合征
位置异常	
1. 左右转位	1. 门静脉在十二指肠及胰腺前面
2. 内脏下垂	2. 十二指肠及胰腺异常下降
3. "移动胰腺(floating pancreas)"	3. 胰腺悬吊于肠系膜
4. 位于胸腔内	4. 与左侧面的横膈疝相关
先天性/发育相关胰腺囊肿	
Von Hippel-Lindau 综合征	囊肿壁内附单层立方浆液性上皮
婴儿肝肾多囊病	
Meckel-Gruber 综合征	
13 三体	
十二指肠异常	
1. 十二指肠前肠(重复)囊肿	1. 内衬正常十二指肠或异位胃或呼吸型黏液上皮,囊肿与十二指肠腔不相通
2. 十二指肠腔内憩室	2. 在壶腹周围,与胰管及胆管相通,通过单独的孔排入十二指肠肠腔
3. 胆总管十二指肠前肠(重复)囊肿	3. 只与胆总管相通
胰岛细胞的肥大及增生	胰岛细胞增大,数量增多、胰岛体积增大
患糖尿病母亲的婴儿	
Beckwith-Wiedemann 综合征	
胎儿成红细胞增多症	
长期胃肠外营养	
持续高胰岛素血症导致的低血糖	

第一节　环　形　胰

【概念】　环形胰(pancreas annulare)是因腹胰退行性变或旋转的异常导致胰腺组织完全或部分包绕十二指肠的现象。

【发病机制】　具体病因及发病机制尚不明确。

【临床特点】　临床分两型，婴儿型及成人型环状胰腺。成人环形胰通常无症状，偶然被检出。但少数情况因环形胰导管系统不规则或扭曲致排出不畅可导致慢性胰腺炎，反复发作及十二指肠阻塞狭窄。婴儿型发病率远高于成人。常合并其他先天异常：唐氏综合征、先天性心脏病、先天性肛门闭锁等。婴儿型的临床症状明显，通常需要手术治疗。

【病理特点】

1. 大体特点　胰腺呈环形部分或完全包绕十二指肠，胰腺与十二指肠之间可由薄层软组织隔开，或中间无软组织相隔直接埋入十二指肠壁。

2. 镜下特点　镜下显示正常的胰腺组织结构及细胞形态，与正常情况无差异。

第二节　胰腺分裂症

【概念】　胰腺分裂症(pancreas divisum)是一种胰腺发育过程中主、副胰管未融合的先天性发育不全，大部分胰液通过相对较细的副乳头引流，引起部分及功能性梗阻，导致胰性腹痛和胰腺炎发作。

【发病机制】　具体病因及发病机制尚不明确。

【临床特点】　胰腺分裂症发生率为5%~10%。临床上患者常于20~50岁发病。胰腺分裂如果主、副胰管分别有通畅的乳头开口则可终身无症状，否则往往合并腹痛、复发性急性胰腺炎和慢性胰腺炎(41%~61%)。临床一般通过切开小乳头的括约肌以减轻胰腺导管的压力。

【病理特点】

1. 大体特点　因为背胰和腹胰原基融合正常，因此大体形状上基本正常。其诊断临床主要依靠MRCP和ERCP，可显示两套互不连接的胰管系统(图4-3-2-1)。

2. 镜下特点　无特殊。

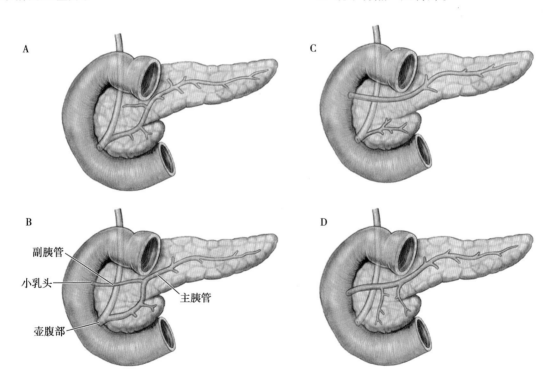

图4-3-2-1　胰腺分裂及变异

A.胰腺远侧胰管末梢部分完全消退导致无副胰管及小乳头；B.胰腺远侧胰管末梢部存在并形成副胰管开口于十二指肠小乳头；C.副胰管扩张横贯胰腺全长，已替代主胰管功能，末端开口于十二指肠小乳头，主胰管反而小，位于胰头下部，与副胰管不相通，末端与胆总管共同开口于十二指肠大乳头；D.腹侧胰管与背侧胰管完全融合但开口于十二指肠小乳头，胆总管单独开口于大乳头

第三节　异位胰腺

【概念】 异位胰腺(pancreatic heterotopia)是指胰腺组织出现于在解剖学上与胰腺本身结构无关的异常位置。

【发病机制】 具体病因及发病机制尚不明确。

【临床特点】 异位胰(迷走胰)比较常见,发生率为2%。异位胰腺(包括腺泡和导管,甚至胰岛)好发部位主要为上消化道,如十二指肠(第二部分)、壶腹部、胃(幽门前)及上段空肠,也可见于回肠(包括梅克尔憩室)、胆囊、胆囊管、胆总管、肠系膜、网膜及脾,偶尔可见于食管、肺、纵隔、甲状腺、膀胱、脾脏、输卵管及脐部,甚至有文献报道肝动脉附近的淋巴结内也可出现异位胰腺。

异位胰腺结节一般无症状,但发生在胰腺的所有病变均可见于异位胰腺,包括急性胰腺炎、外分泌和内分泌胰腺肿瘤。发生于脾内异位胰腺的黏液性囊腺瘤也有报道。少数情况下异位胰腺的表面黏膜溃疡可导致消化道出血、幽门梗阻、梗阻性黄疸或引起肠套叠。约有2%的胰岛素瘤来自异位胰腺。

【病理特点】

1. **大体特点**　异位胰腺大体上一般为无包膜的直径约1cm的结节,少数可达4~5cm。切面黄白色、分叶状,与周围分界清楚(图4-3-3-1)。胃肠道的异位胰腺常位于黏膜下层,也可伸展至肌层甚至浆膜。位于黏膜下者,表面黏膜可形成凹陷或溃疡,这样异位胰腺可通过小的管道将分泌物排入管腔。

2. **镜下特点**　异位胰腺组织由胰腺正常组织成分腺

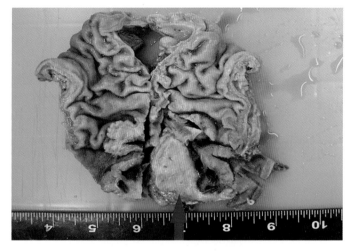

图 4-3-3-1　异位胰腺大体观
胃壁异位胰腺,结节切面呈黄白色、分叶状,与周围分界清楚

泡、导管、胰岛组成(图4-3-3-2 A~D)。有时异位胰腺中腺泡及胰岛可以很少甚至缺失,只剩下导管结构-真性胰导管(图4-3-3-2 E)及扩张的腺泡。当其埋入胃肠道肌层时可见由胰腺导管和平滑肌组成的异位胰腺,可被误诊为腺肌瘤。提示病变为异位胰腺组织而不是腺肌瘤的线索是导管周围有大致正常排列的肥大的环形和纵行的平滑肌。异位胰腺内的胰腺内分泌细胞以胰高血糖素细胞为主。

3. **免疫组化染色**　根据异位的成分不同,表达胰腺导管、腺泡和胰岛相应的免疫表型。

【鉴别诊断】 发生于胃的异位胰腺应与胃黏膜胰腺化生鉴别。胰腺化生由胰腺腺泡组成,融入周围的胃黏膜。异位胰腺通常累及黏膜下层甚至肌层,而且可能含有胰腺小叶、胰岛和小管。

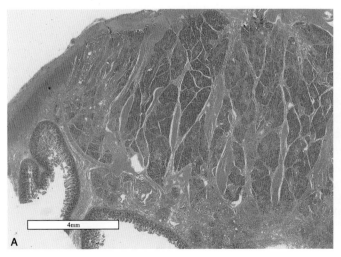

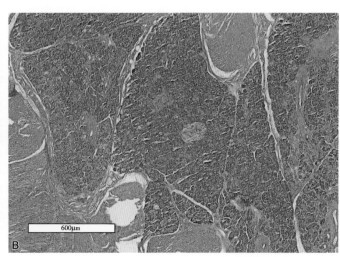

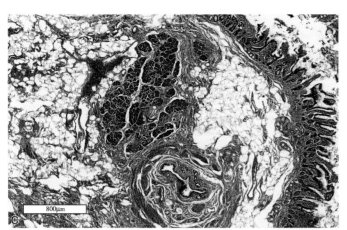

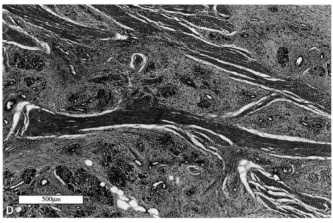

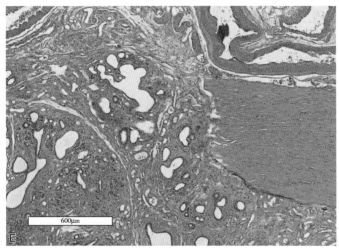

图 4-3-3-2　异位胰腺镜下表现

A、B. 空肠异位胰腺,异位胰腺组织由胰腺正常组织成分腺泡、导管、胰岛组成(A:HE×20;B:HE×40);C. 异位胰腺组织位于十二指肠黏膜下(HE×100);D. 异位胰腺组织在肌层随机分布(HE×100);E. 有时异位胰腺只剩下导管结构-真性胰导管,注意右侧的平滑肌(HE×100)

第四节　胰腺异位组织

【概念】 胰腺异位组织(ectopic tissue)系由于先天性异位或继发于化生,正常组织位于异常部位。这里指胰腺实质内出现其他部位正常组织成分。

【发病机制】 具体病因及发病机制尚不明确。

【临床特点】 通常体检偶然发现或在胰腺其他肿瘤手术切除标本中发现。最多见的是胰腺脾异位,罕见情况也可出现异位肾上腺皮质结节,但通常均无明显临床症状。胰腺脾异位因其血供丰富,影像学常考虑胰腺神经内分泌肿瘤或转移瘤,临床会进行手术切除。

【病理变化及鉴别诊断】

1. 大体特点　胰腺脾异位几乎出现在胰尾部,目前为止仅有个别报道可出现于胰头。大体呈界限清楚的灰红色结节,切面与正常脾切面类似(图 4-3-4-1 A)。少见情况还可在异位脾脏内出现表皮样囊肿(图 4-3-4-2 A)或淋巴管瘤(图 4-3-4-3 B)。

2. 镜下特点　胰腺组织内见脾脏组织,与正常脾脏结构相似,由白髓和红髓组成,呈淤血改变,与胰腺组织分界明显(图 4-3-4-1 B、C)。如在异位脾脏基础上并发表皮样囊肿,可于脾脏组织内见囊肿形成,内衬鳞状上皮(图 4-3-4-2 B)。罕见情况可见异位脾脏内并发淋巴管瘤,镜下于胰腺内异位脾脏组织内见大小不一扩张的淋巴管(图 4-3-4-3 B)。

非常罕见的情况还会在胰腺实质内发现异位肾上腺皮质结节,当其结节较大时要与透明细胞型神经内分泌肿瘤及转移性肾透明细胞癌鉴别。镜下与正常肾上腺皮质结构类似。免疫组化染色有助于鉴别诊断,异位肾上腺皮质结节 Syn 阳性,细胞角蛋白及 Vimentin 也可部分阳性,而 EMA、CgA、S100 阴性。

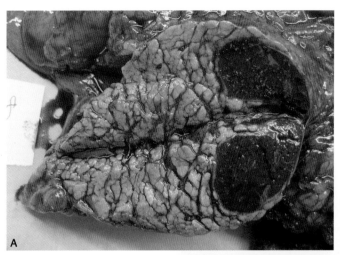

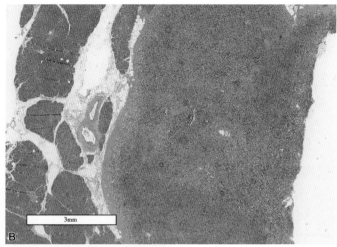

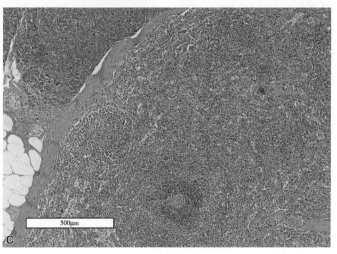

图 4-3-4-1 胰腺脾异位

A.大体见界限清楚的灰红色结节,切面与正常脾切面类似;B、C.镜下于胰腺组织内见正常脾脏结构,由白髓和红髓组成,与胰腺组织分界明显(B:HE×40;C:HE×100)

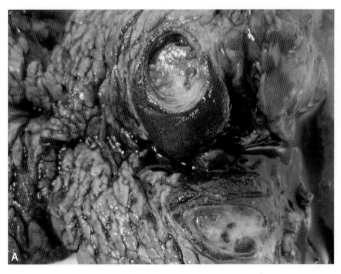

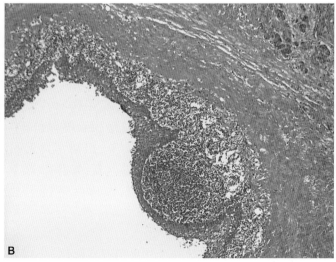

图 4-3-4-2 胰腺脾异位合并表皮样囊肿

A.大体见在异位脾脏基础上局部可见囊肿形成;B.镜下见囊内壁内衬鳞状上皮(HE×100)

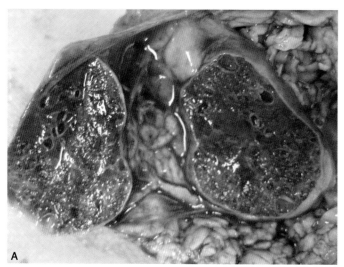
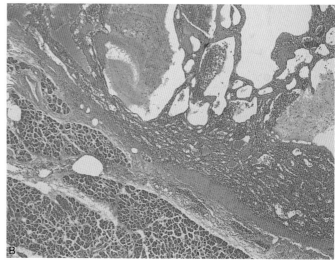

图 4-3-4-3 胰腺脾异位合并淋巴管瘤
A. 大体在异位脾脏内见多房囊腔形成；B. 镜下异位脾脏组织内见大小不一扩张的淋巴管（HE×100）

第五节 胰胆管连接异常

胰胆管连接异常（pancreatobiliary maljunction）是一种胰管和胆总管发育异常，以胰管及胆总管连接异常且位于十二指肠壁外为特征。

这种结构的异常导致 Oddi 括约肌无法控制胆汁及胰液的排出，从而造成胰液反流入胆管或胆汁反流入胰管。通常胰管的压力大于胆管，这样胰液就可通过这种异常连接反流入胆管。这种异常可以导致胆管癌的发生概率提高，并且这部分患者发生胆管癌的年龄要比散发病例年轻很多。当胆汁反流入胰管时可导致急性或慢性胰腺炎。胰胆管连接异常导致的反流特别容易发生于共同通道由于蛋白栓或结石导致的暂时性梗阻。

第四章

遗传性外分泌障碍

胰腺遗传性外分泌障碍(hereditary exocrine disorders of pancreas)可影响胰腺的内分泌和(或)外分泌功能,包括先天性代谢紊乱如高脂血症、糖原累积症、枫糖尿病等这些与胰腺炎发生相关的病变。本节主要重点介绍常染色体显性遗传性胰腺炎、囊性纤维化、遗传性血色沉着症。另外对与胰腺癌高发生率相关的遗传综合征及家族性胰腺癌也作相应的介绍,特别是在筛查高风险患者方面。遗传性内分泌障碍将在胰腺内分泌肿瘤章节作相应介绍。

第一节　囊性纤维化

【概念】　胰腺的囊性纤维化(cystic fibrosis,CF)亦称纤维囊肿病或黏液黏稠症,是一种由囊性纤维化跨膜转导调节因子(CFTR)基因突变而导致的常染色体隐性遗传性疾病。

【发病机制】　囊性纤维化跨膜转导调节因子(CFTR)为其致病基因,位于染色体7q31-32。该基因编码氯离子通道蛋白,基因突变可导致此蛋白的功能失常,而出现氯离子跨越上皮细胞膜障碍,各外分泌腺导管内的黏液脱水而变得异常黏稠,堵塞各外分泌腺的导管。

【临床特点】　此病主要累及全身分泌黏液的器官,如消化道、呼吸道、肝胆系统、胰腺等,特别是肺及胰腺。25%杂合子父母的后代可成为纯合子而发病,50%无症状,25%为健康人。欧美白人中每1500~4000个活产婴儿中可见1例。黑人中每15 000个新生儿中才有1例。男女发生率相似。婴儿出生时胰腺大体所见正常。随着年龄的增长,至2~3岁时病变可很明显。

临床上主要表现为肺功能不全,胰腺主要为复发性急性胰腺炎、慢性胰腺炎及影像学提示胰腺畸形。患者可出现脂性腹泻、胰腺和支气管分泌物黏稠性增高和发育迟缓。由于外分泌胰腺广泛破坏,胰酶显著减少,可出现消化不良及脂溶性维生素A、D、E、K的丢失。

【病理特点】
1. **大体特点**　胰腺病变轻者可仅见胰腺导管扩张,其内有黏液栓。严重者外分泌胰腺明显萎缩,大体上胰腺分叶模糊、质硬,有明显的纤维化、导管扩张、囊肿形成及脂肪增生。偶尔囊肿直径可达2~3cm,囊内含有黏稠白色液体或浓缩的富含蛋白的分泌物,可发生钙化并导致结石形成。病程长的病例,整个胰腺可像多囊胰。部分病例胰腺几乎由脂肪组织所取代(脂肪增生症)。

2. **镜下特点**　主要由腺泡和小导管内胰腺分泌物浓缩堵塞所引起的改变构成。

早期主要是小导管和腺泡扩张,内含嗜酸性分泌物。大的导管内也可见浓缩的分泌物并显示不同程度的扩张及导管周围纤维化。导管内分泌物呈同心性层状排列,类似淀粉样小体。扩张导管及腺泡的内衬上皮扁平,有时还可见鳞状上皮化生。

疾病进展过程中,腺泡及小叶会萎缩,而小叶内及小叶间纤维化增加,呈典型慢性胰腺炎改变。但在纤维组织及浸润的脂肪组织中会有大量胰岛残留,包括扩大的胰岛,故此病患者很少发生糖尿病。有时导管会出现显著囊性扩张并充满嗜酸性分泌物。当导管破裂时,导管周围会出现大量急慢性炎症细胞。

晚期病例可见胰腺被广泛的脂肪组织取代仅残留少量导管及胰岛。

3. **免疫组化染色**　无特异性。

4. **分子病理**　通过检测样本中的CFTR基因突变或等位基因改变辅助诊断该病。

【鉴别诊断】　胰腺囊性纤维化的诊断主要依靠临床表现和实验室检查,其影像学表现缺乏特征性,影像学检查可用作病变程度和范围的评价。

CF患者胰腺异常的特征性表现为脂肪沉积和胰腺纤维化,胰腺病损主要表现为胰腺萎缩、外形不规则,可见大小不一的多发囊肿,可有弥漫分布的钙化,增强扫描示胰腺实质强化明显减弱。不少患者表现为不同程度的胰腺脂肪化,甚至整个胰腺组织几乎被脂肪组织取代而胰腺的轮廓尚保持。肺部病变可表现为支气管扩张、黏液嵌塞、肺炎、肺不张等改变。

儿童和青少年同时出现上述胰腺和肺部变化，应考虑到本病。由于 CF 基因突变变化较多，因而目前尚不能依赖于基因诊断，而根据临床症状可以拟诊，结合实验室检查做出诊断。必要时做肠黏膜活组织检查。若能提高警惕，注意诊断要点，则该病与其他小儿腹腔疾病或成人慢性支气管炎等的鉴别并不困难。

第二节　遗传性慢性胰腺炎

【概念】 遗传性慢性胰腺炎（hereditary chronic pancreatitis，HCP）是一种非常少见的早发的慢性复发性胰腺炎（占慢性胰腺炎 1% ~ 2%）。此病为常染色体显性遗传，典型患者在 10 岁以内发病，外显率约 80%。受累个体胰腺炎从轻度到严重不等，同时发生胰腺癌的风险增高。

【发病机制】 利用遗传连锁分析，HCP 的致病基因明确定位于 7q35，突变基因为阳离子胰蛋白酶原基因（PRSS1），该基因两种常见的突变位于第 2 外显子（N291）和第 3 外显子（R122H），其中尤以 R122H 突变最为常见。其他基因突变包括囊性纤维化跨膜传导因子（CFTR）和丝氨酸蛋白酶抑制剂 Kazal Ⅰ型（SPINK1）均可能与发病有关。

【临床特点】 典型的表现就是反复发作的急性胰腺炎（无驱动病因），通常在 20 岁之前发病（中位发病年龄为 10 岁），大约一半的患者可以进展为慢性胰腺炎。

与其他原因所致的自发性胰腺炎临床表现类似，但临床过程可能更严重。HCP 的主要症状为向后背部呈带状放射的上腹痛、恶心呕吐等；重症者可出现假性囊肿、胰腺脓肿、坏死甚至死亡。反复发作者可进展至慢性阶段，表现为持续性腹痛、脂肪泻、吸收不良及糖尿病和糖耐量异常等症状。

胰腺纤维化常常可累及门静脉、脾静脉，造成狭窄、梗阻或血栓形成，从而导致区域性门脉高压症。

阳离子胰蛋白酶原基因（PRSS1）突变后，可分泌大量激活的胰蛋白酶，降解胰石蛋白，并使其失活，从而导致胰石的形成。当胰管内有胰石、蛋白栓或胰腺分隔引起胰管梗阻时，可引起胰液引流不畅，胰管内压力升高，从而引起反复发作的腹痛，久之出现胰腺内外分泌功能不全。

部分患者还可因胰腺炎致肾小管功能不全，而出现氨基酸尿。另外 HCP 的患者后期发生胰腺癌的风险要比正常人群及普通慢性胰腺炎患者高得多。

【病理特点】

1. **大体特点**　大体可以完全正常，也可呈现慢性胰腺炎的大体特征，部分病例还可见明显的脂肪浸润。

2. **镜下特点**　胰腺导管可以扩张，导管周围纤维化，部分扩张的导管内可见浓缩的分泌物，其内可出现钙化，局部导管破坏伴炎症反应；也可见扩张导管周围纤维化，腔内充满层状排列的分泌物，内含蛋白栓或结石，可有假性囊肿形成。部分病例可见广泛的脂肪浸润。在这种遗传性胰腺炎中经常可以看到各种级别的 PanIN。

3. **免疫组化染色**　无特异性。

4. **分子病理**　采用分子生物学方法，检测 HP 的致病基因 PRSS1，重点是该基因两种常见的突变位于第 2 外显子（N291）和第 3 外显子（R122H）。

【鉴别诊断】 HP 的鉴别诊断，主要与其他慢性胰腺炎相鉴别。

HP 的临床诊断标准：①2 代家谱中至少 3 人以上具有胰腺炎的阳性家族史；②可以排除如胆结石、大量饮酒、创伤、感染、药物及代谢紊乱等诱因；③排除儿童期其他原因导致的慢性胰腺炎，如：解剖异常、代谢性疾病、囊性纤维化、创伤、病毒感染等。此外，HP 还具有其他特点：①自幼开始发作胰腺炎；②发病年龄较小，绝大多数 10 岁左右；③该病极易复发，间断发作，严重的胰腺出血坏死少见。HP 除具备一般胰腺炎的特点外，须满足空腹血 TG≥11.3mol/L 或 5.65~11.3 mol/L 且伴有乳糜状血清。

第三节　遗传性血色病

【概念】 遗传性血色病（hereditary hemochromatosis）是一种常染色体隐性遗传性疾病，主要是十二指肠及小肠不恰当的铁吸收增多，导致过多的铁储存于肝脏、心脏和胰腺等实质性细胞中，导致组织器官退行性变和弥漫性纤维化、代谢和功能失常。

【发病机制】 遗传性血色病为常染色体隐性遗传性铁代谢障碍。典型的是由 HFE 基因突变引起的，其他铁相关基因的突变也可导致其发生，主要引起遗传性铁超负荷综合征。过多的铁积聚在组织中可通过自由基造成脂质过氧化、刺激胶原形成和造成 DNA 损伤而导致组织损伤。

【临床特点】 主要临床特点为皮肤色素沉着、肝硬化、继发性糖尿病。男：女之比为 10：1。发病率为 1：10 000 ~ 1：4000。

（1）皮肤色素沉着：90% ~ 100% 的患者有皮肤色素

沉着。特征性的金属颜色或石板灰色有时被描述为青铜色或暗褐色,这是由于黑色素增多(导致青铜色)和铁沉积(导致灰色色素)沉着在真皮中。

(2)继发性糖尿病:见于50%~80%的患者,在有糖尿病家族史的患者中更可能发生。早期轻度受损者可无典型症状;中、后期胰岛受损严重者则可有典型症状;晚期并发症与其他原因引起的糖尿病相同。

(3)肝脏病变:是遗传性血色病最常见的临床表现。肝大可先于症状或肝功异常出现,有症状的患者中90%以上都可出现肝大,其中部分患者几乎没有肝功能受损的实验室证据。

(4)心脏病变:充血性心力衰竭常见,见于约10%的年轻患者,尤其是青少年血色病患者。

(5)内分泌腺功能减退:最常见的为性腺功能减退,可能早于其他临床症状。

(6)关节病变:关节病变发生于25%~50%的患者中,通常在50岁以后出现,但可为首发临床表现或在治疗很长时间后才发生。手关节尤其第2、3掌指关节通常最先受累,随后还可累及腕、髋、踝、膝关节等。关节受累后出现关节炎症状,如关节疼痛、活动不灵、僵硬感等,但无红肿与畸形。

(7)其他临床表现:有胰腺外分泌障碍时可出现消化不良、脂肪泻、上腹部隐痛不适等与慢性胰腺炎相似的表现。

【病理特点】

1. **大体特点** 胰腺改变不一,总的来说,胰腺体积增大,质地变硬,呈褐色或铁锈色。

2. **镜下特点** 整个胰腺都可见含铁血黄素沉积,可以出现于胞内也可出现于胞外。胰腺腺泡细胞、内分泌细胞及间质中均有大量含铁血黄素沉积。大量含铁血黄素沉积可造成细胞损伤,而导致进行性胰腺实质的萎缩及小叶间的纤维化。胰岛亦可因纤维化而严重受损。胰腺内脂肪组织也可明显增加。

其他脏器的改变主要有:色素性肝硬化,皮肤和汗腺的黑色素沉积,肠黏膜、心肌、胃黏膜、唾液腺和内分泌器官(包括甲状腺、甲状旁腺、肾上腺皮质和脑垂体)均可有铁沉积。睾丸常因继发性垂体功能不足而萎缩。淋巴单核吞噬细胞系统、关节滑膜等亦可有铁沉积。关节滑膜铁沉积可导致骨性关节炎或软骨钙化症甚至焦磷酸钙的沉积。

3. **免疫组化染色及特殊染色** 免疫组化无特殊;可用普鲁士蓝染色显示胰腺细胞中的含铁血黄素成分。

4. **分子病理** 随着基因检测的出现,遗传性血色病在无症状个体得到诊断将会非常常见。可以进行的基因检测有 *C282Y*、*H63D* 等,用于临床基因型诊断和一级亲属筛查。

【鉴别诊断】 当出现典型症状,诊断应无困难,但不应当等待出现器官损伤的证据(并发症,如关节炎、糖尿病或肝硬化等)才做出诊断。在无继发感染和并发肝癌的病例中,最简单和实用的筛选实验是血清铁(SI),血清铁蛋白、总铁结合力和转铁蛋白饱和度测定。若能排除其他原因,则为血色病纯合子的可能性极大。血清铁蛋白也是一个有用的筛选试验。对疑似患者进行去铁胺试验。

第四节 遗传性胰腺癌

【概念】 遗传性胰腺癌(inherited pancreatic cancer)由遗传因素所致的胰腺癌,包括家族性胰腺癌。

【发病机制】 主要发生于下列三种情况①遗传肿瘤综合征:如家族性非典型性多发性痣黑色素瘤综合征(familial atypical multiple mole melanoma,FAMMM)、家族性腺瘤性息肉病(familial adenomatous polyposis,FAP)、遗传性乳腺和卵巢癌综合征(hereditary breast and ovarian cancer,HBOC)、Lynch 综合征和 P-J 综合征(peutz-Jeghers syndrome,PJS)。②与慢性胰腺炎相关性胰腺癌:囊性纤维化和遗传性慢性胰腺炎。③家族性胰腺癌(familial pancreatic cancer,FPC),占遗传性胰腺癌的绝大部分。家族性胰腺癌为家庭中两个或两个以上一级亲属发生胰腺癌,同时不符合任何其他遗传性肿瘤综合征标准。其80%为常染色体显性遗传病,种系突变在 *BRCA2* 基因突变,还有20%为 *ATM* 基因突变所致。但遗传基础仍有待于进一步确定。

以上这些遗传性病变发生胰腺癌的相对风险与普通人群相比差异很大,从2.3~132倍不等(表4-4-4-1)。

【临床特点】 遗传性胰腺癌约占整个胰腺癌的5%,与一般人群相比,胰腺癌的外显率明显升高,这些遗传性胰腺癌的风险通常显著高于吸烟、糖尿病和非遗传性胰腺炎发生胰腺癌的风险。

【病理特点】 大部分情况发生普通型胰腺导管腺癌,部分发生于导管内乳头状黏液性肿瘤(IPMN)基础上,因此,胶样癌也多见,另外导管腺癌的其他亚型也可见,如腺鳞癌、未分化癌、印戒细胞癌等,具体见导管腺癌部分。

免疫组化染色:同导管腺癌。

分子病理:结合病史,检测相关基因突变有助于诊断,如 *BRCA*、*ATM* 基因等。

【鉴别诊断】 需要同 IPMN、慢性胰腺炎等进行鉴别,见导管腺癌部分。

表 4-4-4-1 遗传综合征及疾病发生胰腺癌的风险

	遗传类型	染色体定位	基因	发生胰腺癌风险/倍	组织类型
共济失调性毛细血管扩张症	常染色体隐性	11q22.3	*ATM*	未知	PDAC
家族性非典型性多发性痣黑色素瘤综合征(FAMMM)	常染色体显性	9p21	*CDKN2A(p16)*	13~22	PDAC
家族性腺瘤性息肉病(FAP)	常染色体显性	5q21	*APC*	4~5	PDAC IPMN
遗传性乳腺和卵巢癌综合征(HBOC)	常染色体显性	13q12-13, 17q21-24	*BRCA1* *BRCA2* *PALB2*	2~3 3~10 未知	PDAC
Li-Fraumeni 综合征	常染色体显性	17p13.1	*TP53*	未知	PDAC
Lynch 综合征	常染色体显性	2p22-21, 3p21.3	错配修复基因	4.5~8.6	PDAC 的髓样亚型
P-J 综合征	常染色体显性	19p13.3	*STK11/LKB1*	132	PDAC IPMN
囊性纤维化	常染色体隐性	7q31.2	*CFTR*	2.6~5.3	PDAC
遗传性慢性胰腺炎	常染色体显性	7q35	*PRSS1*	26.3~53	PDAC
家族性胰腺癌	常染色体显性(58%~80%)	Unknown	Unknown	2~32	PDAC IPMN

PDAC:胰腺导管腺癌;IPMN:导管内乳头状黏液性肿瘤,其中浸润性癌成分可以是普通的导管腺癌,也可以是其亚型胶样癌

第五章

炎性病变

临床上累及胰腺的炎性病变主要是急性胰腺炎和慢性胰腺炎两种。虽然各自都有其典型的形态学特征，但仍有重叠，特别是两者均可并发胰腺假性囊肿。近年来，关于慢性胰腺炎又提出一些新的类型，主要是根据其发病的病因来进行命名。如遗传性慢性胰腺炎、自身免疫性胰腺炎、梗阻性慢性胰腺炎等。并且研究越来越关注于慢性胰腺炎与导管腺癌之间的关系。除了典型的急性及慢性胰腺炎，其他病变也可累及胰腺引起炎症，可以是原发性疾病或者作为多系统及多器官疾病的一部分，如结节病。

第一节　急性胰腺炎

【概念】　急性胰腺炎（acute pancreatitis，AP）是多种病因导致胰酶在胰腺内被激活后引起胰腺组织自身消化、水肿、出血甚至坏死的炎症反应，临床以腹痛及血浆胰酶水平增高为特征。根据病理形态和病变严重程度分为急性水肿型（或称间质型）胰腺炎和急性出血坏死性胰腺炎。

【发病机制】　主要发病因素为胆道疾病，尤其是胆道结石和酗酒。有的原因不清，称为特发性急性胰腺炎。其他因素包括妊娠、高脂血症、药物、各种原因造成的胰管阻塞以及内分泌及免疫异常等（表4-5-1-1）。近来研究认为丁基胆碱酯酶、精胺、亚精胺及组织蛋白酶 B 与胰腺炎的发病有密切关系。

一般认为胆道结石和酗酒可影响瓦特壶腹括约肌的舒缩功能而容易形成胆汁和十二指肠液的反流。酗酒亦可增加胰液的分泌，使胰管内压升高、小胰管破裂、胰液

表 4-5-1-1　急性胰腺炎病因

机械性因素	遗传因素
胆石症，胆道淤泥	*PRSS1*、*SPINK1*、*CFTR* 基因突变
胰管（或十二指肠）狭窄或梗阻	血管系统因素
胰腺分裂	缺血
环状胰	出血性休克
胆胰管共同管道过长	手术中低血压
壶腹周围十二指肠憩室	血管炎
胰腺肿瘤	动脉栓塞
毒理因素	创伤
乙醇	腹部锉裂伤或穿孔伤
甲醇	医源性损伤（如 ERCP）
有机磷中毒	传染性因素
蝎或蛇毒液	病毒：流行性腮腺炎，克萨奇病毒，巨细胞病毒，水痘带状疱疹病毒，单纯疱疹病毒，HIV
药物因素	细菌：沙门菌，钩端螺旋体属，弯曲杆菌属，分枝杆菌，耶尔森菌属
噻嗪利尿剂	真菌：念珠菌，曲霉菌，放线菌
血管紧张素转化酶抑制剂	寄生虫：线虫，绦虫，吸虫，弓形体，隐孢子虫
雌激素类	混杂性因素
皮质类固醇类	放射后
硫唑嘌呤	妊娠或产后
代谢相关因素	胆总管囊肿
甲状腺功能亢进症	肾功能不全
高脂血症	特发性
高钙血症	

进入组织间隙。胆汁或十二指肠液反流或肠液进入组织间隙均可激活胰蛋白酶，进而激活胰腺其他酶类，如脂肪酶、弹力蛋白酶、磷脂酶 A 和血管舒张素等。脂肪酶的激活可造成胰腺内外甚至身体其他部位脂肪组织的坏死。弹力蛋白酶的激活可造成血管壁的破坏而出现出血，严重的出血可造成腹腔积血。激活的磷脂酶 A 使卵磷脂转变成溶血卵磷脂，后者对细胞膜具有强烈的破坏作用而引起细胞的坏死。激活的血管舒张素可影响全身的血管舒缩功能，引起组织水肿，严重时可引起休克等严重并发症。

【临床特点】 急性水肿型胰腺炎为早期或轻型急性胰腺炎，主要症状为腹痛、恶心、呕吐、发热，而出血坏死型胰腺炎可出现休克、高热、黄疸、腹胀以至肠麻痹，腹膜刺激征及皮下出现淤血斑等。

一般症状有腹痛、恶心、呕吐、黄疸、脱水，由于胰腺大量的炎性渗出，以致胰腺坏死和局限性脓肿形成等，可出现不同程度的体温升高。若为轻型胰腺炎，一般体温在 39℃ 以内，3~5 天即可下降。而重型胰腺炎，则体温常在 39~40℃，常出现谵妄，持续数周不退，并出现毒血症的表现。

少数出血坏死性胰腺炎，胰液及坏死溶解的组织沿组织间隙到达皮下，并溶解皮下脂肪，使毛细血管破裂出血，局部皮肤呈青紫色，有的可融成大片状，在腰部前下腹壁，亦可在脐周出现。

一般的轻型水肿型胰腺炎在上腹部深处有压痛，少数前腹壁有明显压痛。而急性重型胰腺炎，由于其大量的胰腺溶解、坏死、出血，前、后腹膜均被累及，全腹肌紧、压痛，全腹胀气，并可有大量炎性腹水，可出现移动性浊音。肠鸣音消失，出现麻痹性肠梗阻。由于渗出液的炎

性刺激，可出现胸腔反应性积液，以左侧为多见，可引起同侧的肺不张，出现呼吸困难。大量的坏死组织积聚于小网膜囊内，在上腹可以看到一隆起性包块，触之有压痛，往往包块边界不清。少数患者腹部压痛等体征已不明显，但仍然有高热、白细胞计数增高以至经常性出现似"部分性肠梗阻"的表现。

局部并发症有：胰腺脓肿、胰腺假性囊肿等。全身并发症包括急性呼吸衰竭、急性肾衰竭、心力衰竭、消化道出血、胰性脑病、败血症及真菌感染、高血糖等。

【病理特点】

1. 大体特点

（1）急性水肿型（间质型）胰腺炎：大体可见胰腺肿胀，可见散在分布的脂肪坏死（图 4-5-1-1 A），脂肪坏死灶呈灰白灰黄色（图 4-5-1-1 B），可见钙皂形成。无出血坏死，病程中（几周）以上改变可以部分或完全消失。

（2）急性出血坏死性胰腺炎（图 4-5-1-2）：亦称急性重型胰腺炎。大体可见胰腺组织广泛性出血坏死及脂肪坏死，坏死很少累及整个胰腺，通常呈斑片状分布。胰腺明显肿大、质脆、软、呈暗红或蓝黑色。切面小叶结构模糊，暗红和黄色相间，常可并发假性囊肿形成。胰腺表面、大网膜和肠系膜均有散在灰白色脂肪坏死斑点。

2. 镜下特点

（1）急性水肿型（间质型）胰腺炎：胰腺间隔增宽，间质水肿、充血，并可见较多中性粒细胞及单核细胞浸润，腺泡和导管基本上正常，间质可有轻度纤维化和轻度脂肪坏死（图 4-5-1-3）。有时可见局部或广泛分布的导管扩张。胰腺实质无坏死出现，但在胰腺内或其周围可见灶性散在分布的脂肪坏死。

（2）急性出血坏死性胰腺炎：所有的胰腺细胞及组

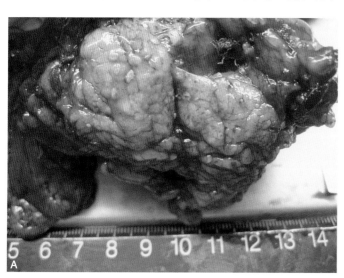
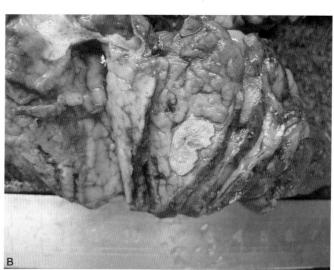

图 4-5-1-1 急性胰腺炎伴脂肪坏死
A. 胰腺切面可见散在分布的脂肪坏死灶；B. 脂肪坏死灶呈灰白灰黄色，可见钙皂形成

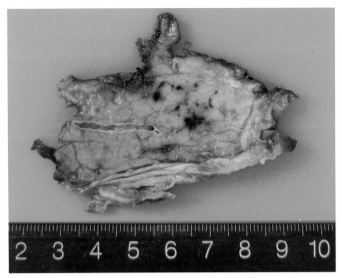

图 4-5-1-2　急性出血坏死性胰腺炎
胰腺实质内见出血坏死,并可伴脂肪坏死

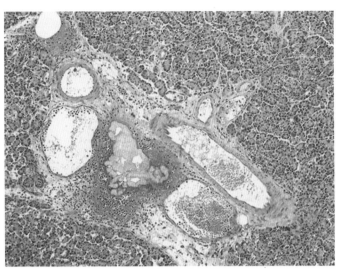

图 4-5-1-3　急性水肿型(间质型)胰腺炎
胰腺内小叶间间隔增宽,间质水肿、充血,并可见较多中性
粒细胞及单核细胞浸润,腺泡和导管基本上正常,胰腺实质
无坏死出现。可见小灶性脂肪坏死(HE×100)

织都可受累,胰腺实质包括胰岛及导管的坏死是其主要特征。重症患者可导致组织器官大部结构缺失,坏死区出血及血栓形成在受累比较严重的区域相对常见。随着时间进展,坏死区周围有中性粒细胞及单核细胞浸润,并沿胰腺小叶扩散,偶尔在导管内外也可见炎细胞浸润(图 4-5-1-4)。胰腺内外脂肪组织均有脂肪坏死

(图 4-5-1-5)。

显微镜下的改变无特殊,与引起急性胰腺炎的原因也无直接联系,除了感染性胰腺炎,可有特异的形态学特征,如受累的特异的细胞群,浸润的炎症细胞性质,核内包涵体或者其他病毒相关的特征。

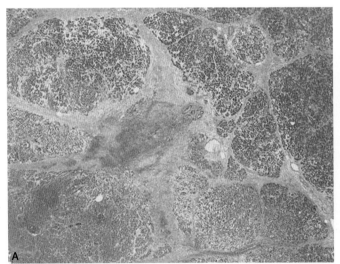

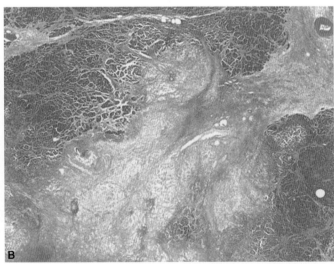

图 4-5-1-4　急性出血坏死性胰腺炎
A、B. 除了小叶间间质的改变及中性粒细胞浸润,小叶间质及胰腺实质均可出现广泛的片状出血坏死(HE×40)

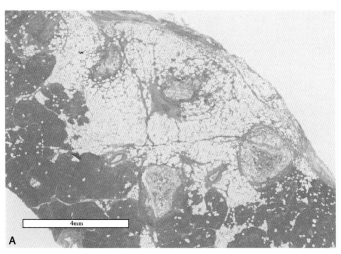

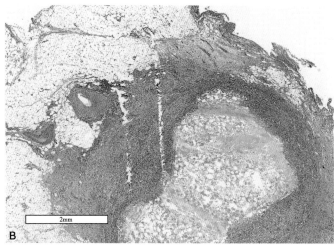

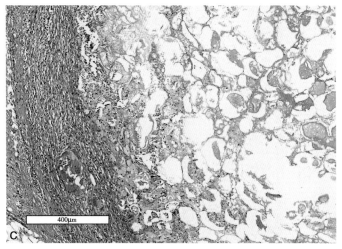

图 4-5-1-5 急性出血坏死性胰腺炎

A. 胰周脂肪也出现多灶性脂肪坏死(HE×20);B、C. 高倍镜下脂肪坏死区脂肪细胞轮廓可见,其内可见嗜酸性物质。坏死区周围可见纤维包裹、泡沫样细胞及多核巨细胞(B:HE×40,C:HE×200)

第二节 慢性胰腺炎

【概念】 慢性胰腺炎(chronic pancreatitis,CP)是各种病因引起胰腺组织和功能不可逆性改变的慢性炎症性疾病。基本病理特征包括胰腺实质慢性炎症损害致胰腺实质萎缩和间质纤维化,导致胰腺内外分泌功能逐渐损害。

【发病机制】 病因以酗酒和胰腺导管阻塞(癌或结石)为主。其他因素包括甲状旁腺功能亢进、遗传因素、结节性多动脉炎、腮腺感染、结节病、结核病、软斑病、原发性硬化性胆管炎累及胰腺、HIV 感染等。高脂血症、血色病与慢性胰腺炎也有一定关系。除此之外,接近半数的患者无明显的发病因素。

发病机制尚不完全清楚。慢性胰腺炎与囊性纤维化基因突变的密切关系提示此基因改变与慢性胰腺炎的发病有关。另外,羧基酯脂肪酶(CEL)基因、丝氨酸蛋白酶抑制因子 Kazal Ⅰ型(SPINK1)基因的突变均可能与其发病有关,约 50% 的慢性胰腺炎有 K-ras 的突变。在慢性胰腺炎的导管和腺泡中可检测到较多成纤维细胞生长因子(FGF)的表达,提示其在发病中可能起一定作用。

【临床特点】 多见于中年男性,临床上以腹痛为主,严重时可出现外分泌和内分泌不足的表现,如消化不良、脂肪泻和糖尿病等。假性囊肿是慢性胰腺炎非常常见的并发症,可出现于 60% 的慢性胰腺炎。其他常见的并发症包括胆总管及十二指肠狭窄、门静脉高压。慢性胰腺炎病程较长,中间可能伴有急性加重复发。

【病理特点】

1. **大体特点** 慢性胰腺炎通常是一种弥漫性病变,但也可能仅节段或局灶受累,可并发假性囊肿(图 4-5-2-1)。如果只是局灶受累,胰腺可呈肿块样,这时影像学可能会将其误认为肿瘤性病变(图 4-5-2-2)。沟部胰腺炎例外,这是一种发生于十二指肠胰头部的胰腺炎(见本章第四节),即便整个胰腺受累,病变也呈斑片状分布,部分区域病变更严重。

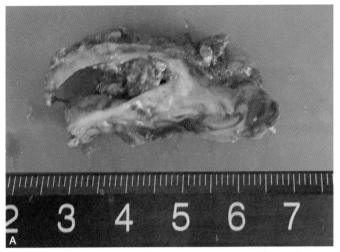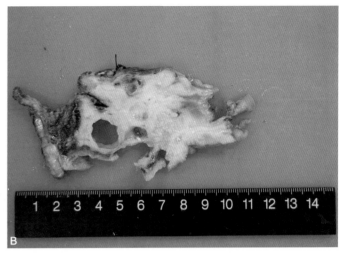

图 4-5-2-1　慢性胰腺炎大体
A、B.胰腺分叶状结构消失,并伴发假性囊肿形成

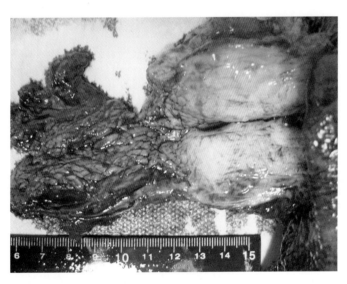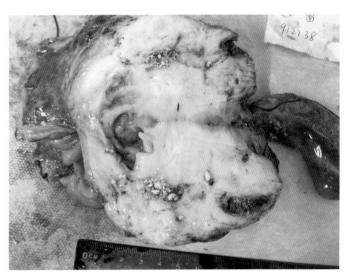

图 4-5-2-2　肿块性胰腺炎
影像学可能会将其误认为肿瘤性病变

图 4-5-2-3　慢性胰腺炎纤维化
胰腺切面小叶结构消失,胰腺实质萎缩被增生的纤维取代,
胰腺质地变硬,胰管内可见结石形成

在慢性胰腺炎早期阶段,胰腺通常变硬增大。随着疾病进展,纤维化进一步加重及实质萎缩,胰腺变得像石头般坚硬并萎缩(图 4-5-2-3)。切面分叶不清,大小导管均呈不同程度的扩张,可见结石(图 4-5-2-4 A),结石大小可以从几毫米到超过 1cm 不等。有时腔内充满嗜酸性物质—含丰富蛋白质的分泌物(图 4-5-2-4 B、C),可有钙化,钙化可出现在胰内也可在胰周脂肪组织,当钙化较广泛时,亦称为慢性钙化性胰腺炎。胰腺周围可有不同程度的纤维化,有时可导致血管、淋巴管、胆管和肠道的狭窄。

2. 镜下特点　腺泡组织呈不同程度的萎缩,间质弥漫性纤维组织增生和淋巴细胞、浆细胞浸润(图 4-5-2-5 A、B)。大小导管均呈不同程度的扩张,内含嗜酸性物质或白色结石(图 4-5-2-5 C)。随着炎症进展,胰岛、神经、

血管也可受累并出现相应的临床症状如糖耐量减低、疼痛及血管并发症。下面将逐一描述各种慢性胰腺炎的共同特征。因为自身免疫性胰腺炎及沟部胰腺炎有着各自不同的形态学特征,将在后面单独描述。

(1) 腺泡实质进行性萎缩:这是慢性胰腺炎最普遍的特征。病变通常呈斑片状分布,即正常小叶与严重萎缩小叶相邻(图 4-5-2-5 C、D)。最初萎缩的腺泡以酶原颗粒的消失及腺泡细胞扁平并形成管腔(腺泡导管化生)为特征(图 4-5-2-5 E、F)。随着疾病进展,间质纤维增生明显,但小叶结构尚存(图 4-5-2-5 G),最终腺泡逐渐消失,小叶结构也消失(图 4-5-2-5 H)。

(2) 间质纤维化:纤维化与腺泡逐渐萎缩密切相关。在病变早期阶段,纤维化成分富于细胞,并主要出现于小

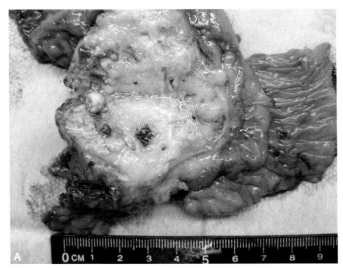
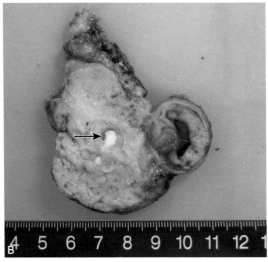

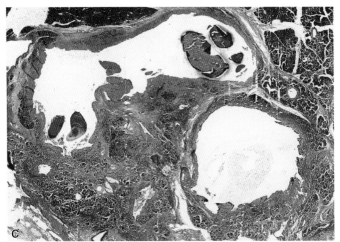

图 4-5-2-4　慢性胰腺炎伴结石形成

A.局部胰腺小叶结构不清,导管扩张,其内可见结石;B.有时腔内充满嗜酸性物质—含丰富蛋白质的分泌物(箭);C.相应的显微镜下见导管扩张,管腔内可见大的嗜酸性蛋白栓(HE×40)

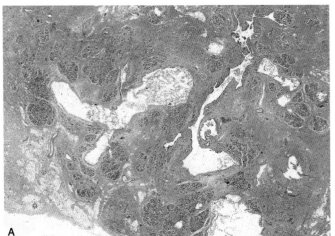
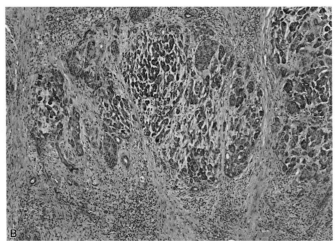

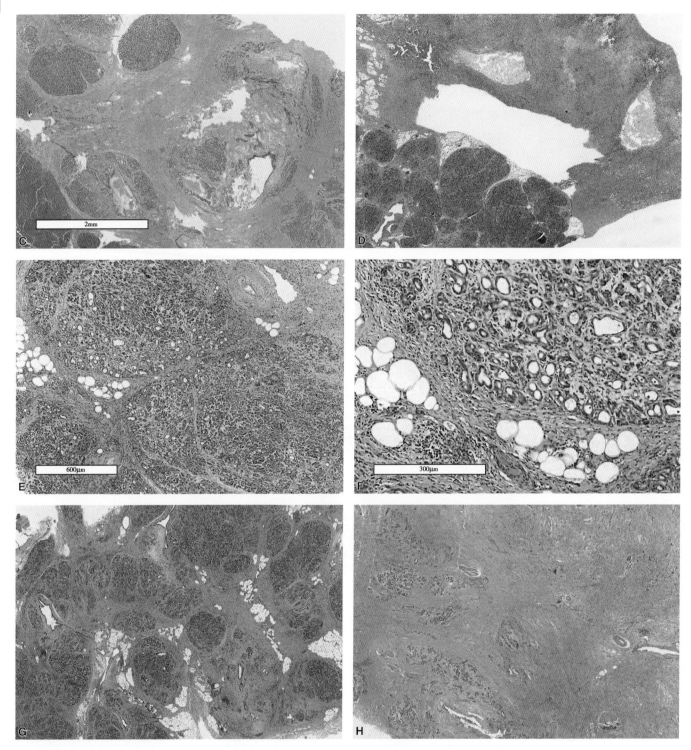

图 4-5-2-5　慢性胰腺炎

A. 低倍镜下见胰腺实质萎缩,间质弥漫性纤维组织增生和导管不同程度扩张(HE×20);B. 腺泡周围及间质内可见淋巴细胞浸润(HE×40);C、D. 病变呈斑片状,相对正常小叶与严重萎缩小叶相邻(HE×40);E、F. 最初萎缩的腺泡细胞扁平并形成管腔为特征(E:HE×40,F:HE×100);G. 随着疾病进展,间质纤维增生明显,但小叶结构尚存(HE×40);H. 最终腺泡逐渐消失,小叶结构也消失(HE×40)

叶间呈斑片状(图 4-5-2-6 A)。随着疾病进展,纤维化延伸入小叶内并相互融合,广泛纤维化并形成瘢痕组织,其内细胞成分较少且含有大量胶原组织(图 4-5-2-6 B)。

(3)**胰管**:胰管可出现不同程度的扩张,即便同一个切面也可出现导管不同程度扩张,可以从轻度同心性扩张到灶性囊状扩张(图 4-5-2-7 A)。不管扩张与否,导管内都可出现蛋白栓(浓缩的分泌物),嗜酸性通常同心层状分布(图 4-5-2-7 B),并可有钙化。胰管上皮可受压变扁,或被破坏并形成溃疡(图 4-5-2-7 C、D),特别是导管腔内出现结石时,这时可在管腔出现中性粒细胞。导

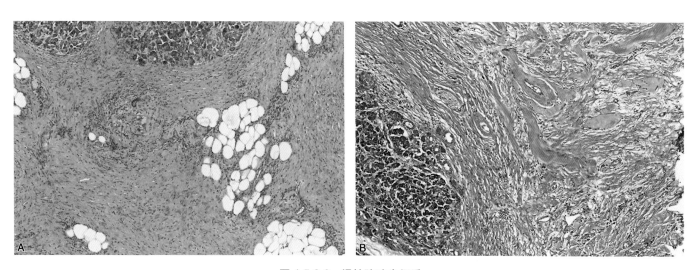

图 4-5-2-6 慢性胰腺炎间质

A. 早期,纤维化成分富细胞(HE×100);B. 随着疾病进展,纤维化广泛并形成瘢痕组织,其内细胞成分较少且含大量胶原组织(HE×100)

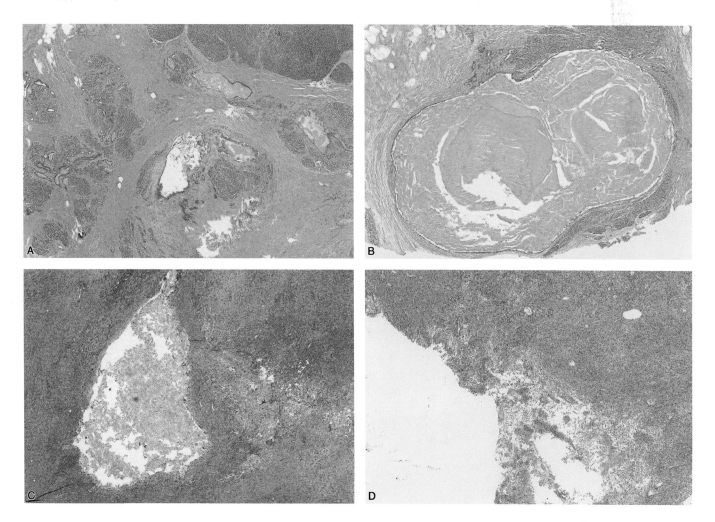

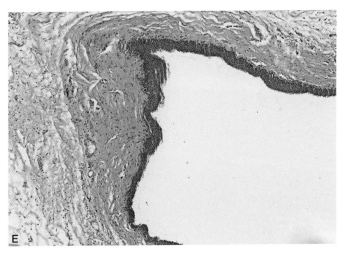

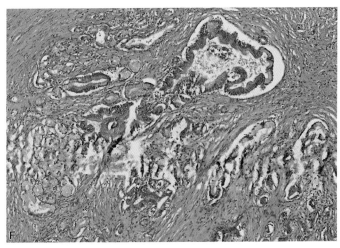

图 4-5-2-7 慢性胰腺炎胰管改变

A. 胰管可出现不同程度的扩张(HE×20);B. 导管内可见蛋白栓(HE×40);C、D. 胰管上皮可被破坏并形成溃疡,周围可见出血(HE×40);E、F. 在扩张或非扩张导管内可出现鳞状上皮化生或 PanIN(PanIN-1B,HE×100)

管的扩张及溃疡形成可导致导管破裂并引起周围组织出现非特异性急慢性炎症反应,这可导致后续出现导管缩窄。在扩张或非扩张导管内可出现鳞状上皮化生或不同程度 PanIN(图 4-5-2-7 E、F),这些改变可以伴随小叶中心性萎缩。导管周围特别是扩张导管周围可见增生的纤维围绕。

(4) 炎细胞浸润:慢性胰腺炎中炎细胞浸润通常轻度或斑片状分布。慢性炎细胞,主要是淋巴细胞及散于其中少量的巨噬细胞,偶尔可见浆细胞(图 4-5-2-8 A)。导管及神经周围也可见灶性慢性炎细胞(图 4-5-2-8 B)。

(5) 胰岛:在慢性炎症过程中胰岛通常不受累,在病变后期虽然数量减少且功能降低但形态依旧保持完好。病变过程中由于腺泡实质逐步消失及小叶结构消失,残留的胰岛聚集并可发生一定程度胰岛细胞增生(图 4-5-2-9 A)。罕见的慢性胰腺炎中另一种胰岛细胞假瘤性改变

是外周神经浸润(图 4-5-2-9 B),这时可能会误认为神经内分泌瘤。与大多数胰腺神经内分泌瘤相比,这些胰岛聚集灶的边界不清,周围常存在发展不充分的胰腺炎区域。随着病变进展,内分泌成分萎缩,最终慢性胰腺炎患者临床可发生糖尿病。

(6) 另一个在慢性胰腺炎中较常见的改变是数量增多体积增大的外周神经(图 4-5-2-10)。在病变后期,胰腺重度萎缩,纤维组织增生,外周神经簇状分布,其中穿插分布着残留的腺泡、导管及胰岛。神经通常与局灶慢性炎细胞浸润相关并可出现一些在常规 HE 切片无法见到的改变,如交感神经纤维成分的减少,神经胶质细胞的改变及神经束膜的损伤。这种"胰腺神经病"的严重性与患者的痛觉敏感性相关。

(7) 血管:胰腺内外不同管径的血管,包括动脉及静脉,可显示显著的纤维血管壁增厚及管腔狭窄(图 4-5-2-

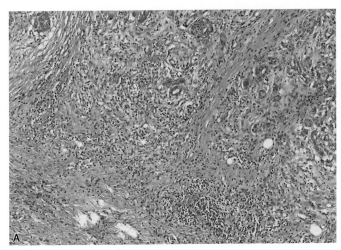

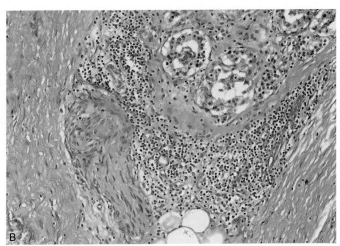

图 4-5-2-8 慢性胰腺炎中炎细胞浸润

A. 主要是淋巴细胞(HE×40);B. 残留胰岛及神经周围也可见灶性慢性炎细胞浸润(HE×100)

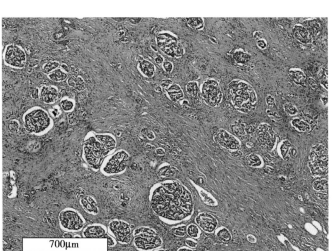

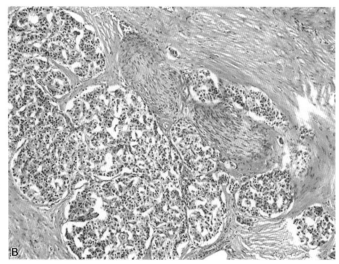

图 4-5-2-9 慢性胰腺炎胰岛改变

A. 后期腺泡实质逐步消失及小叶结构消失,残留的胰岛聚集并可发生一定程度胰岛增生(HE×40);B. 罕见的胰岛细胞可包绕外周神经,容易误认为神经内分泌瘤神经浸润(HE×100)

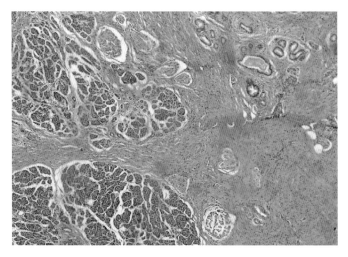

图 4-5-2-10 慢性胰腺炎外周神经改变

病变后期,胰腺重度萎缩,纤维组织增生,外周神经数量增多呈簇状分布(HE×40)

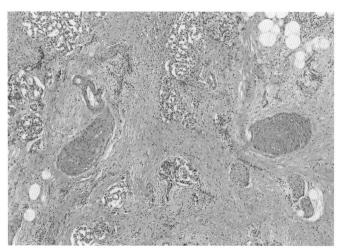

图 4-5-2-11 慢性胰腺炎血管改变

进展过程中可见纤维血管壁增厚及管腔狭窄(HE×40)

（8）假性囊肿:胰腺假性囊肿不仅可伴发于急性胰腺炎,也可出现于慢性胰腺炎,特别是酒精性慢性胰腺炎。与伴发于急性胰腺炎的假性囊肿类似,囊肿呈单房,无纤维分隔,无壁结节及赘生物,无内衬上皮。与急性胰腺炎相比,慢性胰腺炎伴发的假性囊肿囊壁更厚,主要为肉芽组织及纤维组织,囊壁可发生钙化(图 4-5-2-12)。

3. 免疫组化染色 主要用于与导管腺癌的鉴别诊断。大多数良性腺体不表达 CEA、B72.3、CA125 及 p53,所有良性腺体均完整表达 DPC4 蛋白;与之相反,大多数胰腺导管腺癌表达 CEA、75%表达 B72.3、50%~75%表达 p53、45%表达 CA125、55%完全不表达 DPC4。S100P、Mesothelin、胰岛素样生长因子 Ⅱ mRNA 结合蛋 3

(IMP3)、S100P 和 X 连锁凋亡抑制物(XIAP)阳性也支持腺癌的诊断。

【鉴别诊断】

1. 胰腺导管腺癌(表 4-6-2-2、表 4-6-2-3) 活检标本中,慢性胰腺炎与浸润性导管癌的鉴别非常具有挑战性。纤维化区域内的扭曲的导管和小导管非常类似于导管腺癌,纤维化的间质也类似于癌的促结缔组织性间质反应(图 4-5-2-13)。

支持慢性胰腺炎诊断的特征包括:簇集的小导管仍保留小叶结构、腺体处于正常位置、细胞核的形态一致。支持导管腺癌的特征包括不规则排列的单个成角腺体浸润间质、腺体异常定位(邻近肌型动脉、位于神经束膜内、血管内或直接与脂肪细胞相邻)(图 4-5-2-14)、显著的细胞学异常(细胞核大小及形状各异、巨核、核极性丧失)、

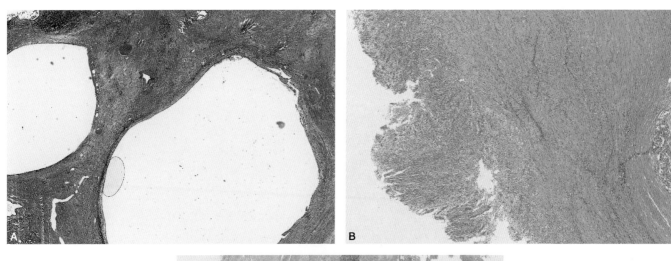

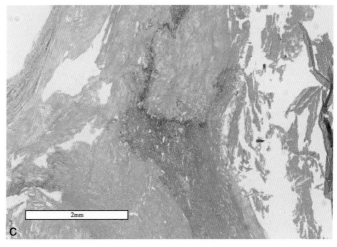

图 4-5-2-12 慢性胰腺炎伴假性囊肿

A、B. 镜下见囊壁无内衬上皮,主要为纤维组织及肉芽组织(A:HE×20,B:HE×40);C.囊壁可发生钙化(HE×40)

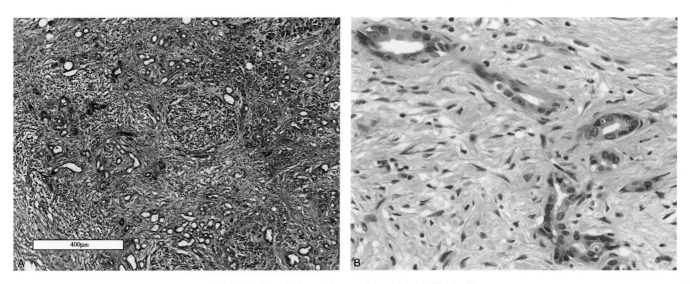

图 4-5-2-13 慢性胰腺炎纤维化区域内扭曲的小导管

A. 类似于导管腺癌(HE×40);B. 纤维化的间质也类似于癌的促结缔组织性间质反应(HE×200)

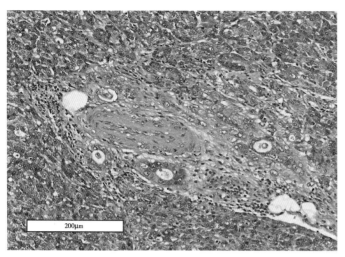

图 4-5-2-14 肿瘤性腺体
异常定位于肌型血管周围,提示为导管腺癌,HE×100

间质内可见单个细胞或小簇状细胞。存在神经浸润时,高度提示为癌(浸润神经的细胞必须是腺性细胞,而不是非肿瘤性的胰岛细胞);但要注意,罕见情况下,良性腺体也可出现于神经束膜内。免疫组化可以发现一些癌特有的异常。

2. 其他特殊类型胰腺炎 主要依据临床病史及各自特征性的形态学,免疫组化有一定的提示作用(具体见以下各特殊类型胰腺炎相关内容)。

第三节 自身免疫性胰腺炎

【概念】 自身免疫性胰腺炎(autoimmune pancreatitis,AIP)是一类由自身免疫异常介导的特殊类型的慢性胰腺炎,伴有或不伴有胰外器官受累。有独特的临床表现、影像学和病理学特征,并发现与高丙球蛋白血症有关,且皮质激素治疗效果良好。1995 年由 Yoshida 等提出自身免疫性胰腺炎的概念。

【发病机制】 研究认为自身免疫性胰腺炎为一种 IgG4 相关的系统性疾病;2 型 T 辅助细胞和 T 调节细胞介导了大部分自身免疫性胰腺炎的免疫反应。

【临床特点】 此病占慢性胰腺炎的 4%~6%,发病率约为 0.82/10 万。临床上男性多于女性,男女比率约为 2:1 或 4:1,发病高峰年龄为 40~60 岁。

自身免疫性胰腺炎的临床表现与普通的慢性胰腺炎相似,有上腹部不适,体重减轻、胆管硬化导致的阻塞性黄疸、糖尿病等。某些病例有胰腺结石形成。皮质类固醇激素治疗非常有效,但在临床上常常被误诊为胰腺癌而行手术切除。因此自身免疫性胰腺炎的诊断最重要的是与胰腺癌鉴别。

自身免疫性胰腺炎的诊断依赖于临床、血清学、形态学和组织病理学特征的综合判断。影像学显示主胰管狭窄,胰腺弥漫性肿大或形成局限性肿块,后者易被误诊为胰腺癌。实验室检查显示血清 γ-glohulin、IgG 或 IgG4 水平的异常升高(136~1150mg/dl,平均 600mg/dl),血清胰酶升高或出现自身抗体(如抗核抗体、抗乳肝褐质、抗碳酸苷酸 II、ACA-II 抗体或类风湿因子等)。研究报道自身免疫性胰腺炎患者血浆中纤溶酶原结合蛋白抗体阳性率可达 95%,抗乙酰分泌性胰蛋白酶抑制剂的自身抗体也被认为是潜在的有用标志。

大量资料显示 AIP 实际可分为 I 型及 II 型两种不同的类型,两者具有不同的组织学及临床特征(表 4-5-3-1)。

表 4-5-3-1 自身免疫性胰腺炎 I 型及 II 型临床特征

	AIP I 型	AIP II 型
平均发病年龄	70	50
性别特征	主要是男性	男女比相似
症状:		
梗阻性黄疸	75%	50%
急性胰腺炎	15%	33%
IgG4 升高		
血浆	通常	无
组织	通常	罕见
胰腺外器官受累	是	无
伴随特发性炎性肠病	2%~5%	超过 30%
疾病复发	通常	罕见

【病理特点】

1. 大体特点 胰头部受累最常见,其次为胰体尾部。胰腺弥漫肿大,质地变硬,正常小叶结构消失(图 4-5-3-1 A)。一部分 AIP 患者胰腺可局灶受累并形成肿块,易误认为胰腺癌(图 4-5-3-1 B)。与其他类型慢性胰腺炎相比,主胰管弥漫或节段性狭窄,钙化罕见,无假性囊肿形成。胰头受累时,炎性纤维化过程可累及胰内胆总管使其管壁增厚,管腔狭窄(图 4-5-3-1 C)。胰周淋巴结也可受累增大。这些形态学的变化在影像学上更容易考虑为恶性。

2. 镜下特点 AIP 的病理学特征已经明确,并能很好地将 AIP 与其他类型的慢性胰腺炎区分开。关于 AIP I 型及 II 型的镜下也有各自的特征(表 4-5-3-2)。然而关于 AIP I 型及 II 型的组织形态学诊断标准仍需要修订,目前 IgG4 是唯一的标志物。AIP 不论 I 型还是 II 型三个主要共同特征是导管周围淋巴浆细胞浸润、腺泡实质炎症及炎症性改变呈斑片状分布。

(1) 导管周围显著的慢性炎症:主要累及中等或大的小叶间导管(图 4-5-3-2 A),小导管也可受累(图 4-5-3-2 B)。导管壁炎症细胞的浸润通常在导管上皮下(图 4-5-3-2 C),罕见累及导管上皮。受累导管的管腔通常狭窄

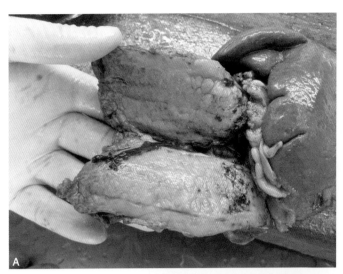
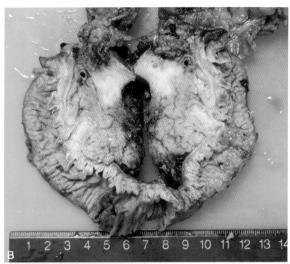
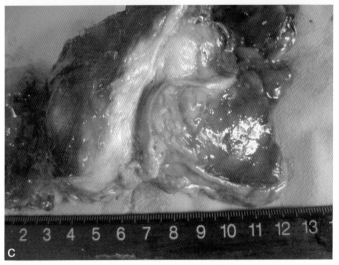

图 4-5-3-1 AIP 大体表现

A. 胰腺弥漫肿大, 质地变硬; B. 可局灶受累并形成肿块, 易误认为胰腺癌; C. 胰头受累时, 炎性纤维化过程可累及胰内胆总管使其管壁增厚、管腔狭窄

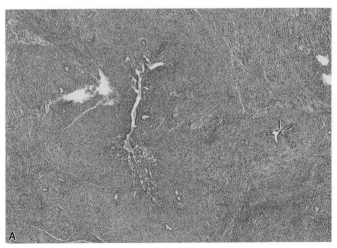
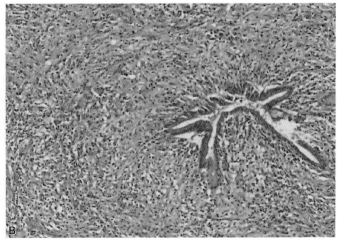

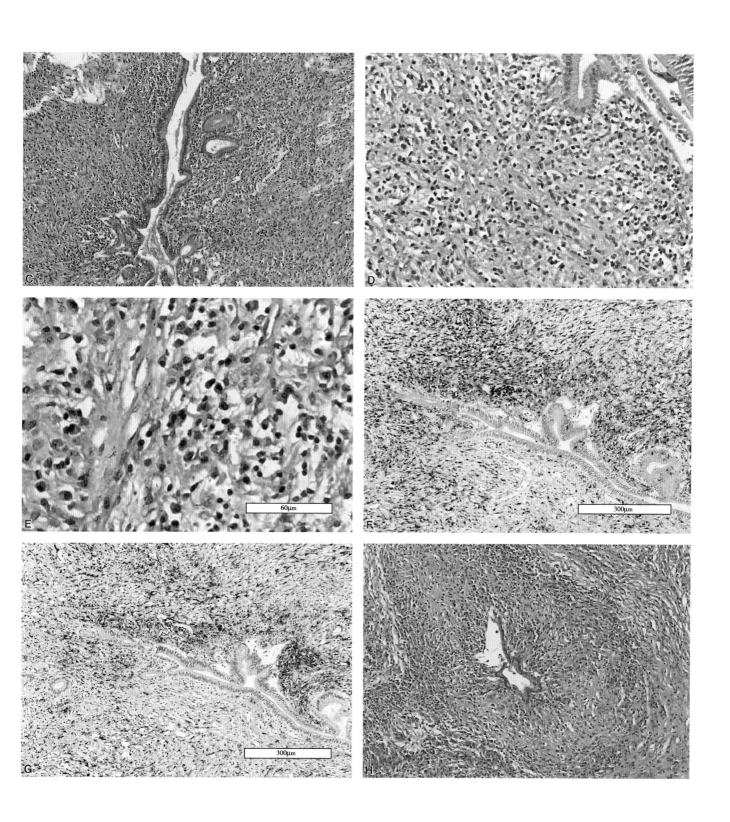

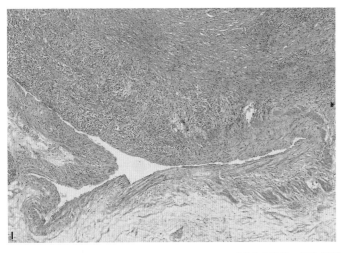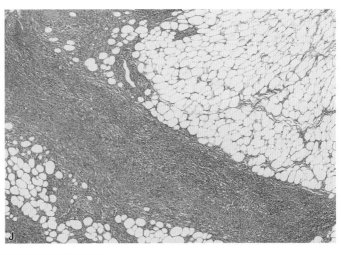

图 4-5-3-2　AIP 导管周围显著的慢性炎症

A. 主要累及中等或大的小叶间导管，受累导管的管腔通常狭窄并呈星状(HE×40)；B、C. 小导管也可受累(HE×100)，炎症细胞的浸润通常在导管上皮下(HE×100)；D~G. 炎细胞浸润主要以淋巴细胞为主(HE×200)，浆细胞也可见(HE×200)；淋巴细胞以 T 淋巴细胞为主(免疫组化 CD3 阳性，HE×100)及分散或聚集的 B 淋巴细胞(免疫组化 CD20 阳性，HE×100)；H. 导管周围可出现纤维化(HE×100)；I、J. 炎症纤维化也可累及周边大血管(HE×40)及胰周脂肪组织(HE×40)

并呈不规则星状。炎细胞浸润主要以 T 淋巴细胞为主及分散或聚集的 B 细胞，浆细胞一般可见，偶尔也会占优势(图 4-5-3-2 D~G)。嗜酸性粒细胞通常也可见，一般较少或者中等量，但在极少数病例也可成为优势。散在分布的巨噬细胞也可见。炎细胞浸润通常扩散至导管周围软组织，在许多病例导管周围可出现纤维化(图 4-5-3-2 H)，甚至累及

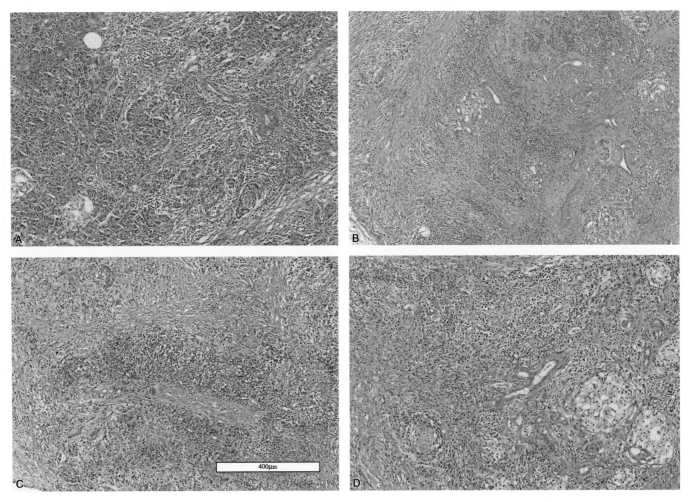

图 4-5-3-3　AIP 腺泡实质炎症

A、B. 小叶炎症不明显，主要呈灶性分布；C、D. 胰腺实质的炎症反应与腺泡的逐渐萎缩及纤维化有关(HE×40)

范围更广(图4-5-3-2 I、J)。

（2）腺泡实质炎症：浸润的炎细胞主要是淋巴细胞及浆细胞，散在灶性分布的嗜酸性粒细胞及中性粒细胞。中性粒细胞主要出现于Ⅱ型AIP，通常小叶炎症不明显且主要呈灶性分布(图4-5-3-3 A、B)，胰腺实质的炎症反应与腺泡的逐渐萎缩及纤维化有关(图4-5-3-3 C、D)。

（3）炎症改变的斑片状分布：胰腺AIP在肉眼上可能呈弥漫或节段性改变。但在镜下是呈片状分布(图4-5-3-4)，而且不同区域炎症改变的强度及范围均不同(图4-5-3-3)。

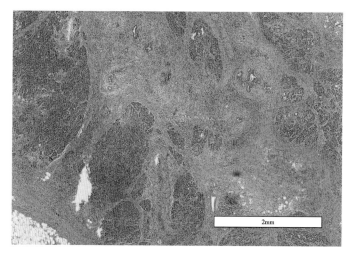

图4-5-3-4　AIP炎症呈斑片状
显微镜下炎症改变呈片状分布，不同区域炎症改变的强度及范围均不同(HE×20)

3. 免疫组化染色　免疫组化在胰腺内检测到IgG4⁺的浆细胞在AIP的诊断中非常重要。并不是所有患者胰腺内含IgG4⁺的浆细胞其血浆IgG4水平亦升高。关于IgG4阳性细胞的阈值现在比较一致认为>10/HPF有意

表4-5-3-2　自身免疫性胰腺炎Ⅰ型及Ⅱ型显微镜下诊断特征

	AIP Ⅰ型	AIP Ⅱ型
导管周围淋巴浆细胞浸润	有	有
炎症性细胞间质	有	有
席纹状纤维化(图4-5-3-5)	显著的	偶见
闭塞性静脉炎(图4-5-3-6)	有	罕见
淋巴滤泡(图4-5-3-7)	显著的	偶见
粒细胞引起的上皮损伤(图4-5-3-8)	无	有
IgG4⁺浆细胞浸润图(图4-5-3-9)	明显的	少或者缺乏
小叶性炎症	有	斑片状，不是很明显，通常混有中性粒细胞
胰周脂肪组织炎症(图4-5-3-2 J)	可能	罕见

义(图4-5-3-9)。

然而关于IgG4阳性细胞计数的解读仍需小心考虑。IgG4阳性细胞计数少并不能排除AIP，特别是Ⅱ型。因为IgG4阳性细胞呈灶性分布，因此在活检标本中可能因取材限制而不能查见相应数量IgG4阳性细胞。而且随着病程进展纤维化的显著，IgG4阳性细胞的细胞数也会减少；另外临床术前试验性用甾类激素治疗也会导致IgG4阳性细胞数目减少。

【鉴别诊断】　自身免疫性胰腺炎的诊断主要依据：①特殊的影像学表现；②血清学检查；③组织学检查；④激素治疗有效；⑤出现胰腺外的病变。国际胰腺病学也提出AIP组织学诊断标准(表4-5-3-3)。组织学上还要注意与以下两种病变进行鉴别。

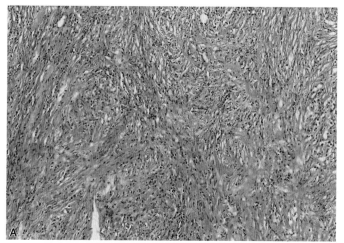
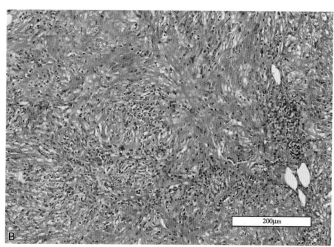

图4-5-3-5　席纹状纤维化
A、B. 致密的纤维组织呈车轮样排列，其内可见大量淋巴、浆细胞浸润(HE×100)

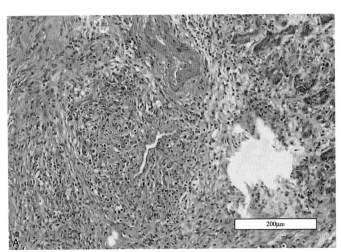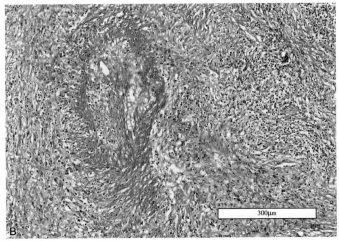

图 4-5-3-6　闭塞性脉管炎

A、B.静脉壁的慢性炎症及纤维化可导致管壁严重的增厚,并致管腔严重狭窄,注意不累及动脉,HE×100

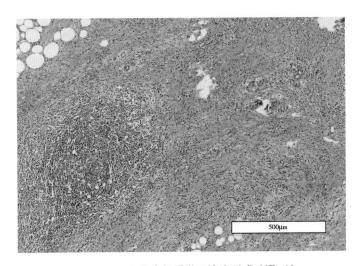

图 4-5-3-7　AIP 中间质淋巴滤泡形成,HE×40

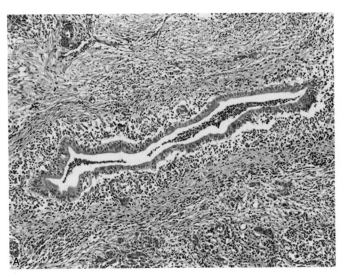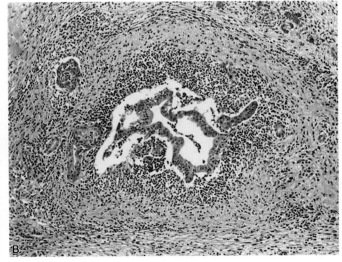

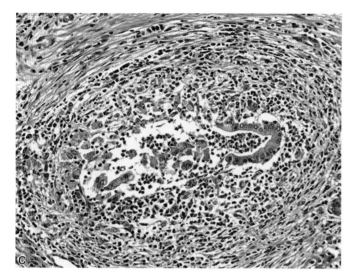

图 4-5-3-8　AIP Ⅱ型

A. 可见中性粒细胞引起的上皮损伤：显示中等大小的导管周围间质内可见中性粒细胞浸润，可出现于导管上皮及管腔，相邻胰腺间质的炎症非常明显（HE×40）；B. 显示导管上皮脱落进入管腔，上皮及导管周围间质可见致密的炎症浸润包括中性粒细胞浸润（HE×100）；C. 显示在小导管周围大量炎细胞包括中性粒细胞浸润，导管上皮可以出现反应性不典型性，部分上皮脱落呈碎片状（HE×200）

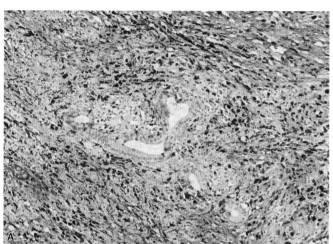

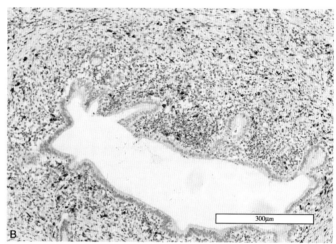

图 4-5-3-9　AIP Ⅰ型中 IgG4 阳性的浆细胞
A、B. 免疫组化显示在导管周围的浸润的炎症细胞中有大量 IgG4 阳性的细胞

表 4-5-3-3　AIP 国际诊断标准共识 Ⅰ型及 Ⅱ型的 Level 1（明确）及 Level 2（可能）组织学标准

AIP Ⅰ型

Level 1	Level 2
胰腺切除标本或活检标本	胰腺活检标本
至少有以下三条：	至少有以下两条
1. 导管周围淋巴浆细胞浸润，无粒细胞浸润	
2. 闭塞性静脉炎	
3. 席纹状纤维化	
4. 大量（>10 个/HPF）IgG4 阳性细胞	
胰腺外器官	胰腺外器官，包括内镜下胆管壶腹部活检组织
至少有以下三条：	以下两条都满足：
1. 明显的淋巴浆细胞浸润并伴纤维化，无粒细胞浸润	1. 明显的淋巴浆细胞浸润并伴纤维化，无粒细胞浸润
2. 闭塞性静脉炎	2. 大量（>10 个/HPF）IgG4 阳性细胞
3. 席纹状纤维化	
4. 大量（>10 个/HPF）IgG4 阳性细胞	

AIP Ⅱ型

Level 1	Level 2
组织切除标本	

都要满足以下两条

1. 导管壁粒细胞浸润伴或不伴有腺泡粒细胞浸润	1. 腺泡粒细胞及淋巴浆细胞浸润
2. IgG4 阳性细胞缺乏或少量（0~10 个/HPF）	2. IgG4 阳性细胞缺乏或少量（0~10 个/HPF）

1. **胰腺导管腺癌**　特别当胰腺导管腺癌炎症纤维化明显形成"肿瘤旁胰腺炎"时，免疫组化检测到一定数量 IgG4 阳性浆细胞可提供帮助。肿瘤旁胰腺炎中的 IgG4 阳性细胞数少常散在分布。形态学上胰腺导管腺癌也有自己的特征(参照慢性胰腺炎与导管腺癌的鉴别)。

2. **其他类型慢性胰腺炎**　在其他类型胰腺炎中，如慢性梗阻性胰腺炎及酒精性胰腺炎，胰导管通常扩张并显示圆形轮廓，而 AIP 胰导管通常狭窄并显示不规则形管腔呈星状。慢性梗阻性胰腺炎及酒精性胰腺炎导管管腔常见蛋白栓及结石，而 AIP 管腔是空的(Ⅰ型)，或者管腔内出现中性粒细胞并侵及导管上皮(Ⅱ型)。慢性梗阻性胰腺炎及酒精性胰腺炎导管周围纤维化与 AIP 相比细胞成分少，更多是胶原，而且炎细胞浸润也不如 AIP 明显。闭塞性脉管炎仅见于 AIP，其他类型慢性胰腺炎动静脉壁的纤维化是非特殊的，表现为管壁增厚。

第四节　沟部胰腺炎

【概念】　沟部胰腺炎(groove pancreatitis)是一种特殊的发生于胰腺十二指肠沟部的慢性胰腺炎，解剖学上包括胰十二指肠交界处的软组织及相邻的十二指肠壁及胰腺实质。以十二指肠肌层出现炎性囊肿或假性囊肿为特征，囊肿是由异位胰腺组织发展而来的。沟部胰腺炎的炎症通常累及十二指肠及相邻胰腺实质。

【发病机制】　沟部胰腺炎的潜在发病原因认为是由于十二指肠壁出现的异位胰腺组织而产生的。通常在壶腹部及小乳头部之间的十二指肠壁比较明显。因为位置特殊，异位胰腺的胰液分泌排出障碍，随着时间延长，可导致导管扩张、囊肿形成并破裂，接着周围组织包括十二指肠壁、相邻胰腺组织及中间的软组织均会发生明显的炎症反应。

长期酒精摄取被认为是一个发病推动因素，因为它会导致胰腺包括异位胰腺的胰液分泌，从而加重排出障碍并引致一系列并发症。

通常认为这两种发病因素共同作用导致了沟部胰腺炎这一非常少见病变的产生，毕竟在普通人群中，十二指肠壁异位胰腺还是相对常见的。

【临床特点】　沟部胰腺炎主要发生于嗜酒的中青年男性，通常表现于腹部疼痛，可以很剧烈；可有恶心呕吐及十二指肠狭窄；可有体重减轻。梗阻性黄疸比较少见。在典型病例，这一诊断可以基于影像学特别是超声内镜，以紧邻胰腺增厚的十二指肠壁内发现多发的囊肿为特征。当影像学表现不是很明显时，临床最主要的鉴别诊断就是胰腺癌。

【病理特点】

1. **大体特点**　每例均可见多发及大小不一的囊腔形成(直径 0.1~0.4cm)，内容物可以是透明的水样液体，也可以是厚的或脓性液体。囊肿位于十二指肠壁及胰十二指肠沟部(图 4-5-4-1)。十二指肠壁增厚并显示不同程度的炎症、纤维化及瘢痕。炎症及纤维化可累及相邻胰腺，但与十二指肠有段距离的胰腺实质表现正常，除非罕见的同时并发慢性胰腺炎(酒精性)。

2. **镜下特点**　因为十二指肠壁及沟部的囊肿来源于异位胰腺扩张的导管，因此，囊内壁衬覆上皮为导管上皮(图 4-5-4-2 A、B)，可以扁平、萎缩或消失。在大的囊腔周围还常可见小的扩张的胰腺导管及异位胰腺腺泡和散

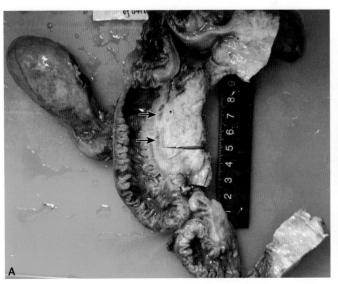
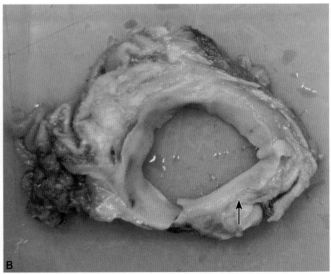

图 4-5-4-1　沟部胰腺炎大体
A、B.十二指肠壁可见小的囊肿或较大囊肿形成(箭头)

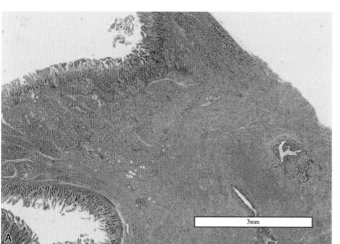
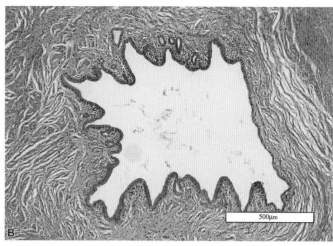
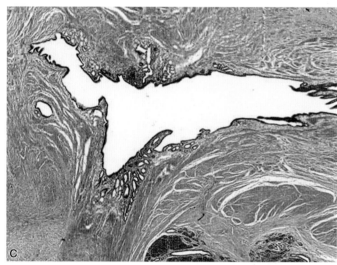
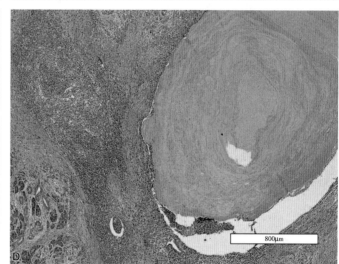
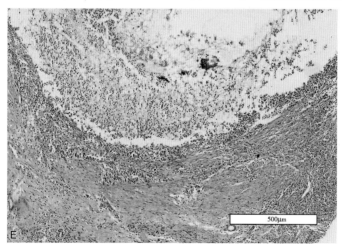

图 4-5-4-2 沟部胰腺炎镜下表现

A~C.可见十二指肠肌层内异位胰腺导管扩张,十二指肠布氏腺增生,囊壁内衬上皮为导管上皮,大的囊腔周围还可见小的扩张的胰腺导管及异位胰腺腺泡和散在分布的胰岛;D.扩张的导管内还可见蛋白栓形成;E.当囊肿破裂,内衬上皮可能被肉芽组织及大量浸润的炎细胞取代

在分布的胰岛(图4-5-4-2 C)。在囊腔内及扩张的导管内还可见蛋白栓形成(图4-5-4-2 D)。当囊肿破裂,内衬上皮可能被肉芽组织及大量浸润的炎细胞取代(图4-5-4-2 E)。

十二指肠壁及相邻的胰腺囊肿可发生急慢性炎,有时甚至形成脓肿伴坏死,使原本的组织结构消失。十二指肠壁固有肌层通常增厚,由不规则分布的肌束组成,其中还可见小灶性分布的异位胰腺。囊肿的炎症会导致后续纤维化及瘢痕形成并延伸至十二指肠壁及胰腺实质，使得十二指肠肌层及胰腺实质萎缩消失。偶尔急慢性炎症也可累及胰腺较大管径的导管或者胰内末梢胆总管。十二指肠的布氏腺也会增生，可以密集分布并使十二指肠黏膜下层扩大并一直延伸至黏膜固有层（图 4-5-4-2 A、图 4-5-4-3）。

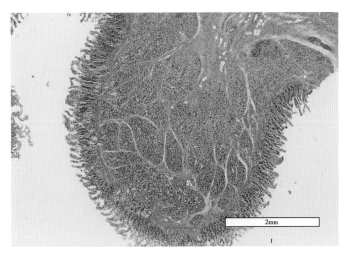

图 4-5-4-3　沟部胰腺炎十二指肠布氏腺增生
布氏腺可以密集分布，并使十二指肠黏膜下层扩大并一直延伸至黏膜固有层

【鉴别诊断】

1. **其他类型慢性胰腺炎**　沟部胰腺炎是一种局限性疾病，且限于胰头部及相邻的十二指肠，与其他类型的胰腺炎不同，特别酒精性胰腺炎，后者整个胰腺弥漫受累。

2. **胰腺导管腺癌**　临床上如果沟部胰腺炎囊腔形成很小时会与胰腺癌鉴别困难（表 4-6-2-2、表 4-6-2-3）。

3. **前肠囊肿**　如果囊腔很大时，临床还需与前肠囊肿鉴别，两者显微镜下囊壁内衬上皮不同，可以很好区分开。

第五节　嗜酸性胰腺炎

【概念】　嗜酸性胰腺炎（eosinophilic pancreatitis）是一种以嗜酸性粒细胞局限或弥散浸润胰腺并伴发 IgE 升高为特点的慢性胰腺炎症。

【发病机制】　目前为止，嗜酸性胰腺炎的发病机制仍不是很清楚，依据现有文献报道推测可能与机体的变态反应有关。牛奶过敏、寄生虫感染、肿瘤、中毒、药物（如卡马西平）的高敏感性等是该病的潜在病因。部分患者合并有皮肤过敏、哮喘病史。IgE 升高和糖皮质激素治疗有效都暗示着该病与变态反应有关联。

【临床特点】　该病男性发病多见，男女比例约 2:1，

发病年龄 14~74 岁，平均（47±17）岁。嗜酸性胰腺炎的临床症状主要表现为腹痛和阻塞性黄疸，可伴有恶心、呕吐、消化不良和体重下降等。阻塞性黄疸主要因胰腺肿块样增大和（或）胰腺假性囊肿压迫胆管、胆管纤维性硬化狭窄等病变引起。消化系统表现是由嗜酸性粒细胞浸润消化道引起的，即嗜酸性胃肠炎。

【病理特点】

1. **大体特点**　胰腺可肿大、萎缩或纤维化（图 4-5-5-1）。病变可导致肿块形成或胆总管阻塞。切面病变处灰白色、质硬，胰管全部或局部狭窄，相邻处可见胰管扩张，部分病例可见坏死或假性囊肿形成。

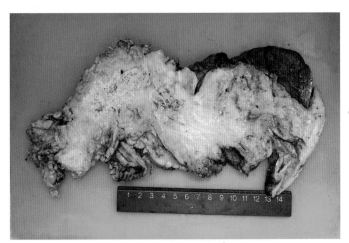

图 4-5-5-1　嗜酸细胞性胰腺炎大体
胰腺分叶状结构消失，胰腺萎缩，中央可见坏死

2. **镜下特点**　可见大量以嗜酸性粒细胞为主的炎性细胞的浸润，同时可伴有组织纤维化（图 4-5-5-2）。主要特征是①弥漫性胰管、腺泡和间质嗜酸性粒细胞浸润伴发嗜酸性动脉炎和静脉炎；②胰腺假性囊肿可见局部高密度嗜酸性粒细胞的浸润。

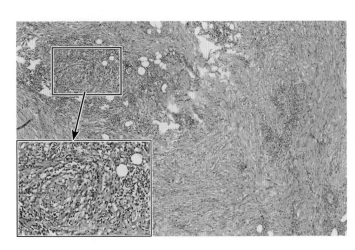

图 4-5-5-2　嗜酸细胞性胰腺炎
炎细胞以嗜酸性粒细胞为主，并伴有明显组织纤维化

【鉴别诊断】

1. 胰腺导管腺癌 可见异型腺体,神经浸润等组织学改变,两者不难鉴别。

2. 酒精性胰腺炎 有大量饮酒史,血液中嗜酸性粒细胞升高幅度较少,组织内局部浸润密度不高。

3. 自身免疫性胰腺炎 两者临床症状、CT、ERCP 检查表现都非常相似,但自身免疫性胰腺炎末梢血液中的免疫球蛋白以 IgG4 升高为主,而非 IgE;病变部位局部浸润以淋巴细胞为主,而非嗜酸性粒细胞;部分出现自身免疫性抗体和抗核抗体;常为胰腺较均匀增大,而非胰头或胰尾增大。

第六节 慢性热带性胰腺炎

【概念】 慢性热带性胰腺炎(chronic tropic pancreatitis,CTP)是一种常发生于青少年的慢性非酒精性钙化性胰腺炎。多见于热带发展中国家,其临床特征为发病年龄小,病程进展快,胰管内巨大结石,晚期表现为胰腺纤维钙化性糖尿病(FCPD)和(或)脂肪泻,易癌变。

【发病机制】 确切发病机制不明,通常认为 CTP 发生可能是多因素综合作用的结果,主要包括以下 4 个方面:①营养不良;②木薯和其他饮食中的有毒物质;③家族、遗传因素;④氧化应激以及微量元素缺乏。

【临床特点】 目前关于人群中 CTP 患病率报道很少,文献早期报道印度喀拉拉州 CTP 患病率为 125/10 万,其发病率远高于印度其他州。2004 年 9 月发表的亚太地区慢性胰腺炎调查结果显示,在印度南部高发地区,CTP 患病率为 114~200/10 万人口。西方国家 CTP 患病率很低,仅为 10~15/10 万人口,年发病率则为 3.5~4/10 万人口。发病年龄多为 10~30 岁,但也可于婴幼期、老年发病。

早期报道的 CTP 患者多贫穷、极度消瘦、年轻,表现为蛋白质、热能缺乏性营养不良,双侧腮腺肿大,腹部膨隆,偶有唇绀。近年来由于营养状况、医疗条件普遍改善,严重营养不良患者已很少见。患者可有肝脏肿大、脂肪肝,糖原沉积明显。胰头部钙化后包绕胆总管可导致阻塞性黄疸。30%~90%CTP 患者起病主诉为腹痛,典型的腹痛为严重上腹痛,向背部放射,弯腰或蜷卧位可缓解,随疾病进展疼痛程度减轻、发作频率延长。

CTP 经典的三联征表现为:腹痛、脂肪泻以及糖尿病,但当出现外分泌功能不全和(或)糖尿病时,腹痛常消失。超过 90% 的 CTP 患者患有胰管结石,晚期更多。严重胰腺外分泌功能不全患者表现为量多、泡沫样甚至油性的大便,但只有 20% 的 CTP 表现为明显的脂肪泻。

>90%患者发生糖尿病,且发病年龄较一般的胰腺炎患者早,一般在 30 岁以前。

【病理特点】

1. 大体特点 胰腺大小与病程长短成反比,在病程晚期胰腺明显变形缩小,胰腺表面结节样改变,正常分叶状结构消失,纤维化,质硬。病程早期胰腺切面可均匀一致,晚期因纤维化、囊肿、结石等改变,胰腺各部分密度不同。胰腺导管以及小导管显著扩张,但同一导管也可扩张与狭窄共存。胰腺可因为不均匀萎缩、纤维粘连而挪位。胰管结石形状大小不一,一般胰头部结石较大.而胰尾部结石较小。

2. 镜下特点 胰腺包膜增厚,小叶内、小叶间广泛纤维化,叶间纤维化可见于病程早期,呈局灶性、节段性,病程进展后可呈广泛纤维化,主胰管、大导管显著扩张伴管周纤维化。CTP 特征性的病理表现为管周淋巴细胞、浆细胞浸润,缺乏典型炎症表现。

【鉴别诊断】 慢性热带性胰腺炎主要与慢性酒精性胰腺炎进行鉴别,后者多为男性,起病年龄较前者为大,为 40~60 岁。可发生于所有社会阶层。糖尿病进展慢,发病率较低,约 50%。结石发病率较低,为 50%~60%,主要发生在小导管,较小,胰管轻度扩张,纤维化较轻,有酗酒史,胰腺癌的发生率较普通人群高。

第七节 滤泡性胰腺炎

【概念】 滤泡性胰腺炎(follicular pancreatitis)目前为止,仅有少数文献报道过滤泡性胰腺炎,它是一种以导管为中心的慢性炎症并以受累导管周围大量淋巴滤泡形成为特征。

【发病机制】 发病机制不明。

【临床特点】 临床上,患者可表现为胰头的增大或伴随胆管狭窄(累及胆管时),手术前影像学可误诊为胰腺癌。

【病理特点】

1. 大体特点 胰腺形成局限性灰白结节(图 4-5-7-1)。

2. 镜下特点 镜下见病变形成的淋巴滤泡数量较多且体积较大,可见生发中心(图 4-5-7-2)。在淋巴滤泡之间导管周围还可见大量淋巴细胞及浆细胞,有时可见散在分布的嗜酸性粒细胞,但通常中性粒细胞不可见。受累导管的上皮通常完好,导管周围可见呈套状围绕的纤维组织。周围胰腺实质的炎症并不明显。

除了胰管受累胰腺内的胆总管也可受累出现类似的表现,但程度略轻。有文献报道,相同的炎症改变也可累及肝门部胆管,而胰腺内的导管并无受累。这些病变被

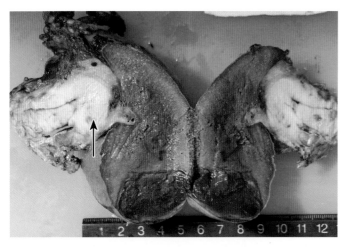

图 4-5-7-1 滤泡性胰腺炎大体
局部胰腺分叶状结构消失(箭)形成局限灰白色结节

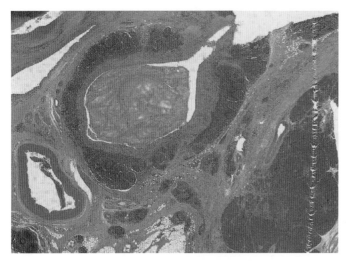

图 4-5-7-2 滤泡性胰腺炎
淋巴滤泡增生明显,可见生发中心,可累及大的导管,导管周围可见呈套状围绕的纤维组织。周围胰腺实质炎症并不明显

称为滤泡性胆管炎。基于这些相似的临床病理改变,推测如果胆管胰管同时受累,可称为滤泡性胰胆管炎。

【鉴别诊断】主要与自身免疫性胰腺炎鉴别,自身免疫性胰腺炎不会出现如此显著的淋巴滤泡,而且滤泡性胰腺炎缺乏自身免疫性胰腺炎所出现的闭塞性静脉炎、

席纹样排列的纤维组织及较多 IgG4+ 的浆细胞。

第八节 软 化 斑

【概念】软化斑又称软斑症(malakoplakia),是一种组织学上独特的炎症反应性病变,累及胰腺的软化斑极其罕见。

【发病机制】通常由肠道细菌引起,可以侵犯许多器官黏膜,最常见的是侵犯尿路。

【临床特点】累及胰腺的软化斑极其罕见,受累的患者临床可表现为胰腺的肿块而误认为胰腺癌。

【病理特点】

1. **大体特点** 大体上表现为黄褐色无包膜的结节,直径 3~4cm。

2. **镜下特点** 显微镜下见主要由巨噬细胞紧密集结而成,偶尔还有淋巴细胞。巨噬细胞含有丰富的、泡沫状 PAS 阳性的胞质。此外,巨噬细胞内和组织间质中可见无机物凝集成层状物,即 MG(Michaelis-Gutmann)小体。巨噬细胞团之间还可见其他炎细胞浸润并可见呈束状排列的纤维/肌纤维母细胞。

【鉴别诊断】鉴别诊断主要是炎性肌纤维母细胞瘤及组织细胞肿瘤。临床病史很重要,另外主要依据各自典型的形态学特征,免疫组化染色及特殊染色可有一定的提示作用。

第九节 血管炎及血管性胰腺炎

累及胰腺的血管性胰腺炎(vasculitis and vasculogenic pancreatitis)非常罕见,最终会发展为急性血管性胰腺炎,大多数病例可伴随系统性血管炎相关的临床症状。仅有一例文献报道临床以胰腺炎症状为主。血管炎的分类主要依据受累血管的大小,表 4-5-9-1 主要列出累及胰腺的相对常见的血管炎性病变及相应的形态及临床特征。

表 4-5-9-1 累及胰腺的血管炎

累及的血管	疾病	组织学特征	临床特征	胰腺受累
大动脉	Takayasu's 动脉炎	肉芽肿性炎	患者年龄<50 岁,主要发生于女性	罕见
	巨细胞动脉炎	—	患者年龄>50 岁	如果累及降主动脉(10%患者)可发生急性胰腺炎
中小型动脉	结节性多发性动脉炎	局灶、节段或透壁性坏死性胰腺炎,主要发生于动脉分支的分叉点	成人 通常系统性,可以局限于胆囊和(或)胰腺	超过 25% 的患者可发生胰腺炎

续表

累及的血管	疾病	组织学特征	临床特征	胰腺受累
	Wegener's 肉芽肿	肉芽肿性炎	肺、肾受累;血清 C-ANCA 阳性	极其罕见 有文献报道因出现胰腺肿块而误认为胰腺癌
	变应性肉芽肿性血管炎	肉芽肿及坏死性炎,有嗜酸性粒细胞	哮喘患者; 血清 C-ANCA 阳性	罕见 胰腺炎
	闭塞性血栓性脉管炎	节段性急性或慢性炎,伴有血栓形成及脉管闭塞	年轻吸烟者	罕见 急性胰腺炎;如累及腹腔动脉可发生胰腺梗死
	川崎病	血管壁及其他器官(包括胰腺)单核细胞浸润	婴儿或幼儿 有或无黏膜疹,发热,淋巴结病,多动脉炎 最严重的并发症:冠状动脉炎	罕见 急性胰腺炎;糖尿病
	Behcet's 综合征	淋巴细胞性动脉炎/静脉炎伴偶发纤维素样坏死	典型的三联症:口腔及生殖道溃疡、葡萄膜炎	罕见 急性胰腺炎
小血管	显微镜下多血管炎	可引起坏死的白细胞碎裂性血管炎	肺、肾、胃肠道受累; 血清 P-ANCA 阳性	罕见 有个案报道因继发胰腺炎而导致死亡
	Henoch-Schoenlein 紫癜	免疫复合物性脉管炎,白细胞碎裂,并可能转化为淋巴浆细胞性	主要在儿童,>60% 胃肠道受累,通常是自限性	罕见 急性胰腺炎
	冷球蛋白血症	脉管炎	可能与丙型肝炎病毒感染有关	罕见 急性胰腺炎

第十节 结 节 病

【概念】结节病(sarcoidosis)是一种慢性多器官性肉芽肿性病变。胰腺受累非常罕见。

【发病机制】不明。

【临床特点】临床通常无症状,仅有极少数患者可有胰腺相关的临床症状。可表现为腹痛、体重减轻及梗阻性黄疸,急性胰腺炎的相关症状基本不会出现。部分病例因影像学提示局部占位性病变而误认为胰腺癌。

【病理特点】

1. **大体特点** 可表现为结节性肿块。

2. **镜下特点** 主要是非干酪性上皮样肉芽肿性病变、郎格罕细胞及纤维化。

第十一节 结 核

【概念】结核(tubercle)是由结核分枝杆菌引起的一种慢性肉芽肿性炎。以肺结核最常见,累及胰腺的比较少见,大多数以胰腺肿块出现,仅有个别病例表现为胰腺弥漫增大。

【发病机制】结核分枝杆菌感染。

【临床特点】出现腹部结节,有腹痛、体重减轻、乏力、发热、盗汗等特征。

【病理特点】

1. **大体特点** 可表现为结节性肿块,切面坏死可以很明显,大多累及胰周淋巴结(图 4-5-11-1)。

2. **镜下特点** 上皮样肉芽肿性病变,可见干酪样坏死及郎格罕细胞(图 4-5-11-2)。

【鉴别诊断】主要与其他慢性肉芽肿性病变进行鉴别,如结节病、Wegener 肉芽肿病等。抗酸染色是辨认结核分枝杆菌最好的染色方法。另外大多数结核病需要根据临床表现、病史、体征、症状以及痰培养来诊断。

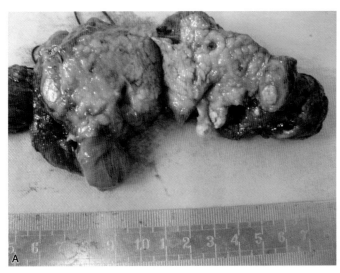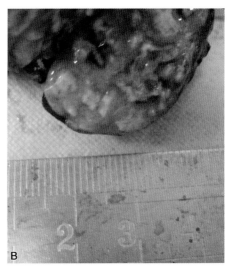

图 4-5-11-1 胰腺结核大体
A、B. 切面可见多结节性病变，胰周淋巴结亦肿大。结节及肿大的淋巴结切面均可见明显的坏死

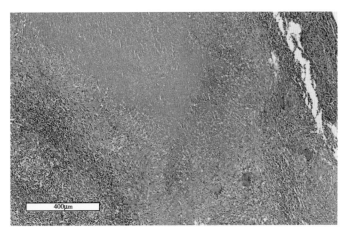

400μm

图 4-5-11-2 胰腺结核
中央坏死彻底，呈干酪样，坏死周围可见增生的上皮样细胞聚集，可见多核巨细胞形成及淋巴细胞浸润围绕。HE×40

第十二节 糖尿病时的胰腺改变

【概念】 糖尿病（diabetes）是一种因胰岛素绝对或相对不足而导致糖、脂肪和蛋白质代谢紊乱的慢性疾病。胰腺可出现胰岛和血管的改变。

【发病机制】 分为原发性和继发性糖尿病两种。

原发性糖尿病又分为胰岛素依赖型（1 型，幼年发作型）和非胰岛素依赖型（2 型，成人发作型）。1 型易出现酮症，2 型不易出现酮症。原发性糖尿病可能与遗传、病毒感染、自身免疫、营养、妊娠等因素有关。

继发性糖尿病是指已知原因造成胰腺内分泌功能不足所导致的糖尿病，如炎症、损伤、手术或肿瘤的破坏、血色病、某些内分泌疾病，如肢端肥大症、Cushing 综合征、甲亢、嗜铬细胞瘤和类癌综合征等。

【临床特点】 临床上，糖尿病以高血糖、糖尿、易发生动脉粥样硬化、微血管病、肾脏疾病和神经疾病及视网膜病等为主要特征。

【病理特点】

1. **大体特点** 原发性糖尿病胰腺大体改变一般不明显，继发性糖尿病则出现相应的改变，如炎症、损伤、肿瘤等。

2. **镜下特点** 糖尿病患者全身很多组织和器官均可发生病变，主要为肾脏，各类血管、视网膜、神经系统等损害。胰腺的病变一般不很明显，但 1 型病变可较明显。

1 型主要病变为：①胰岛数目减少或体积变小。胰岛因正常变异较大，故一般应用形态计量方法测定才能确定胰岛是否减少。②B 细胞颗粒脱失。③B 细胞空泡变，表现为胞质内大量空泡形成，空泡中糖原染色阳性。④胰岛内炎细胞浸润，主要为淋巴细胞和（或）中性粒细胞，形成胰岛炎。

2 型主要病变为：①胰岛玻璃样变，约 40% 的糖尿病患者可有此种改变。显微镜下见胰岛毛细血管基膜下有玻璃样变的物质沉着，并逐渐挤压和取代周围的胰岛细胞。②血管病变，糖尿病时胰腺本身小动脉硬化较非糖尿病患者多见，但并非每例都有。血管壁硬化可导致胰岛素释放以及 B 细胞与毛细血管间代谢产物的交换发生障碍。

3. **免疫组化染色** 标记神经内分泌的 CgA、Syn 等标记物显示胰岛细胞数量减少。

4. **电镜** 电镜下可见胰岛细胞内神经内分泌颗粒减少。

【鉴别诊断】 糖尿病胰腺改变要与其他胰腺炎相鉴别，病史是最重要的依据。

第六章

外分泌上皮性肿瘤

参照 2010 年版 WHO 胰腺肿瘤组织学分类（表 4-6-0-1），在胰腺外分泌上皮性肿瘤中，2010 版明确了导管上皮内瘤变 3 级（PanIN-3），导管内乳头状黏液性肿瘤（Intraductal papillary mucinous neoplasms，IPMN）伴低-中、高度异型增生，导管内管状乳头状肿瘤（Intraductal tubulo-papillary neoplasms，ITPN），黏液性囊腺瘤（mucinous cystic neoplasms，MCN）伴低-中、高度异型增生均为癌前病变；

意味着 IPMN、MCN 没有了完全良性的病变，也没有非侵袭性囊腺癌的概念。而且更加突出了 PanIN-3 作为癌前病变的重要性，并认为 PanIN-3 期的分子改变与导管腺癌相似，将其单列，其 ICD-0 编码标明为 8148/2。本节将对各种类型胰腺外分泌上皮性肿瘤进行详述，在诊断与鉴别诊断中会应用一些免疫组化指标，对其中比较常用的一些抗体应用及缺陷进行简单的总结（表 4-6-0-2）。

表 4-6-0-1　2010 年版 WHO 胰腺外分泌上皮性肿瘤组织学分类

肿瘤类型	ICD-0	肿瘤类型	ICD-0
上皮性肿瘤		髓样癌	8510/3
良性		印戒细胞癌	8490/3
腺泡细胞囊腺瘤	8551/0	未分化（间变性）癌	8020/3
浆液性囊腺瘤	8441/0	伴破骨样巨细胞的未分化癌	8035/3
癌前病变		腺泡细胞癌	8550/3
胰腺上皮内瘤变，3 级	8148/2	腺泡细胞囊腺癌	8551/3
导管内乳头状黏液性肿瘤伴轻度或中度异型增生	8453/0	导管内乳头状黏液性肿瘤伴浸润性癌	8453/3
导管内乳头状黏液性肿瘤伴重度异型增生	8453/2	混合性腺泡-导管癌	8552/3
导管内管状乳头状肿瘤	8503/2	混合性腺泡-神经内分泌癌	8154/3
黏液性囊性肿瘤伴轻度或中度异型增生	8470/0	混合性腺泡-神经内分泌-导管癌	8154/3
黏液性囊性肿瘤伴重度异型增生	8470/2	混合性导管-神经内分泌癌	8154/3
恶性		黏液性囊性肿瘤伴浸润性癌	8470/3
导管腺癌	8500/3	胰母细胞瘤	8971/3
腺鳞癌	8560/3	浆液性囊腺癌	8441/3
胶样癌（黏液性非囊性腺癌）	8480/3	实性假乳头状肿瘤	8452/3
肝样癌	8576/3		

表 4-6-0-2　胰腺肿瘤诊断中常用抗体的应用及局限性

抗体	染色模式	主要应用及缺陷
AKRIB10	C	DAC 阳性；慢性胰腺炎阴性
Annexin A8	C	DAC 阳性；正常导管阴性或弱阳性
BCL10	C	腺泡细胞癌阳性
Ber-EP4	M+C	DAC 阳性；正常导管阳性或弱阳性
Beta-catenin	N or M	>90% SPN N 及 M 阳性；在许多 PB 及一些 ACC 中也被报道有 N 阳性；正常导管、DAC 及 PanNET 浆阳性

抗体	染色模式	主要应用及缺陷
CA19-9	C	DAC 阳性;正常导管阳性或弱阳性
CEA	C	DAC 阳性;正常导管通常阴性
CDX-2	N	IPMN、CC、一些 MCN 阳性,大约 10%DAC 阳性
CEL	C	腺泡细胞癌阳性
Chromogranin	C	PanNET 阳性,偶尔 SPN、ACC 阳性
CK17	M+C	DAC 阳性;正常导管及反应性增生的导管通常阴性
CK19	M+C	DAC 阳性;PanNET 阳性提示更高的恶性潜能
CK20	M+C	大多 CC、MCN 及一些 DAC 阳性
CK7	M+C	DAC 阳性;通常 ACC 及 SPN 阴性
Claudin 18	C	DAC 阳性;通常正常导管阴性或弱阳性
Claudin 4	M	DAC 阳性;通常正常导管也可弱阳性
Claudin 5	M	SPN 阳性;ACC、PanNET、PB 阴性
Claudin 7	M	ACC、PanNET、PB 阳性;SPN 阴性或局灶浆阳
DPC4/SMAD4	N	在大多浸润性黏液性癌、超过 60% 的 PDAC 中失表达;正常导管及 ACC 中阳性
E-cadherin	M	在 SPN、未分化癌及一些 ACC、PB 中失表达;其他肿瘤可以膜阳性
Glypican-3	C	可在腺泡细胞癌中阳性但在导管腺癌中阴性
IMP-3	C	在 DAC 及 PanNET 中阳性;正常导管及反应性增生的导管通常阴性
Islet-1	N	在 90% 胰腺 NET 中阳性,89% 十二指肠 NET 中阳性,100% 直肠 NET 中阳性,38% 结肠 NET 中阳性
Maspin	C+N	DAC 阳性;正常导管、反应性增生的导管及腺泡通常阴性
Mesothelin	M+C	DAC 阳性;通常正常导管及 ACC 阴性
MOC-31	M	DAC 阳性;正常导管及腺泡也可阳性或弱阳性
MUC1	C+M	DAC 阳性;CC、IPNM 阴性或罕见阳性
MUC2	C+M	CC 阳性,IPMN 也大多阳性,但 DAC 阴性
MUC4	C+M	DAC 阳性;正常导管及反应性增生的导管通常阴性
MUC5AC	C+M	DAC、IPMN 及部分 MCN 阳性;正常胰腺导管通常阴性
MUC6	C	在 CC、部分 IPMN 及正常导管阳性,在 DAC 通常阴性
p53	N	在 DAC 中常过表达,但在反应性病变中也可见过表达
PAX8	N	PanNET 中阳性;也可在甲状腺滤泡细胞肿瘤、肾细胞癌、卵巢癌、子宫内膜腺癌及胸腺肿瘤中也可阳性
PDX1	N	在胰腺 NETs、十二指肠 NETs 中阳性;在大多数分泌胰岛素及胃泌素 NETs 中阳性
PR	N	在约 60%PanNET 及 80%SPN 中阳性
PSCA	C	DAC 阳性;在正常导管及腺泡中也可阳性
pVHL	M+C	在正常导管及腺泡中阳性;在 DAC、ACC、黏液性肿瘤及 SPN 中阴性
S100A6	N+C	大多 DAC 中核及质阳性;在少数反应性导管中也可阳性
S100P	N+C	大多 DAC 中核及质阳性;在正常或反应性导管及其他肿瘤(PanNET、ACC、SPN)中阴性或质阳性
TAG72(B72.3)	M+C	DAC 阳性;正常导管阳性或弱阳性
Trypsin	C	ACC 阳性;SPN 阴性;背景染色是最大的问题

N=核阳性,M=膜阳性,C=质阳性,DAC=导管腺癌,SPN=实性假乳头状肿瘤,PanNET=胰腺神经内分泌瘤,IPMN=导管内乳头状黏液性肿瘤,MCN=黏液性囊性肿瘤,CC=胶样癌,ACC=腺泡细胞癌,PB=胰母细胞瘤,NET=神经内分泌瘤

第一节 胰腺上皮内瘤变

【概念】 胰腺上皮内瘤变(pancreatic intraepithelial neoplasia,PanIN)是描述胰腺各级导管(包括主胰管)上皮细胞从不典型增生至原位癌这一系列病变的连续过程。分为 PanIN-1、PanIN-2 和 PanIN-3 级。PanIN-1 属于低级别,后两者则属于高级别。2010 版 WHO 将 PanIN-3 归入上皮性肿瘤,并明确其是癌前病变。

【临床特点】 无任何症状。PanIN 的患病率随年龄增长而增加,绝大多数为低级别病变,病变部位胰头部较胰尾部多见。研究发现急性胰腺炎能加速 PanIN 的进展。

【病理特点】

1. 大体特点 因病变小,只能在显微镜下才能见到。

2. 镜下特点 PanIN 分成 1、2、3 三级。

PanIN-1 又分为 A、B 两组,PanIN-1A 为最轻的一种,所包含的有过去称之为黏液细胞化生或黏液细胞肥大和单纯性增生这样一些导管上皮的增生状态(图 4-6-1-1 A),即使这样的早期阶段,部分病例也有 *K-ras* 的突变;当这种轻度异型增生的黏液上皮形成微乳头或乳头时则归为 PanIN-1B(图 4-6-1-1 B),此时上皮可开始有复层。

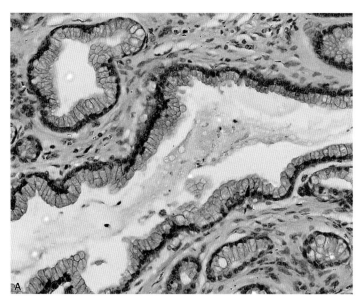
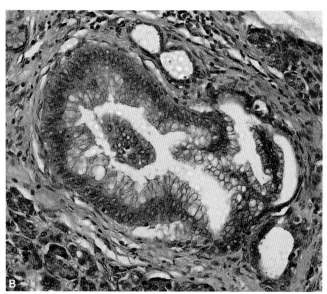

图 4-6-1-1 PanIN-1

A. PanIN-1A:导管上皮黏液细胞化生,细胞异型不明显;B. PanIN-1B:可见轻度异型增生的黏液上皮形成微乳头状

当复层明显,局部出现细胞排列极紊乱,细胞出现异型性时,称为 PanIN-2(不典型增生)(图 4-6-1-2)。

当上皮排列出现明显的高度不典型增生,排列极性消失时,称为 PanIN-3(图 4-6-1-3)。这些病变同过去的原位癌相当。形态上表现为明显的极性消失,乳头失去纤维轴心,核不规则,核分裂增多,有时可见细胞异型增生出芽,掉入管腔中。

PanIN 其实很常见,在很多情况下均可见到,一个导管内可能会出现不止一种类型 PanIN。但当在胰腺标本中见有 PanIN-2 和 PanIN-3 的病例时应在病理报告中加以注明。

PanIN 也存在三种变异类型,包括肠型 PanIN(图 4-6-1-4)、嗜酸细胞性 PanIN(图 4-6-1-5)、泡沫状变异型 PanIN(图 4-6-1-6),在胰腺浸润性癌中也可见相应的变异亚型,分别称肠型腺癌、嗜酸细胞型癌及泡沫样腺癌(见导管腺癌部分)。

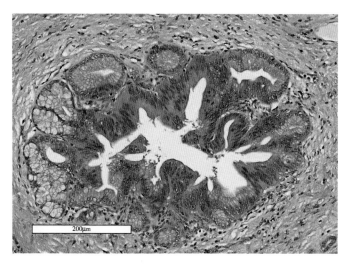

图 4-6-1-2 PanIN-2

导管上皮增生形成微乳头,细胞质黏液消失,细胞拥挤并出现假复层,细胞轻至中度异型

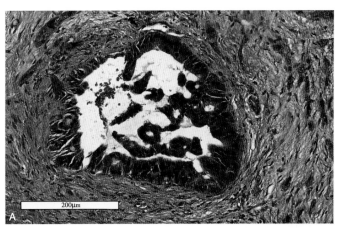

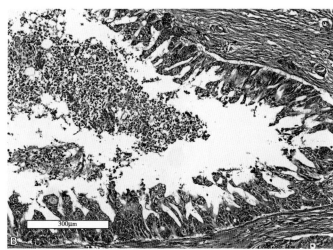

图 4-6-1-3　PanIN-3

A. 导管上皮增生并形成复杂的乳头或筛孔状，细胞极性消失，异型性明显；B. 部分 PanIN-3 导管腔内可见坏死

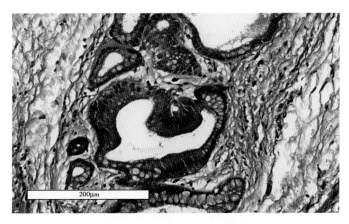

图 4-6-1-4　PanIN 的肠型细胞变异型

内衬假复层高柱状细胞，其内可见散在分布的杯状细胞及狭长的雪茄样细胞核

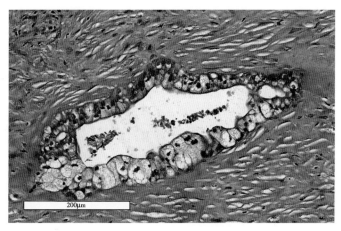

图 4-6-1-6　PanIN 的泡沫细胞变异型

内衬导管上皮胞质丰富，泡沫样，核小，不规则，深染

3. 免疫组化染色　在 PanIN-1 组织中 MUC4 出现弱阳性表达，随着组织异型程度的增加，MUC4 的表达逐渐增强。其他相关免疫组化指标见表 4-6-1-1 及表 4-6-1-2。

表 4-6-1-1　PanIN-1 及 PanIN-2 免疫组化指标

抗体	表达情况
S100P	+
pVHL	-
p53	-或+
Maspin	+或-
IMP-3	+或-
Annexin A8	-或+
Mesothelin	-或+
Claudin 18	-或+

+：通常大于 70% 病例阳性；-：少于 5% 的病例阳性，+或-：通常超过 50% 的病例阳性；-或+：通常少于 50% 的病例阳性

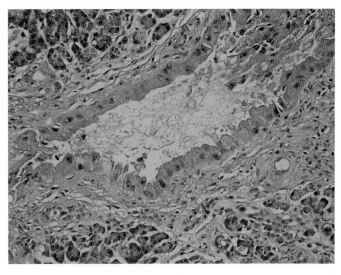

图 4-6-1-5　PanIN 的嗜酸细胞变异型

小导管的内衬上皮细胞为立方或柱状，胞质灰白或呈嗜酸性颗粒状，可见泡状核，核仁明显

表 4-6-1-2 PanIN-3 免疫组化指标

抗体	表达情况
S100P	+
pVHL	-
p53	+或-
Maspin	+
IMP-3	+
MUC1	+
MUC2	-
MUC4	+
MUC5AC	+
MUC6	+
DPC4/SMAD4	+
Annexin A8	+
Mesothelin	+
Claudin 18	+

+:通常大于 70% 病例阳性;-:少于 5% 的病例阳性,+或-:通常超过 50% 的病例阳性

4. 分子病理 研究认为从正常导管上皮发生基因突变开始通过 PanINs 进展为浸润性导管腺癌约需 11.7 年。PanIN-3 与导管腺癌的基因改变一致。PanIN1、2、3 中 *KRAS* 突变率分别为 36%、44% 和 87%。*TP53* 突变和 *SMAD4* 缺失仅发生于 PanIN3 中。*P16* 在 PanIN1、2、3 中的突变率分别为 30%、55% 和 71%。

【鉴别诊断】

1. 导管内乳头状黏液性肿瘤(IPMN) PanIN 通常很小而不能大体可见或被影像学检测到。而 IPMN 在临床可通过影像学检测到。主要的区别见表 4-6-1-3。Pan-IN 累及的导管直径通常<5mm,而 IPMN 累及主胰管或分支胰管,直径通常>10mm。这样就存在一个灰区,即 5~10mm 的病损如何定义,目前得到公认的将其称为"IPMNs 的初期病变"。

表 4-6-1-3 区别 PanIN 与 IPMN 的潜在标准

	PanIN	IPMN
临床可检测到	No	Yes
肉眼可见	No	Yes
壶腹部黏液渗出	No	Yes
导管大小	通常直径<5mm	通常直径>10mm
管腔内黏蛋白	极少	大量
生长方式	平坦或呈乳头	主要呈乳头,很少平坦
乳头	显微镜下可见	高,更复杂且肉眼可见
相关的浸润性腺癌	普通型	普通型,胶样癌或嗜酸细胞癌

2. 癌化的导管 浸润性导管腺癌或者偶尔转移性腺癌可以侵及正常导管并沿正常导管生长,因此称为导管"癌化",这时容易误认为 PanIN-3(图 4-6-1-7)。但"癌化"的导管通常正常导管上皮与癌性上皮之间的转变是突然的,而 PanIN-3 通常累及整个导管或者在同一个导管内同时存在其他低级别的 PanIN。周围出现浸润性癌更能明确诊断。

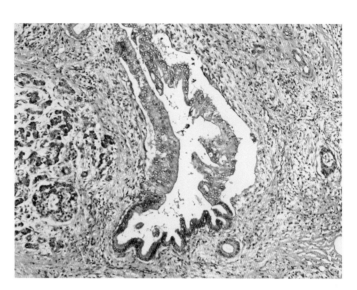

图 4-6-1-7 "癌化"的导管
正常导管上皮与癌性上皮之间的转变是突然的

3. 胰腺导管腺癌的血管内侵犯 当胰腺导管腺癌侵及血管并沿血管腔内表面生长时容易会误认为 PanIN-3,胶原纤维染色(EVG)可以识别出血管壁,但必须注意正常胰腺导管系统管壁上也有弹力蛋白。因此当导管出现 PanIN 时,不要误认为血管侵犯。

第二节 导管腺癌及其亚型

【概念】 胰腺导管腺癌(ductal adenocarcinoma,DAC)是一种几乎完全发生于成人的胰腺恶性上皮源性肿瘤,显示腺样分化,可能起自表型类似的胰腺导管上皮,可产生黏液,并表达特征性的细胞角蛋白。

【发病机制】 胰腺导管腺癌的发生与外部因素及遗传性因素有关,或者两者共同作用的结果。遗传性危险因素相关胰腺癌约占患者的 10%。外部因素中吸烟被认为是最显著相关。慢性胰腺炎、既往胃部手术、职业暴露于氯化碳氢化合物溶剂、放射线照射以及糖尿病也被认为与胰腺癌的发生相关。一些饮食因素也被公认为与胰腺癌相关,其中包括饮食中低纤维和高肉类、高脂肪。

【临床特点】 导管腺癌及其亚型是最常见的原发性

胰腺恶性肿瘤,占85%~90%。在发达国家中,经年龄调整的年发病率(世界标准人群)为男性3.1/10万~20.8/10万,女性2.0/10万~11/10万。大多数发展中国家发病率为1/10万~10/10万。我国上海市发病率最高为7.2/10万。

60%~70%的导管腺癌见于胰头部,余者位于胰体和(或)胰尾。胰头肿瘤大多位于上半部分,位于钩突者少见。在极罕见的情况下,异位胰腺组织也会发生癌。

临床症状有腹痛,无法解释的消瘦、黄疸和瘙痒。血清CEA及CA199升高具有提示作用,但缺乏很好的敏感性及特异性。70%的患者可发生糖尿病,通常糖尿病病史不超过2年。晚期的体征与肝转移和周围器官(胃、肠)及腹腔受侵有关。少数情况下,患者可表现为急性腹膜炎、游走性血栓栓塞性静脉炎、低血糖或高钙血症。因为预后较差,胰腺导管腺癌是少见的几种发病率与死亡率接近的恶性肿瘤中的一种。

【病理特点】

1. 大体特点　导管腺癌通常为质硬边界不清呈浸润性边缘的肿块(图4-6-2-1 A),其切面通常为灰白色,可因浸润周围脂肪组织而呈黄白色(图4-6-2-1 B)。肿瘤通常为实性,也可出现囊性变,囊肿通常直径通常较小(图4-6-2-1 C),偶尔也可以很大。如果在导管腺癌中出现明显的囊性区域,要考虑导管内乳头状黏液性肿瘤或黏液性囊性肿瘤的可能性。除了其变异亚型伴破骨样巨细胞的未分化癌出血在导管腺癌中不常见。

在手术切除标本中,大多数胰头癌的直径在1.5~5cm,平均直径为2.5~3.5cm,但偶尔也可见肿瘤直径超过10cm。在诊断明确时,胰体/尾的肿瘤通常比胰头肿瘤大,因为胰头肿瘤通常会出现梗阻性黄疸而被发现。直径小于2cm的肿瘤并不常见(图4-6-2-2),尤其在慢性胰腺炎背景上的小肿瘤,在大体检查时可能难以辨认,常需把切除胰腺全部取材。

胰头癌通常侵及胆总管(图4-6-2-3)和(或)主胰管,并造成狭窄,导致两个导管系统的近端扩张。主胰管完全阻塞可造成狭窄前的导管极度扩张,伴导管袋状结构

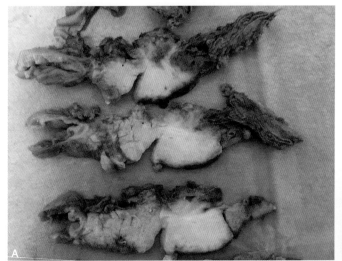

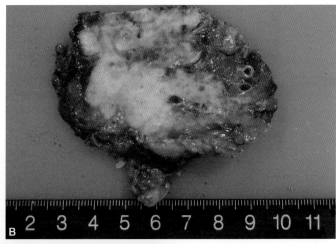

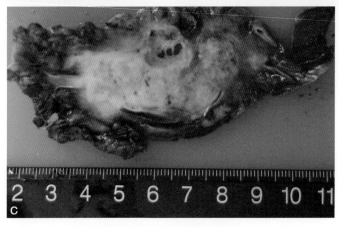

图4-6-2-1　导管腺癌大体

A. 呈浸润性生长的肿块,切面灰白色,边界不清;B. 可因浸润周围脂肪组织而呈黄白色;C. 有时可出现囊性变

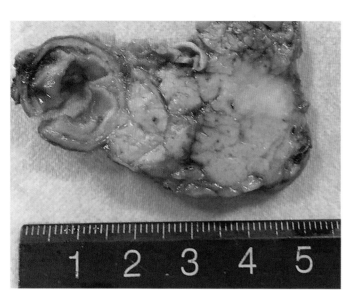

图 4-6-2-2　小胰癌
一些胰腺导管腺癌直径较小（1cm），小于 2cm

形成（图 4-6-2-4）及胰腺实质的纤维性萎缩（即阻塞性慢性胰腺炎）。晚期的胰头癌可累及 Vater 壶腹和（或）十

二指肠壁，造成肠壁溃疡。胰体/尾的肿瘤可阻塞主胰管，但一般不累及胆总管，还可侵犯相邻的组织器官（如脾、胃、结肠、小肠、肾上腺、肾周脂肪等）及相邻大血管（腹腔干、肠系膜上动脉、脾静脉）。

2. 镜下特点　导管腺癌主要由高侵袭性上皮肿瘤细胞形成不同的腺样结构分布于反应性增生的结缔组织间质中形成（图 4-6-2-6 A），间质成分多少比例不一，可以很明显（图 4-6-2-6 B），也可较少，以肿瘤成分为主（图 4-6-2-6 C）。肿瘤性腺体的分布是随机不规则的，不管胰腺的小叶结构及导管、肌型血管的空间分布（图 4-6-2-7）。

腺体分化程度不一，大多数为中至高分化。高分化表现为形成较好的腺体结构，与正常胰腺导管有不同程度的相似；低分化者，由密集排列的、形状不规则的小腺体以及完全取代腺泡组织的实性癌细胞巢或条索混合构成；中分化者介于两者之间（表 4-6-2-1、图 4-6-2-8）。在同一肿瘤中，不同区域分化程度有差异非常常见。

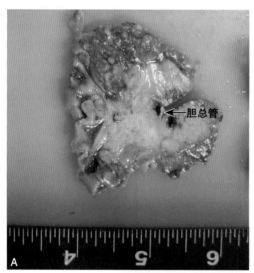

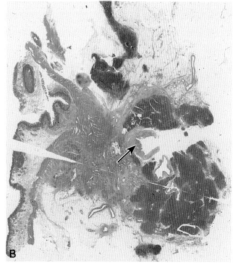

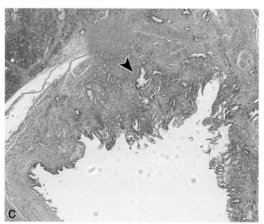

图 4-6-2-3　导管腺癌侵犯胆总管
A、B. 相应的大体与 HE 染色对照（箭）；C. 导管腺癌侵犯胆总管（箭头）的局部放大 HE 图像

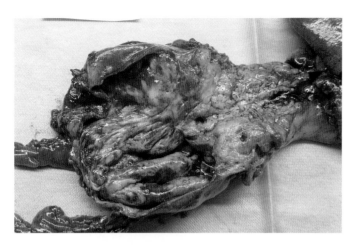

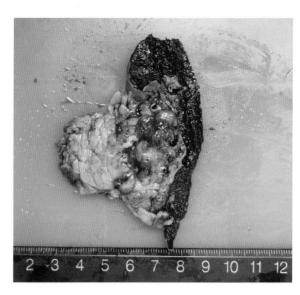

图 4-6-2-4　胰腺导管腺癌伴导管扩张

累及主胰管并造成主胰管完全阻塞可造成狭窄前的导管极度扩张,伴导管袋状结构形成及胰腺实质的纤维性萎缩(胰尾部胰腺可见实质萎缩)

图 4-6-2-5　胰体尾部导管腺癌可侵犯相邻脏器脾脏

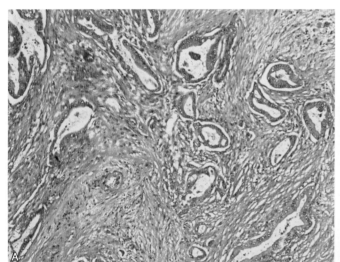

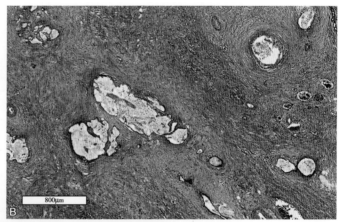

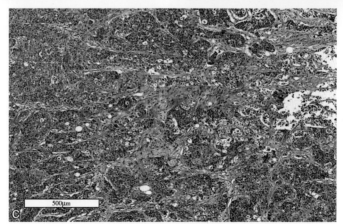

图 4-6-2-6　导管腺癌

A.主要由高侵袭性上皮肿瘤细胞形成不同的腺样结构分布于反应性增生的结缔组织间质中形成,大多数为中至高分化;B.间质成分多少比例不一,可以很明显,以间质成分为主;C.间质成分较少,以肿瘤成分为主

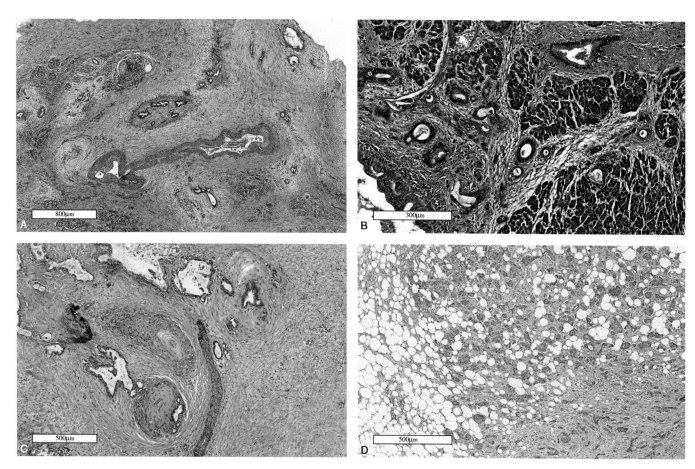

图 4-6-2-7 导管腺癌的腺体分布

A. 随机不规则, 不管胰腺的小叶结构及导管、肌型血管的空间分布, 间质纤维增生明显; B. 累及周围正常胰腺小叶; C. 累及周围神经, 围绕血管生长; D. 侵犯胰周脂肪

表 4-6-2-1 根据 2010 版 WHO 分类胰腺导管腺癌的组织学分级

肿瘤分级	腺体分化程度	黏液形成程度	核分裂/HPF	核异型性
1	分化好, 导管样	丰富	1~5	轻度多形, 核失去极性
2	分化中等, 筛孔状或小管样, 腺体结构不完整	局灶	6~10	中度多形, 核失去极性
3	分化差, 肿瘤细胞单个排列, 细胞多行性	少或无	>10	显著

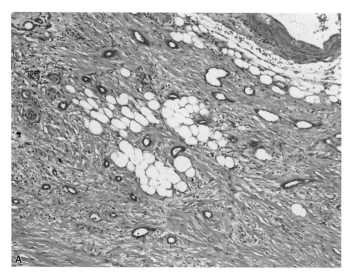

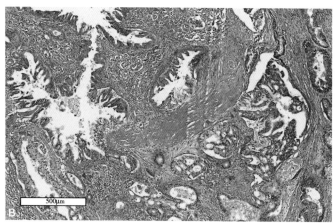

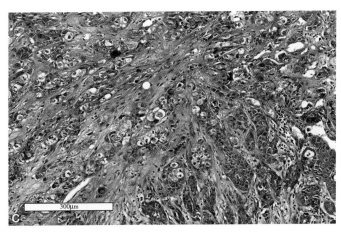
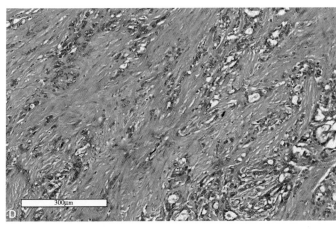

图 4-6-2-8 导管腺癌腺体分化程度

A. 高分化表现为形成较好的腺体结构，与正常胰腺导管有不同程度的相似；B. 中分化者，导管结构不规则，腺体结构不完整，局部可形成筛孔状或乳头样，核的异型性也较高分化者更明显；C、D. 低分化者，由密集排列的、形状不规则的小腺体以及完全取代腺泡组织的实性癌细胞巢或条索混合构成，细胞异型较前两者更明显

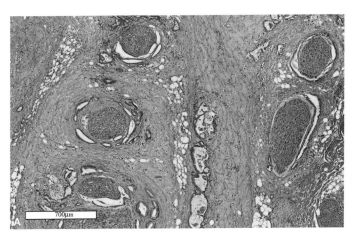
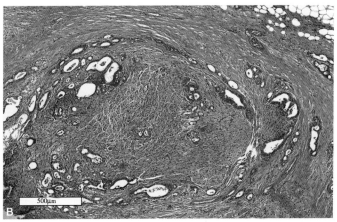

图 4-6-2-9 神经侵犯是胰腺导管腺癌重要特征

肿瘤呈浸润性生长，神经侵犯是其重要特征（图 4-6-2-9），并可侵犯相邻的组织器官（如脾、胃、结肠、小肠、肾上腺、肾周脂肪等）（图 4-6-2-10 A）及相邻大血管（腹腔干、肠系膜上动脉、脾静脉）（图 4-6-2-10 B）。可发生淋巴

结转移（图 4-6-2-11 A）及远处脏器（主要是肝脏）转移（图 4-6-2-11 B）。

大部分导管腺癌都是所谓的胰胆管型（图 4-6-2-12），主要是由小到中等大、单纯或分支腺体组成，腺体结构通

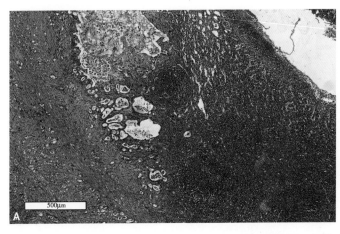
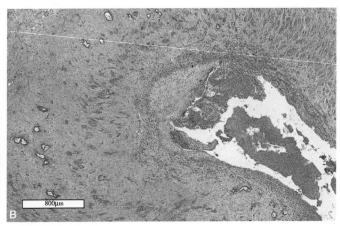

图 4-6-2-10 导管腺癌可侵犯相邻脏器

A. 导管腺癌侵犯脾脏；B. 导管腺癌侵犯相邻大血管

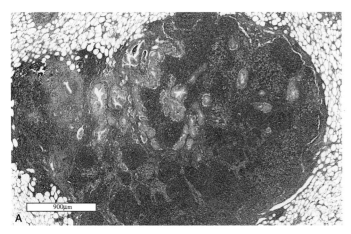

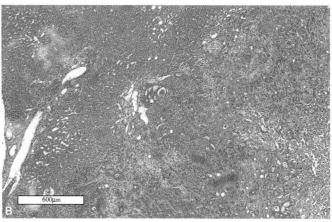

图 4-6-2-11　导管腺癌可伴胰周淋巴结转移（A）及肝转移（B）

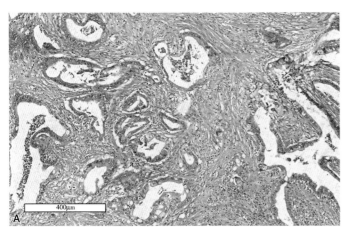

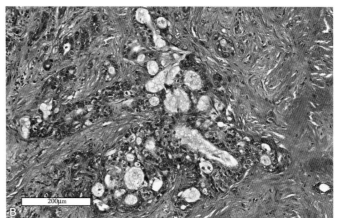

图 4-6-2-12　导管腺癌胰胆管型

A. 主要是由小到中等大、单纯或分支腺体组成，腺体结构通常不规则且成角；B. 导管腔内可见黏液分泌。肿瘤细胞通常立方或柱状，细胞核增大圆形，通常位于细胞基底

常不规则且成角。肿瘤细胞通常立方或柱状，低分化癌内可见不规则或奇异性细胞。细胞核增大圆形，通常位于细胞基底，因分化不同而出现不同的异型性。细胞内黏液因肿瘤级别不同而不同。细胞外如出现黏液通常为灶性或局限，如胞外出现明显黏液湖则要考虑导管腺癌的变异型胶样癌。肿瘤的促结缔组织增生性间质是其特点，可以富细胞性，也可胶原化明显。

另外有文献报道导管腺癌中有 5%～10% 表现为肠型。镜下形态很像肠癌，与胰胆管型不同，肠型腺体通常较大且完整，中分化及低分化癌可以表现出筛状结构，筛状结构主要是内衬高柱状上皮细胞，核呈雪茄样或假栅栏状（图 4-6-2-13）。但这一类型的诊断标准还缺乏可重复性，因此还没被纳入 2010 版 WHO 胰腺肿瘤分类中。

导管腺癌的组织类型还有一些变异型如泡沫细胞型（图 4-6-2-14）、透明细胞型（图 4-6-2-15）、大导管型（图 4-6-2-16）及囊状乳头状型（图 4-6-2-17）。

3. 导管腺癌组织学亚型

（1）腺鳞癌（adenosquamons carcinoma）：是一种少

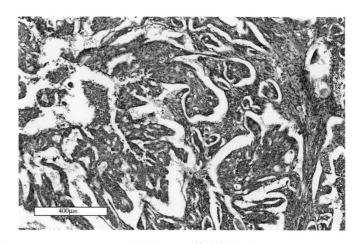

图 4-6-2-13　导管腺癌肠型

镜下形态很像肠癌，腺体通常较大且完整，中分化及低分化癌可以表现出筛状结构，筛状结构主要是内衬高柱状上皮细胞，核呈雪茄样或假栅栏状

见肿瘤，发病率为 3%～4%，男女性之比约 2∶1，平均年龄 65 岁。预后比普通导管腺癌更差（中位生存期 6个月）。

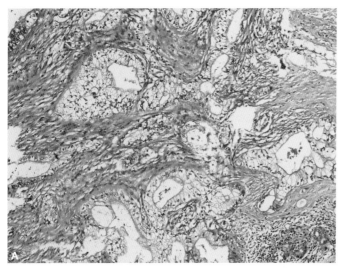
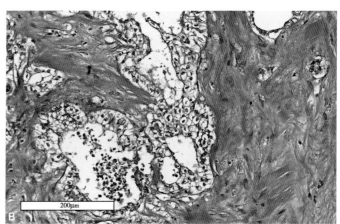

图 4-6-2-14 导管腺癌泡沫细胞型
A、B.肿瘤细胞胞质充满富含黏液的囊泡,呈泡沫样外观。顶端细胞胞质浓缩呈线样

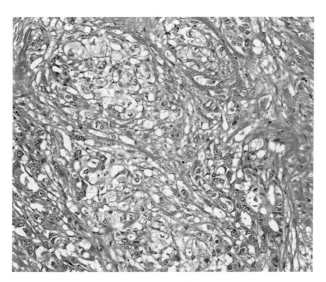

图 4-6-2-15 导管腺癌透明细胞型
肿瘤细胞以胞质丰富,均质透明为特征

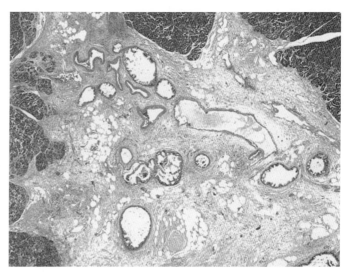

图 4-6-2-16 导管腺癌大导管型
这型肿瘤形成大的管腔,腔内可见导管上皮在管腔内轻度
呈簇状增生

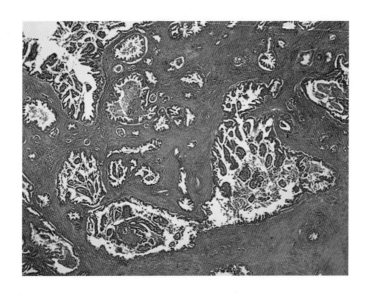

图 4-6-2-17 导管腺癌囊状乳头状型
这型肿瘤形成大的导管,肿瘤细胞突
入管腔呈乳头状生长

大体与普通胰腺导管腺癌相似,形成灰白灰红色界限不清的结节(图 4-6-2-18 A),肿瘤内可见出血坏死(图 4-6-2-18 B)。

显微镜下特征为含有数量不等的产黏液的腺体和鳞状细胞癌成分(图 4-6-2-18 C)。后者至少占肿瘤组织的 30%,并且可以存在小灶分化不良的细胞和梭形细胞。纯鳞状细胞癌非常罕见,可能是腺鳞癌以鳞癌成分为主,转移后可能只发现腺癌或鳞癌的成分。

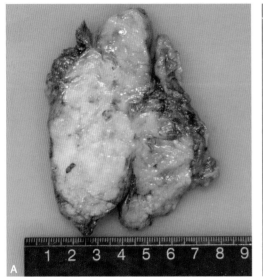
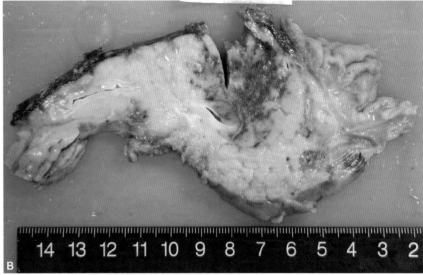

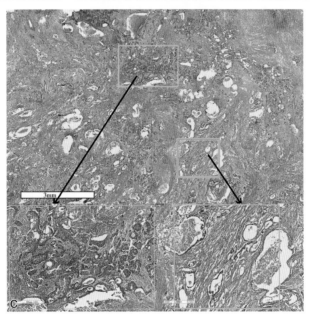

图 4-6-2-18　胰腺腺鳞癌
A. 大体上形成灰白灰红色界限不清的结节;B. 可见出血坏死;C. 显微镜下见肿瘤由腺癌(右下)及鳞癌(左下)两种成分组成

(2)黏液性非囊性癌(mucinous noncystic carcinoma, MNC):又称胶样癌(colloid carcinoma),发生率仅 1%~3%。此型肿瘤的平均年龄 61 岁,男女比例相等。其预后好于普通的导管腺癌,5 年生存率为 57%(普通 DAC 仅 5%);即使淋巴结转移、神经侵犯仍可长期存活。

大体上可见肿瘤呈胶冻样(图 4-6-2-19 A)。

显微镜下肿瘤是由产生黏液的肿瘤性上皮细胞漂浮于细胞外黏液湖中为特征的浸润性腺癌,肿瘤内也可存在通常的管状腺癌成分,但黏液癌成分至少占肿瘤的 80%(图 4-6-2-19 B、C)。肿瘤转移至淋巴结且明显时大体上可见淋巴结也呈胶冻样(图 4-6-2-19 D~F)。

(3)印戒细胞癌(Signet ring cell carcinoma):极为罕见,几乎全部由胞质内充满黏液的印戒细胞构成(图 4-6-2-20)。预后极差,至少与普通导管腺癌一样。在作出该诊断前必须排除胃肠道等原发肿瘤转移到胰腺的可能。

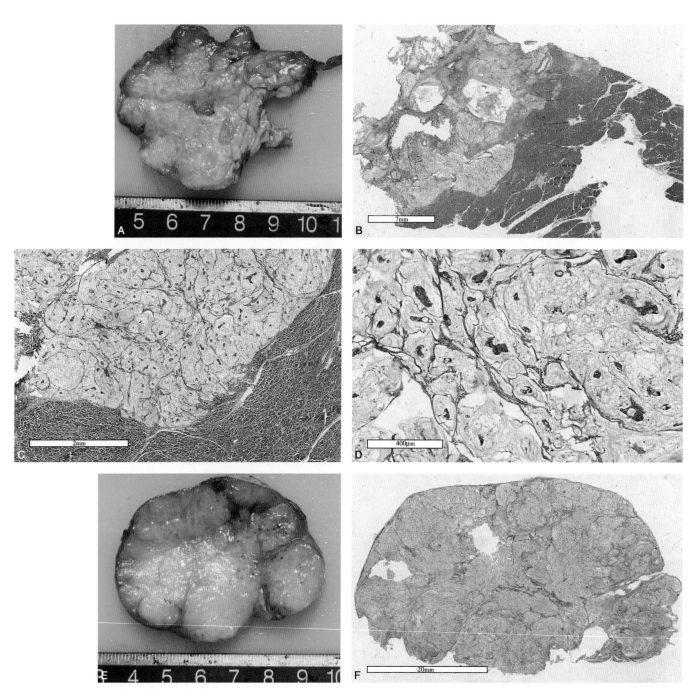

图 4-6-2-19 胰腺黏液性非囊性癌

A.大体上见肿瘤呈黏冻样;B.低倍镜下见肿瘤内黏液丰富;C、D.高倍镜下见肿瘤性上皮细胞漂浮于细胞外黏液湖中;E.肿瘤转移至淋巴结且明显时大体上可见淋巴结也呈胶冻样;F.显微镜下见淋巴结结构消失基本由黏液湖及漂浮于其中的肿瘤所取代

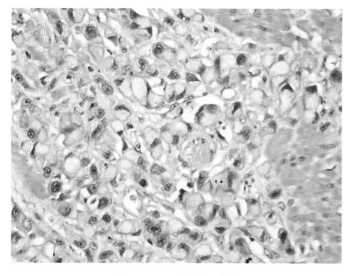

图 4-6-2-20 印戒细胞癌
镜下见肿瘤由黏附性差的印戒样细胞组成

（4）未分化（间变性）癌（undifferentiated/anaplastic carcinoma）：占胰腺癌 7%，通常累及胰体尾，男性多于女性。也被称为巨细胞癌、多形性大细胞癌及肉瘤样癌。预后极差。

大体上见肿瘤形成界限不清的灰白灰红色结节，浸润性生长，出血坏死易见（图 4-6-2-21 A）。

显微镜下见由大的嗜酸性多形细胞和卵圆形、梭形细胞构成，肿瘤细胞黏附性差，纤维间质稀疏（图 4-6-2-21 B~D）。通常包括小灶性的不典型腺样成分。在几乎所有的病例中，均可见高级别的核分裂以及神经周围、淋巴和血管的浸润。在免疫组化染色方面，大多数肿瘤细胞都表达细胞角蛋白，通常波形蛋白阳性（图 4-6-2-21 E、F）。

（5）伴破骨样巨细胞的未分化癌（undifferentiated carcinoma with osteoclast like giant cells）：其与未分化（间变性）癌不同，预后较好。患者平均年龄 60 岁，有些肿瘤可以发现与黏液性囊性肿瘤、导管腺癌甚至间变性癌并发，其预后与并发肿瘤的恶性程度相关。

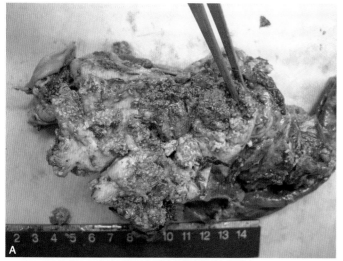

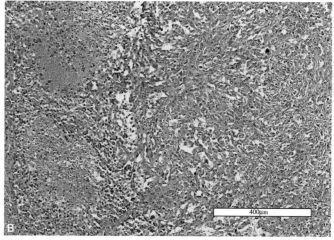

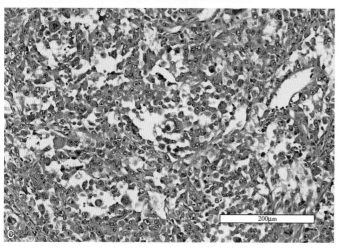

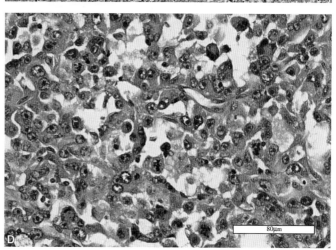

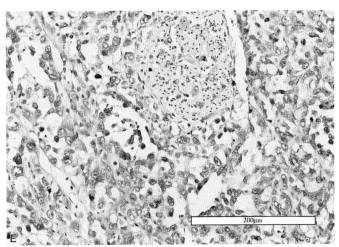

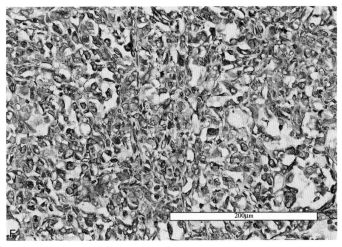

图 4-6-2-21 未分化癌

A. 大体上见肿瘤呈浸润性生长,出血坏死明显;B、C. 显微镜下见肿瘤主要由大的嗜酸性多形细胞和卵圆形、梭形细胞构成,肿瘤细胞黏附性差,纤维间质少,可见坏死;D. 肿瘤细胞核级别高,核仁明显,核分裂易见,可见巨核细胞。免疫组化染色显示肿瘤细胞 CK8/18 阳性;E、F. vimentin 阳性

肿瘤体积通常较大,直径 3.5～14.0cm,实性或囊实性(图 4-6-2-22 A),术前诊断困难,大多被误诊为胰腺囊腺癌、囊腺瘤或其他肿瘤。

镜下主要有两类细胞,一类为卵圆形或梭形的单核肿瘤细胞,另一类为散布于单核细胞间的破骨细胞样巨细胞,呈多边形,含多个核,通常大于 20 个(图 4-6-2-22

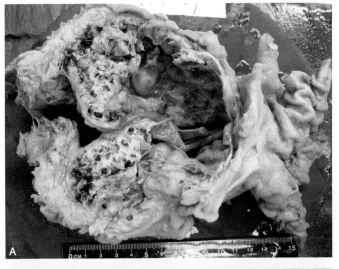

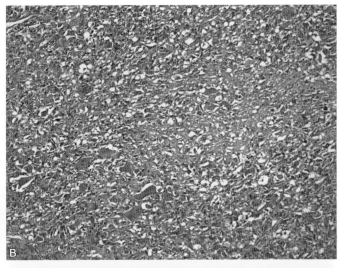

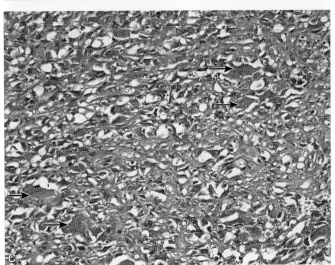

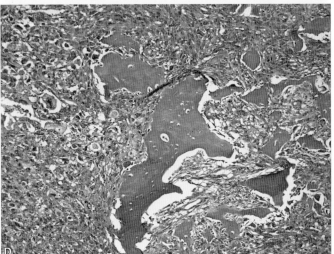

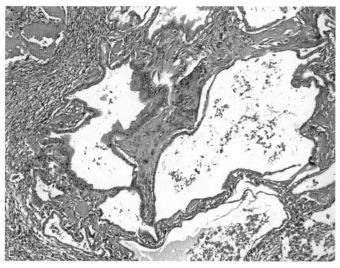

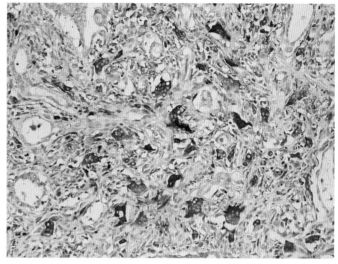

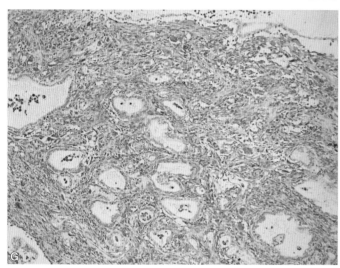

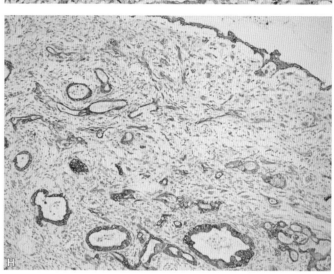

图 4-6-2-22　伴破骨样巨细胞的未分化癌

A. 大体上肿瘤体积较大,切面可见出血坏死囊性变明显,局部质地较硬,伴钙化及骨化;B、C. 显微镜下主要有两类细胞,一类为卵圆形或梭形的单核肿瘤细胞;另一类为散布于单核细胞间的破骨细胞样巨细胞(C 箭头);D. 间质可见骨化;E. 可伴随普通的导管腺癌;F. 免疫组化染色显示破骨样巨细胞 CD68 阳性;G. 梭形细胞 vimentin 阳性;H. 分化相对较好的导管腺癌成分 CK-pan 阳性

B、C)。肿瘤内可见骨样、软骨样结构或片状坏死、出血、囊性变等表现(图 4-6-2-22 D),可以伴随普通的导管腺癌(图 4-6-2-22 E)、导管内乳头状黏液性肿瘤、黏液性囊性肿瘤或恶性间质瘤发生。

免疫组化染色显示破骨样巨细胞 CD68 阳性(图 4-6-2-22 F),梭形细胞 vimentin 阳性(图 4-6-2-22 G),分化相对较好的导管腺癌成分 CK-pan 阳性(图 4-6-2-22 H)。

需注意的是不能将其与胰腺未分化癌混淆,前者的巨细胞没有细胞异型性,是非瘤样的,而后者的瘤样巨细胞表现出显著的核多形性。

(6)髓样癌(medullary carcinoma):可以是偶发或发生于 Lynch 综合征患者,据文献报道,胰腺髓样癌较导管腺癌更常有癌家族史,在年龄、性别上与导管腺癌相似,大多数髓样癌具有微卫星不稳定 MSI(+)及 B-raf 基因突变,而无 K-ras 基因突变。胰腺髓样癌的预后好于导管腺癌,但推测其对 5-氟尿嘧啶治疗不敏感。

大体上肿瘤界限相对清楚,因间质不像导管腺癌那样增生,因此质地较软(图 4-6-2-23 A)。镜下肿瘤呈膨胀性生长(图 4-6-2-23 B),分化差的瘤细胞呈合体样生长(图 4-6-2-23 C、D),一些病例中存在有 CD3 阳性的淋巴细胞浸润,促结缔组织间质很少。

(7)肝样腺癌(hepatoid carcinoma):是一种非常罕见的恶性上皮性肿瘤,伴有明显的肝细胞分化,可以是单一成分组成,也可以与导管腺癌、腺泡细胞癌或神经内分泌癌混合组成。

大体上肿瘤为界限尚清楚的灰白色结节,质地中等(图 4-6-2-24 A)。

显微镜下也可见肿瘤与周围胰腺组织界限清楚(图 4-6-2-24 B),肿瘤细胞为大的多边形细胞,胞质丰富、嗜酸性,排列成梁索或腺泡状结构,其间被血窦分隔,类似

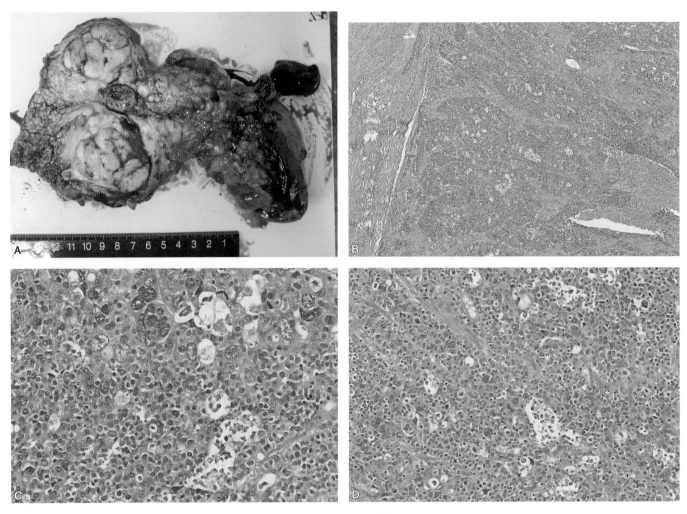

图 4-6-2-23 髓样癌

A. 大体上见肿瘤形成界限相对清楚的结节,质地软,切面灰白灰红色,可见灶性出血坏死;B. 显微镜下见肿瘤呈膨胀性生长,与周围组织界限尚清(HE×40);C、D. 分化差的瘤细胞呈合体样生长,伴有淋巴细胞浸润,促结缔组织间质很少(C:HE×200,D:HE×100)

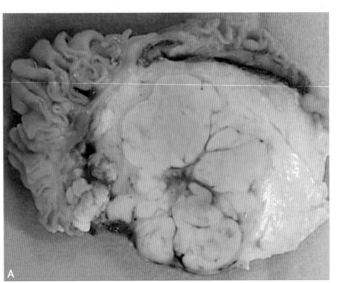

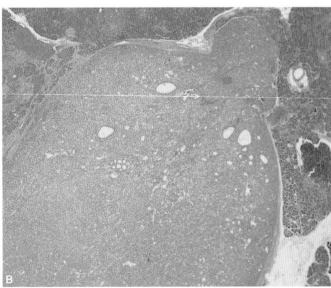

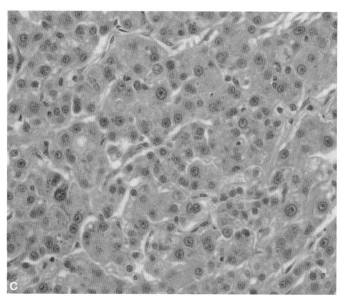
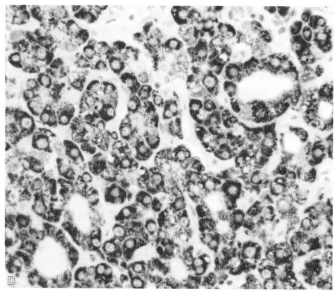

图 4-6-2-24　肝样腺癌

A.大体上肿瘤为界限尚清楚的灰白色结节,质地中等;B.显微镜下也可见肿瘤与周围胰腺组织界限清楚;C.肿瘤细胞为大的多边形细胞,胞质丰富、嗜酸性,排列成梁索或腺泡状结构,其间被血窦分隔,类似于肝细胞癌;D.免疫组化肿瘤细胞表达肝细胞特异性抗原

于肝细胞癌(图 4-6-2-24 C)。

　　但胰腺转移的或由异位肝组织产生的肝细胞癌均需要排除,特别是胰腺转移性肝细胞癌远多于胰腺原发的肝样腺癌。肿瘤大部表达 AFP,但 AFP 也可在没有肝样分化特征的胰母细胞瘤、腺泡细胞癌、神经内分泌癌和导管腺癌中表达。肝特异性抗原 1(图 4-6-2-24 D)对肝样腺癌诊断具有更高的特异性。此外,CEA、CD10 在鉴别诊断中也有一定帮助。关于其预后,因为极为罕见,且都为个案报道,还有待于进一步积累。

　　(8)混合性导管腺泡细胞癌(mixed ductal acinar cell carcinoma):包含导管腺癌和腺泡细胞癌两种成分,要根据形态学和免疫组化加以区分。

　　(9)混合性腺神经内分泌癌(mixed adenocarcinoma-neuroendocrine carcinoma,MANEC):非常罕见,包含导管腺癌和神经内分泌肿瘤两种成分,要根据形态学和免疫组化加以区分(详见第七节神经内分泌肿瘤)。

　　4.免疫组化染色　虽然尚没有组织化学或免疫组化的标记物可以明确地分辨胰腺和胰腺外腺癌,但还是有一些标记物可以用于辨析胰腺的导管腺癌以及非导管类型的肿瘤或是其他胃肠道癌(表 4-6-2-3～表 4-6-2-5)。

　　(1)黏蛋白:导管腺癌主要是硫酸化的酸性黏蛋白染色阳性,但也有局灶区域中性黏蛋白染色阳性。大多数导管腺癌表达 MUC1、MUC4 和 MUC5/6(但没有MUC2),CA19-9、Du-Pan 2、Span-1、CA125 以及 TAG72。其中 CA19-9、Span-1、CA125 和 TAG72 的表达在其免疫反应性和特异性方面具有高级别表达特性。这些标记物

也会不同程度地对正常胰腺导管上皮细胞进行标记,特别是在慢性胰腺炎的标本中,以及某些浆液性囊腺瘤和腺泡细胞癌的肿瘤细胞中。

　　(2)癌胚抗原(CEA):专一抗 CEA 的单克隆抗体,不识别 CEA 家族的其他成员,因此可以用于分辨非肿瘤性的导管改变,比如导管乳头样增生,以及各种肿瘤。在浆液性囊腺瘤中 CEA 是阴性的。

　　(3)细胞角蛋白、波形蛋白、内分泌标记以及酶等:正常胰管、胆管细胞以及胰腺中央泡心细胞表达 CK7、CK8、CK18、CK19,偶尔表达 CK4。腺泡细胞只表达 CK8和 CK18,胰岛细胞表达 CK8 和 CK18,偶尔还有 CK19。导管腺癌与正常导管上皮表达的细胞角蛋白组合相同,即 CK7、CK8、CK18 和 CK19。>50%的癌还会表达 CK4,但通常 CK20 是阴性的。既然非导管类型的胰腺肿瘤(腺泡细胞癌和内分泌肿瘤,表达 CK8、CK18 和 CK19)以及肠道癌(表达 CK8、CK18、CK19 和 CK20)的常见角蛋白类型与导管腺癌的角蛋白类型有所不同,就可以根据它们表达的角蛋白类型进行鉴别诊断。

　　导管腺癌通常是波形蛋白(vimentin)阴性的。

　　除了极少的例外情况(参见混合导管内分泌癌),诸如突触素(Syn)、嗜铬素(CgA)之类的内分泌标记物的标记结果也是阴性的,但它们也可能含有一些散在的、紧邻肿瘤细胞(可能是非肿瘤性)的内分泌细胞,尤其是在分化非常好的癌中。它们的胰酶标记结果,如胰蛋白酶、糜蛋白酶和脂肪酶一般都是阴性的。

　　(4)生长因子和黏附分子:胰腺导管腺癌过度表达表

皮生长因子(EGF)及其受体(EGFR)、c-erbB2、转化生长因子α(TGFα)、金属硫蛋白、CD44v6以及膜E-钙黏蛋白。

5. 分子病理　胰腺导管腺癌的分子改变包括遗传物质的缺失或获得,也包括广泛的染色体不稳定,其中有90%18q及17p、85%9p、60%1p和25%-50%其他十余位点缺失。除了比较重要的p53、p16、DPC4、BRCA2抑癌基因外,少见的有丝裂原活化蛋白激酶激酶4(MKK4)、STK11(PJS的致病基因)、TGFβ1R Ⅰ、TGFβ1R Ⅱ等。在癌基因中90%的胰腺癌具有12p的K-ras基因点突变而活化,还有70% ERBB2突变或扩增,以及DNA错配修复基因改变,4%胰腺癌存在微卫星不稳定(MSI)。

近年来利用全基因组测序、拷贝数变异分析及蛋白组学等技术对胰腺癌相关基因及其表达谱加以研究,并对胰腺癌进行再分类,取得了重要的进展,这将为胰腺癌的精准治疗提供科学的依据。

【鉴别诊断】

1. 慢性胰腺炎　导管腺癌要与慢性胰腺炎背景下反应性腺体相鉴别,特别是在活检标本及冰冻切片中更需注意。在正常胰腺中,肌型血管及胰腺导管通常由腺泡实质分开分布于不同区域,因此如果在紧邻肌型血管的地方看到导管结构通常提示浸润性腺癌,但在腺泡进行性萎缩的病例,这时鉴别要慎重。

另外导管腺癌与肿块型胰腺炎大体上表现极为相似。然而,如果在胰腺导管中见到结石,最可能的诊断为晚期慢性胰腺炎。关于镜下活检标本(包括冰冻切片)和大体组织标本所采用的诊断标准相同,主要的鉴别要点见表4-6-2-2。免疫组织化学染色也有一定的提示作用(表4-6-2-3)。

表4-6-2-2　导管腺癌与肿块型慢性胰腺炎的组织学鉴别诊断要点

	导管腺癌	慢性胰腺炎
导管特征	不规则,杂乱	排列规则,分叶状
分布部位	神经周围,血管内,胰腺外(脂肪组织中"裸露的导管")	胰腺内
形状	破裂	导管完整
内容物	中性粒细胞,坏死碎片	结石,分泌物栓子
小叶结构	肿瘤性腺体随意分布,可横跨小叶,并不按胰管的分支系统分布	存在
细胞学特征	多形性	一致,圆形-卵圆形
细胞核	核分裂	无核分裂象
	核仁明显	无核仁或较小
细胞核极性	常常丧失	保留

表4-6-2-3　导管腺癌与肿块型慢性胰腺炎的免疫组化指标区别

抗体	导管腺癌	慢性胰腺炎
Maspin	+	-
pVHL	-	+
S100P	+	-或只有胞质+
IMP-3	+	-
MUC5AC	+或-	-
CK17	+或-	通常-
DPC4/SMAD4	-或+	+
p53	+或-	-或非常弱+
mCEA	+	通常-或局灶+
mesothelin	+	-
MUC1	+	+或-
Annexin A8	+	-
Claudin 18	+	-或弱+

+:通常大于70%病例阳性;-:少于5%的病例阳性,+或-:通常超过50%的病例阳性;-或+:通常少于50%的病例阳性

2. 胰腺其他肿瘤(神经内分泌肿瘤、腺泡细胞癌、胰母细胞瘤、实性假乳头状肿瘤)　主要鉴别要点除了基于各自特征性形态学,免疫组化指标也可有一定提示作用(表4-6-2-4)。

3. 壶腹部、末梢胆管或十二指肠来源的腺癌　胰腺、壶腹部及末梢胆管通常一起共同称为壶腹周围癌。这样分类的原因在于这些部位的癌在解剖结构上相互靠近,在肿瘤较大时,病理上区分这些癌的来源非常困难。实际上这些部位的癌特别是十二指肠腺癌与本身胰腺导管腺癌无论在临床预后及辅助治疗的方法选择上均有所不同。

单纯依赖组织学形态和免疫组织化学很难很好的区分开,区分这些部位癌的来源主要基于以下几点:

(1)肿块中心与壶腹部、胆总管及胰腺解剖上的关系:如果肿瘤位于壶腹部尾部并在胰头部靠近肠系膜上动脉位置,可排除肿瘤来源壶腹、十二指肠或胆总管。

(2)肿瘤癌前病变的出现:壶腹部癌有报道超过80%的病例存在癌前病变,而胆管出现的比例只有约10%～33%,而且通常细胞平坦而不呈息肉状。PanIN在诊断胰腺来源的腺癌时作用比较有限,因为低级别PanIN在人群特别是超过40岁的人群中是个很普遍的现象。

(3)免疫组化有一定的提示作用(表4-6-2-5)。

表 4-6-2-4　胰腺导管腺癌与胰腺其他肿瘤免疫组化鉴别诊断要点

	导管腺癌	腺泡细胞癌	胰母细胞瘤	实性假乳头状肿瘤	胰腺神经内分泌肿瘤
形态学					
肿瘤细胞致密	−	++	++	++	++
肿瘤分叶状结构	−	++	++	+	+
假乳头	−	−	−	++	+
致密的肿瘤间质	++	−	++（通常细胞过多）	−	+
胡椒盐样染色质	−	−	−	−	++
核沟	−	−	−	++	−
核仁	++	++	++	−	−
胞质内黏液	++	−	−	−	−
PAS 阳性的玻璃样小体	−	−	−	++	−
鳞状小体	−	−	++	−	−
免疫组化染色					
CK7	++	+	+	−	+
CK19	++	+	+	−	+
CAM5.2	++	++	++	局灶+	++
Vimentin	−	+	−	++	−
Mesothelin	++	−	+	−	−
S100P	++	−	+	−	−
Maspin	++	−	+	−	−
E-cadherin	++	++	+	−	++
CgA/syn	局灶+	局灶+	+	局灶+（只有 syn）	++
NSE/CD56	−	+	+	++	++
Trypsin,chymotrypsin	−	++	++	−	−
Apha-1-antitrypsin	−	++	++	++	+
CD10	+	−	−	++	−
β-catenin	膜+	膜或核+	核及膜+,或膜+	核及膜++	膜+
PR	−		尚不明确	+	−
Claudin 5	尚不明确	−	−	膜+	−
Claudin 7	尚不明确	膜+	膜+	−或局灶胞质+	膜+

++通常阳性；+可能阳性；−通常阴性

表 4-6-2-5　壶腹部腺癌与胰腺导管腺癌（DAC）免疫组化区别

抗体	ADCI	ADCP	DAC
CK7	+	+	+
CK20	+	−	−或+
CDX-2	+	−	−
Mesothelin	ND	ND	+
IMP-3	ND	ND	+
Hep-Par 1	+	−	−
MUC1	−	+	+
MUC2	+	−	−

ADCI＝壶腹部腺癌肠型；ADCP＝壶腹部腺癌胰胆管型；+:通常大于 70%病例阳性；−:少于 5%的病例阳性；−或+:通常少于 50%的病例阳性

4. 转移性肿瘤　如胰腺中肝样腺癌、印戒细胞癌等首先需要排除转移性，主要依靠临床相应的病史。

第三节　浆液性囊性肿瘤

胰腺浆液性囊性肿瘤（serous cystic neoplasia）是一种囊性上皮性肿瘤，由富于糖原的导管型上皮细胞组成，并且产生类似于血清的水样液体。多数病例为良性病变（浆液性囊腺瘤），罕有病例有恶性指征（浆液性囊腺癌）。依照 2010 版 WHO 分类，浆液性囊性肿瘤分为浆液性囊腺瘤及浆液性囊腺癌。浆液性囊腺瘤又包括浆液性微囊型腺瘤、浆液性巨囊型腺瘤、实性浆液性腺瘤、与 Von-Hippel-Lindau 病相关的浆液性囊腺瘤、混合性浆液性-神经内分泌瘤。浆液性囊性肿瘤与其他部位,尤其女性生殖道的浆液性肿瘤不太一样,瘤细胞胞质透明,免疫表型提示向腺泡中央细胞分化。

一、浆液性囊腺瘤

【概念】　浆液性囊腺瘤(serous cystadenoma)是一种囊性上皮性良性肿瘤,占胰腺外分泌肿瘤的 1%~2%,占切除的胰腺囊性病变的 10%。由富于糖原的导管型上皮细胞组成,并且产生类似于血清的水样液体。

【发病机制】　病因不明,少数患者可能与 VHL 综合征相关。明显的女性患者倾向与激素及遗传因素有关。

【临床特点】　常发生于胰体或胰尾部,少数位于胰头部。浆液性微囊型腺瘤平均检出年龄为 60 岁,浆液性巨囊型腺瘤平均检出年龄为 65 岁(平均 18~91 岁),也有文献报道在 18 个月以下婴儿检出巨囊型腺瘤。微囊型腺瘤女性较为多见,而巨囊型腺瘤稍更常见于男性。

临床一般无症状,常为偶然发现,部分患者以腹部肿块或腹部不适为主要症状。发生在胰头者偶尔可引起梗阻性黄疸或消化道梗阻。

【病理特点】

1. **大体特点**　有三个亚型:浆液性微囊型腺瘤、浆液性巨囊型腺瘤、实性浆液性腺瘤,其中浆液性微囊型腺瘤是其中最常见的亚型。

微囊型腺瘤肿瘤分界清楚,直径 1~25cm,平均 10cm。切面呈蜂窝状,由多个 1~2mm 的小囊构成(图 4-6-3-1 A~C),纤维间隔可形成特征性的中心瘢痕(图 4-6-3-1 D),偶尔有钙化,囊内含有透明液体,但无或有很少黏液。

当肿瘤由单个或数个大囊构成时称巨囊型腺瘤(图 4-6-3-1 E),切面见数个(有时仅 1 个囊腔),囊腔直径 1~2cm,但也有报道囊腔直径达 8cm,囊腔排列不规则,没有中央星状瘢痕,但囊壁局部纤维增厚,有时可见宽的纤维分隔。

如大体呈实性,无微囊,则称为实性浆液性腺瘤(图 4-6-3-1 F)。发生于胰头的浆液性囊腺瘤有时可包绕胆总管生长(图 4-6-3-1 G),如肿瘤包绕胰管并压迫则可导致下游胰管扩张,胰腺萎缩(图 4-6-3-1 H)。

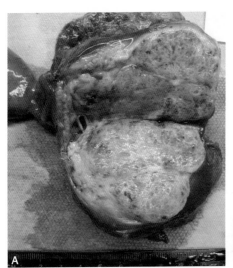

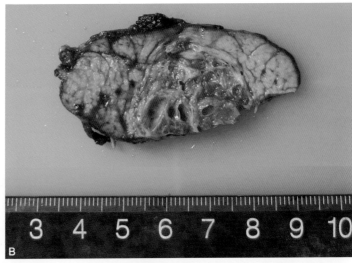

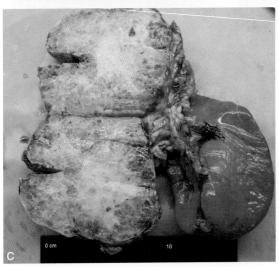

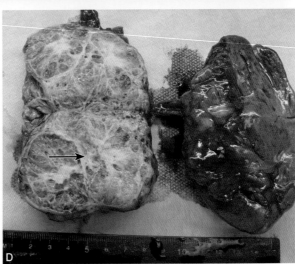

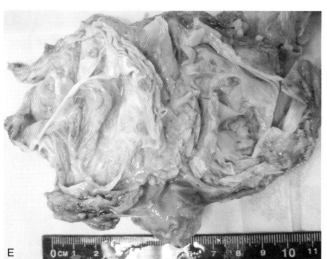
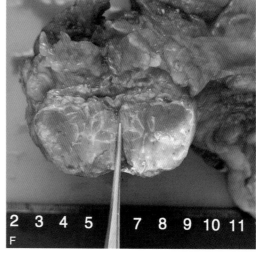
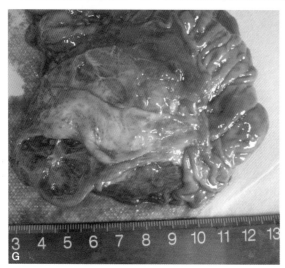
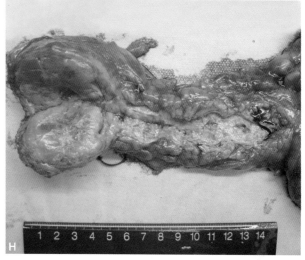

图 4-6-3-1　浆液性囊腺瘤大体表现

A. 微囊型腺瘤切面呈蜂窝状，由多个 1~2mm 的小囊构成；B. 肿瘤直径较小；C. 肿瘤直径达 10cm；D. 形成特征性的中心瘢痕，偶尔有钙化，囊内含有透明液体；E. 巨囊型腺瘤由单个或数个大囊构成，囊壁局部纤维增厚，可见宽的纤维分隔；F. 实性浆液性腺瘤大体呈实性，无微囊；G. 发生于胰头的浆液性囊腺瘤可包绕胆总管生长；H. 如肿瘤包绕胰管并压迫则可导致下游胰管扩张，胰腺萎缩

2. 镜下特点　各种类型浆液性囊腺瘤镜下细胞形态类似。

肿瘤界限清楚，囊腔可大可小，可少囊也可多囊形成（图 4-6-3-2 A~D），部分囊腔内可见淡粉染浆液性物质（图 4-6-3-2 D），肉眼所见的中央瘢痕及放射状间隔由透明变的胶原形成，可以发生钙化（图 4-6-3-2 E）。

囊壁通常由单层立方上皮衬覆，有时可见呈复层（图 4-6-3-2 F），上皮细胞胞质透明，富含糖原，中央为圆形、卵圆形核，核仁不清楚，有时胞质呈嗜酸性或颗粒状（图 4-6-3-2 G、H）。某些病例上皮平坦，胞质变少并可在囊内形成微乳头（图 4-6-3-2 I）。某些病例囊变大、退变，间质纤维增生胶原变，上皮可以脱落消失，这时易误认为假性囊肿（图 4-6-3-2 J）。在上皮下间质主要为纤维组织，可以胶原变（图 4-6-3-2 K），上皮下间质内可形成显著的毛细血管网（图 4-6-3-2 L）。实性浆液性腺瘤可见肿瘤由同样的细胞构成但排列成实性（图 4-6-3-2 M、N）。少见情况下可见肿瘤包绕神经（图 4-6-3-2 O），腺泡（图 4-6-3-2 P）或导管，导管上皮可呈上皮内瘤变改变，PanIN-1A（图 4-6-3-2 Q、R）。

3. 免疫组化染色及特殊染色　肿瘤细胞上皮标记阳性，如 AE1/AE3、CAM5.2（图 4-6-3-4 A）、EMA、CK7、CK8、CK18、CK19。也可表达 CA19-9、B72.3、MUC1、MUC6 及 α-inhibin。CEA、胰蛋白酶、CgA、Syn（图 4-6-3-4 B）、S-100、desmin、vimentin、Ⅷ因子相关抗原及 actin 均为阴性。肿瘤细胞含有丰富的糖原，PAS 染色阳性（图 4-6-3-3），这种染色对淀粉酶消化敏感。

4. 电镜　电镜见瘤细胞与泡心细胞相似，胞质含有大量糖原颗粒，细胞表面一般无微绒毛。

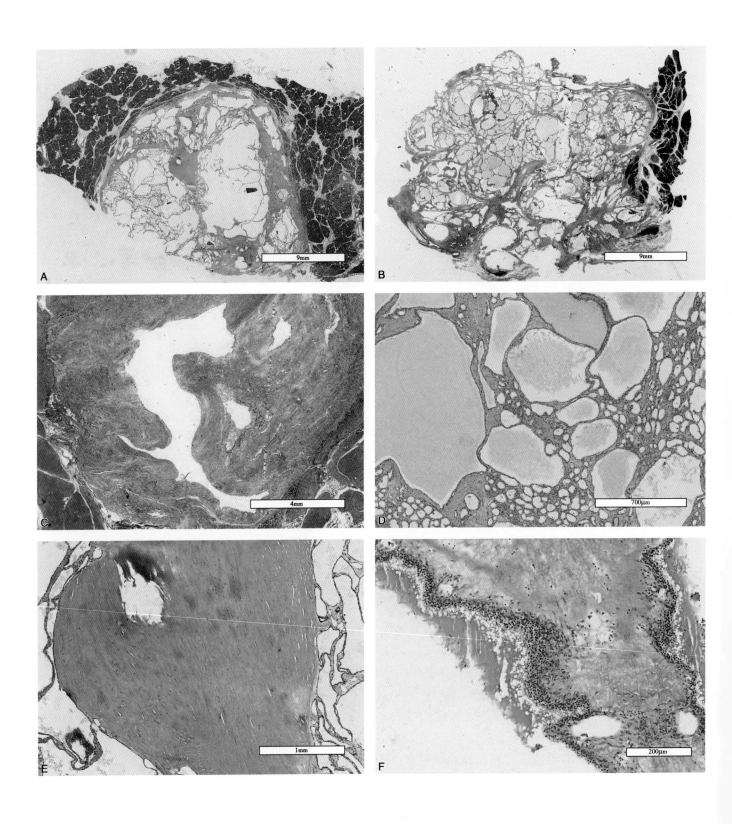

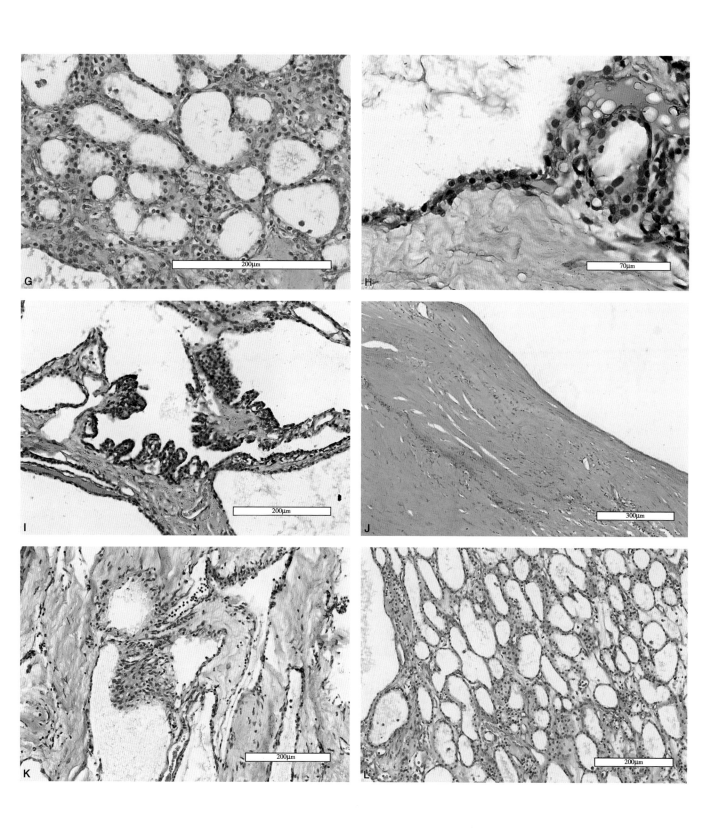

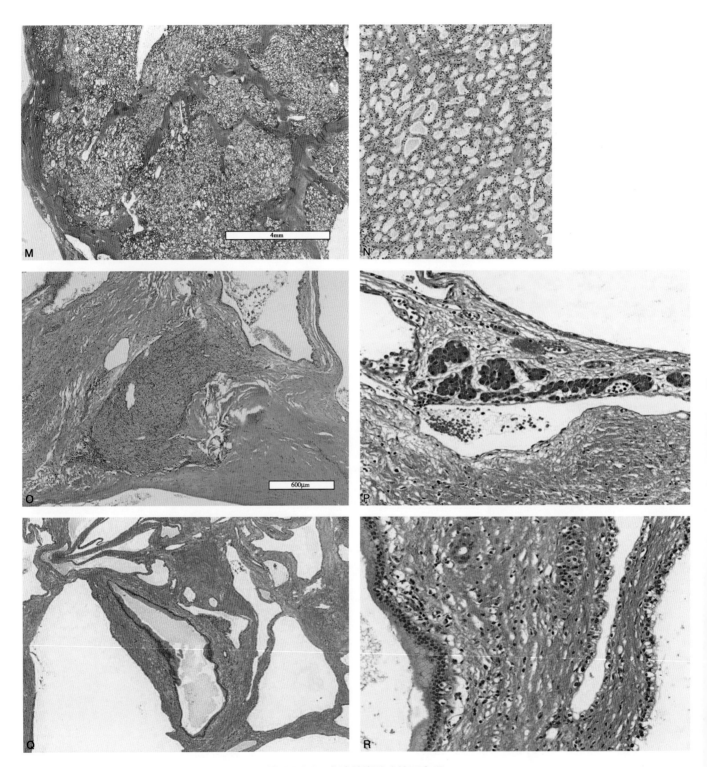

图 4-6-3-2　浆液性囊腺瘤镜下表现

A、B. 肿瘤界限清楚,大多为微囊型,中央可见星状瘢痕;C. 巨囊型囊腔大,囊壁较厚;D. 同一肿瘤囊腔大小也不一,部分囊腔内可见淡粉染浆液性物质;E. 中央瘢痕及放射状间隔由透明变的胶原形成;F. 囊壁内衬上皮有时可见呈复层;G、H. 上皮细胞胞质透明,富含糖原,中央为圆形、卵圆形核,核仁不清楚;I. 某些病例上皮平坦胞质变少并可在囊内形成微乳头;J. 某些病例间质纤维增生胶原变,上皮可以脱落消失;K. 上皮下间质主要为纤维组织,可以胶原变;L. 上皮下间质内可形成显著的毛细血管网;M、N. 实性浆液性腺瘤可见肿瘤由同样的细胞构成但排列成实性;O、P. 少见情况下可见肿瘤包绕神经,腺泡或导管;Q、R. 导管上皮可呈上皮内瘤变改变 PanIN-1A

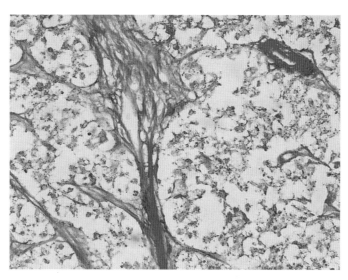

图 4-6-3-3　浆液性囊腺瘤 PAS 染色阳性（HE×200）

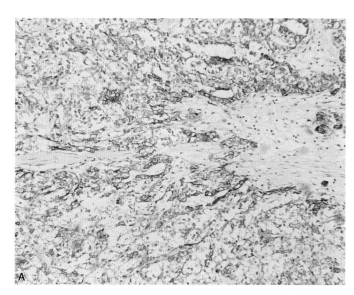

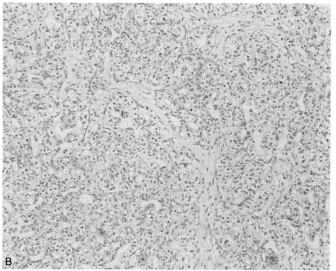

图 4-6-3-4　浆液性囊腺瘤免疫组化染色
A. CAM5.2 阳性；B. Syn 阴性。IHC×100

5. **分子病理**　Von Hippel-Lindau 病相关性浆液性囊腺瘤患者大都有位于 3p25（*VHL*）基因的杂合性缺失。与导管腺癌相比，浆液性微囊型腺瘤具有野生型 *KRAS*，免疫组化 TP53 阴性。

【鉴别诊断】　主要与黏液性囊腺瘤、导管内乳头状黏液性肿瘤、转移性肾透明细胞癌及淋巴管瘤相鉴别。

1. **黏液性囊腺瘤**　黏液性囊腺瘤囊肿壁厚，含有黏稠黏液；囊壁内衬高柱状细胞，含有大量黏液；囊肿壁含有特征性的卵巢样间质。

2. **导管内乳头状黏液性肿瘤**　导管内乳头状黏液性肿瘤囊内含有黏稠的黏液；囊壁内衬含有黏液的高柱状细胞；囊肿与胰腺导管相通。

3. **转移性肾透明细胞癌**　转移性肾透明细胞癌的细胞核非典型性，核仁明显；免疫组化 vimentin、RCC 和 CD10 呈阳性。

4. **淋巴管瘤**　淋巴管瘤腔隙内衬扁平细胞；囊壁附有淋巴组织或淋巴细胞积聚；免疫组化 CD31 和Ⅷ相关抗原呈阳性。

5. **假性囊肿**　浆液性寡囊型腺瘤有时上皮退变消失会误认为假性囊肿。这时广泛取材很重要，可以在局部检出残留的立方透明的上皮细胞。

6. **血管周上皮样细胞肿瘤（PEComa）**　胰腺的 PEComa 很罕见，会误认为实性浆液性囊腺瘤。免疫组化可以提供帮助，PEComa 细胞角蛋白阴性，而 HMB-45、Melan-A 及 SMA 阳性。

二、Von-Hippel-Lindau 病相关的浆液性囊腺瘤

在非常少见的常染色体显性疾病 Von-Hippel-Lindau

（VHL）综合征中,累及胰腺的病变中最常见的就是浆液性囊腺瘤。这些患者发生浆液性囊腺瘤的年龄（平均42岁）较非综合征相关的浆液性囊腺瘤的发病年龄（平均60~65岁）更轻。且常是多发的,并特征性在胰腺弥漫分布或灶性分布。这部分患者还可同时并发神经内分泌瘤1级、2级（图4-6-3-5）。

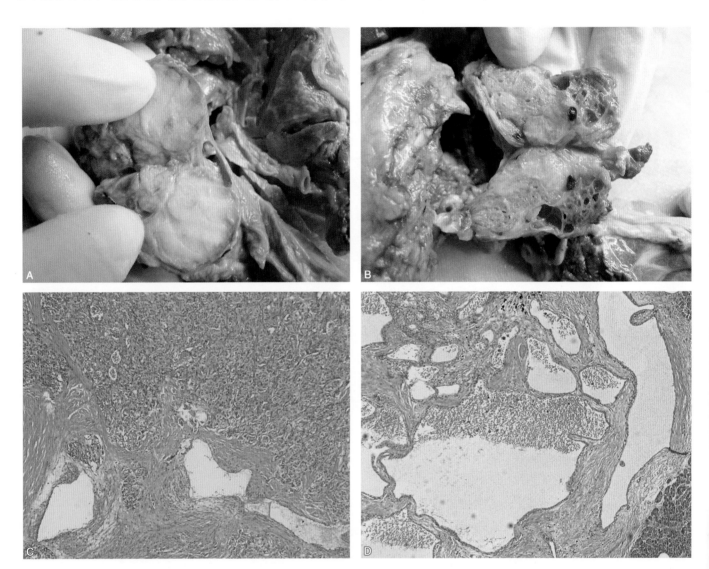

图 4-6-3-5　VHL 综合征（存在胰腺 SCN）

A. 这是一例 VHL 综合征患者,全胰都可见多发占位,一部分呈实性灰白色;B. 一部分呈囊性,实性与囊性区可以混合存在;C、D. 显微镜下可以见到典型的神经内分泌肿瘤区域及浆液性囊腺瘤区域

胰腺的囊性病变可能是 VHL 综合征患者的首发症状,因此当胰腺出现多发的浆液性囊腺瘤或混合性浆液性-神经内分泌肿瘤时,要考虑 VHL 综合征的可能性。

三、混合性浆液性-神经内分泌肿瘤

罕见情况下,浆液性囊腺瘤还可同时并发神经内分泌瘤（PanNET）1、2级。PanNET 可以发生在浆液性囊腺瘤周围,也可与其混杂存在（图4-6-3-5）。这种混合大部发生在 VHL 综合征患者中,通常这部分患者中 PanNET 表现为透明细胞型。当然并非所有混合性浆液性-神经内分泌肿瘤都发生于遗传性综合征中。

四、浆液性囊腺癌

【概念】　浆液性囊腺癌（serous cystadenocarcinoma）由富含糖原的细胞组成的囊性上皮性肿瘤,仅有少数文献报道,诊断依据主要是出现同时或异时的远处转移（包括肝脏、腹膜及淋巴结）。原发及转移灶的组织学形态与浆液性囊腺瘤相似。有学者提出这可能是同时出现的多病灶性病变而非转移。

【发病机制】　病因不明。

【临床特点】　目前报道有十余例,患者年龄在63~72岁,男女发病率相似。临床症状包括上腹部不适、恶心呕

吐、包块以及黄疸，部分出现胃底静脉曲张出血，这是由于肿瘤侵及胃壁和脾静脉。

【病理特点】

1. **大体特点**　形态上与微囊型腺瘤相似（图 4-6-3-6），呈海绵状外观，大小 2.5～12cm，可以有肝和淋巴结转移，少数出现神经周围的浸润，并可转移到胃和肝。

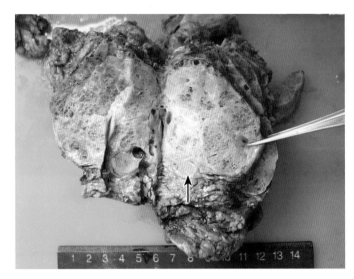

图 4-6-3-6　浆液性囊腺癌大体

与浆液性囊腺瘤相似，可见以微囊性为主，局部可见实性区域（箭头）。（此例有淋巴结转移）

2. **镜下特点**　原发性肿瘤及转移灶的组织学形态与浆液性囊腺瘤非常相似，局灶可有轻度的核多形性，出现乳头状排列，细胞拥挤，复层排列，可见神经浸润、血管及管周浸润或累及淋巴结和脂肪组织，但这些只能提示而不能明确诊断。出现转移（图 4-6-3-7）似乎是诊断浆液性囊腺癌唯一指标。

3. **免疫组化染色**　同浆液性囊腺瘤。

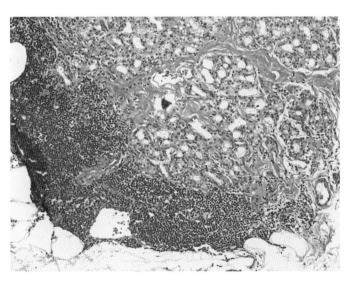

图 4-6-3-7　浆液性囊腺癌淋巴结转移

4. **电镜与分子病理**　同浆液性囊腺瘤

【鉴别诊断】同浆液性囊腺瘤。

第四节　黏液性囊性肿瘤

【概念】　黏液性囊性肿瘤（mucinous cystic neoplasms，MCN）是囊性上皮性肿瘤，几乎无一例外地发生于女性，肿瘤与胰腺的导管系统没有交通，由柱状产生黏液的上皮构成，具有卵巢型间质。根据上皮内肿瘤细胞的分级（异型增生），分为黏液性囊性肿瘤伴轻至中度异型增生、黏液性囊性肿瘤伴重度异型增生和黏液性囊性肿瘤伴浸润性癌。

【发病机制】　发生在胰腺的 MCNs 与发生在肝与腹膜后的病变有很多共同特征，包括形态学，几乎只见于女性患者，其间质成分可能起源于卵巢始基，形态学上可出现黄素化，存在门细胞样细胞及免疫表型显示性索-间质分化都支持这一观点。分析认为在胰腺胚胎发生过程中异位的卵巢间质沿胆道树或腹膜后释放激素及生长因子，引起附近上皮增生及囊性肿瘤的形成。在发育的第 4、5 周，左侧性腺始基与胰腺始基背侧相邻，因此可以解释 MCNs 好发于胰体尾部。

目前没有证据显示 MCN 的发生与环境因素或遗传性综合征相关。

【临床特点】胰腺的黏液性囊性肿瘤并不常见，大约占切除的胰腺囊性病变的 10%。几乎发生于女性（女：男 = 20：1），发病高峰年龄为 40～60 岁（范围 19～95 岁）。伴浸润性癌的 MCN 比非浸润性 MCN 患者年龄大 5～10 岁。

肿瘤多见于胰体尾部，常为大的多囊或偶尔单囊的肿物，肿瘤直径 2～30cm。其临床症状和体征取决于肿瘤大小，较小者（<3cm）多为偶然发现，较大者由于挤压附近结构常出现症状并伴有腹部包块。糖尿病相对常见，黄疸罕见。

对于黏液性囊性肿瘤的诊断，仔细检查标本和认真取材是非常重要的，因为常常肿瘤的一部分分化很好，而另一部分可出现明显的癌变。甚至出现间质的浸润。

【病理特点】

1. **大体特点**　超过 90% 黏液性囊性肿瘤发生于胰腺体尾部，呈单个囊性肿块（图 4-6-4-1 A），可单房（图 4-6-4-1 B、C）或多房（图 4-6-4-1 D、E），或在大的囊腔壁上出现小的薄壁子囊（图 4-6-4-1 F、G）。囊肿大小不一，直径平均 6～10cm（范围 2～35cm）。囊内可见黏稠的黏液（图 4-6-4-1 C），也可见出血（图 4-6-4-1 H）、水样液体（图 4-6-4-1 I）或坏死碎屑（图 4-6-4-1 J）。囊内壁通常光滑，

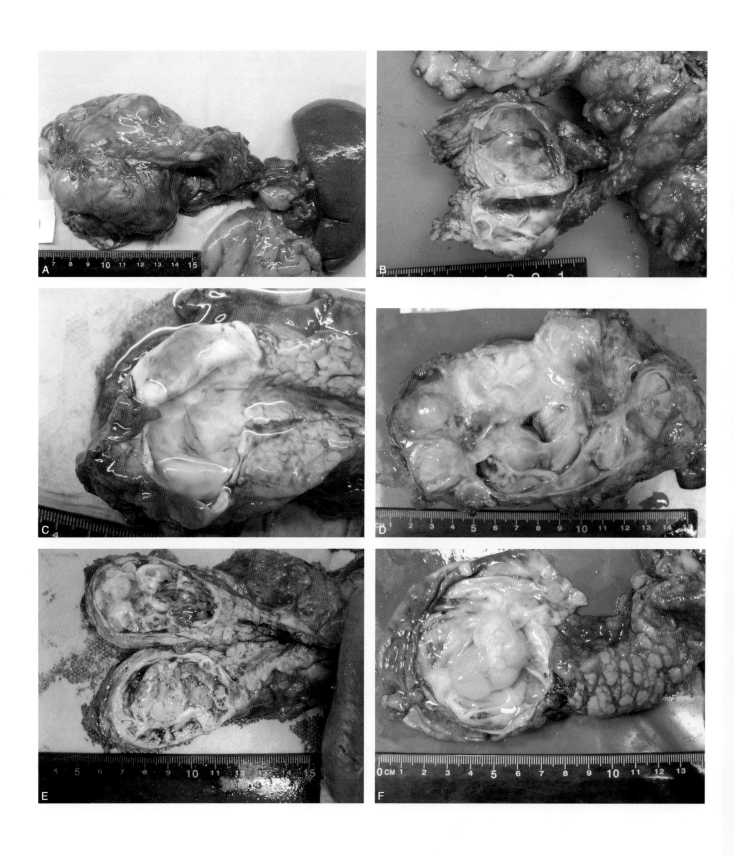

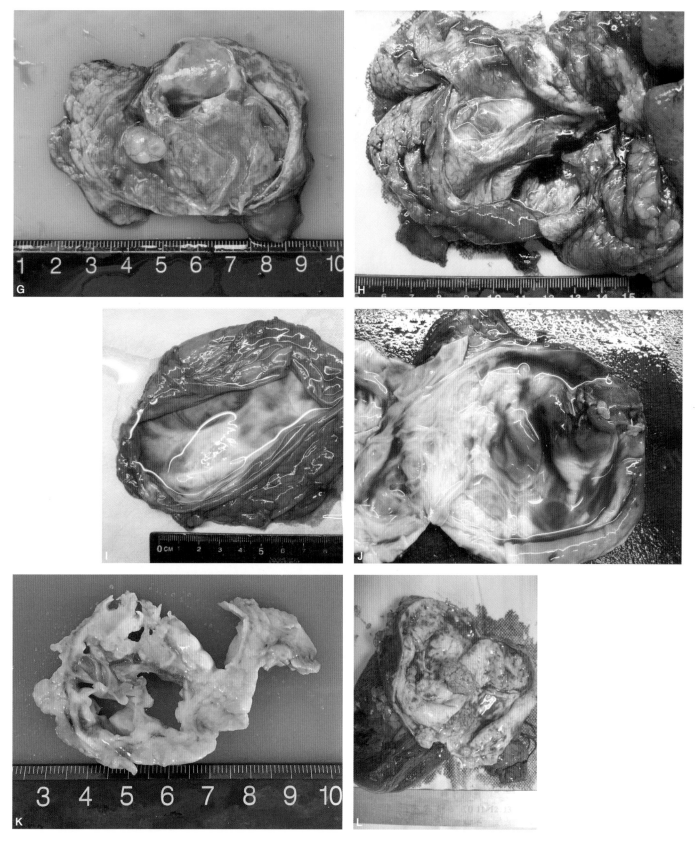

图 4-6-4-1　黏液性囊性肿瘤大体

A. 界限清楚的单个结节；B、C. 切面呈单房；D、E. 切面呈多房；F、G. 大的囊腔壁上可出现小的薄壁子囊；C、H~J. 囊内可见黏稠的黏液、血性液体、水样液体或坏死碎屑；K. 伴有浸润性癌者可见囊壁较厚；L. 囊内有乳头样凸起及壁结节形成，切面呈灰白色、质稍硬

当出现乳头时一定要多取材,以明确有无重度异型增生区域。囊一般与胰管不相通。

　　伴有浸润性癌者大体上通常体积较大,囊壁较厚,多房性(图 4-6-4-1 K),囊内有乳头样凸起及壁结节形成,切面呈灰白色、质稍硬(图 4-6-4-1 L)。有时肉眼可见明确侵犯胰腺及相邻结构。浸润程度很小(深度≤5mm)时只能通过显微镜查见。淋巴结转移很罕见。

　　2. 镜下特点　镜下见肿瘤呈囊性,单房或多房(图 4-6-4-2 A、B),囊内衬覆上皮一般为高柱状黏液细胞(图

4-6-4-2 C),通常像胃型上皮,但也可出现肠型分化并可见杯状细胞(图 4-6-4-2 D),甚至潘氏细胞(图 4-6-4-2 E)。非常罕见的还可以出现鳞状上皮化生。内分泌细胞也可出现于上皮间(免疫组化 Syn 提示上皮内可出现内分泌细胞,图 4-6-4-2 F),特别是重度异型增生病变中数量更多。在大的囊肿上皮细胞可以消失,这时充分取材很重要。

　　同一肿瘤的不同区域上皮细胞的异型程度可以不同,诊断时以较重的为准,异性程度的判别依据细胞的形态及结构。

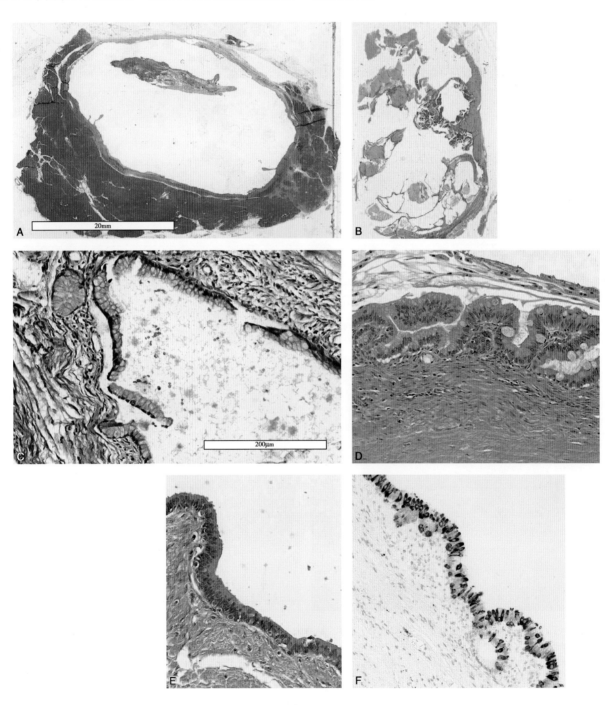

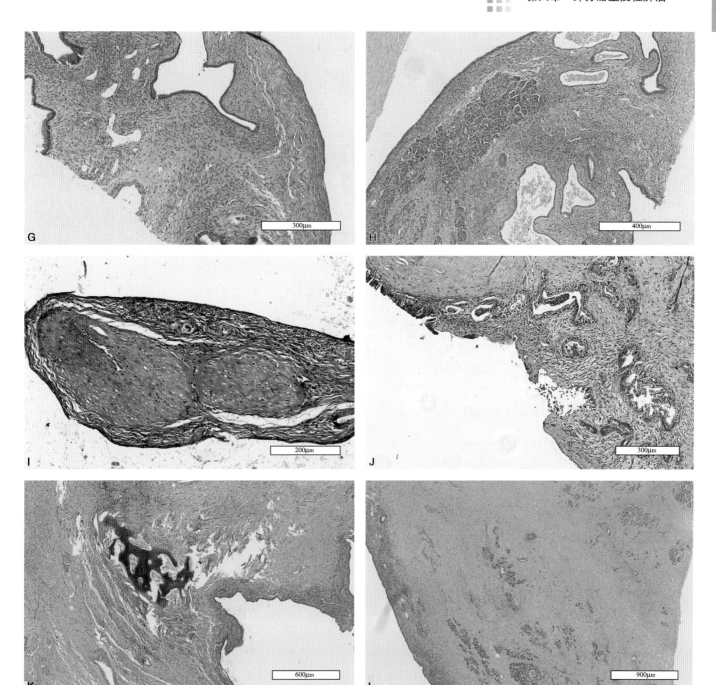

图 4-6-4-2　黏液性囊性肿瘤

A、B. 镜下肿瘤呈囊性，单房或多房；C. 囊内上皮为高柱状黏液细胞；D、E. 可出现肠型分化并可见杯状细胞甚至潘氏细胞（E，上中部）；F. 免疫组化 Syn 染色提示上皮内可出现内分泌细胞；G. 上皮下间质为细胞丰富卵巢样间质，细胞梭形，核狭长，胞质较少；H~J. 卵巢样间质可以包绕正常腺泡、胰岛、导管及神经，肿瘤性上皮也可内陷入卵巢样间质中；K. 较大的肿瘤中，间质可以硬化、钙化甚至骨化；L. 相邻胰腺通常会出现纤维化及萎缩

上皮下间质为细胞丰富卵巢样间质（图 4-6-4-2 G），细胞梭形，核狭长，胞质较少。间质可以出现黄素化（上皮样细胞，胞质透亮或嗜酸），通常在低级别病损更易见。卵巢样间质可以包绕正常腺泡、胰岛、导管（图 4-6-4-2 H）及神经（图 4-6-4-2 I），肿瘤性上皮也可内陷入卵巢样间质中（图 4-6-4-2 J）。在较大的肿瘤中，间质可以退变或硬化、钙化甚至骨化，仅残留灶性卵巢样间质（图 4-6-4-2 K）。在囊壁与相邻胰腺之间可见一层厚的胶原，可有

灶性钙化。相邻胰腺可出现纤维化及萎缩（图 4-6-4-2 L）。

MCN 伴低级别异型增生（图 4-6-4-3 A）：内衬上皮高柱状，核位于基底，异型性较小，无核分裂，无乳头形成。

MCN 伴中级别异型增生（图 4-6-4-3 B）：可见到轻至中度的细胞异型，常形成乳头，核呈假复层，偶尔可见核分裂。

MCN 伴高级别异型增生（图 4-6-4-3 C）：可见明显的

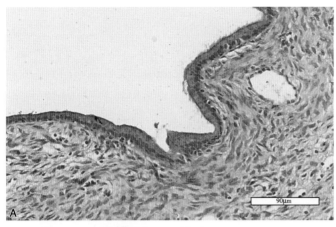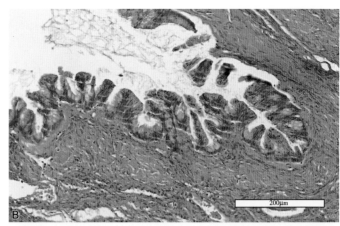

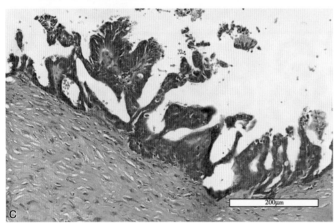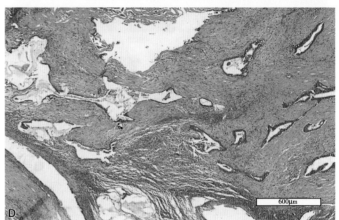

图 4-6-4-3　MCN 上皮异型程度

A~C. 分为低级别异型增生、中级别异型增生及高级别异型增生；D. MCN 伴浸润性癌，浸润性腺体可见间质反应，腺体不规则，可成角

细胞异型及结构异常，可见乳头形成并形成分支及出芽，核复层并有多形性及非典型性，核仁明显，常有核分裂。

　　MCN 伴浸润性癌（图 4-6-4-3 D）：12%~20% 的 MCN 可伴随浸润性癌，可以是局灶的，较小浸润的（浸润深度 ≤5mm），或者是广泛浸润的。促结缔组织增生的间质可用来鉴别究竟是浸润性癌还是包绕入囊壁的非肿瘤性腺体。因为"微浸润"在不同作者的定义之间存在差异，目前国际公认取消"微浸润"这一诊断术语。而建议在 TNM 分期中将 T1 期（浸润癌小于 2cm）进行细分，分为 T1a（浸润深度 ≤0.5cm），T1b（0.5cm<浸润深度 ≤1cm），T1c（浸润深度 1~2cm）。浸润性癌的成分通常为普通的导管腺癌，但也可以是导管腺癌的变异亚型，如未分化癌、伴破骨样巨细胞的未分化癌、腺鳞癌等。相应的浸润性癌也应对其相应的级别进行描述，诊断中需标注浸润型癌的类型及分级。

　　3. MCN 的少见变异类型

　　（1）MCN 累及主胰管：有个案报道 MCN 累及整个主胰管，在主胰管内出现黏液形成过多、乳头样新生物，这与 IPMN 在临床、影像及病理特征上均有重叠。但是伴随肿瘤出现的是丰富的卵巢样间质，因此将其诊断为

MCN 累及主胰管。

　　（2）MCN 伴间质增生：在这种肿瘤中，卵巢样间质成为主要成分超过上皮成分，而使肿瘤大体看起来为实性肿瘤，镜下可见丰富的卵巢样间质包绕一个小囊，囊内衬黏液上皮。

　　（3）MCN 伴间质肉瘤分化：有文献报道 MCN 的间质可以肉瘤样分化，表现为细胞丰富的梭形细胞肉瘤，核异型性明显，可见大量核分裂，可见血管侵犯，其中肉瘤成分可发生转移。伴随的上皮成分可以是良性也可以是恶性。

　　4. 免疫组化染色　上皮细胞表达 CK7、CK8、CK18、CK19、CEA 和 CA19-9、MUC5AC、EMA。MUC2 及 CDX2 仅杯状细胞阳性。上皮内内分泌细胞可以表达 CgA、Syn。卵巢样间质可表达 vimentin、SMA、ER（30%）、PR（60%~90%），CD10（在正常卵巢间质中不表达）也可阳性，黄素化细胞可以表达 α-inhibin 及 calretinin。免疫组化并不是诊断 MCN 所必需的，但 PR 有时可有助于明确散在的卵巢样间质细胞（图 4-6-4-4）。

　　5. 分子病理　在胰腺黏液性囊性肿瘤中 *K-ras* 基因突变率随上皮的异型性增加而升高，*p53*、*p16* 和 *DPC4* 基

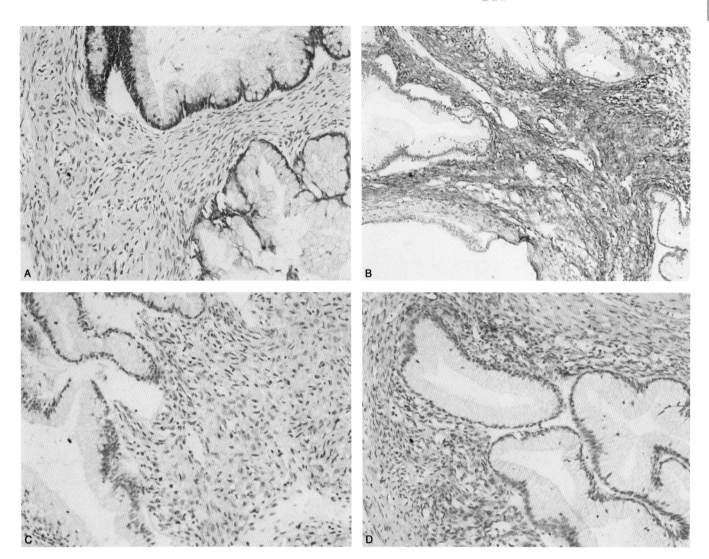

图 4-6-4-4　MCN 免疫组化染色
A. 上皮细胞表达 CK19；B、C. 卵巢样间质可分别表达 vimentin 及 PR；D. 黄素化细胞可以表达 α-inhibin

因改变更常见于浸润性成分中。在 15% 伴有低至中度异型增生的黏液性囊腺瘤中存在 *p16* 基因的甲基化。在伴有肉瘤样分化的 MCN 中已证明上皮和肉瘤样间质是同一起源，因此这些病变最好归于未分化癌。伴有浸润性癌/破骨细胞样巨细胞时往往也存在 *KRAS* 基因点突变。伴有肉瘤样间质的 MCNs 中发现 *K-ras* 突变及 6q、9p、8p 等位基因缺失。

【鉴别诊断】

1. **导管内乳头状黏液性肿瘤**　胰头部比胰体尾部常见；囊肿与较大的胰腺导管相连；间质细胞稀少，非卵巢型间质。

2. **黏液性非瘤性囊肿**　黏液性非瘤性囊肿是纯良性病变，内衬上皮为立方或柱状黏液上皮，细胞温和，无异型性，不形成乳头样凸起。上皮下的间质为一层薄的少细胞性的透明化的间质，而非卵巢样间质。

3. **浆液性寡囊型囊腺瘤**　大的 MCN 有可能上皮细胞大部消失并伴有大量硬化的间质，只残留灶性卵巢样间质，这时浆液性寡囊型囊腺瘤如果也丢失大量上皮细胞时也容易混淆。浆液性寡囊型囊腺瘤更多见于男性，通常囊壁薄，内衬透明立方上皮，胞质富于糖原。广泛取材很重要，可以发现 MCN 残留内衬的黏液上皮及卵巢样间质而浆液性寡囊型囊腺瘤内衬浆液性上皮有助于鉴别。

4. **假性囊肿**　大的 MCN 有可能上皮细胞大部消失并伴有大量硬化的间质，只残留灶性卵巢样间质，这时容易与假性囊肿混淆。假性囊肿囊内含有出血和坏死性物质，囊肿缺乏上皮内衬且无卵巢样间质。而且假性囊肿通常有胰腺炎病史。广泛取材发现 MCN 内衬的黏液上皮及残留的卵巢样间质有助于鉴别。

5. **潴留囊肿**　胰腺导管的梗阻、纤维化可以导致上游导管的囊性扩张而称为潴留囊肿。可以单个或多个，囊肿直径通常较小，小于 1~2cm，内衬胰胆管型上皮，偶尔还可在潴留囊肿内发现低级别 PanIN，内衬高柱状黏液上皮。但这通常是正常胰胆管上皮与 PanIN 同时混合存在于潴留囊肿内，而且上皮下缺乏卵巢样间质。

第五节　导管内乳头状肿瘤

导管内乳头状肿瘤包括导管内乳头状黏液性肿瘤（intraductal papillary mucinous neoplasms，IPMN）及导管内管状乳头状肿瘤（intraductal tubulopapillary neoplasms，ITPN）。都以导管扩张、导管内上皮瘤性增生为特征，并且临床影像学既可检测到，肉眼也可见病损（囊性或肿块型）。这两种病变都可以发展为浸润性癌。

按 2010 版 WHO 分类标准，导管内乳头状肿瘤主要分为癌前病变及恶性两大类。癌前病变包括导管内乳头状黏液性肿瘤伴低-中、高级别异型增生及导管内管状乳头状肿瘤；恶性包括导管内乳头状黏液性肿瘤伴浸润性癌及导管内管状乳头状肿瘤伴浸润性癌。

一、导管内乳头状黏液性肿瘤

【概念】　导管内乳头状黏液性肿瘤（intraductal papillary mucinous neoplasms，IPMN）定义为肉眼及影像学可见，起源于主胰管或其分支胰管的一种分泌黏液，以乳头状生长为主或少数呈扁平上皮内瘤变的肿瘤，可导致胰管扩张。乳头上皮成分、分泌黏液的程度、囊性导管扩张程度及浸润程度都可以有很大差异。

【发病机制】　目前病因尚不明确，有研究显示与吸烟相关。

【临床特点】　IPMN 是最常见的胰腺囊性病变，约占胰腺肿瘤的 5%，所有切除的胰腺囊性病变的 20% 以上，随着检查手段进步，这一比例还在上升。通常发生在 50~60 岁左右人群，稍多见于男性（男女比例 1.5 : 1）。伴有浸润性癌的患者比不伴浸润性癌的患者通常大 3~5 岁。

分支胰管型 IPMN 通常无症状，可因体检或其他情况行影像学检查发现。主胰管型 IPMN 的临床症状主要是因导管梗阻引起，临床上可出现腹痛、消瘦、糖尿病及黄疸等。某些患者临床上可有胰腺炎的病史。内镜下于壶腹处可见有黏液溢出，影像学上可见明显的胰腺导管扩张是其特征。主胰管型及混合导管型 IPMN 发生浸润性癌的风险要高于分支胰管型 IPMN。

【病理特点】

1. **大体特点**　根据定义，肿瘤可累及胰腺所有导管并可产生大量稠厚的黏液充满管腔，有时可从壶腹部/十二指肠大乳头或副乳头处见黏液溢出（图 4-6-5-1），导管管腔内可见乳头形成（图 4-6-5-2）。IPMN 大多位于胰头，可单发（直径 1~15cm），也可为多中心性，严重者可累及整个胰管系统，常伴有明显的胰管扩张（图 4-6-5-3）。偶尔非浸润性 IPMN 可以与十二指肠和胃之间形成瘘。

在大体检查时须明确 IPMN 的位置，即累及主胰管还是分支胰管。可根据其累及的导管不同分为主胰管型、分支导管型及混合导管型。

主胰管型 IPMN（图 4-6-5-3）：主胰管扩张，其内充满黏液，导管腔内可见乳头形成。主胰管型 IPMN 可延伸至壶腹部并可累及主胰管全长。相邻胰腺实质萎缩，因 IPMN 局部黏液阻塞可导致上游胰腺组织发生慢性梗阻性胰腺炎及潴留囊肿。这些潴留囊肿形成可能会误以为分支型 IPMN 或混合型 IPMN。

分支导管型 IPMN（图 4-6-5-4）：大体上见分支导管呈葡萄簇样改变。可以是单囊，单个多房囊或是一簇囊。扩张的导管内可见黏稠的黏液，导管腔内可以见乳头样凸起。与主胰管型 IPMN 不同，周围相邻的胰腺大体通常是正常的。

混合导管型 IPMN（图 4-6-5-5）：肿瘤同时累及主胰管及分支胰管，主胰管及分支胰管内均扩张并充满黏液。

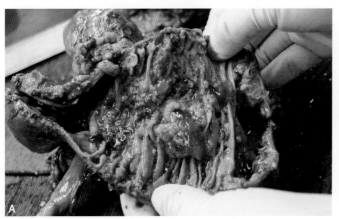
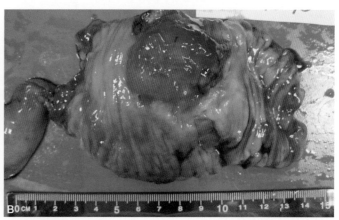

图 4-6-5-1　IPMN 累及主胰管
可见从十二指肠乳头处有黏液溢出

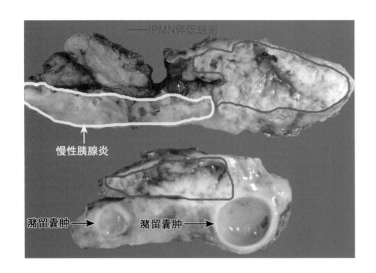

图 4-6-5-2　IPMN 伴慢性梗阻性胰腺炎及潴留囊肿
导管内可见灰白色乳头状凸起充满导管；因 IPMN 局部
黏液阻塞可导致上游胰腺组织发生慢性梗阻性胰腺炎
及潴留囊肿

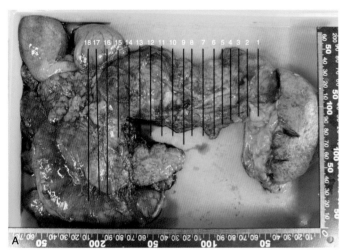

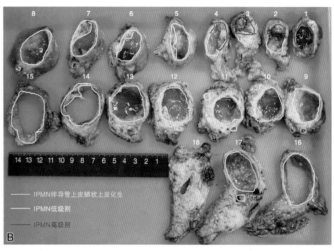

图 4-6-5-3　主胰管型 IPMN

A.大体见胰腺肿胀，呈腊肠样，肿瘤累及全胰；B.切面见主胰管扩张，其内充满黏液，尾部导管腔内可见乳头形成，并以上皮重度异
型增生为主；此例主胰管型 IPMN 累及主胰管全长

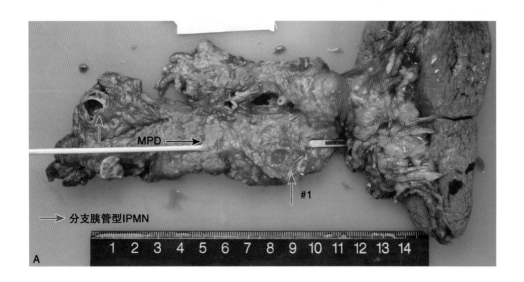

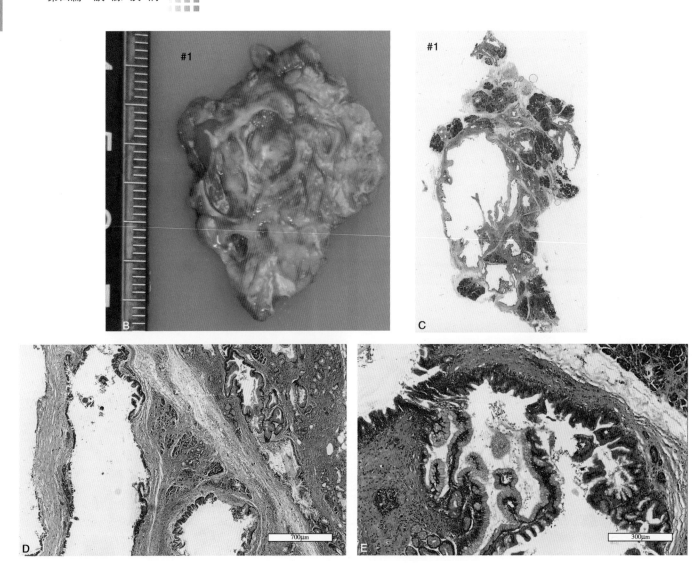

图 4-6-5-4　分支胰管型 IPMN

A、B. 大体见分支导管呈多房囊状,可多灶,扩张的导管内可见黏液,周围相邻的胰腺大体大致正常,分叶状结构存在;C、D. 镜下见不同管径的导管扩张,内衬高柱状上皮,可形成乳头;E. 同一导管亦可见不同程度的上皮异型增生(左下角上皮轻度异型增生,右上角中度异型增生)

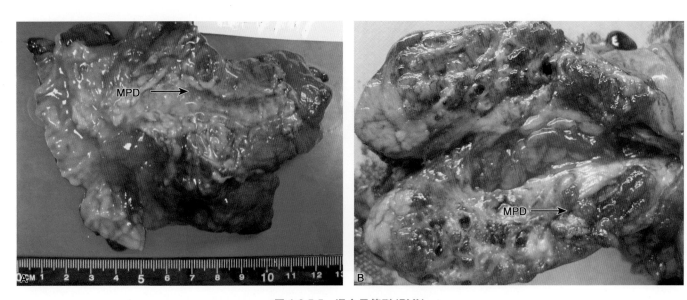

图 4-6-5-5　混合导管型 IPMN

A. 主胰管及分支胰管均可见累及,主胰管及分支胰管扩张;B. 也可见充满黏冻样物及乳头

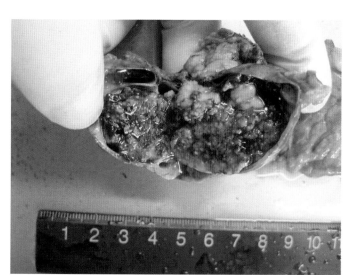

嗜酸细胞型 IPMN（图 4-6-5-6）：有一种特殊类型嗜酸细胞型 IPMN 与其他类型 IPMN 不同，大体上可见管腔内充满实性、易碎的乳头状结节，易误认为导管内肿瘤。

IPMN 伴浸润性癌（图 4-6-5-7）：35% 的 IPMN 均可见到局灶浸润性癌，肉眼见囊壁不规则增厚，相邻胰腺内可见不规则灰白色实性区域或呈质软的黏液样肿块（胶样癌）。较小的浸润性癌只能在显微镜下查见。

2. 镜下特点 IPMN 的衬覆上皮为高柱状上皮，并形成高大型乳头，可见纤维血管轴心（图 4-6-5-8 A）。但有时乳头较小并缺乏纤维血管轴心，被覆上皮扁平（图 4-6-5-8 B）。IPMN 可累及邻近小导管而误认为 PanIN（图 4-6-5-8 C）。发生 IPMN 的导管可以破裂，导致腔内黏液渗出到周围间质，可导致炎症反应，这种渗出的黏液不能与浸润性胶样癌混淆（图 4-6-5-8 D）。

IPMN 还需要依据占优势的细胞类型分型，并根据细

图 4-6-5-6 嗜酸细胞型 IPMN
大体上可见管腔内充满灰白灰红色实性、易碎的乳头状结节

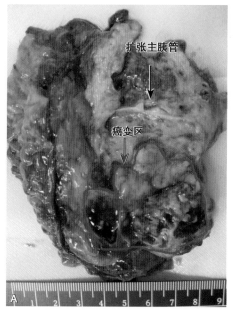

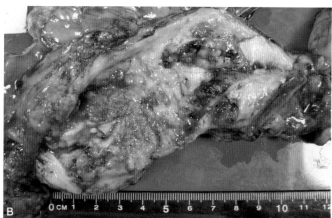

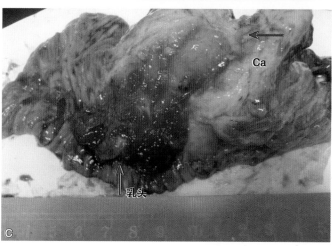

图 4-6-5-7 IPMN 伴浸润性癌
大体见囊壁内乳头形成，囊壁不规则增厚，A、B. 相邻胰腺内可见不规则灰白色实性区域；C. 呈质软的黏液样肿块

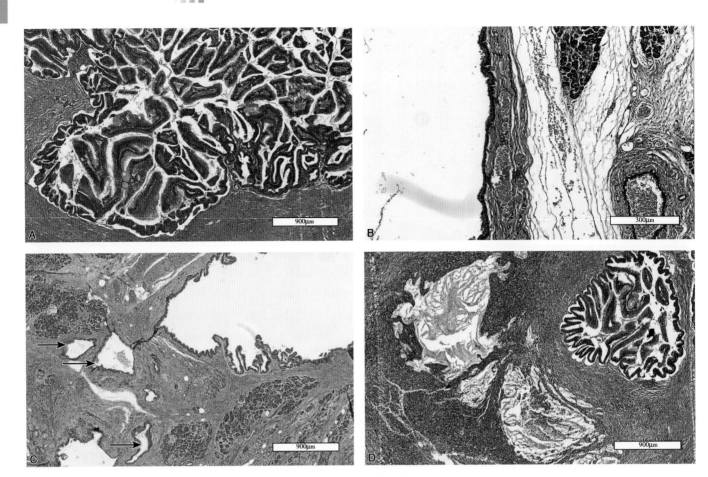

图 4-6-5-8　IPMN 镜下

A. 可凸向管腔形成乳头状; B. 也可单层平坦状; C. 可累及邻近小导管; D. 导管可以破裂, 导致腔内黏液渗出到周围间质, 导致炎症反应

胞异型增生最严重的程度进行分级。

（1）IPMN 按细胞类型可分为四型：

1）胃型：占 35%，细胞形态与胃的陷窝上皮相似，核为单层，位于基底，胞质顶端富含黏液。上皮细胞之间可见散在分布的杯状细胞（图 4-6-5-9 A）。

2）肠型：占 50%，形态与肠道的绒毛状腺瘤相似。通常乳头较长，呈绒毛状，核通常长形，依据异型增生的程度可有不同程度的假复层及细胞内黏液，上皮之间可见大量杯状细胞，潘氏细胞及内分泌细胞也可见（图 4-6-5-9 B）。

3）胰胆管型：占 10%，此型乳头分支更为复杂，常为多分支状乳头、微乳头，甚至出现筛状排列。细胞核圆形，多为单层，但可有不同程度的异型性，甚至出现极性紊乱，核仁明显（图 4-6-5-9 C）。

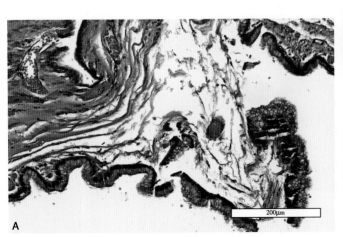

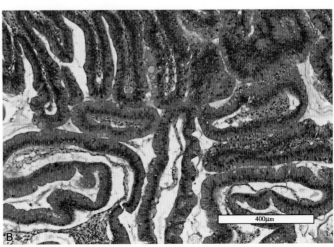

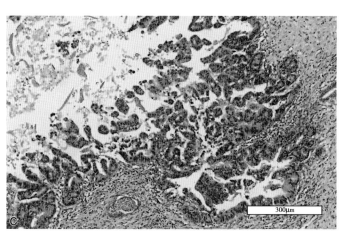

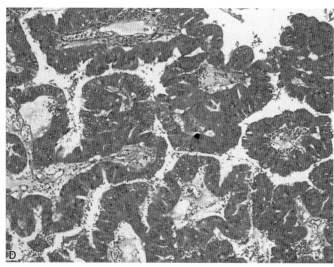

图 4-6-5-9　IPMN 的细胞亚型

A~D. 胃型、肠型、胰胆管型、嗜酸细胞型

4）嗜酸细胞型：占 5%，由假复层嗜酸性上皮组成，核圆形，可见核仁，胞质内含有淡粉色颗粒，比潘氏细胞内的颗粒细得多，杯状细胞常混杂在嗜酸性细胞中。通常形成复杂的分支乳头状、实性巢状、筛状结构（图 4-6-5-9 D）。部分区域也可见上皮平坦，无复杂乳头状结构。这一类型 IPMN 因可表现为实性并充满管腔，可与导管内肿瘤鉴别困难。

同一 IPMN 中可出现各种细胞亚型的混合，分亚型时以优势细胞为主。各细胞亚型除了形态学上差异外，免疫组化染色黏蛋白的表达情况也不同（表 4-6-5-1）。胃型 IPMN 常表现为轻度异型增生；肠型 IPMN 则易表现为中至重度异型增生；胰胆管型及嗜酸细胞型 IPMN 通常表现为重度异型增生。

表 4-6-5-1　黏蛋白及 CDX2/CK20 在各型 IPMN 及 ITPN 中的表达差异

	MUC1	MUC2	MUC5AC	MUC6	CDX2/CK20
胃型	−	−	+	+	−
肠型	−	+	+	−	+
胰胆管型	+	−	+	+	−
嗜酸细胞型	+	−	+	+	−
ITPN	+	−	−	+	−

（2）上皮异型程度分级：所有 IPMN 依据上皮的异型增生程度可分为轻度、中度和重度异型增生，主要依据组织结构及细胞异型性。从轻度异型增生到中度异型增生、重度异型增生再到浸润性癌，通常要经过很多年。同一 IPMN 出现不同程度异型增生时，以病变最重的为准。

1）轻度异型增生（图 4-6-5-10 A）：内衬单层相对一致的柱状上皮细胞，核位于基底异型较小，无核分裂。上皮可以平坦或形成含纤维血管轴心的乳头。

2）中度异型增生（图 4-6-5-10 B）：核相对拥挤，失去极性，可见核多形性，偶尔可见核分裂。可形成含纤维血管轴心的乳头。

3）重度异型增生（图 4-6-5-10 C）：以形成复杂的乳头结构为特征，可见筛状结构及分支或出芽的乳头结构。当然细胞也可平坦无上述结构形成。细胞极性完全消失，有明显多形性及非典型性，常有核分裂象。

4）IPMN 伴浸润性癌（图 4-6-5-11）：IPMN 伴发的浸润性癌，可以是较小浸润的（浸润深度≤5mm），也可以多灶性或是明显浸润的。因为"微浸润"在不同作者的定义之间存在差异，目前国际公认取消"微浸润"这一诊断术语。而建议在 TNM 分期中将 T1 期（浸润癌小于 2cm）进行细分，分为 T1a（浸润深度≤0.5cm），T1b（0.5cm＜浸润深度≤1cm），T1c（浸润深度 1~2cm）。

IPMN 发展而来的浸润性癌可以是普通的导管腺癌，但也可以是其亚型：胶样癌、嗜酸性细胞癌等。四种亚型的 IPMN 都可进展为普通型导管腺癌，但胶样癌只是由肠型 IPMN 进展而来，而嗜酸性细胞癌只是由嗜酸细胞型 IPMN 进展而来（表 4-6-5-2）。需要注意的是 IPMN 进展而来的浸润性癌可以是局灶的也可以是多发的。而且

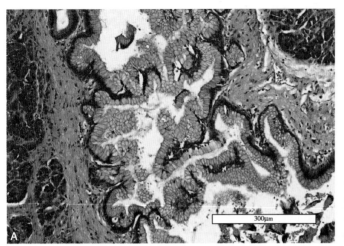

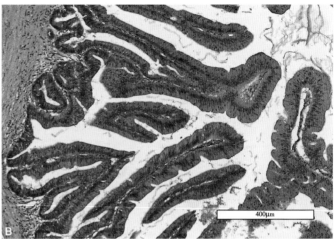

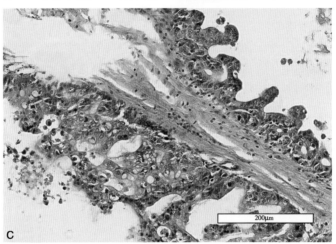

图 4-6-5-10 IPMN 上皮的异型增生程度
A~C. 轻度、中度、重度异型增生

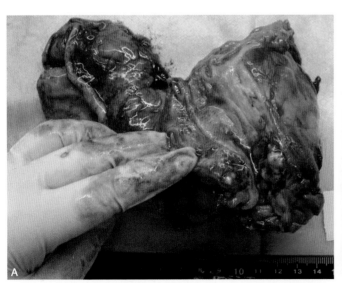

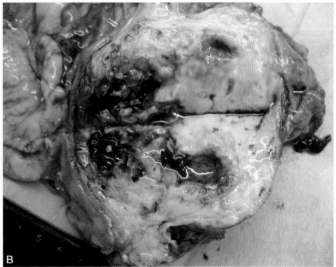

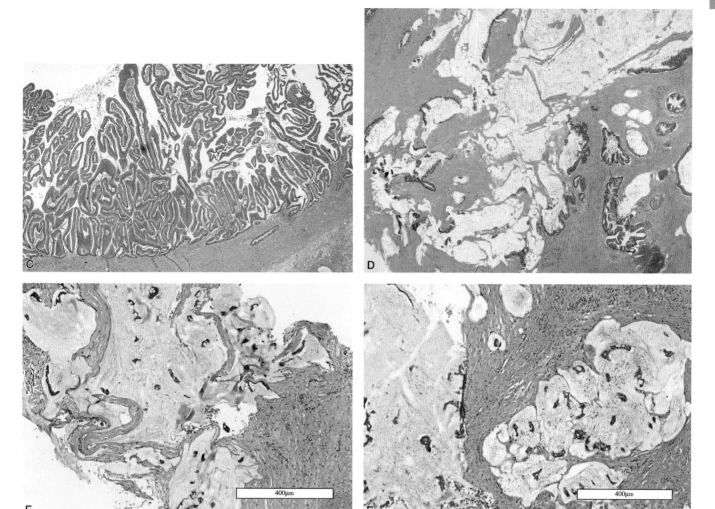

图 4-6-5-11 IPMN 伴浸润性癌

A. 十二指肠胰头切除标本,沿胆总管打开,可见周边分支胰管扩张,其内充满黏液及乳头;B. 垂直胆总管切开,切面可见呈囊实性,囊性区内可见乳头形成,实性区呈灰白色,质地稍硬;C、D 囊性区镜下见导管上皮凸向腔内乳头样增生,细胞轻至中度异型;E、F 实性区镜下见大片黏液湖形成,肿瘤性腺体在周边呈浸润性生长,或者漂浮于黏液湖中(此例诊断:胰头部导管内乳头状黏液性肿瘤伴浸润性癌,浸润性癌成分为黏液性非囊性癌)

表 4-6-5-2 各型 IPMN 及 ITPN 的特征

	胃型	肠型	胰胆管型	嗜酸细胞型	ITPN
位置	分支胰管>主胰管	主胰管>分支胰管	分支胰管>主胰管	分支胰管>主胰管	分支胰管>主胰管
上皮生长方式	平坦或乳头样	指状绒毛	复杂乳头	实性生长	实性生长
上皮异型性	LGD/IGD	IGD/HGD	HGD	HGD	HGD
浸润性癌发生概率	15%	30%~60%	60%~75%	25%	40%
浸润性癌类型	普通导管腺癌	胶样癌或普通导管腺癌	普通导管腺癌	嗜酸细胞型或普通导管腺癌	普通导管腺癌

IPMN 伴发的浸润性癌可以不是由 IPMN 进展而来,而是同时发生的胰腺导管腺癌。

相应的伴发的浸润性癌需要对其相应的级别进行描述,诊断中需标注浸润型癌的类型及分级。

3. 免疫组化染色 IPMN 通常表达 AE1/AE3、CAM5.2、CK7、CK8、CK18、CK19,大部分还可表达 CEA、CA19-9。黏蛋白标记物(MUC1、MUC2、MUC5AC、MUC6)及 CDX2

在各亚型中表达有所不同(表 4-6-5-1)。

4. 分子病理 在 30%~80%的 IPMN 中存在有 k-Ras 12 密码子的点突变,其突变率也随上皮异型性增加而增加,K-ras 在多中心 IPMN 中存在杂合性突变,表明 IPMN 是多克隆性病变,但嗜酸细胞型 IPMN 中无 K-ras 基因突变的报道。约 10%的 IPMN 存在 PIK3CA 基因突变,这在导管腺癌中尚未见报道。B-raf 基因突变存在于少数 IPMN 中,

40%的IPMN中存在p53、p16和DPC4基因缺失,其发生率随上皮异型增生程度的增加而增加,虽然p16突变不常见,但p16基因启动子甲基化导致其表达缺失是很常见的。DPC4基因主要改变为等位基因缺失,而突变少见,其蛋白在大多数非浸润性IPMN中呈表达状态。约25%的病例可见有Peutz-Jeghers基因(CTK11/LKB1)的失活。

【鉴别诊断】

1. 黏液性囊性肿瘤 分支导管型IPMN需与MCN鉴别。后者以女性更为常见,主要在胰体尾部;囊肿与大的胰腺导管并不相通;有特征性的卵巢型间质。

2. 黏液性非瘤性囊肿 黏液性非瘤性囊肿是纯良性病变。内衬上皮为立方或柱状黏液上皮,细胞温和,无异型,不形成乳头样凸起;囊肿与导管系统不相通。

3. 浆液性寡囊型囊腺瘤 分支导管型IPMN需与浆液性寡囊型囊腺瘤鉴别。浆液性寡囊型囊腺瘤囊内通常无黏液,囊壁内衬透明立方上皮,胞质富于糖原。

4. 潴留囊肿 胰腺导管的梗阻、纤维化可以导致上游导管的囊性扩张而称为潴留囊肿。可以单个或多个,囊肿直径通常较小,小于1cm,内衬胰胆管型上皮,偶尔还可在潴留囊肿内发现低级别PanIN。大体和镜下有时会与分支导管型IPMN混淆。但IPMN扩张的导管腔内可含大量的黏液,可形成含纤维血管轴心的乳头,上皮细胞可有异型性。

5. 胰腺上皮内肿瘤(PanIN) IPMN通常大于10mm,大体和影像学均可见,内衬上皮可形成乳头样结构。而PanIN病灶很小(通常小于0.5cm),多于显微镜下才能见到。但PanIN也可发生于大的导管及潴留囊肿内,而IPMN也可累及小的导管,这时这两种病变的鉴别就不是很明确。而且通过大小来鉴别这两种病变也存在一个灰区,即5~10mm的病变,目前得到公认的将这类病变称为"IPMNs的初期病变"。当PanIN累及潴留囊肿时,通常囊内衬上皮还可见正常导管上皮,这点可帮助与IPMN鉴别。

值得注意的是伴轻、中度异型增生的胃型IPMN与低级别PanIN之间存在相当大程度的重叠,两者均可累及分支导管,有相似的形态学特征,相似的黏蛋白表达特征。两种病变都可以频繁的在具有胰腺癌家族史患者的胰腺中发现。但如果这种低级别病变被完整切除,在预后上并不存在什么差异。

6. 胆道的IPMN 导管内乳头状或管状肿瘤也可以发生于胆道,包括胰腺内胆总管。大多内衬胰胆管型上皮,但也可以是胃型、肠型或嗜酸细胞型上皮。明确其位置(发生于胆总管)有助于将其与胰腺IPMN及ITPN区分开。

7. 其他肿瘤的导管内生长 胰腺的其他原发肿瘤或偶尔继发性肿瘤也可沿胰腺大导管生长,这样可能误认

为IPMN及ITPN。胰腺原发性肿瘤大体可以显示导管内生长的包括腺泡细胞癌、伴破骨样巨细胞的未分化癌及胰腺神经内分泌肿瘤。各自特征性的形态学特征及免疫组化表达特征有助于鉴别。

8. 导管内管状乳头状肿瘤(ITPN) 是一类导管内肉眼可见的上皮性肿瘤,形成腺管状结构,上皮伴有重度异型增生,局部可有管状乳头状生长,无过度的黏液分泌。与IPMN的区别在于IPMN有大量黏液产生并聚集在管腔内、以囊内乳头状生长为主;免疫组化显示MUC5AC(+)、肠型MUC2(+)。而ITPN腔内无过度黏液聚积、结构复杂,以管状生长为主,很少形成囊,偶尔可见类似粉刺样癌改变;免疫组化显示MUC5AC和MUC2均(-)、而MUC1 90%(+)等,但两者仍有一定程度的重叠(表4-6-5-1、表4-6-5-2)。

二、导管内管状乳头状肿瘤

【概念】 胰腺导管内管状乳头状肿瘤(intraductal tubulopapillary neoplasm of the pancreas,ITPN)是导管内生长并大体可见的上皮性肿瘤,有小管状结构伴上皮重度不典型增生,无黏液过度分泌。如伴有浸润性癌成分则命名为导管内管状乳头状肿瘤伴浸润性癌。

【临床特点】 ITPN比较少见,不足胰腺外分泌肿瘤的1%,仅占导管内肿瘤的3%,到目前为止,文献报道不足30例。发病年龄平均55岁(35~84岁),比IPMN年轻约10岁。ITPN与IPMN影像学表现相似,通常影像学不能鉴别。患者可有非特异性症状,如腹痛、腹泻、体重减轻、糖尿病等,甚至无症状,仅在体检时偶然发现。发生黄疸者更少。

【病理特点】

1. 大体特点 局限在胰腺导管内,胰腺导管明显扩张,导管内可见乳头状及息肉样肿物,通常呈实性,未见明显黏液(图4-6-5-12)。约半数位于胰头部(图4-6-5-12 A),1/3可累及整个胰腺,15%位于胰尾部(图4-6-5-12 B)。周围胰腺可以萎缩或硬化。

2. 镜下特点 镜下ITPN病变形态相对一致,同一病例各区域之间病理改变基本相同。扩张的导管内见小管状腺体或小的腺泡样腺体背靠背密集排列,偶可见乳头结构,部分在扩张的大胰管内呈筛状。黏液很少或缺乏。部分肿瘤结节堵塞管腔,形成周围包绕纤维间质的边界清楚的细胞巢。腺体上皮细胞立方状,胞质嗜酸性,核圆形、卵圆形,重度异型性,核分裂象易见。有时管腔内息肉样肿瘤结节之间可见局灶坏死,或纤维组织增生,偶尔可见粉刺癌样坏死(图4-6-5-13 A~E)。大约40%左右的病例可伴发浸润性癌,通常灶性,呈管型(图4-6-5-13 F)。

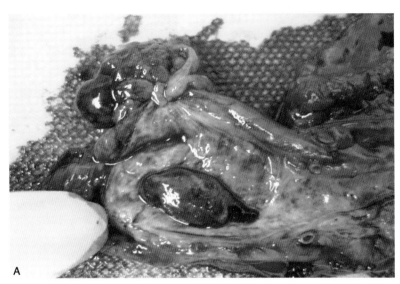
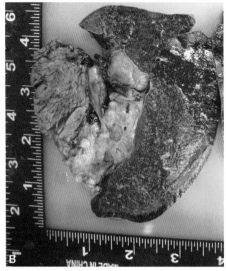
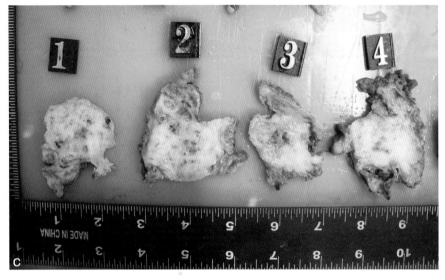

图 4-6-5-12 ITPN 大体

A～C. 导管明显扩张，导管内可见息肉样肿物或呈实性充满导管，可伴浸润性癌，未见黏液分泌

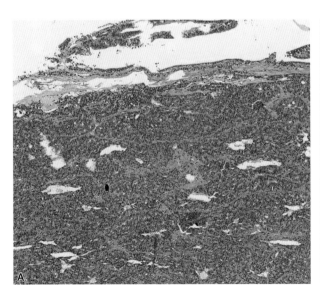
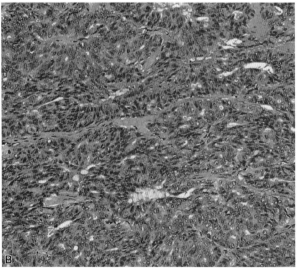

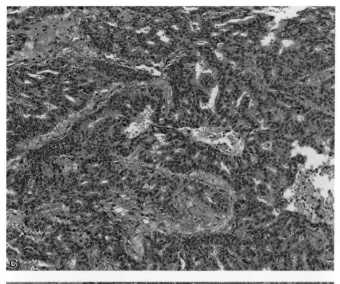
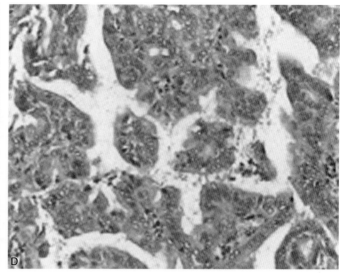
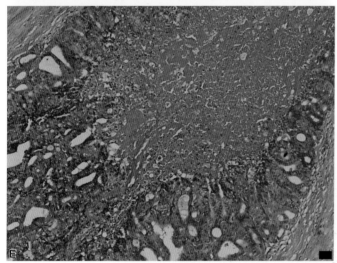
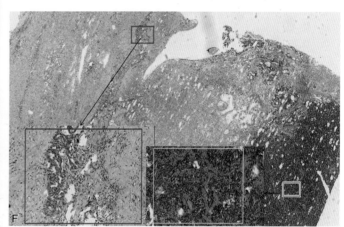

图 4-6-5-13　ITPN 镜下

A. 肿瘤在扩张的导管内呈实性生长；B、C. 高倍镜下见肿瘤呈小管状腺体或小的腺泡样腺体背靠背密集排列；D、E. 偶可见乳头结构及粉刺癌样坏死；F. 部分病例可伴发浸润性癌，通常灶性，呈管型（红色框内显示浸润癌腺体呈管型）

3. **免疫组化染色**　CK7、CK19 阳性提示导管上皮分化，MUC6 和 MUC1 可部分阳性，MUC2 及 MUC5AC 阴性，Ki67 阳性指数较高（表 4-6-5-1）。

4. **分子病理**　ITPN k-Ras 基因突变率与 IPMN 无明显差异。

【鉴别诊断】ITPN 主要要与 IPMN 相鉴别（表 4-6-5-1、表 4-6-5-2）。两者的鉴别点包括：①IPMN 黏液更丰富，囊性变更明显，ITPN 细胞内外的黏液较少；②IPMN 以乳头状生长为主，ITPN 以管状生长方式为主；③ITPN 可见明显坏死，类似粉刺样坏死是 ITPN 的常见现象，但在 IPMN 中罕见；④MUC5AC 的免疫标记不同，IPMN 通常阳性，而 ITPN 大部分为阴性；⑤IPMN 根据细胞内黏液及细胞形态有较多分类：胃型、肠型、胰胆管型和嗜酸细胞型等；胃型和肠型 IPMN 与 ITPN 鉴别容易，部分胰胆管型和嗜酸细胞型 IPMN 与 ITPN 难以分开；黏液相对较多，上皮有低级别形态，MUC5AC 表达等倾向于 IPMN。

第六节　腺泡细胞癌

【概念】腺泡细胞癌（acinar cell carcinoma，ACC）是一种非常少见的恶性上皮性肿瘤，肿瘤细胞大小相对一致，排列成实性或腺泡状并分泌胰酶。形态学变化较大，可以形成分化较好腺泡样结构，也可以形成分化较差的实性巢状。

【发病机制】目前病因学未知。有文献报道腺泡细胞癌可发生于 Lynch 综合征或家族性腺瘤性肉病患者。

【临床特点】ACC 约占成人所有胰腺外分泌肿瘤的 1%～2%，儿童所有胰腺外分泌肿瘤的 10%。大部发病年龄较大，平均 60 岁，有约 10% 发生于儿童，平均 8～15 岁，年龄范围 3～90 岁。多见于男性，男女之比为 2∶1。

临床表现为非特异性症状，如腹痛、消瘦、恶心或腹泻。肿瘤常挤压而非侵及邻近组织，因此胆道梗阻及黄疸不常见。10%～15% 患者可出现脂酶过分泌综合征。其特征为过多的脂酶分泌至血浆中,临床上出现皮下脂肪坏死、多发性关节疼痛及外周血嗜酸性粒细胞增多。手术切除肿瘤可以使血清脂酶降至正常水平,相应症状即可缓解。超过50%的患者可发生转移,可转移至淋巴结、肝、肺或腹膜。

【病理特点】

1. 大体特点 肿瘤通常较大,平均直径10cm(范围2~30cm),通常单发,偶尔也可见呈多结节,边界清楚,呈膨胀性生长而非浸润性不规则边缘。结节质地软,切面呈灰白或棕红色,均质状,分叶状,可见坏死或囊性变区域(图4-6-6-1 A~F)。肿瘤可发生于胰腺各个部位,也可在导管内生长,肿瘤可侵犯邻近组织,如十二指肠、脾或大血管(图4-6-6-1 G)。部分形成囊状,称为腺泡细胞囊腺癌。

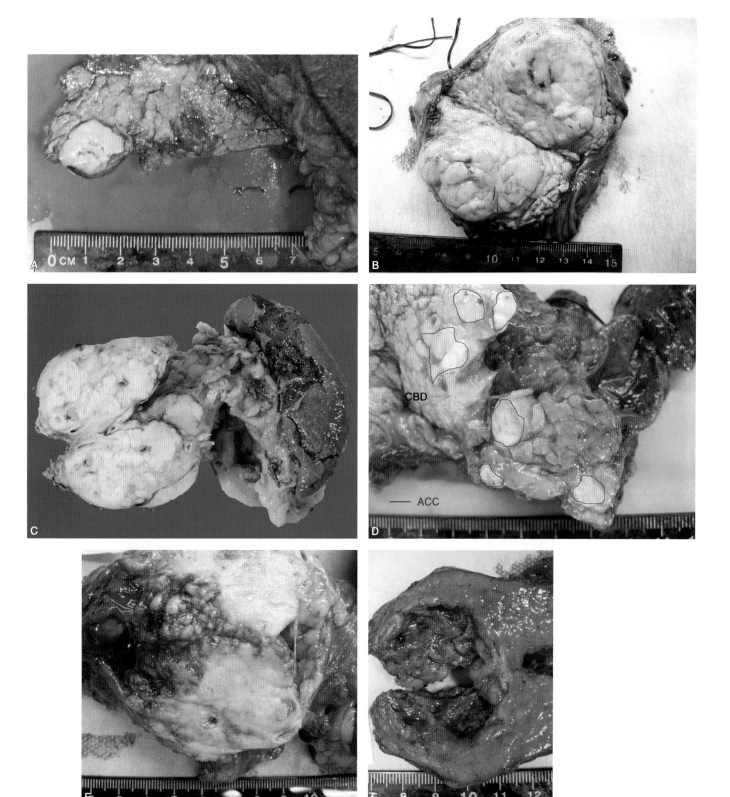

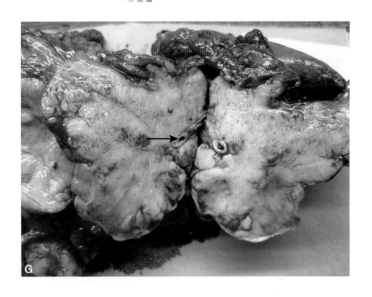

图 4-6-6-1 ACC 大体
A ~ D.肿瘤切面呈灰色或黄色,通常单发,直径可以较小(约 2cm)(A),通常很大(B、C);偶尔也可见呈多结节(D),边界较清楚,呈膨胀性生长;E、F.可见坏死或囊性变;G.肿瘤可侵犯邻近组织,包绕周围大血管(箭头)

2. 镜下特点 肿瘤细胞被纤维条索分割成大结节状,缺乏导管腺癌中特征性的癌性间质反应。坏死可见,甚至可以出现广泛凝固性坏死(图 4-6-6-2)。肿瘤细胞团中具有丰富的纤细微血管。

肿瘤细胞排列方式多样,梁索状、腺泡状、腺样、实性或脑回状(图 4-6-6-3)。在腺泡生长模式,可见腺泡背靠背,围绕小的管腔可见簇状锥体细胞。肿瘤细胞胞质中等,核位于基底。如果腺腔扩大则可变成腺样。在实性生长模式,细胞呈实性片状分布,细胞胞质中等或较少,细胞巢之间由少的纤维血管间质分隔。在梁状生长模式,可见交错的带状或索条状,每种形态都可见至少两排细胞。脑回状生长模式罕见,与胰腺神经内分泌

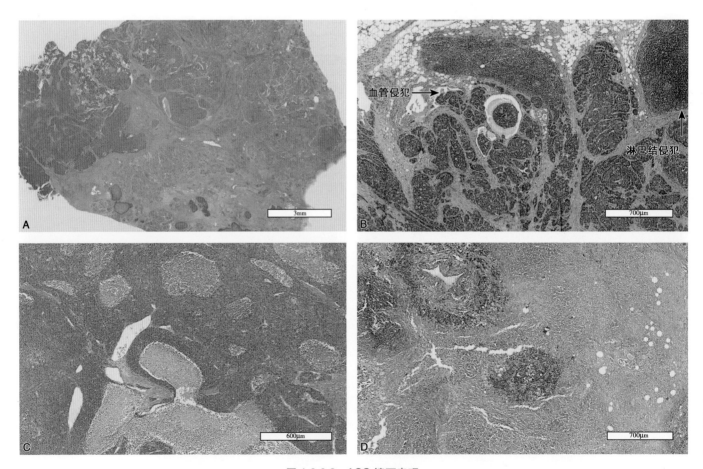

图 4-6-6-2 ACC 镜下表现
A.低倍镜下见肿瘤细胞被纤维条索分割成大结节状,结节大小不一,并缺乏导管腺癌中特征性的癌性间质反应,肿瘤与周围组织界限尚清,但也可跳跃式生长累及相邻胰腺;B.侵犯胰周脂肪组织及血管、淋巴结;C、D.坏死可见甚至呈大片状

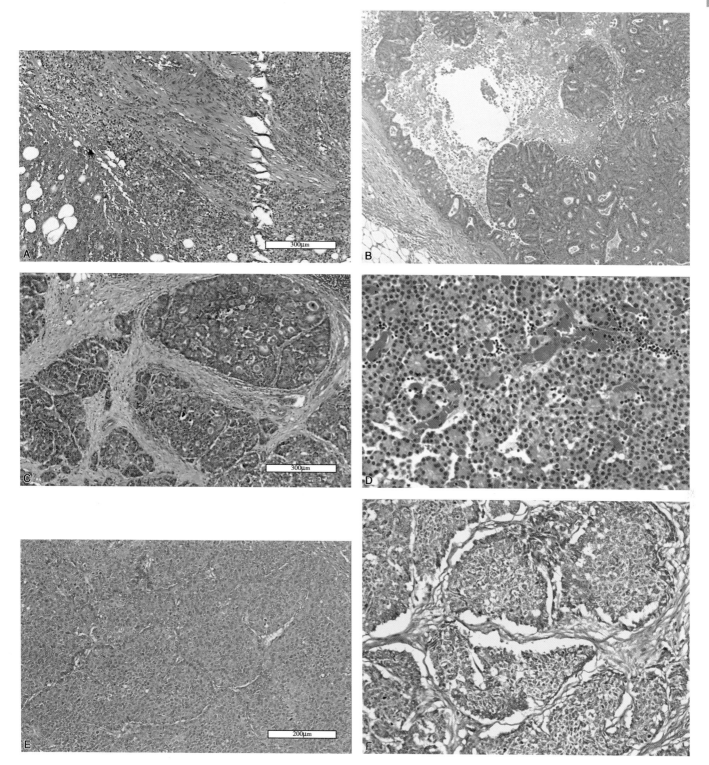

图 4-6-6-3　ACC 肿瘤细胞排列方式

A. 梁索状：这型肿瘤相对分化较差，细胞条索宽窄不一；B. 腺样，可见肿瘤细胞排列呈腺管状，可见明显的管腔及坏死；C. 腺泡状，肿瘤以背对背生长的腺泡以腺泡样结构生长模式为特征；D. 腺泡之间可见丰富的小血管，这型细胞异型相对较小；E、F. 实性巢状，细胞巢由纤细的纤维分开

肿瘤相似。

肿瘤细胞胞质少至中等量，双嗜性或嗜酸性，因具有酶原颗粒而呈颗粒状，但是多数病例仅见细小的胞质颗粒（图 4-6-6-4 A、B）。核圆形或卵圆形，通常相对一致，无明显多形性，可见核仁位于中央较明显（图 4-6-6-4 C、

D）。但核仁并不是总是可见，而且核也可出现异型性，不同的病例异型性程度不一，核分裂象数目变化也较大。

肿瘤血管侵犯比较常见（图 4-6-6-4 E、F），而周围神经侵犯不是很常见（图 4-6-6-4 F）。

此外腺泡细胞癌还有一些变异亚型：

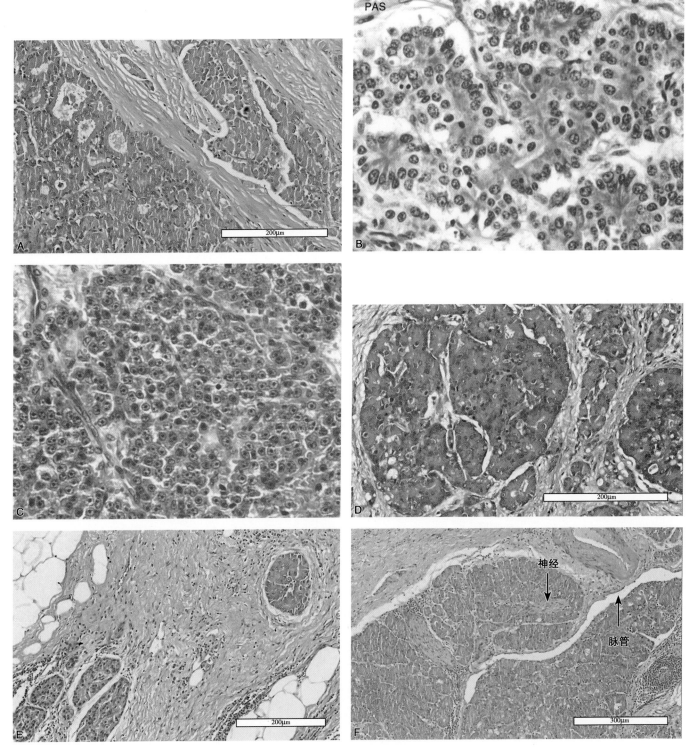

图 4-6-6-4 ACC 细胞形态

A. 肿瘤细胞相对一致,无明显多形性,胞质少至中等量,因具有酶原颗粒而呈颗粒状;B. PAS 染色阳性显示胞质富有糖原;C. 细胞可见核仁位于中央较明显;D. 但核仁并不是总是可见,同一病例也可表现不一,部分肿瘤细胞可见清晰核仁,部分不清楚;E. 肿瘤血管侵犯比较常见,可见脉管瘤栓;F. 也可见侵犯血管壁,周围神经侵犯也可见

(1)导管内结节及乳头状变异:有少数报道的病例显示腺泡细胞癌除了实性区域还可见胰腺导管的扩张,镜下显示肿瘤细胞结节状(实性或腺泡样)生长模式并延伸至导管,并在导管内形成肉眼可见的息肉样凸起。

有些病例则显示导管内乳头样或乳头囊状生长模式,可见纤维血管轴心。两种变异亚型都可误认为 IPMN,但肿瘤细胞特征性形态及免疫组化指标可以很好地将两者区别开。

（2）囊状变异（腺泡细胞囊腺癌）：罕见病例可见腺泡细胞癌大体形成囊腔（非退变），称为腺泡细胞囊腺癌。肿瘤通常较大（平均 24cm），多房性，外周可见假包膜形成，大体上肿瘤似浆液性微囊型腺瘤。囊内可含呈同心圆状薄层嗜酸性物质，囊壁内衬肿瘤细胞与普通腺泡细胞癌的肿瘤细胞相似。临床生物学行为也与普通型腺泡细胞癌相似。

（3）混合性腺泡细胞癌：腺泡细胞癌可以含有向导管细胞及内分泌细胞分化的成分，这些成分可能只能通过免疫组化识别出。当每种成分超过肿瘤的 30% 时，就可称为混合性腺泡-导管癌（图 4-6-6-5）或混合性腺泡-神经内分泌癌。非常罕见的在同一个肿瘤中同时出现这三种成分（每种>30%），就称为混合性腺泡-神经内分泌-导管癌。

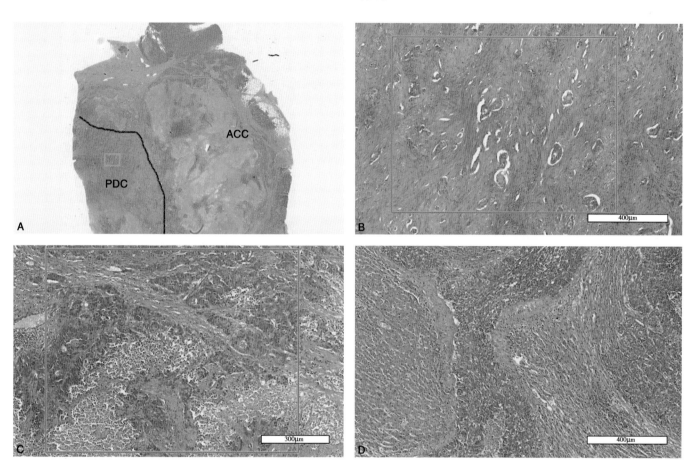

图 4-6-6-5　混合性腺泡-导管癌

A~C. 低倍镜下见两种肿瘤之间有相对的界限，导管腺癌相对纤维间质丰富，而腺泡细胞癌间质反应不明显，可见广泛的坏死；
D. 肝脏转移灶可见以某一成分为主，此例转移灶肿瘤成分为腺泡细胞癌

3. **免疫组化染色**　腺泡分化可以显示胰酶如胰蛋白酶（图 4-6-6-6 A）、脂肪酶、糜蛋白酶免疫标记呈阳性。BCL-10 可以在约 86% 的病例中检测到（图 4-6-6-6 B）。另外腺泡细胞癌还可显示 α1 抗胰蛋白酶（图 4-6-6-6 C）、AE1/AE3、CAM5.2（图 4-6-6-6 D）、CK8、CK18 免疫标记阳性。Ki67 增殖活性较高，平均约 30% 左右（图 4-6-6-6 E、F）。在腺泡细胞癌中可有散在分布的内分泌细胞或形成小灶性内分泌细胞结节，可表达 CgA 及 Syn，如果>30% 的肿瘤细胞显示神经内分泌分化，则归类于混合性腺泡-神经内分泌癌。

4. **分子病理**　与导管腺癌相比，腺泡细胞癌（ACC）很少有 K-ras、p53、p16 和 DPC4 基因异常。半数 ACC 中染色体 11p 存在杂合性缺失（LOH），25% 有 APC/β-catenin 信号通路异常，表现为 β-catenin 基因突变活化，免疫组化呈核弥漫性或斑片状阳性表达，但亦可为正常膜表达或核、膜表达（图 4-6-6-7）。

【鉴别诊断】

1. **胰腺母细胞瘤**　腺泡细胞癌可见于儿童，而胰母细胞瘤也可发生于成人，这时两者鉴别就很困难。大体及镜下表现均相似，如在镜下查见鳞状细胞巢可以将胰母细胞瘤和腺泡细胞癌区别开来。而且胰母细胞瘤更容易表现出器官样结构并可有富于细胞的间质，而这些腺泡细胞癌通常没有。

2. **胰腺神经内分泌肿瘤**　当腺泡细胞癌呈巢状或梁

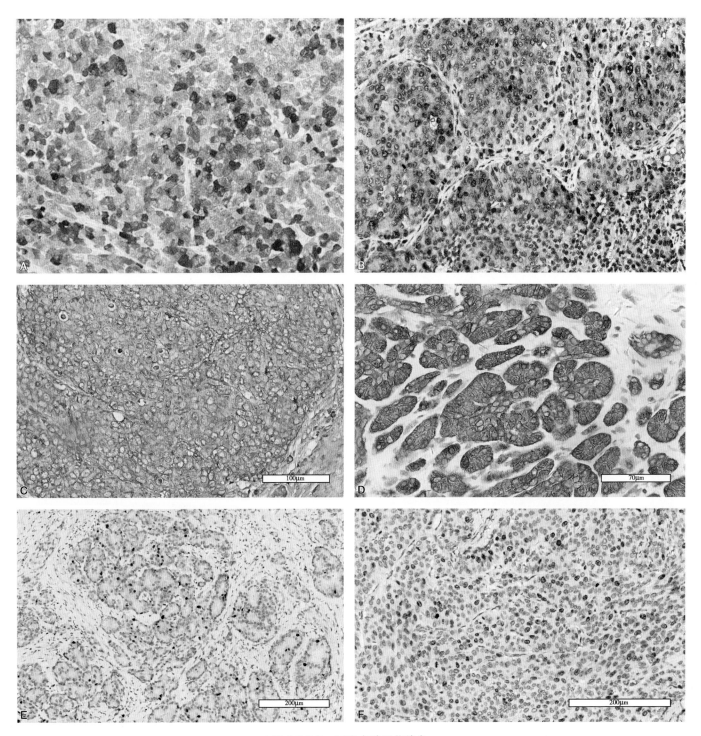

图 4-6-6-6　ACC 免疫组化染色

A. 胰蛋白酶(trypsin)阳性；B. BCL-10 阳性；C. α1 抗胰蛋白酶(α1-ACT)阳性；D. CAM5.2 阳性；E. Ki67 增殖活性与肿瘤分化有关，高分化增殖活性相对较低(约 10%)；F. 低分化增殖活性相对较高(约 60%)

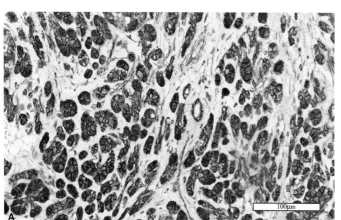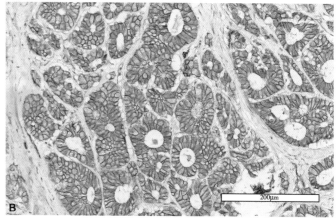

图 4-6-6-7 ACC β-catenin 免疫组化染色表达情况
A. 可呈核弥漫性或斑片状阳性表达；B. 亦可为正常膜表达

状分布，且细胞大小相对一致时，容易误认为 1～2 级的神经内分泌肿瘤，但腺泡细胞癌核分裂易见，没有神经内分泌肿瘤细胞胡椒盐样染色质；免疫组化指标提示向腺泡分化。分化较差的腺泡细胞癌容易与大细胞癌产生鉴别困难，均可见广泛坏死，明显核仁，高核分裂计数。免疫组化有一定提示作用（表 4-6-2-4），但需要注意的是腺泡细胞癌内可含有内分泌成分（散在或局灶结节），当内分泌成分>30%则归类于混合性腺泡-神经内分泌癌。

3. 实性假乳头状肿瘤 主要发生在年轻女性；不形成真正的腺腔；有嗜酸性小体形成；vimentin、CD10、LEF-1、P504S 呈阳性，β-catenin 呈细胞核及细胞质阳性，不表达腺泡细胞免疫指标（表 4-6-2-4）。

4. 胰腺导管腺癌 有突出的纤维组织增生性间质；腺体结构可伴有黏液产生；细胞核呈多形性。免疫组化可很好鉴别开（表 4-6-2-4）。

第七节 胰母细胞瘤

【概念】胰母细胞瘤（pancreatoblastoma，PB）这是一类主要见于幼儿的恶性上皮性肿瘤。肿瘤由边界清楚的实性细胞巢构成，其中混有腺泡及鳞状小体，有纤维间质分隔。肿瘤中腺泡分化占主导，可有少量的内分泌或导管分化。

【发病机制】病因尚不清楚。

【临床特点】胰母细胞瘤基本只发生于婴儿及儿童，平均发病年龄 5 岁，但也有成人病例报道发生于 18～78 岁之间。约 50% 的病例位于胰头部，其余分布于胰体尾部。

临床上多无特异性症状。儿童多为偶然发现的腹部肿块。相关症状包括疼痛、消瘦及腹泻。极少数出现 Cushing 综合征。某些病例可出现 AFP 升高。

【病理特点】

1. 大体特点 多数为单发性实性肿块，肿瘤通常体积较大，平均 11cm（范围从 1.5～20cm 不等），界限清楚，分叶状，质地软，可见纤维分隔。坏死可十分显著。偶尔肿瘤呈囊性，这些病例几乎都发生于 Beckwith-Wiedeman 综合征的患者。

2. 镜下特点 胰母细胞瘤的上皮成分富于细胞，肿瘤细胞排列成边界清楚的岛状，由纤维间质分隔，低倍镜下呈"地图样"外观。多角状肿瘤细胞巢构成的实性区，与具有极向的肿瘤细胞围绕小腔隙排列形成明显腺泡分化区交替出现（图 4-6-7-1 A）。罕见病例可出现大腺腔。肿瘤细胞核异型性小。鳞状细胞巢（鳞状小体）是 PB 形态学特征之一，可以是上皮样细胞岛，也可以是漩涡状梭形细胞巢或角化的鳞状细胞岛（图 4-6-7-1 B）。部分病例，尤其是儿童病例，间质通常细胞丰富，罕见情况下可见异源性间质成分，如肿瘤性骨或软骨组织。

3. 免疫组化染色及特殊染色 >90% 的 PB 有腺泡分化，因此淀粉酶消化后 PAS 阳性及胰酶免疫组化标记，包括胰蛋白酶、糜蛋白酶、脂酶及 α1 抗胰蛋白酶阳性。2/3 病例至少可见神经内分泌标记局灶性阳性，如 CgA、Syn、NSE 阳性。半数病例表达导管分化，如 CEA 及细胞角蛋白（图 4-6-7-1 C）。另外，血清 AFP 升高的病例免疫组化 AFP 可阳性。

4. 分子病理 胰母细胞瘤（PB）最常见的遗传学改变则是 11p 的 LOH，这也是肾和肝母细胞瘤等胚胎性肿瘤的常见改变，50%～80% 的 PB 存在 β-catenin/APC 信号通路的改变，这导致 β-catenin 在核内聚集（图 4-6-7-1 D），而不存在 *K-ras* 和 *p53* 突变。

【鉴别诊断】

1. 腺泡细胞癌 腺泡细胞癌可见于儿童，而胰母细胞瘤也可发生于成人，这时两者鉴别就很困难。大体及镜下表现均相似，如在镜下查见鳞状细胞巢可以将胰母细胞瘤和腺泡细胞癌区别开来。而且胰母细胞瘤更容易

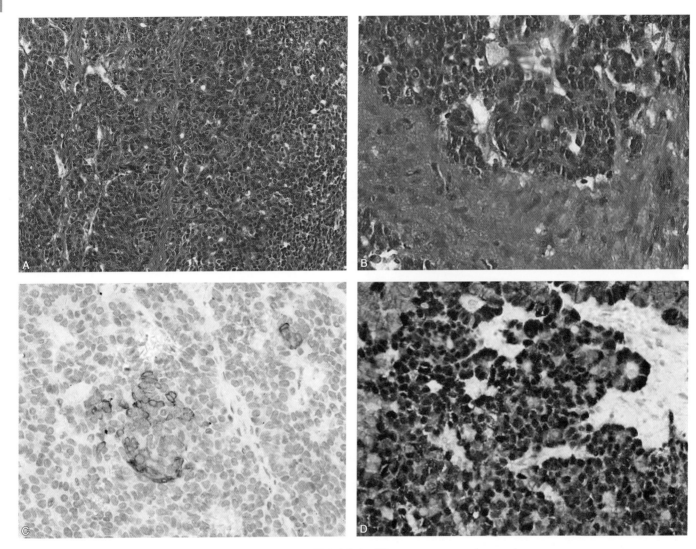

图 4-6-7-1 PB

A. 肿瘤向腺泡细胞分化（×100）；B. 局部可见非角化性鳞状细胞巢形成（×200）；C. 鳞状细胞巢部分肿瘤细胞表达 CK5（IHC×200）；
D. 其余肿瘤细胞表达 β-catenin（IHC×200，细胞核阳性）（此例由上海交通大学附属新华医院病理科王立峰教授提供）

表现出器官样结构并可有富于细胞的间质，而这些腺泡细胞癌通常没有。

2. **胰腺神经内分泌肿瘤** 细胞核染色质呈椒盐样；通常没有单个突出的核仁；免疫组化 CgA 和 Syn 弥漫阳性（表 4-6-2-4）。

3. **实性假乳头状肿瘤** 主要发生在年轻女性；不形成真正的腺腔；有嗜酸性小体形成；免疫组化染色 CD10 呈阳性；细胞核 β-catenin 呈阳性（表 4-6-2-4）。

第八节 胰腺实性-假乳头状肿瘤

【概念】 胰腺实性-假乳头状肿瘤（solid-pseudopapillary neoplasm of pancreas，SPN）是一种少见的胰腺低级别恶性上皮性肿瘤，细胞来源不明，好发于青年女性。形态上是由较为一致的肿瘤细胞组成的，形成实性及假乳头状结构，常有出血-囊性变，不同程度表达上皮、间质及内分泌标记。罕见有胰腺外 SPN 的报道，可发生于后腹膜、异位胰腺、结肠系膜及卵巢等处。

【发病机制】 病因不详。虽然肿瘤显著的性别及年龄分布提示与基因及激素相关，而且在怀孕过程因孕酮影响，肿瘤会迅速增大。但没有报道明确指出其与包括过量雌激素、孕激素的产生在内的内分泌紊乱有关联。另外，长期使用激素类口服避孕剂的女性中仅有极少数发生此类肿瘤。

【临床特点】 SPN 是一种少见肿瘤，约占胰腺囊性肿瘤的 5%。主要发生于青春期少女及孕龄期妇女（90%～95%），但也有发生于儿童及男性的报道，发生于男性的平均年龄约 35 岁。

临床上可无症状或有上腹不适、恶心、呕吐、腹部触及的肿块或急腹症（肿瘤破裂及腹腔积血）。

【病理特点】

1. **大体特点**（图 4-6-8-1） 多为分界清楚的肿块，常单发，也有多中心肿瘤的报道。可发生于胰腺任何部位,可表现为具有包膜包裹及推挤性边缘的外观,也可与相邻胰腺界限不清,甚至侵犯相邻脏器如十二指肠及脾脏。肿瘤直径大小不一,从1~25cm不等(平均10cm)。小的肿瘤可以完全实性,切面黄褐色,质地较软,也可囊

性变;大的肿瘤基本囊性变,切面红褐色,出血坏死明显,多质脆、较软。有些亦可有明显的纤维化和囊变区。囊不规则,内含不规则碎屑。极端囊性变者很像假性囊肿,仅在周边见少量残留的肿瘤细胞。

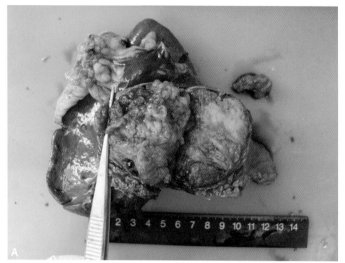
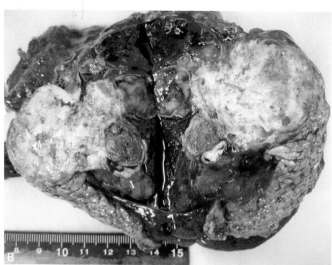
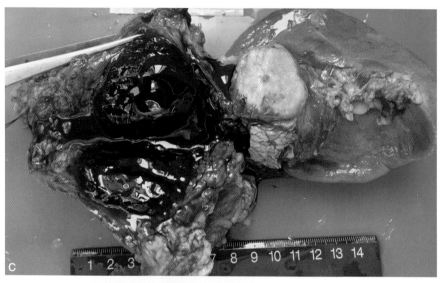
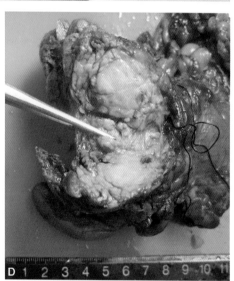
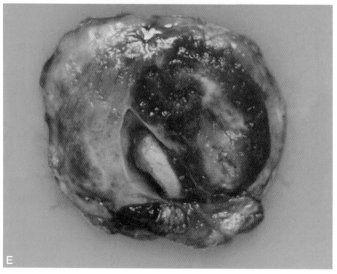
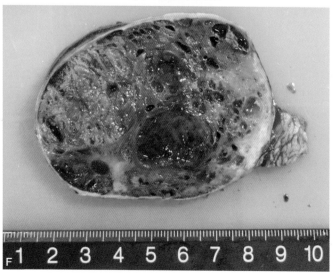

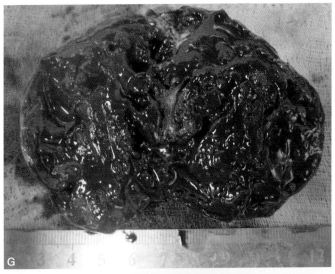
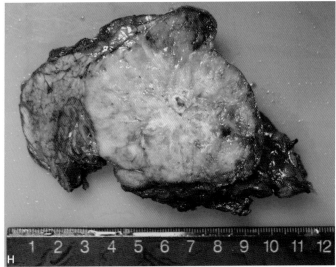
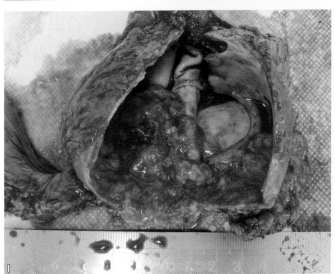
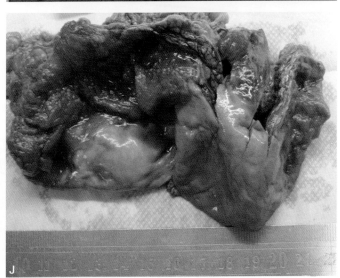

图 4-6-8-1　SPN 大体表现

A. 分界清楚的肿块,表现为具有包膜包裹及推挤性边缘的外观;B. 也可与相邻胰腺界限不清,甚至侵犯相邻脏器如脾脏;C. 肿瘤大多单发,偶尔也可见多结节,此例共有两枚结节,其中一枚切面呈实性,灰白色,质软,另一枚结节结节出血坏死明显;D. 肿瘤直径大小不一,小的肿瘤可以完全实性,切面黄褐色,质地较软;E. 也可见出血坏死囊性变;F. 大的肿瘤出血坏死明显,切面红褐色;G. 有时出血坏死明显,肿瘤成分不明显;H. 有时较大的肿瘤也可呈实性;I、J. 有些亦可有明显的纤维化和囊性变,内含不规则碎屑。极端囊性变者很像假性囊肿,仅在周边见少量残留的肿瘤组织

2. 镜下特点　肿瘤低倍镜下见肿瘤界限尚清(图 4-6-8-2 A、B),高倍镜下常向包膜、周围胰腺或十二指肠浸润(图 4-6-8-2 C)。这种包膜及相邻结构的浸润并没有什么预后提示作用。

SPN 主要由细胞形态较一致黏附性差的肿瘤细胞形成实性巢,其间有丰富的小血管(图 4-6-8-2 D、E)。远离血管的细胞出现退变,而小血管周的细胞围绕小血管形成所谓的假乳头状排列(图 4-6-8-2 F、G)。瘤细胞核比较一致,常有纵沟,胞质中等、嗜酸性(图 4-6-8-2 H),典型的瘤细胞质内或胞外可见嗜酸性透明小体,这些小体 D-PAS 阳性,免疫组化染色显示 alpha-1-antitrypsin(α1-AT)、alpha-1-antichymotrypsin(α1-ACT)阳性。肿瘤间质常有不同程度的透明变(图 4-6-8-2 I)、黏液变(图 4-6-8-2

J)。退行性改变包括出血及囊性变,可见胆固醇裂隙形成、异物巨细胞反应及灶性钙化(图 4-6-8-2 K、L)。梗死也常常可见(图 4-6-8-2 M),但这并非真性肿瘤性坏死。少见情况下,肿瘤可侵犯相邻脏器如十二指肠、脾脏、肾上腺(图 4-6-8-2 N~P),并可见神经侵犯、脉管内瘤栓、淋巴结转移(图 4-6-8-2 Q~S)。

3. 免疫组化染色　SPN 肿瘤细胞可表达 vimentin(图 4-6-8-3 A)、NSE(图 4-6-8-3 B)、CD10、CD56,β-catenin 呈特异性核浆阳性(图 4-6-8-3 C),淋巴细胞增强子结合因子 1(LEF1)核阳性(图 4-6-8-3 D)。因 β-catenin 在正常组织和肿瘤组织中同时会出现膜质阳性表达,而且极少数病例 SPN 肿瘤组织中呈胞质阳性表达为主,这时会与胰腺神经内分泌肿瘤较难区别,对诊断有一定的干扰

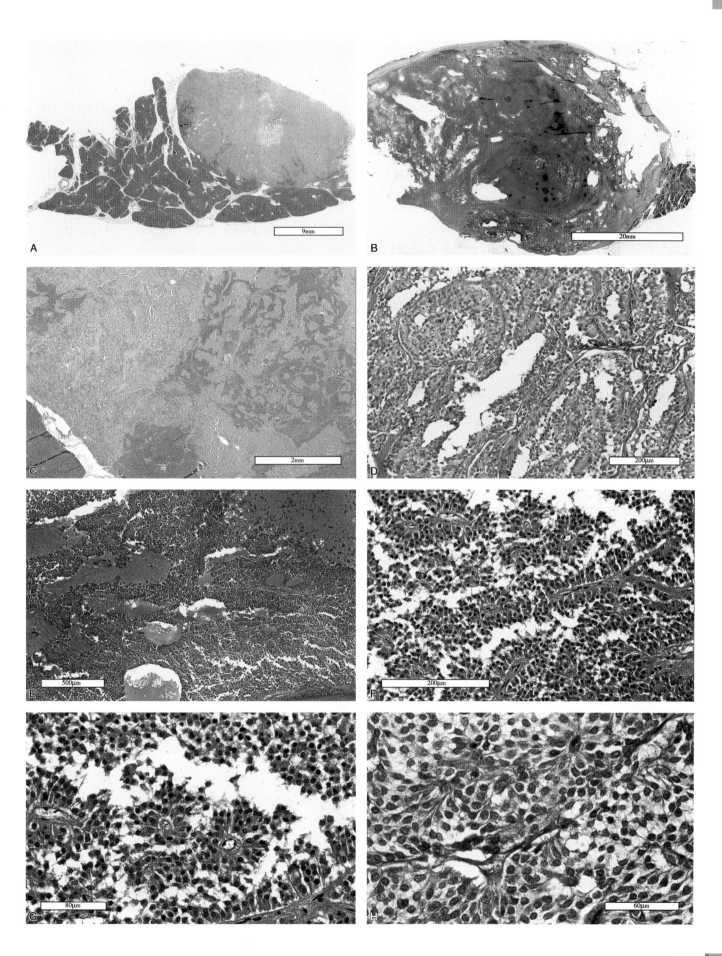

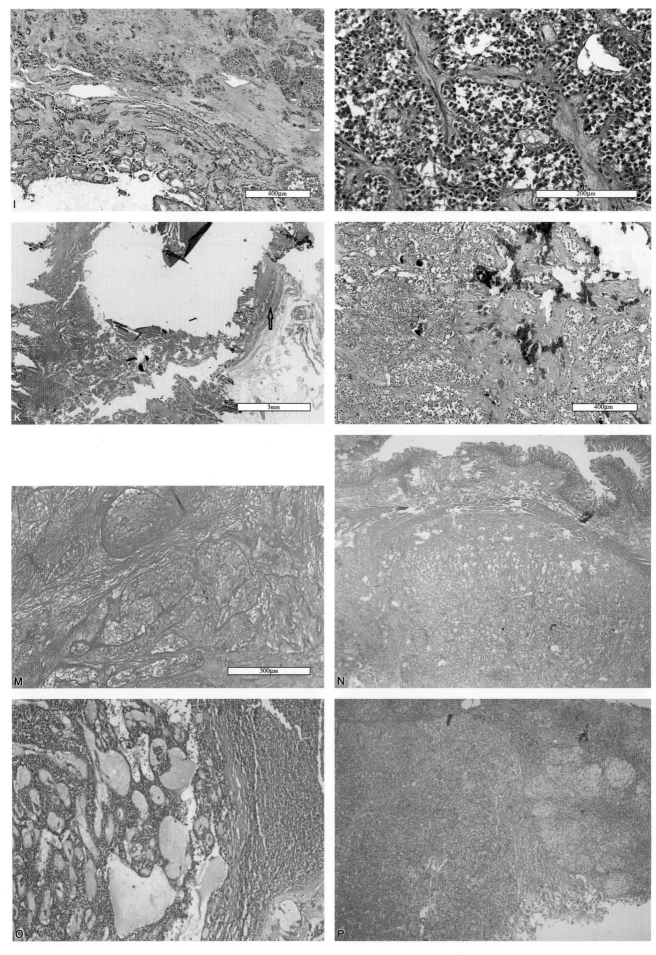

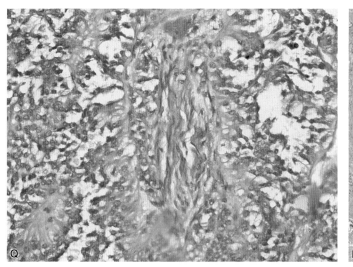

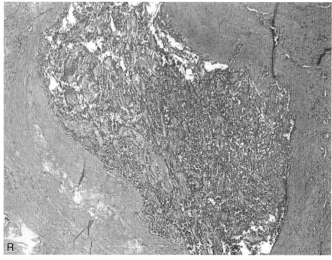

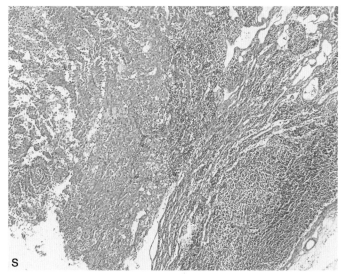

图 4-6-8-2 SPN 显微镜下表现

A、B. 低倍镜见肿瘤界限尚清,肿瘤可呈实性,也可见明显出血坏死;C. 高倍镜下常向包膜、周围胰腺浸润;D、E. SPN 主要由细胞形态较一致黏附性差的肿瘤细胞形成实性巢,其间有丰富的小血管;F、G. 远离血管的细胞出现退变,而小血管周的细胞围绕小血管形成所谓的假乳头状排列;H. 瘤细胞核比较一致,常有纵沟,胞质中等、嗜酸性;I、J. 肿瘤间质常有不同程度的透明变、黏液变;K. 肿瘤可见出血坏死、囊性变,仅于囊壁残留少量肿瘤细胞,并可见胆固醇裂隙形成(左侧);L. 肿瘤也可出现灶性钙化及梗死;M. 梗死灶内可见仅残留肿瘤细胞影;N～S. 少见情况下,肿瘤可侵犯相邻脏器如十二指肠、脾脏、肾上腺,并可见神经侵犯、脉管内瘤栓、淋巴结转移

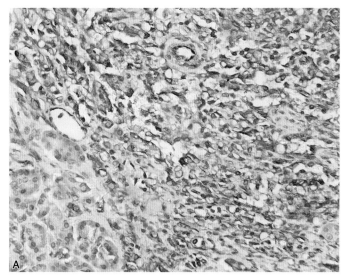

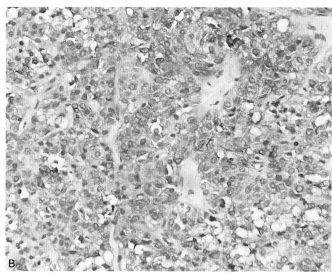

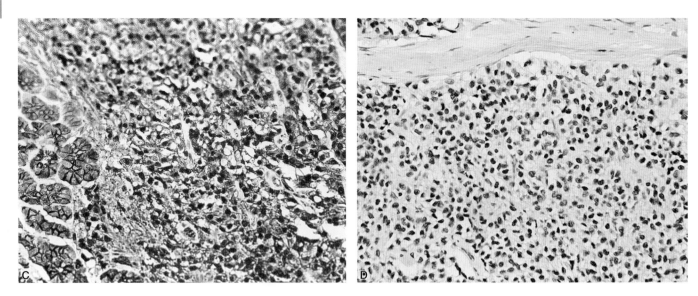

图 4-6-8-3　SPN 免疫组化染色
A~D. 肿瘤细胞 vimentin 阳性，NSE 阳性，β-catenin 核质阳性，LEF1 核阳性。IHC×200

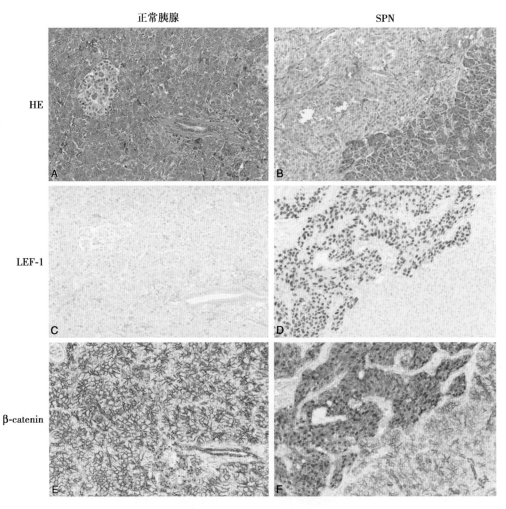

图 4-6-8-4　LEF1 及 β-catenin 在 SPN 诊断中应用
免疫组化 LEF1 判读较 β-catenin 更直观容易，并避免了周围正常组织及肿瘤组织浆表达对判读的干扰

作用，而 LEF1 在正常胰腺组织中阴性表达，肿瘤组织明确的核阳性（图 4-6-8-4），因此笔者认为在 SPN 的诊断中，LEF1 要优于 β-catenin。肿瘤孕激素受体常阳性。故有

人推测其来源于胚胎早期附着于胰腺的生殖脊/卵巢始基细胞。有一些病例还可表达 Syn、AE1/AE3、CAM5.2，通常不表达 CK7、CK19。Ki67 增殖活性较低。

4. 电镜与分子病理 电镜下,可见类似复杂的次级溶酶体的颗粒。免疫组化证实这些颗粒含 α1 抗胰蛋白酶。

分子生物学研究表明绝大多数 SPN 存在 *CTNNB1* 基因外显子 3 点突变,该基因编码 β-catenin,导致胞质内 β-catenin 磷酸化障碍而不能降解,然后其与 T 细胞转录因子(TCF)/淋巴细胞增强子结合因子 1(LEF1)结合,其复合物异常转运入核,导致免疫组化 β-catenin、LEF1 核表达,从而活化癌基因 *Myc*、*Cyclin D1*,引起 Wnt/β-catenin 信号通路异常,这在其他肿瘤中引起增殖,而在 SPN 中则增殖减弱。约 50% SPN 表达 CD117,这与 *c-kit* 基因突变无关。SPN 也不存在胰腺癌常见的基因改变。

【鉴别诊断】

1. 胰腺神经内分泌肿瘤 SPN 也可呈巢状或形成小梁状结构而与 1~2 级的 PanNET 相似,但 PanNET 没有 SPN 中出现的退行性改变包括假乳头、胆固醇裂隙、泡沫样细胞。PanNET 细胞核圆形、卵圆形,相对一致,染色质呈椒盐样。免疫组化染色,两者均可表达 Syn、CD56,但 SPN 通常 CgA 阴性,同时波形蛋白弥漫阳性,β-catenin 细胞核及浆阳性,这些可以很好地将 SPN 与 PanNET 区分开。

2. 腺泡细胞癌 腺泡细胞癌更常见于男性,特别是年老人群(平均 60 岁左右)。镜下可见腺泡状结构,细胞核位于基底,尖端胞质呈颗粒状,单个突出的核仁,核分裂常可见;免疫组化染色显示胰蛋白酶和糜蛋白酶呈阳性。

3. 假性囊肿 SPN 较大呈完全囊性时可误认为假性囊肿,但假性囊肿有一个慢性胰腺炎病史。镜下囊壁无上皮被覆。

第七章

神经内分泌肿瘤

胰腺的神经内分泌肿瘤（pancreatic neuroendocrine neoplasms，PanNEN）是一类具有明显神经内分泌分化的肿瘤。

其诊断术语及分级标准近一百年来经历了多次更改。较近的 2010 版改变尤为显著，进一步规范了消化道神经内分泌肿瘤的命名，提出"神经内分泌瘤"的概念，废除了"类癌"这一术语；整合了北美和欧洲的病理学分类；针对原有 2000 版 WHO 进行了改动。2010 版尤其强调了胃肠胰神经内分泌肿瘤均具有恶性潜能，而不宜分为良性和恶性两类，并将胃肠胰神经内分泌肿瘤分为神经内分泌瘤、神经内分泌癌和混合性腺神经内分泌癌三类（表 4-7-0-1），并根据组织学和增殖活性将神经内分泌瘤分为 NET G1 和 NET G2；神经内分泌癌（即 NEC G3）分为大细胞癌和小细胞癌（表 4-7-0-2）。混合性腺神经内分泌癌由腺上皮和内分泌两种成分组成，每种成分至少占 30%，神经内分泌成分的分化程度差异比较大，可以高分化，也有可能是分化差的神经内分泌成分，除了腺癌成分外，也可以是鳞癌成分，但是比较罕见，腺癌中可存在少量散在内分泌细胞，不归入此型，混合性神经内分泌癌预后较单一成分的要差。

但 2010 版分类也存在明显不足，无法归类形态学分化良好的，但增殖活性高于 G2 的一类神经内分泌肿瘤，因此，2013 年中国病理学家又形成共识增加了一类形态学分化良好的、具有高增殖活性的神经内分泌瘤，即 NET G3。

在 2017 版 WHO 中，也将 NET G3 正式提出（表 4-7-0-2），也就是 2013 年中国病理学家提出的"高增殖活性的神经内分泌瘤"，这一类型 NET 与 G3 级 NEC 的关键区别在于 NET G3 分化好，免疫组化染色显示不表达 p53 蛋白，也不存在 *Rb* 抑癌基因缺失，Ki67 指数通常在 20%～55% 之间。对于混合性腺神经内分泌癌 2017 版 WHO 也进行了更新，更为混合性神经内分泌/非神经内分泌肿瘤（表 4-7-0-3），这一更新的重点在于指出这类混合性肿瘤既可能是两种癌的混合，也可能是分级高的"癌"与分级低的"瘤"的混合，无论是何种混合方式，每一组分各自应该占有大于等于 30% 的比例，病理报告里需要分别按照两种不同肿瘤成分各自进行分级诊断。本节将详细对这一组肿瘤包括癌前病变相进行描述。

表 4-7-0-1　2010 版 WHO 胰腺内分泌肿瘤组织学分类

肿瘤类型	ICD-O
神经内分泌肿瘤	
胰腺神经内分泌微腺瘤	8150/0
神经内分泌瘤（NET）	
非功能性 NET G1，G2	8150/3
NET G1	8240/3
NET G2	8249/3
神经内分泌癌（NEC）	8246/3
小细胞癌	8013/3
大细胞癌	8041/3
EC 细胞，产血清素 NET（类癌）	8241/3
胃泌素瘤	8153/3
胰高血糖素瘤	8152/3
胰岛素瘤	8151/3
生长抑素瘤	8156/3
血管活性肠肽瘤	8155/3

表 4-7-0-2　胰腺神经内分泌肿瘤的分级（WHO 2010 版）

分级*	核分裂象数/10HPF	Ki67 阳性指数/%
神经内分泌瘤 G1	<2	≤2（2017 版更为<3）
神经内分泌瘤 G2	2～20	3～20
神经内分泌瘤 G3	>20	>20

*肿瘤增殖活性可通过计数每个高倍视野的核分裂象数和（或）Ki67 阳性指数来确定，免疫组织化学染色所用的 Ki67 抗体为 MIB1，阳性反应定位在细胞核上，Ki67 阳性指数应在核标记最强的区域即热点区计数 500～2000 个细胞，再计算出阳性百分比

表 4-7-0-3　胰腺神经内分泌肿瘤的分级（WHO 2017 版 VS 2010 版）

WHO 2010 版	WHO 2017 版
G1/G2 NET	G1/G2/G3 NET（分化良好的神经内分泌瘤）
NEC（G3）大细胞或小细胞癌	NEC（G3）大细胞或小细胞癌（分化差的神经内分泌癌）
混合性腺神经内分泌癌	混合性神经内分泌/非神经内分泌肿瘤

【概念】起源于胰腺神经内分泌细胞的肿瘤,神经内分泌细胞是具有神经内分泌表型,可以产生多种激素的一大类细胞。

【发病机制】大多数 PanNEN 是散发性的,其分子发病机制尚不明确。尽管有一系列基因如多发性内分泌肿瘤综合征 1 型(multiple endocrine neoplasia type 1,MEN1)基因、维 A 酸受体(retinoic acid receptor beta)基因、人类错配修复基因 1(human mismatch repair gene1)、Ras 相关区域家族 1(Ras association domain family 1,RASSF1)基因、人类表皮生长因子受体 2(human epidermal growth factor receptor 2,Her2/neu)基因、细胞周期蛋白 D1(cyclin D1)基因、编码受体酪氨酸激酶(receptor tyrosinekinase,RTK)的基因和编码细胞周期调控相关蛋白的基因 p16、p27、p53 均可能参与 PanNEN 的发病机制,但是肿瘤发生的基因组学和蛋白质组学机制仍未知。

一些 PanNEN 与基因组学发生改变的综合征有关,如 MEN1、VHL 综合征。MEN1 为常染色体显性遗传疾病,位于染色体 11q13 上的抑癌基因 MEN1 发生突变,导致其编码产物 Menin 蛋白发生缺失。Menin 蛋白在细胞核水平使转录因子 JUND、SMAD3 失活,增强 p27KIPI 和 p18INK4c 的功能,以及与 DNA 修复机制相互作用等方式负性调节细胞周期。MEN1 患者会发生遗传性的 PanNEN。VHL 综合征为常染色体显性遗传疾病,位于 3p25.5 的肿瘤抑制基因 VHL 发生缺失或突变。10%～17% 的 VHL 综合征患者可发生 P-NEN。有人对 VHL 综合征患者未发生肿瘤的胰腺组织进行微小腺瘤排查,证实肿瘤抑制蛋白 VHL/缺氧诱导因子 1(hypoxia inducible factor-l,HIF1)通路相关蛋白呈现出过表达,这可能是 PanNET 发生发展的一个早期分子事件。

【临床特点】PanNEN 比较少见,约占胰腺肿瘤的 3%。在这组肿瘤中,最常见的是 1 级和 2 级的 PanNEN,3 级的 NET 及 NEC 均少见,约占所有胰腺神经内分泌肿瘤的 2%～3%。这类肿瘤无性别倾向,任何年龄均可发生,发病高峰在 30～60 岁。而发生于特殊遗传背景(如 MEN1、VHL 综合征)的 P-NEN 发病较早,高度恶性的胰腺神经内分泌癌发病较晚,大多为男性,年龄大于 40 岁。在尸检研究中发现,在约 0.4%～1.5% 的尸检中可以发现小的 PanNEN,说明 PanNEN 可以是隐匿的,特别是直径小于 1cm,无相关激素分泌临床症状的患者。近年来,PanNEN 的发生率升高,可能与敏感的诊断手段,如影像技术、可靠的实验室检查和免疫组化及分子生物技术等精细的“形态功能分析”的广泛应用有关。

PanNEN 根据有没有激素分泌相关的临床症状,又分为功能性及非功能性 PanNEN。在散发性功能性 PanNEN 中,最常见的就是胰岛素瘤,其次为胃泌素瘤。临床上,功能性 PanNEN 与非功能性 PanNEN 的区别非常重要。功能性 PanNEN 因肿瘤释放激素而有相应各自特异的临床症状。表 4-7-0-4 总结了几种相对常见的功能性 PanNEN 临床特征。需要注意的是,诊断功能性 PanNEN 一定要有相应的临床症状,而不仅仅是免疫组化显示肿瘤表达某种激素就可以诊断的。只有生长抑素瘤偶尔可以例外,因为生长抑素水平增高引起的症状常为非特异性(如胆石症、糖尿病、贫血及体重减轻),有时临床可能不会将这些症状与 PanNEN 联系起来,这时如果病理医生提示肿瘤免疫组化表达生长抑素可以提示临床医生与这些非特异性临床症状相结合,并正确做出生长抑素瘤的诊断。

表 4-7-0-4　功能性胰腺神经内分泌瘤

	发病率/%	定位	临床体征和症状	形态学特征	遗传学	预后
胰岛素瘤	所有 PanNEN 的 27%;功能性 PanNEN 中最常见(42%)	<2% 在十二指肠,在小肠、脾、胃、肺、宫颈、卵巢非常罕见	惠普三联征:①低血糖症状;②血糖<3.0mmol/L;③补糖后症状缓解	大体:大小范围 0.5～11cm,75% 为 0.5～2cm;10%为多发 镜下:淀粉样变少见,却是其特异性改变;可有沙砾体	4%～7% 与 MEN1 有关;罕见报道与 NF1 有关	2%～18% 为恶性
胰高血糖素瘤	所有 PanNEN 的 5%。功能性 PanNEN 的 8%～13%	胰腺外非常罕见;易发生于胰尾	坏死性游走性红斑(70%),口腔炎,唇炎,脱发,阴道炎,尿道炎,轻度葡萄糖耐受不良(50%),贫血(33%),体重减轻(65%),抑郁(20%),腹泻(20%),深静脉血栓形成(10%～15%)	大体:通常较大(平均直径 7cm) 镜下:无特殊	<5%与 MEN1 有关	大多为恶性,60%～70%可见转移

续表

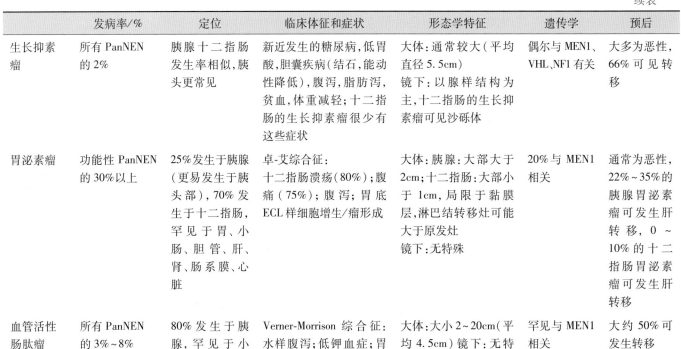

	发病率/%	定位	临床体征和症状	形态学特征	遗传学	预后
生长抑素瘤	所有 PanNEN 的 2%	胰腺十二指肠发生率相似,胰头更常见	新近发生的糖尿病,低胃酸,胆囊疾病(结石,能动性降低),腹泻,脂肪泻,贫血,体重减轻;十二指肠的生长抑素瘤很少有这些症状	大体:通常较大(平均直径 5.5cm)镜下:以腺样结构为主,十二指肠的生长抑素瘤可见沙砾体	偶尔与 MEN1、VHL、NF1 有关	大多为恶性,66% 可见转移
胃泌素瘤	功能性 PanNEN 的 30% 以上	25% 发生于胰腺(更易发生于胰头部),70% 发生于十二指肠,罕见于胃、小肠、胆管、肝、肾、肠系膜、心脏	卓-艾综合征:十二指肠溃疡(80%);腹痛(75%);腹泻;胃底 ECL 样细胞增生/瘤形成	大体:胰腺:大部大于 2cm;十二指肠:大部小于 1cm,局限于黏膜层,淋巴结转移灶可能大于原发灶镜下:无特殊	20% 与 MEN1 相关	通常为恶性,22%~35% 的胰腺胃泌素瘤可发生肝转移,0~10% 的十二指肠胃泌素瘤可发生肝转移
血管活性肠肽瘤	所有 PanNEN 的 3%~8%	80% 发生于胰腺,罕见于小肠、食管、肾	Verner-Morrison 综合征:水样腹泻;低钾血症;胃酸缺乏/低胃酸	大体:大小 2~20cm(平均 4.5cm)镜下:无特殊	罕见与 MEN1 相关	大约 50% 可发生转移

胰腺神经内分泌肿瘤仅有很少的可以分泌异位激素,主要见于 3 级的 NEC,诊断时,这类肿瘤通常较大,并已有淋巴结或肝的转移。肿瘤分泌促肾上腺皮质激素(ACTH)约占异位库欣综合征的 10%,其他分泌的异位激素可以是促生长激素释放激素及生长激素(导致肢端肥大症),促肾上腺皮质激素释放激素(库欣综合征),甲状旁腺激素(高钙血症),降钙素(腹泻),催乳素(溢乳、闭经)。

还有一小部分患者 PanNEN 的发生是作为遗传性综合征(MEN、VHL、NF1、TSC)的一部分,这部分患者临床表现复杂,症状还取决于基因缺陷而导致的其他肿瘤及病变的发生(表 4-7-0-4)。

【病理特点】

1. 大体特点

(1) PanNET(图 4-7-0-1):肿瘤大多界限清楚,单发,呈推挤性生长。部分肿瘤周围可见纤维样假包膜,另一些则表现为浸润性生长,大体上可见累及相邻组织或器官。大部分肿瘤呈实性,少数可发生囊性变。完全囊性变的肿瘤很罕见。肿瘤切面呈白至黄色或红至棕色,质地较软,当发生广泛纤维化及胶原变时,质地可变硬,灶性钙化少见。肿瘤直径大小不等,可小于 1cm,也可大于 5cm。胰岛素瘤通常较小(<2cm),其他功能性 PanNET 也较非功能性 PanNET 直径小,可能与功能性 PanNET 可出现相应的临床症状而能较早发现有关。PanNET 可发生于胰腺的任何部位,导管内生长的肿瘤较罕

见。多发性 PanNET 可能与遗传性综合征相关。

(2) PanNEC:这组肿瘤诊断时通常体积较大,并可见不同程度的出血及坏死,切面灰白色,与周围组织界限不清(图 4-7-0-2)。

2. 镜下特点

(1) 1 级及 2 级 PanNET:大多神经内分泌肿瘤分化较好,为 1 级和 2 级 PanNET。肿瘤大多界限清楚,局限于胰腺内生长(图 4-7-0-3 A),也可与周围组织界限不清(图 4-7-0-3 B、C),甚至累及周围胰腺呈多灶性或跳跃式生长(图 4-7-0-3 D),少数情况也可在导管内生长(图 4-7-0-3 E)。

这组肿瘤细胞学上相对一致,呈所谓的器官样生长模式,这种生长模式表现比较多样:如呈实性巢状(图 4-7-0-3 F)、岛状(图 4-7-0-3 G)、梁状(图 4-7-0-3 H)、缎带样(图 4-7-0-3 I)、腺样(图 4-7-0-3 J)、脑回状(图 4-7-0-3 K)、腺泡状(图 4-7-0-3 L)、筛状或假菊形团状(图 4-7-0-3 M)、血管瘤样(图 4-7-0-3 N)排列。瘤细胞形态相对一致,呈轻度的多形性,核居中,圆形或卵圆形,染色质呈胡椒盐样,核仁一般不可见或者很小并只出现于一小部分肿瘤细胞群,核分裂罕见。肿瘤细胞多边形,胞质丰富嗜双色性或嗜酸性(图 4-7-0-4 A,B)。

虽然大部分 PanNET 都呈现这样的形态特征,但仍然存在其他多种少见的变异型:①透明细胞型,以胞质出现大量透明样囊泡为特征,细胞呈泡沫样,似脂肪细胞(图 4-7-0-4 C)。因胞质囊泡富含脂质,又称为富于脂质

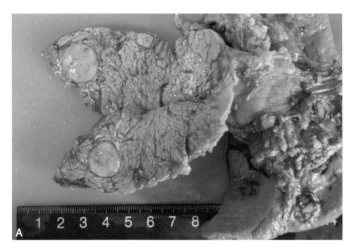

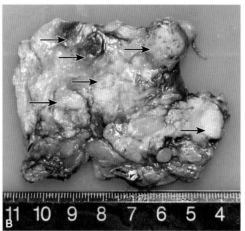

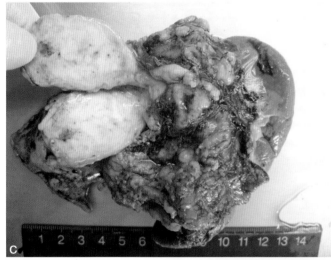

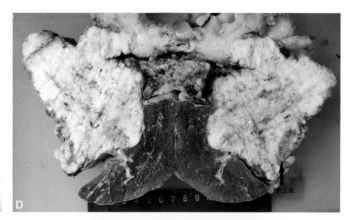

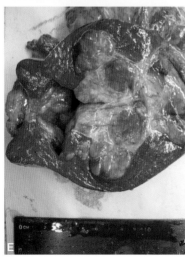

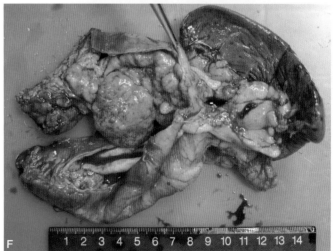

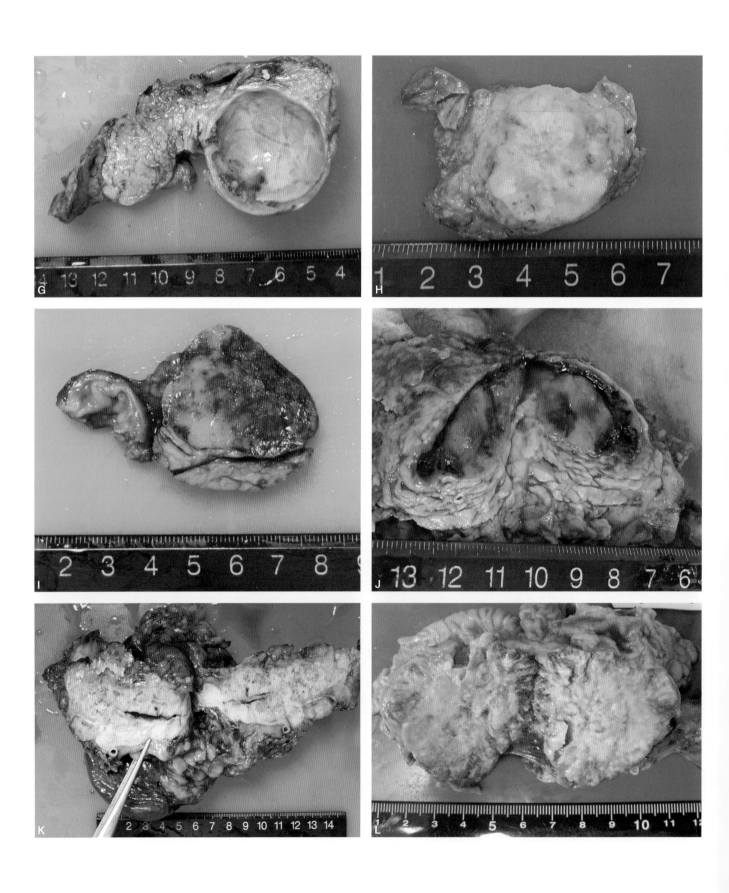

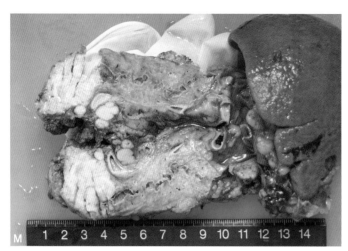
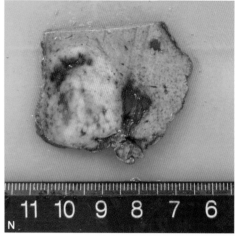

图 4-7-0-1　PanNET 大体

A~E. 肿瘤切面大部呈实性,肿瘤界限清楚,多单发(A),多发性 PanNET 可能与遗传性综合征相关(B,这是一例 MEN1 综合征患者,箭示多发肿瘤结节);部分肿瘤表现为界限不清(C),甚至可呈浸润性生长,大体上可见累及相邻组织或器官(D 可见肿瘤紧邻肾上腺及脾脏,并侵犯胰周脂肪组织;E 可见在脾脏内形成转移结节)。F~N. 少数可发生囊性变(F),甚至完全囊性变(G)。肿瘤切面呈白至黄色(H)或红棕色(I),有时可见出血(J),质地较软,当发生广泛纤维化及胶原变时,质地可变硬(K),甚至可以钙化骨化(L)。有时肿瘤阻塞胰管可导致远端胰腺萎缩,导管扩张(M,此例肿瘤周围淋巴结可见转移)。PanNET 常可发生肝转移(N)

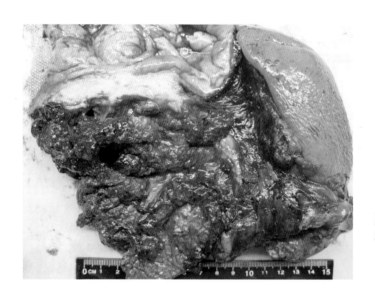

图 4-7-0-2　PanNEC 大体

肿瘤通常体积较大,出血及坏死明显,与周围组织界限不清,此例可见肿瘤与胃壁粘连

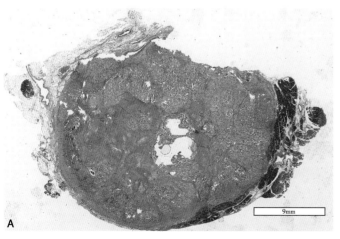
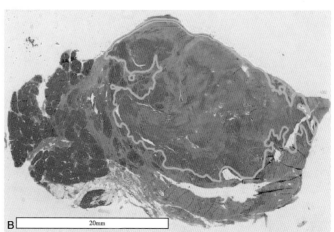

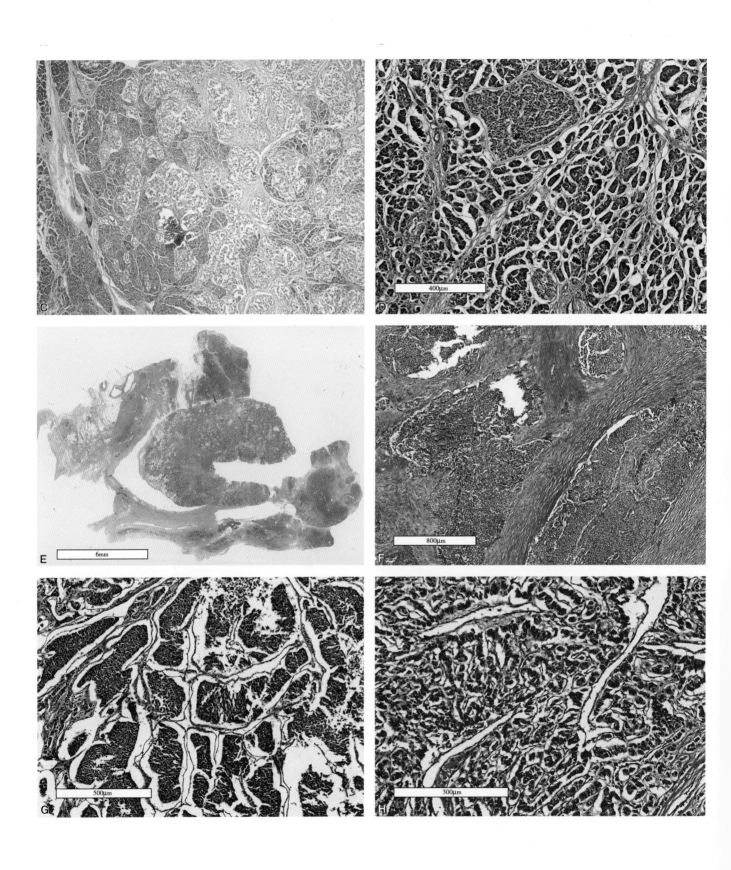

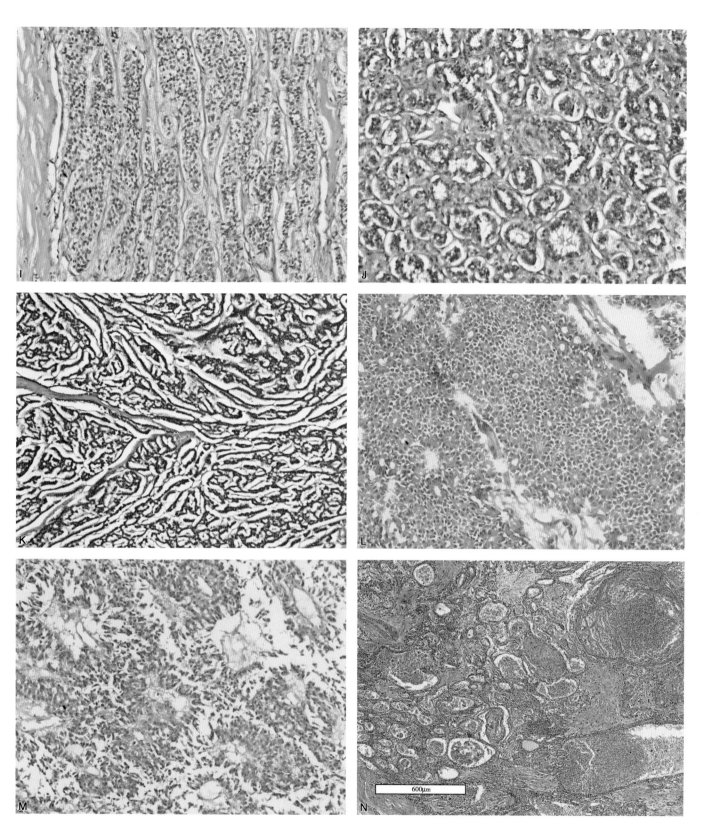

图 4-7-0-3　PanNET 镜下表现

A. 肿瘤大多界限清楚,局限于胰腺内生长;B、C. 也可与周围组织界限不清;D. 甚至在周围胰腺跳跃式生长;E. 少数情况也可在导管内生长;F~N. 肿瘤细胞排列多样,可以形成大的巢状(F),岛状(G)、梁状(H)、缎带样(I)、腺样(J)、脑回状(K)、腺泡状(L)、假菊形团状(M)或血管瘤样(N)排列

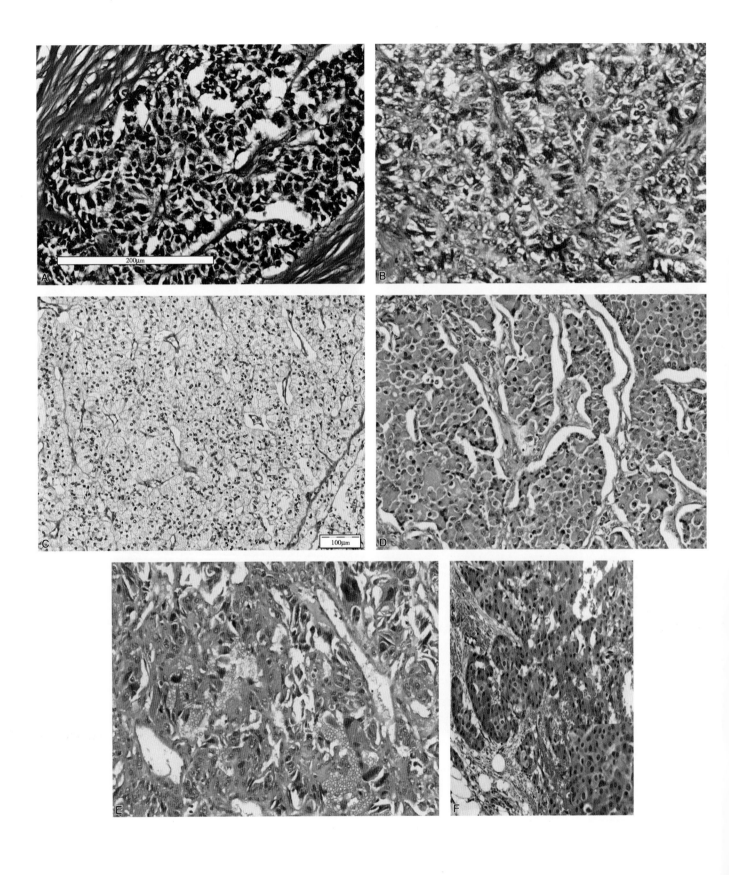

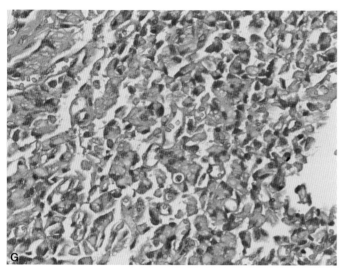
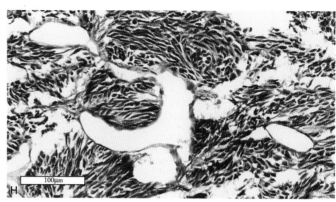

图 4-7-0-4 PanNET 镜下细胞形态

A、B. 瘤细胞多边形,形态相对一致,呈轻度的多形性,核居中,圆形或卵圆形,染色质呈胡椒盐样,胞质丰富嗜双色性或嗜酸性;
C~F. 此外还可见变异型如透明细胞型、嗜酸细胞型、多形型、肝样型;G、H. 少见情况可见肿瘤细胞呈印戒样或长梭形

型,这种变异型更常见于 von-Hippel-Lindau 综合征患者。②嗜酸细胞型(图 4-7-0-4 D),胞质丰富,因富含线粒体而呈颗粒状嗜酸性,这种变异型通常细胞异型性较普通细胞类型更大。③多形性型(图 4-7-0-4 E),肿瘤细胞有中等到明显的核异型性,但是这种异型与增殖活性及坏死并不相关,没有证据显示这一类型比普通型 PanNET 侵袭性更强。④肝样型(图 4-7-0-4 F),肿瘤细胞与肝细胞类似,胞质富于糖原,细胞核呈泡状,并有清楚的核仁;免疫组化染色显示肝细胞标记阳性(至少 HepPar1 阳性),这一型血管侵犯更常见,常较早发生肝转移。⑤少见情况可见肿瘤细胞呈印戒样(图 4-7-0-4 G)或长梭形(图 4-7-0-4 H),这些形态并没有明确的预后提示意义。

PanNET 中肿瘤间质具有特征性的丰富的毛细血管网(图 4-7-0-5 A),当然,透明变的间质也常见(图 4-7-0-5 B),特别是在胰岛素瘤中。有时透明变的间质可非常显著甚至掩盖大部肿瘤细胞(图 4-7-0-5 C)。钙化可见,程度不一(图 4-7-0-5 B、C),甚至可见骨化(图 4-7-0-5 D)。沙砾体在生长抑素瘤中更常见。淀粉沉积更提示为胰岛素瘤(图 4-7-0-5 E)。

(2)PanNEC:这组肿瘤分化较差,可见明显的核异型、核分裂象及坏死。主要包括小细胞癌及大细胞癌。

小细胞癌的瘤细胞小,圆形或卵圆形,似淋巴细胞;有些瘤细胞拉长纺锤状,胞质少,核染颗粒状或深染,核分裂象易见,呈弥漫片状或巢团状排列,肿瘤坏死明显(图 4-7-0-6 A、B)。值得指出的是,小细胞癌体积一般小于 3 个淋巴细胞,但是偶尔可以大于 3 个淋巴细胞,甚至为巨细胞,只要满足其他形态仍然可以诊断为小细胞癌。

大细胞癌瘤细胞往往大于 3 个淋巴细胞大小,染色

质粗颗粒状,核仁明显,胞质丰富,坏死及核分裂象易见(图 4-7-0-6 C、D)。肿瘤呈器官样、菊形团样或弥漫片状分布,常伴片状或地图样坏死。

(3)3 级 NET(高增殖活性 NET,NET G3):目前胃肠胰神经内分泌肿瘤的分级主要采用核分裂象数和(或)Ki67 阳性指数两项指标进行分级(表 4-7-0-2)。但在 2010 版胃肠胰神经内分泌肿瘤分级分类标准使用过程中发现也存在明显不足,无法将形态学分化良好(形态表现为 1 级及 2 级的 PanNET),但增殖活性高于 G2 的一类神经内分泌肿瘤归类。因此,近年来,国际神经内分泌肿瘤协作组建议增加一类形态学分化良好(图 4-7-0-7 A),但具有高增殖活性(图 4-7-0-7 B)的胰腺神经内分泌肿瘤,称 NET G3。2013 年中国病理学家也形成共识增加了一类形态学分化良好的、具有高增殖活性的神经内分泌瘤,即 NET G3。在 2017 版 WHO 中,将胰腺 NET G3 正式提出(表 4-7-0-3)。这一类型 NET 与 G3 级 NEC 的关键区别在于 NET G3 分化好,免疫组化不表达 p53 蛋白,也不存在 RB 抑癌基因缺失,Ki67 指数通常在 20%~55% 之间。这类肿瘤总体上比较少见,通常出现 G1/G2 成分,缺乏 NEC 特征性突变(TP53/RB1),并具有 NET 的基因表型(ATRX/DAXX,MEN1,mTOR 通路),SSTR2 通常弥漫阳性。

(4)混合性神经内分泌/非神经内分泌肿瘤(mixed neuroendocrine non-neuroendocrine neoplasm,MiNEN):当肿瘤由腺上皮和内分泌两种成分组成且每种成分至少占 30% 时则称为混合性腺神经内分泌癌。

神经内分泌成分的分化程度差异比较大,可以高分化,也有可能是分化差的神经内分泌成分;除了腺癌成分

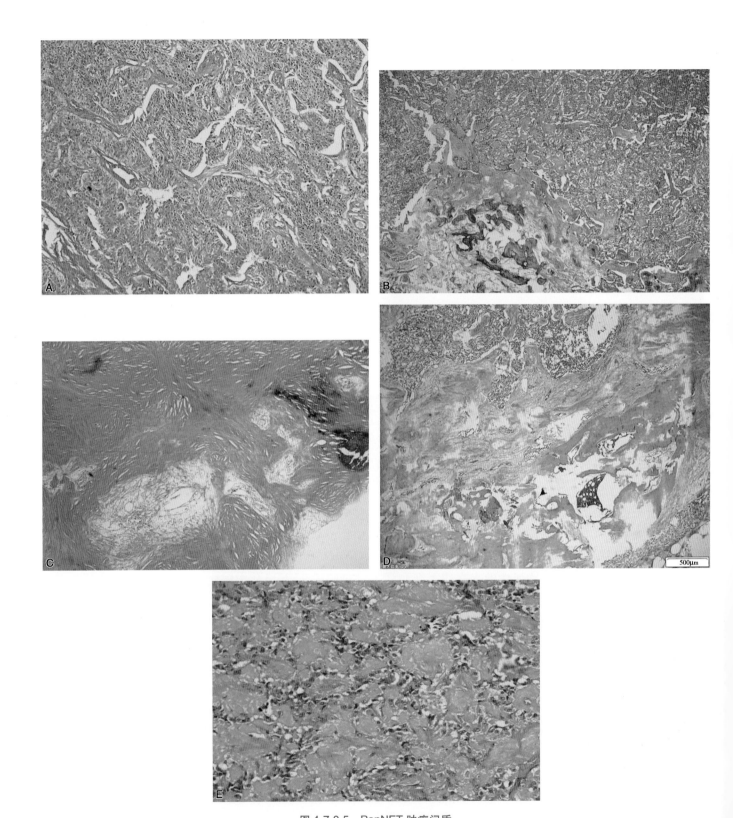

图 4-7-0-5　PanNET 肿瘤间质

A～C. 可有特征性的丰富的毛细血管网,也可透明变,透明变的间质可非常显著,仅残留极少量肿瘤;
B～D. 钙化可见(B、C),程度不一,甚至有时可见骨化(D);E. 淀粉沉积更提示为胰岛素瘤

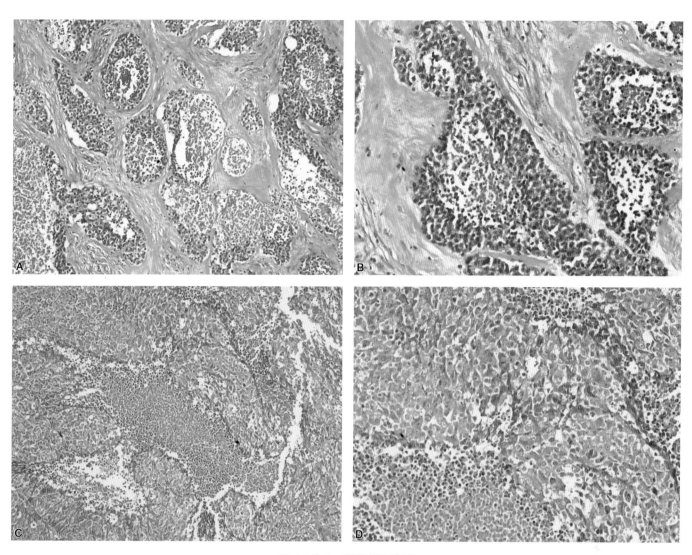

图 4-7-0-6 NEC 镜下表现

A、B. 小细胞癌的瘤细胞小,似淋巴细胞,体积一般小于 3 个淋巴细胞(A,×100;B,×200);C、D. 大细胞癌瘤细胞往往大于 3 个淋巴细胞大小,染色质粗颗粒状,核仁明显,胞质丰富(C,×100;D,×200);两者均可见明显的坏死

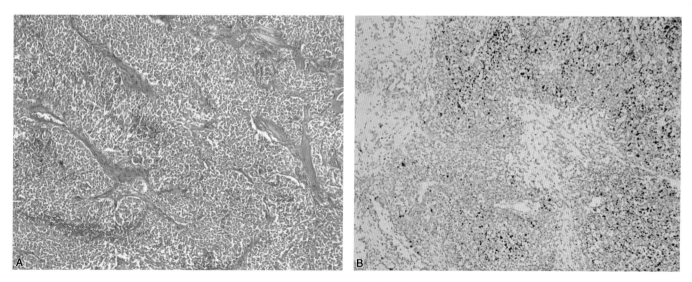

图 4-7-0-7 NET G3 镜下表现

A. 肿瘤分化良好,未见明显坏死及较多核分裂(HE×100);B. Ki67 增殖指数超过 20%(IHC×100)

外,也可以是鳞癌成分,但是比较罕见。腺癌中可存在少量散在内分泌细胞,不归入此型,混合性腺神经内分泌癌预后较单一的成分要差。对于这组肿瘤 WHO 2017 版也进行了更新,更为混合性神经内分泌/非神经内分泌肿瘤(表 4-7-0-3),这一更新的重点在于指出这类混合性肿瘤既可能是两种癌的混合,也可能是分级高的"癌"与分级低的"瘤"的混合,无论是何种混合

方式,每一组分各自应该占有大于等于 30% 的比例,病例报告里需要分别按照两种不同肿瘤成分各自进行分级诊断。

3. 遗传性综合征　PanNET 也可以发生于 4 种遗传性综合征当中:多发性内分泌瘤 1 型(MEN1)(图 4-7-0-8 A、B)、von-Hippel-Lindau 综合征(VHL)、神经纤维瘤病 1 型(NF1)、结节性硬化病(TSC)(表 4-7-0-5)。

表 4-7-0-5　与 PanNET 相关的遗传性综合征

遗传性综合征	基因	发生 PanNET 概率	PanNET 类型(发生频率按递减顺序)
MEN1(图 4-7-0-8)	*Menin*	80%~100%	非功能性(包括微腺瘤) 胃泌素瘤(十二指肠) 胰岛素瘤 胰高血糖素瘤 其他
VHL	*VHL*	10%~17%	非功能性(>98%)
NF1	*Neurofibromin*	0~10%	生长抑素瘤(主要在十二指肠,胰腺罕见)
TSC	*Hamartin*(*TSC2*) *Tuberin*(*TSC1*)	罕见	非功能性 功能性

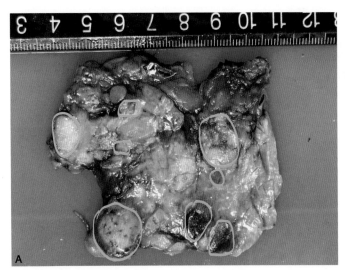
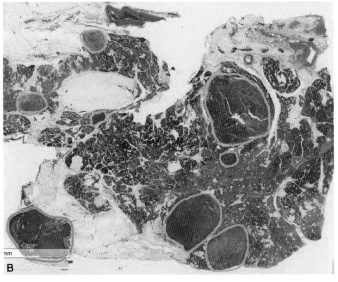

图 4-7-0-8　MEN1

A、B. 这例患者可见胰腺多发的神经内分泌瘤(此例患者临床还有甲状旁腺腺瘤切除史及肺类癌病史,基因检测也证实有 *MEN1* 基因突变)

4. 神经内分泌微腺瘤及微腺瘤病(图 4-7-0-9)　胰腺的神经内分泌微腺瘤定义为直径小于 5mm 的神经内分泌瘤,与增大的非肿瘤性胰岛的区别主要是微腺瘤通常呈小梁状排列,间质透明变更显著,而且失去正常胰岛 α 细胞、β 细胞、δ 细胞及 PP 细胞的正常数量及分布;免疫组化染色显示激素类表达要不缺失,要不以某一种激素为主,总之失去正常分布模式。

神经内分泌微腺瘤病是指多发的通常较多的微腺

瘤,曾被认为是 MEN1 的标志,但发现在 VHL 患者中也可发生,偶尔在没有遗传综合征的患者中也可见。多发的神经内分泌微腺瘤在有胰岛素瘤病(同时或异时发生的多发的肉眼可见的胰岛素瘤)的患者中表现为几乎只由 β 细胞组成。

5. 免疫组化染色　免疫组化染色是 NEN 诊断和鉴别诊断中不可替代的方法,不仅能帮助确定肿瘤细胞具有神经内分泌细胞分化,且能确定 NEN 分泌特定的多肽

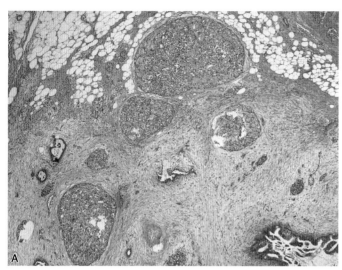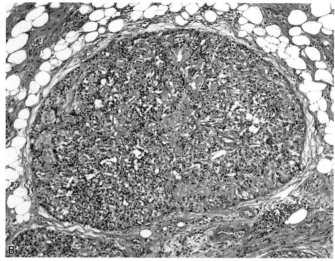

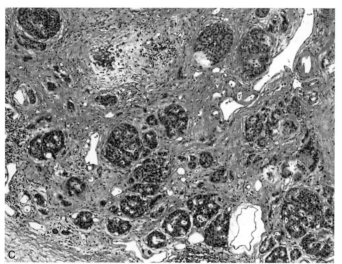

图 4-7-0-9　神经内分泌微腺瘤

A. 这是一例胰腺导管腺癌合并神经内分泌微腺瘤（HE×40）；B. 肿瘤呈小梁状排列，间质透明
变显著（HE×200）；C. 注意与慢性胰腺炎基础上引起的胰岛聚集区分（HE×100）

激素和生物活性胺。免疫组化检测指标可分为"必须检测项目"和"可选检测项目"两类。

（1）必测指标

1）Syn 和 CgA：绝大多数胰腺 NEN 的瘤细胞均弥漫性表达 Syn 和 CgA，神经元细胞和部分神经细胞也表达 Syn 阳性。部分非 NEN（如胰腺实性假乳头状瘤）瘤细胞也可以显示阳性，但一般不表达 CgA。CgA 在不同分化胰腺 NEN 中的表达有所不同，差分化的小细胞 NEC 和大细胞 NEC 可不表达或弱表达，在鉴别诊断时需注意。由于 Syn 和 CgA 在 NEN 中瘤细胞表达的特点不同，联合检测将有助于确定肿瘤是否具有神经内分泌细胞性质（图 4-7-0-10）。

2）Ki67：阳性定位于细胞核，但需注意不应计数那些混杂在肿瘤细胞巢内、呈核着色的淋巴细胞。切片厚度、免疫组化染色质量和显色强弱等因素均会影响 Ki67 指数的判读。Ki67 阳性指数的多少直接决定着肿瘤的分级，因此 Ki67 阳性指数在 cut-off 值左右时更需仔细判读。并注意 Ki67 阳性指数应在核标记最强的区域即热点区计数 500~2000 个细胞，再计算出阳性百分比（图 4-7-0-11）。

（2）可选指标

1）多肽激素和生物活性胺：功能性胰腺 NEN（如胃泌素瘤、胰岛素瘤和胰高血糖素瘤等）可产生多肽激素或生物活性胺，并引起相应的临床表现。运用免疫组化方法在细胞水平能检测到瘤细胞表达相应的标志物。有时，一种瘤细胞可分泌多种激素或生物活性胺，但临床以引起主要症状和血清学显著升高的某种激素来命名和诊断，检测特定多肽激素和生物活性胺可为转移性 NEN 提供原发灶的线索。如表达胃泌素首先考虑胰腺和十二指肠，还可为特殊类型细胞或肿瘤的诊断和鉴别诊断提供依据。

2）其他神经内分泌标志物：如 NSE、CD56、PGP9.5

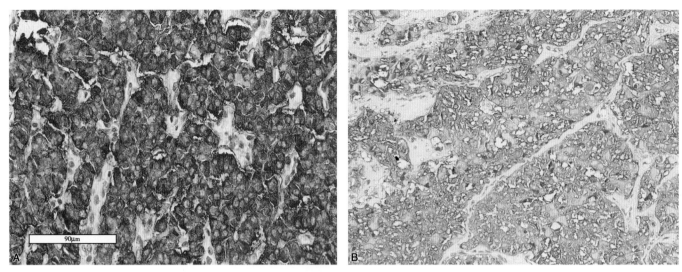

图 4-7-0-10　神经内分泌肿瘤免疫组化染色
CgA（A）和 Syn（B）阳性

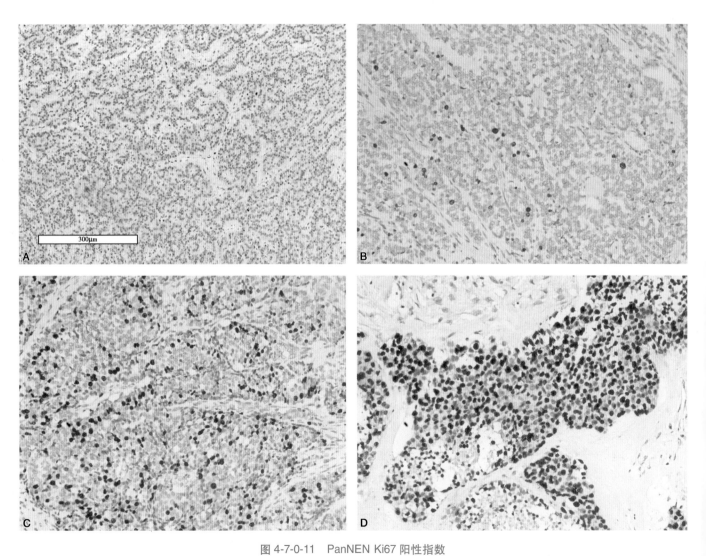

图 4-7-0-11　PanNEN Ki67 阳性指数
A. NET G1 Ki67 阳性指数<3%；B. NET G2 Ki67 阳性指数 3%~20%之间；C. NET G3 Ki67 阳性指数>20%，一般不超过 60%；D. NEC
Ki67 阳性指数>20%，通常在 60%以上（IHC×200）

等,因标志物本身特异性低或检测用抗体的特异性不高。不能单独成为胰腺 NEN 的诊断指标,但可作为诊断和鉴别诊断的辅助标志物。大多数胃肠胰神经内分泌肿瘤细胞存在生长抑素受体,尤其生长抑素受体 2(SSTR2),免疫组织化学染色能显示 SSTR2 阳性表达。特别 SSTR2 在分化良好的神经内分泌肿瘤中弥漫阳性表达,而在神经内分泌癌中灶阳,有助于 NET G3 与 NEC 的鉴别。低分化神经内分泌肿瘤有时不易与一些非上皮性恶性肿瘤鉴别,广谱角蛋白(AE1/AE3)、CK7 和 CK20 有助于证实神经内分泌肿瘤的上皮性质。原发部位不明的转移性神经内分泌肿瘤还可用 TTF1、CDX2、Isl-1 进行鉴别判断。对于怀疑有脉管侵犯的神经内分泌肿瘤,可以用 CD34 和 D2-40 等内皮标志物予以证实。CK19、CD117、CD99、CD44、p27、PR、PTEN 等标记对肿瘤的预后有一定提示作用。

6. 电镜与分子病理 电镜下可见胞质内出现大小不一的由膜包被的神经内分泌颗粒。一种神经内分泌肿瘤,其细胞质中可以出现一种或几种神经内分泌颗粒。

家族性 PanNET 的分子基础是 MEN1 和 VHL 综合征,而散发性 PanNET 中约 20% 存在 *MEN1* 基因突变。68% 的 PanNET 存在 11 号染色体长臂的缺失,提示涉及另一个未知的抑癌基因。在散发性 PanNET 中极罕见 *VHL* 基因点突变。PanNET 不存在胰腺导管腺癌中常见的 *p53*、*K-ras*、*p16* 和 *DPC4* 基因突变。

【鉴别诊断】 PanNET 需要与其他胰腺肿瘤相鉴别(表 4-6-2-4)。

1. 实性假乳头状肿瘤 主要见于年轻女性;有嗜酸性小体,细胞分散,胆固醇裂隙;免疫组化染色呈 CD10 阳性、β-catenin 核阳性、LEF1 阳性。

2. 导管腺癌 细胞稀少的肿瘤,伴有明显的纤维组织增生性间质;腺样结构伴有黏液形成;细胞核多形性;免疫组化染色呈 CK7 阳性,CgA、Syn 和 CD56 阴性。

3. 腺泡细胞癌 腺泡状结构,细胞核位于基底,尖端胞质呈颗粒状,单个突出的核仁;免疫组化染色胰蛋白酶和糜蛋白酶呈阳性。

4. 胰母细胞瘤 鳞状细胞巢,腺泡状结构,细胞核位于基底,尖端胞质呈颗粒状,单个突出的核仁;免疫组化染色胰蛋白酶和糜蛋白酶呈阳性。

5. 慢性胰腺炎的胰岛聚集 有慢性胰腺炎背景,呈小的局灶性病变。

6. 副神经节瘤 PanNET 呈巢状或器官样结构时需要与副神经节瘤鉴别;免疫组化染色,副节瘤角蛋白阴性,而且 S-100 显示支持细胞阳性。

7. 转移性肾细胞癌 透明细胞型 PanNET 需要与转移性肾细胞癌鉴别,特别是在 von-Hippel-Lindau 综合征患者,因为这部分患者有可能同时存在这两种病变。免疫组化 Vimentin 染色可以用来鉴别(在肾细胞癌阳性,PanNET 中阴性),当然还需要结合相应的临床病史。

8. PEComa PanNET 显示透明细胞及梭形细胞形态时,两种肿瘤会有相似之处。但 PEComa 免疫组化神经内分泌标记阴性,而 HMB45、Melan-A、actin 等为阳性。

PanNEC 需要与以下肿瘤进行鉴别:

1. 转移性肺小细胞癌 临床病史,肺部影像学检查。

2. 淋巴瘤 细胞均匀一致,比较分散的淋巴样细胞;免疫组化染色缺乏神经内分泌标记物表达;表达淋巴细胞标记物(如 CD45)。

3. 原始神经外胚层肿瘤(PNET)和其他儿童小细胞恶性肿瘤 PNET 较常见于儿童患者,具有特异性免疫组化和细胞遗传学特征,免疫组化染色呈 CD99、FLI-1 阳性。腹腔内纤维组织增生性小圆细胞肿瘤表达 Desmin。横纹肌肉瘤表达 MyoD1。

4. 与分化差的腺泡细胞癌及导管腺癌也需注意鉴别(表 4-6-2-4)

第八章

非上皮性肿瘤

胰腺的间叶性肿瘤非常少见,不到胰腺肿瘤的 1%。胰腺经常可受胰腺外间质肿瘤的累及(如来源于胃、十二指肠、腹膜后腔)。但影像学有时很难明确肿瘤的原发部位,胰腺外的肿瘤影像学也可能误认为胰腺原发肿瘤。而且许多间质肿瘤可以囊性变而误认为胰腺囊腺肿瘤。罕见情况,间叶源性肿瘤也可转移至胰腺。因此,当在胰腺发现间叶性肿瘤时,要考虑到原发于胰腺外及转移的可能性。许多原发于软组织的间叶性肿瘤也可发生于胰腺,很多只是以个案的形式被报道。报道稍多的为胃肠道间质瘤、胰腺血管周上皮样肿瘤、恶性纤维组织细胞瘤、平滑肌肉瘤等。另外恶性淋巴瘤也可原发于胰腺,但很罕见。淋巴细胞性白血病可累及胰腺,并可形成较大的肿块而与胰腺癌混淆。本章主要重点介绍原发于胰腺的间叶性肿瘤、淋巴瘤及髓外粒细胞肉瘤。

第一节　胰腺血管周上皮样细胞肿瘤

【概念】 胰腺血管周上皮样细胞肿瘤(perivascular epithelioid cell tumor of the pancreas,PEComa)具有血管周上皮样细胞分化的特点,即上皮样细胞围绕血管呈放射状排列并特异性表达黑色素细胞和平滑肌细胞标记物。目前 PEComa 家族成员包括血管平滑肌脂肪瘤、上皮样血管平滑肌脂肪瘤、肺和肺外透明细胞糖瘤、淋巴管平滑肌瘤病、肝镰状韧带/圆韧带透明细胞肌黑色素细胞性肿瘤。

【发病机制】 病因仍不清楚。

【临床特点】 PEComas 发生于胰腺十分罕见,主要见于女性,各年龄阶段均可发病,以胰头、胰体最多见,临床表现为腹痛、腹胀、食欲减退,亦可是临床无症状体检发现的。

胰腺 PEComa 首例由 Zamboni 等于 1996 年报道,十分罕见,截至 2017 年,文献仅报道 9 例(包括本单位一例),除了一例发生于男性其余均发生于成年女性,年龄 31~74 岁,平均年龄 52 岁。临床上多表现为腹部疼痛或不适,可为偶然发现。所有 9 例均不伴有结节性硬化病(TSC)。部分病例在术前曾被考虑为良性神经内分泌肿瘤。B 超和 CT 示胰腺呈均质性实性病变,可呈钱币样,其中 5 例位于胰体,3 例位于胰头。细针穿刺可被误诊为神经内分泌肿瘤、实性假乳头状瘤或转移性透明细胞癌等。迄今为止,胰腺 PEComa 尚无复发或转移的报道。

【病理特点】

1. 大体特点　类圆形肿物,边界清楚,包膜完整,切面呈灰白、灰红色,半透明,质地中等(图 4-8-1-1)。

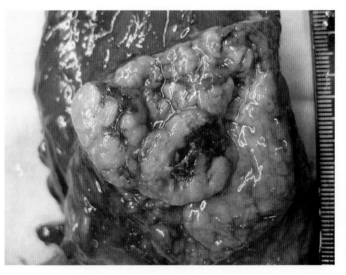

图 4-8-1-1　胰腺 PEComas 大体
肿瘤界限清楚,切面灰白色,此例术前做过穿刺,故局部可见出血坏死

2. 镜下特点　肿瘤与周围胰腺组织界限清楚(图 4-8-1-2 A),内富含厚壁及薄壁血管,上皮样细胞或梭形细胞在血管周围呈巢状、片状排列(图 4-8-1-2 B),局部这种肿瘤围绕厚壁血管的现象不明显,肿瘤细胞呈片巢状分布(图 4-8-1-2 C);瘤细胞体积大,呈圆形或多边形,胞质丰富,透亮或颗粒状,淡嗜酸性;瘤细胞核小,轻度异型,核居中或偏位,呈圆形、卵圆形,染色质细腻,核仁不明

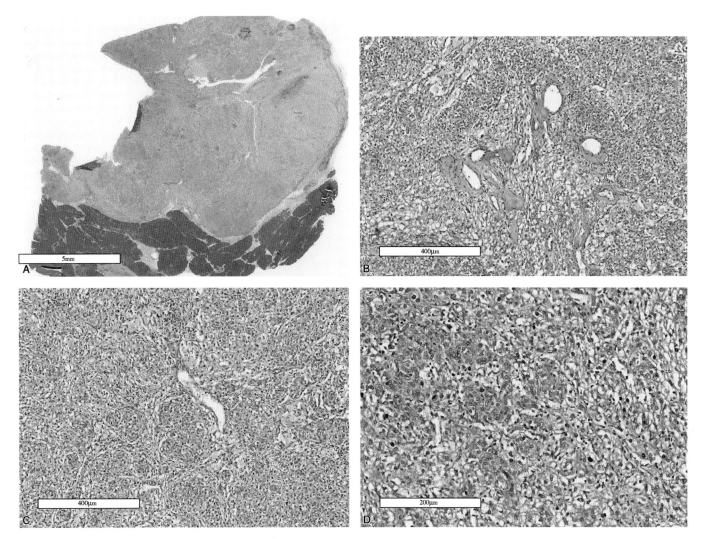

图 4-8-1-2　胰腺 PEComas 显微镜表现

A~C.肿瘤界限清楚,肿瘤围绕厚壁血管生长,或呈片巢状分布;D.瘤细胞体积大,呈圆形或多边形,胞质丰富,透亮或颗粒状,细胞核小,呈圆形、卵圆形,染色质细腻,核仁不明显,核分裂象少见,坏死不多见

显,核分裂象少见,坏死不多见(图 4-8-1-2 D)。

3. 免疫组化染色　瘤细胞表达 SMA(图 4-8-1-3 A)、HMB45(图 4-8-1-3 B)、MART1(图 4-8-1-3 C)和 Vimentin,Ki67 阳性率为 5%,p53、NSE、CgA、PR 和 CA199 均阴性。

【鉴别诊断】PEComa 要与原发性或继发性透明细胞癌、恶性黑色素瘤、神经内分泌肿瘤、实性假乳头肿瘤、胃肠道间质瘤、软组织透明细胞肉瘤、恶性纤维组织细胞瘤和嗜酸细胞癌等鉴别。

1. 原发性或继发性透明细胞癌　亦富于糖原及纤细的血管网,细胞异型性不明显;免疫组化染色上皮性标记物阳性,HMB45 和肌源性标记物阴性。

2. 恶性黑色素瘤　免疫组化染色 HMB45、melan A 和 S100 阳性,但肌源性标记物阴性。

3. 神经内分泌肿瘤　富于血管;免疫组化染色神经内分泌标记物阳性,HMB45 和肌源性标记物阴性。

4. 实性假乳头肿瘤　瘤细胞围绕血管排列成片块状、巢状的实性区及有纤维血管轴心的分支状假乳头;免疫组化染色 HMB45 和 melan A 阴性,但 β-catenin、CD10、CD56 和 NSE 等阳性。

5. 胃肠道间质瘤　瘤细胞梭形,呈束状排列;免疫组化染色 CD117 和 DOG-1 阳性,HMB45 和肌源性标记物阴性。

6. 软组织透明细胞肉瘤　瘤细胞核仁大;免疫组化染色 S100、HMB45 强阳性,CD117、DOG-1 和肌源性标记物阴性。

7. 恶性纤维组织细胞瘤　瘤细胞由纤维组织细胞组成,呈梭形、车辐状排列,另见大量瘤巨细胞、病理性核分裂象及间质炎细胞浸润。

8. 嗜酸细胞癌　癌细胞呈巢状或片状排列,胞质嗜酸性、富含颗粒,且核大,核仁明显;免疫组化染色上皮性标记物阳性,HMB45 和肌源性标记物阴性。

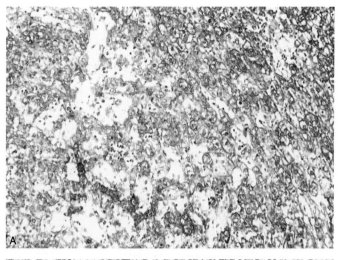

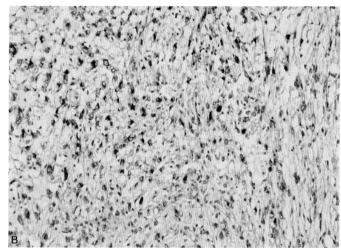

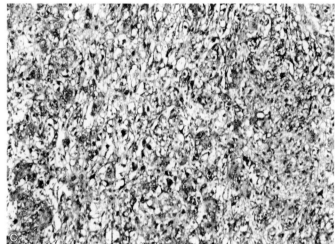

图 4-8-1-3　胰腺 PEComas 免疫组化染色
A～C. 瘤细胞表达 SMA、HMB45、MART1

第二节　孤立性纤维性肿瘤

【概念】孤立性纤维性肿瘤（solitary fibrous tumor）起源于 CD34 阳性树突状间充质细胞，此种细胞具有向成纤维细胞/肌纤维母细胞分化的潜能，其恶性型即为恶性孤立性纤维性肿瘤。

【临床特点】孤立性纤维性肿瘤可发生于任何部位，

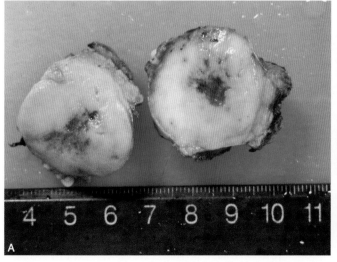

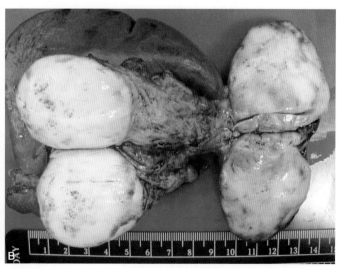

图 4-8-2-1　胰腺 SFT 大体
A、B. 肿块与周围胰腺界限清楚，呈圆形、类圆形，切面灰白色，质韧而富有弹性

以腹部、盆腔、胸膜等处最为常见。发病年龄在 50~60岁,无明显性别差异。多为生长缓慢的无痛性肿块,早期无症状,晚期可出现压迫症状等。

【病理特点】

1. **大体特点**　多为界限清楚的肿块,直径 1~25cm,平均 5~8cm,部分病例有纤维性假包膜(图 4-8-2-1)。

2. **镜下特点**　肿物界限清楚,可见纤维性假包膜(图 4-8-2-2 A),由交替分布的细胞丰富区和细胞稀疏区

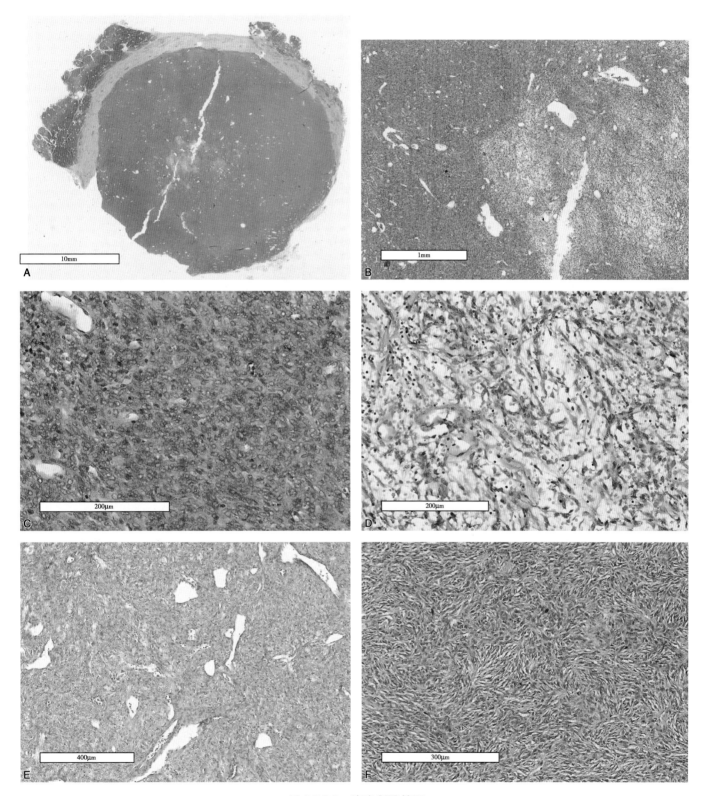

图 4-8-2-2　胰腺 SFT 镜下

A.肿物界限清楚,可见纤维性假包膜;B.由交替分布的细胞丰富区和细胞稀疏区组成;C.细胞丰富区瘤细胞短梭形或卵圆形;D.细胞稀疏区瘤细胞呈纤细的梭形;E、F.可排列成血管外皮瘤样或席纹状

组成(图 4-8-2-2 B),细胞丰富区瘤细胞短梭形或卵圆形(图 4-8-2-2 C),细胞稀疏区瘤细胞呈纤细的梭形(图 4-8-2-2 D)。组织学形态多样,细胞排列杂乱,可呈编织状、不规则索状、漩涡状、血管外皮瘤样(图 4-8-2-2 E)、短席纹状(图 4-8-2-2 F)和束状。恶性的诊断标准为:细胞生长活跃、分布密集;细胞多形性;核分裂象多见,>4 个/10HPF;可见肿瘤性坏死。

3. 免疫组化染色 梭形细胞表达 CD34、CD99、Bcl-2和 STAT6,灶性或弱阳性表达 actins 和 Desmin,但不表达 S-100 和 CK(图 4-8-2-3)。

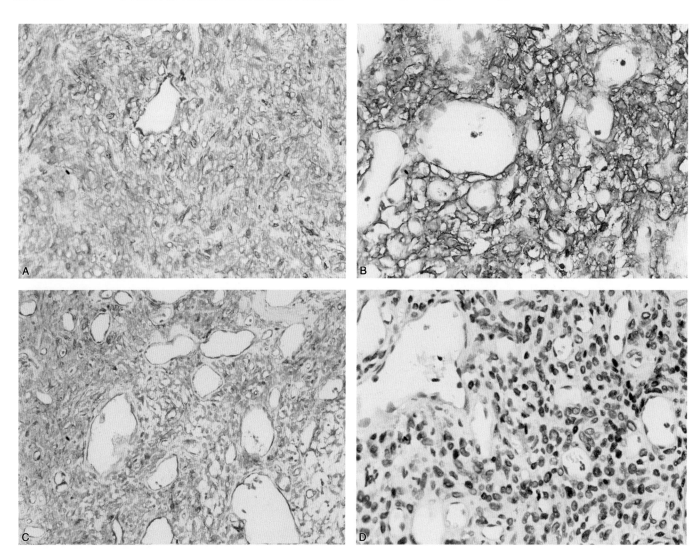

图 4-8-2-3　胰腺 SFT 免疫组化染色
A~D. CD34、CD99、Bcl-2 和 STAT6 阳性表达

【鉴别诊断】 要与胰腺其他肿瘤进行鉴别,如胃肠道间质瘤、纤维肉瘤、单相型滑膜肉瘤、恶性神经鞘瘤等。主要依据形态学和免疫组化。

第三节　胃肠道间质瘤

【概念】 胃肠道间质瘤(gastrointestinal stromal tumor,GIST)主要是肿瘤细胞(梭形及上皮样细胞)特征性免疫组化检测通常表达 CD117 及 DOG-1,显示卡哈尔(Cajal)细胞分化,是消化道最常见的间叶源性肿瘤。有研究发现胰腺内也分布有 Cajal 细胞,因此原发于胰腺的胃肠道间质瘤也是存在的。

【临床特点】 胰腺的胃肠道间质瘤通常是原发于胃及十二指肠的 GIST 累及胰腺而引起的继发性改变,但也有原发于胰腺的 GIST 的报道,原发于胰腺的 GIST 可以出现囊性变并表现出侵袭性生长方式。

胰腺胃肠道间质瘤缺乏特异症状,多为腹痛、腹胀、贫血、消瘦等。

【病理特点】

1. 大体特点 肿瘤通常周界清楚,外观呈结节状或多结节状,切面呈灰白或灰红色,质嫩、细腻,可见出血、囊性变或坏死等继发性改变。胰腺的胃肠道间质瘤通常

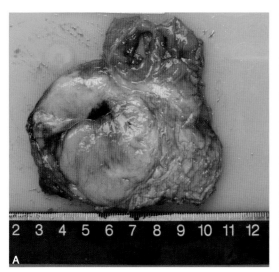
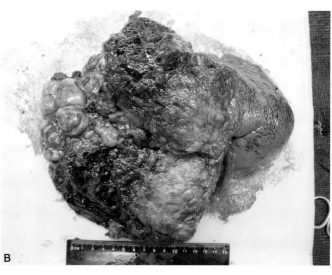

图 4-8-3-1　胰腺 GIST 大体

A、B. 通常是发生于十二指肠及胃的 GIST 累及胰腺(此例虽然肿瘤主要位于胰体尾,但网膜也可见多发结节并与胃粘连,因此首先考虑胃来源的 GIST 累及胰腺)

是原发于胃及十二指肠的 GIST 累及胰腺(图 4-8-3-1),罕见也可见单独的肿瘤结节位于胰腺内。

　　2. **镜下特点**　肿瘤与周围胰腺可以有相对清楚的界限(图 4-8-3-2 A)也可呈浸润性生长。肿瘤细胞主要呈梭形(图 4-8-3-2 B),也可上皮样,或者两种形态细胞以不同的比例混合。此外,少数病例可显示多形性。瘤细胞排列方式多样,可呈交织的短条束状(图 4-8-3-2 C)或旋涡状排列(图 4-8-3-2 D),也可呈长条束状(图 4-8-3-2 E)或

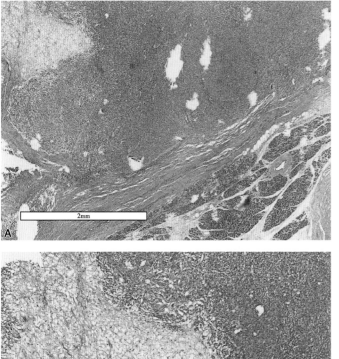
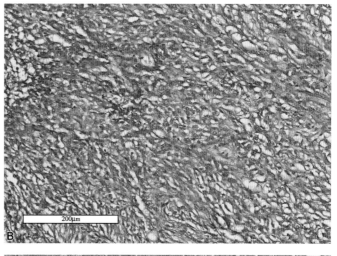
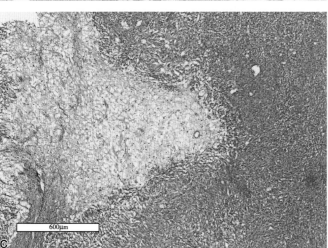
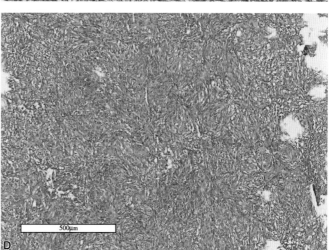

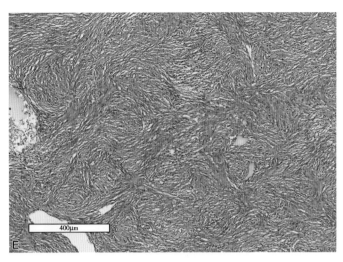
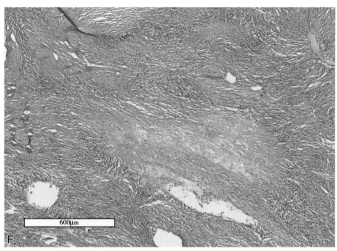

图 4-8-3-2　胰腺 GIST 镜下

A. 肿瘤与周围胰腺可以有相对清楚的界限；B. 主要由梭形细胞组成；C~E. 排列呈短束状、漩涡样、长条束样；C、F. 间质可有黏液变性，肿瘤可伴坏死

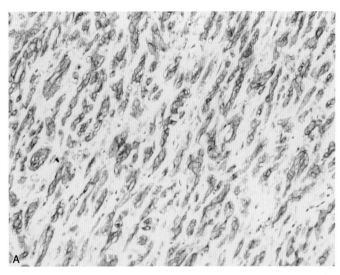
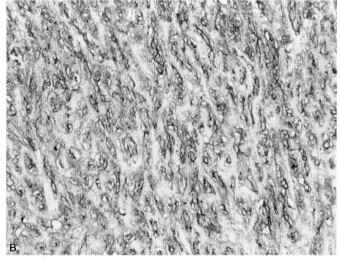

图 4-8-3-3　胰腺 GIST 免疫组化染色

A. CD117 阳性；B. DOG1 阳性

鱼骨样排列，甚至器官样、栅栏样、假菊形团样结构。肿瘤间质含纤细的胶原纤维，可以玻璃样变。少数病例间质可黏液样变（图 4-8-3-2 C）甚至钙化及出血坏死囊性变（图 4-8-3-2 F）。

3. 免疫组化染色　肿瘤细胞 CD117、DOG1、CD34 阳性（图 4-8-3-3）。

【**鉴别诊断**】胰腺 GIST 的鉴别诊断主要包括平滑肌肉瘤、神经鞘瘤、孤立性纤维性肿瘤。相应免疫组化指标可以进行很好的鉴别。文献有两例实性错构瘤报道其间质细胞免疫组化指标 CD117、CD34 及 BCL-2 阳性。但错构瘤中与这种间质混杂存在的还有外分泌及内分泌组织，这点可以将其很好地与 GIST 进行鉴别。

第四节　平滑肌肉瘤

【**概念**】平滑肌肉瘤（leiomyosarcoma）是一种恶性肿瘤，由交织条索状排列的梭形瘤细胞组成，瘤细胞清晰显示平滑肌分化。胰腺平滑肌肉瘤可能来源于胰腺血管或胰管平滑肌，也可能来源于未分化的间叶组织，其确切的组织学来源尚无定论。

【**临床特点**】平滑肌肉瘤是原发于胰腺的最常见的肉瘤，平均诊断时年龄 63 岁，范围 29~87 岁，男性多于女性。

平滑肌肉瘤具有高侵袭性，可以侵犯相邻器官，并通过血路转移至肝脏。淋巴结转移很罕见。诊断胰腺原发平滑肌肉瘤需排除邻近器官平滑肌肉瘤胰腺转移及浸润。

【病理特点】

1. **大体特点**　胰腺平滑肌肉瘤可发生于胰腺任何部位,但以胰腺体尾部多见,并且可累及整个胰腺。胰腺平滑肌肉瘤在诊断时通常很大(平均直径 10.7cm,范围 1~30cm)。肿瘤切面呈灰白灰红色,鱼肉状(图 4-8-4-1),部分肿瘤切面呈旋涡状或编织状。肿瘤可伴出血坏死及囊性变。文献报告约有半数的胰腺平滑肌肉瘤有囊性变,尤其肿块较大者比例更高,这可能是肿瘤迅速增大发生退行性变或肿瘤坏死所致。

2. **镜下特点**　组织学上,原发于胰腺的平滑肌肉瘤与发生于其他部位的平滑肌肉瘤相似(图 4-8-4-2)。镜下肿瘤细胞核分裂象易见,每 10 个高倍视野中有丝分裂象超过 5 个或虽仅见 0~1 个但有广泛转移或复发者考虑为肉瘤。

3. **免疫组化染色**　肿瘤细胞弥漫强阳性表达 SMA(图 4-8-4-3 A)及 calponin(图 4-8-4-3 B),大部分病例表达 desmin(图 4-8-4-3 C),CD117 阴性(图 4-8-4-3 D)。

【鉴别诊断】　鉴别诊断主要包括胃肠道间质瘤、癌肉瘤及其他类型肉瘤(包括纤维肉瘤、脂肪肉瘤、恶性周围神经鞘膜瘤及血管肉瘤)。相应免疫组化指标可以进行很好的鉴别。

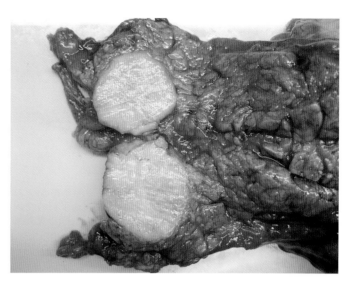

图 4-8-4-1　胰腺平滑肌肉瘤大体
肿物结节状,切面灰白灰红色,鱼肉样

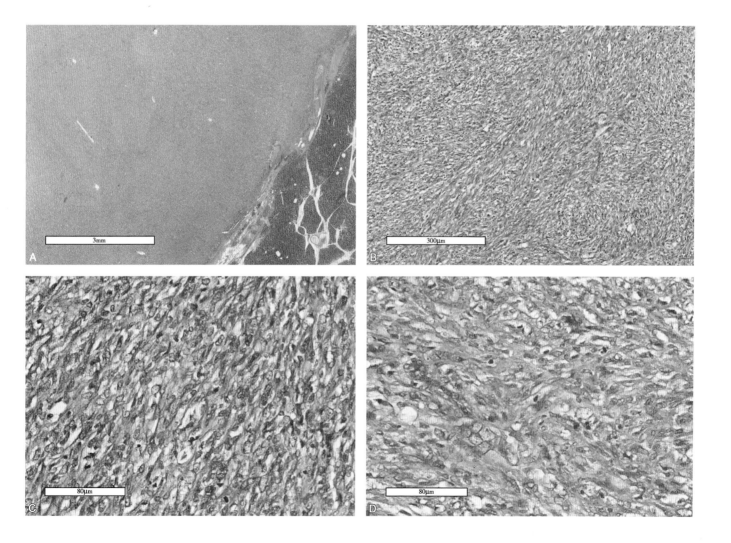

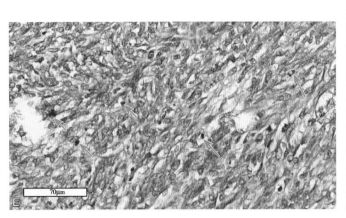

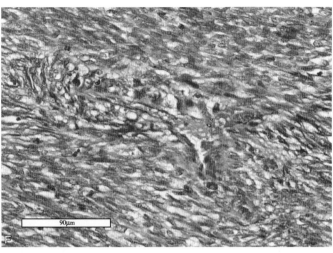

图 4-8-4-2　胰腺平滑肌肉瘤镜下

A. 这例镜下见肿物与周围胰腺界限尚清;B. 肿瘤由平行或交织排列的嗜伊红色梭形细胞组成;C. 瘤细胞核居中,两端平钝;D. 有时可见巨核、多核细胞;E. 核分裂象易见(绿色箭头);F. 可见瘤细胞围绕血管生长

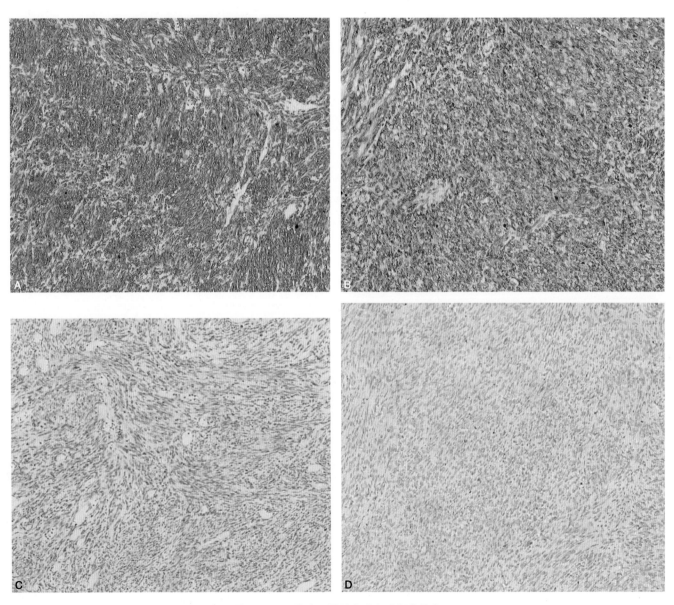

图 4-8-4-3　胰腺平滑肌肉瘤免疫组化染色

A、B. 弥漫强阳性表达 SMA 及 calponin;C. 大部分病例表达 desmin;D. CD117 阴性

第五节　脂　肪　瘤

【概念】脂肪瘤（lipomas）是一种由分化成熟的脂肪细胞组成的良性肿瘤。发生于胰头的脂肪瘤可能来源于胚胎发育过程中腹胰和背胰融合时陷入的腹膜后或肠系膜脂肪。胰腺体尾部的脂肪瘤目前发病机制不明。

【临床特点】胰腺脂肪瘤罕见，起病隐匿，多因其他原因检查或体检时偶然发现。虽然理论上讲大的脂肪瘤可以造成胆总管、胰管的梗阻和炎症，但复习文献并未发现合并胰腺炎、胆管梗阻者，可能与脂肪瘤质地柔软，占位效应轻有关。

【病理特点】

1. **大体特点**　胰腺的脂肪瘤大体上界限清楚，灰黄色，质软，直径 0.4～30cm 不等（图 4-8-5-1）。

2. **镜下特点**　胰腺脂肪瘤主要由成熟的脂肪细胞组成，其间可见薄的纤维间隔及小血管。如果血管较大并成为肿瘤的主要成分则可诊断为血管脂肪瘤（图 4-8-5-2）。

【鉴别诊断】胰腺的脂肪瘤主要注意与局灶的脂肪增多症或脂肪浸润相鉴别，后者比脂肪瘤更常见，通常与肥胖、老年化、Ⅱ型糖尿病及囊性纤维化相关，而且脂肪

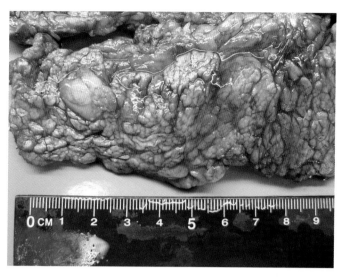

图 4-8-5-1　胰腺脂肪瘤大体
肿物界限清楚，淡黄色，质软，可见包膜

组织内可见胰腺成分，脂肪与周围胰腺间没有清楚的界限。而脂肪瘤界限清楚，其内没有包裹胰腺成分，通常与周围胰腺之间有一层薄的纤维结缔组织膜。胰腺的脂肪肉瘤也有报道，但腹膜后的脂肪肉瘤也可累及胰腺，其与胰腺脂肪瘤的鉴别主要是可见核的异型性及脂肪母细胞。

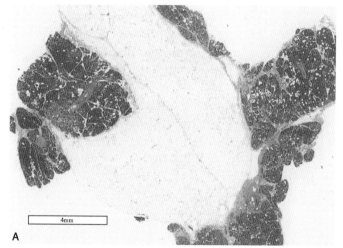

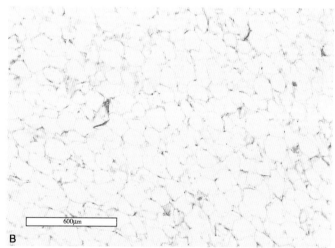

图 4-8-5-2　胰腺脂肪瘤
A. 肿物与周围胰腺界限清楚，期间可见薄的纤维间隔；B. 主要由分化成熟的脂肪细胞组成

第六节　胰腺脂肪瘤样假性肥大

【概念】胰腺脂肪瘤样假性肥大（lipomatous pseudohypertrophy of the pancreas）临床上没有高脂血症、糖尿病及胰腺炎症状的患者，胰腺内由于显著的脂肪组织增多而使胰腺体积增大，镜下表现为胰腺外分泌部被脂肪

组织所取代的病理性损伤。

【发病机制】本病病因不明，目前大多支持肝损害、先天性异常、胆道阻塞、病毒感染及代谢异常等原因。

【临床特点】发病年龄可从 9 个月至 80 岁不等。男女发病率基本相似。无特异性临床表现，可为体检时发现。临床上无高脂血症、糖尿病及胰腺炎症状。

【病理特点】

1. **大体特点** 以全胰受累最为多见,病变处胰腺切面淡黄色、分叶状,质软(图4-8-6-1)。

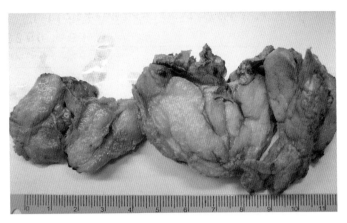

图4-8-6-1 胰腺脂肪瘤样假性肥大大体
胰腺弥漫增大,被脂肪组织取代,切面淡黄色、分叶状、质地软

2. **镜下特点** 胰腺外分泌成分缺失,被弥漫增生的脂肪组织所取代,脂肪组织内可见相对保存完好的胰腺导管及胰岛,未见炎细胞浸润和导管上皮异型增生(图4-8-6-2)。

3. **免疫组化染色** 残留胰岛细胞CgA等神经内分泌标记物阳性,而胰腺导管及分支上皮细胞CK19等上皮性标记物阳性。

【鉴别诊断】 这一损伤要与高脂血症或糖尿病引起的脂肪过多症或脂肪浸润相区别,后者只显示局部区域的胰腺腺泡部分性被脂肪组织所取代。另外,还要根据形态学与脂肪瘤相鉴别。脂肪瘤界限清楚,其内没有胰腺成分,通常与周围胰腺之间有一层薄的纤维结缔组织膜。

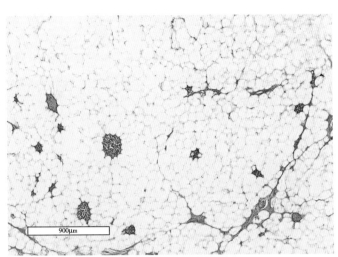

图4-8-6-2 胰腺脂肪瘤样假性肥大镜下
胰腺外分泌成分缺失,被弥漫增生的脂肪组织所取代,脂肪组织内可见相对保存完好胰岛

第七节 淋 巴 管 瘤

【概念】 胰腺淋巴管瘤(lymphangioma)是一种罕见的良性肿瘤,由海绵状或囊状扩张的淋巴管组成的良性肿瘤或畸形,间质常伴有淋巴细胞聚集灶。

【临床特点】 可发生于胰腺实质内、紧邻胰腺或与胰腺通过蒂相连,大多数发生于胰腺实质内,特别是胰尾部。主要好发于年轻女性(平均年龄29岁,范围2~61岁)。

【病理特点】

1. **大体特点** 淋巴管瘤通常较大(直径平均13cm,范围2~15cm),单发,呈多囊性,切面可见大小不一的囊腔形成(图4-8-7-1 A)或呈蜂窝状(图4-8-7-1 B),囊腔之

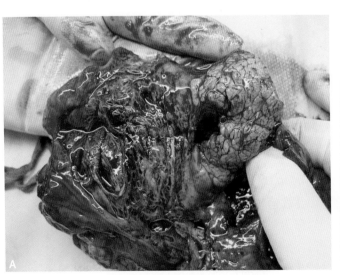

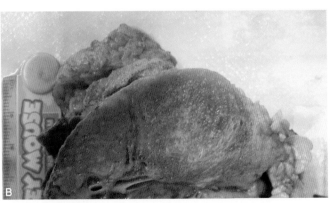

图4-8-7-1 胰腺淋巴管瘤大体表现
A、B. 单发,呈多囊性,切面可见大小不一的囊腔形成或呈蜂窝状,胰头的淋巴管瘤可累及十二指肠

间由薄的纤维间隔开。囊内壁光滑,囊内含淡黄色或乳糜样液体。

2. 镜下特点　淋巴管瘤由大小不等的腔隙组成(图4-8-7-2 A、B),腔内壁内衬单层扁平内皮细胞,腔内充满蛋白性液体(淋巴液),淋巴细胞,有时可见红细胞(图4-8-7-2 C)。大的腔隙周围常可见不完整的平滑肌(图4-8-7-2 D)。腔隙之间的间质由胶原纤维组成,可见灶性的淋巴细胞聚集(图4-8-7-2 E、F)。

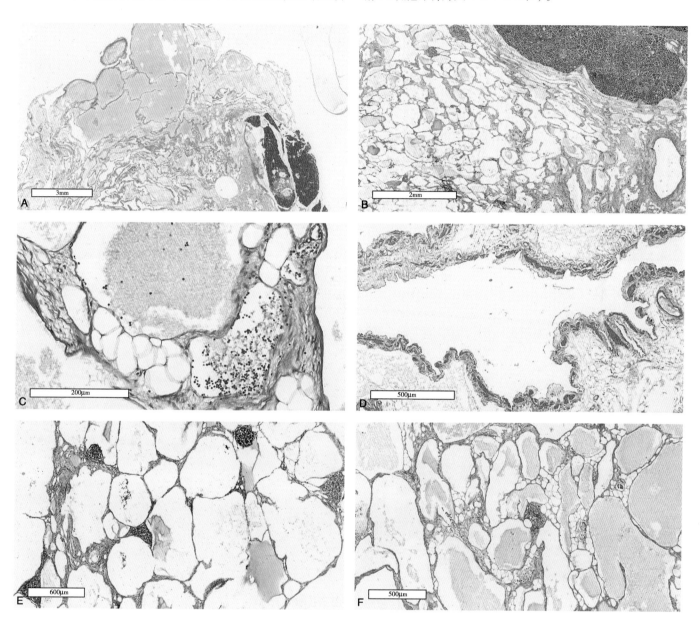

图 4-8-7-2　胰腺淋巴管瘤镜下表现
A、B. 可见由大小不等的腔隙组成;C. 腔内充满蛋白性液体,还可见淋巴细胞及少量红细胞;D. 大的腔隙周围可见不完整的平滑肌;
E、F. 腔隙间的间质由胶原纤维组成,可见灶性淋巴细胞聚集

3. 免疫组化染色　内皮细胞表达 CD31、CD34 及 D2-40。

【鉴别诊断】　主要与血管瘤及浆液性囊腺瘤鉴别。胰腺血管瘤较淋巴管瘤更不易发生,并在囊壁之间缺乏淋巴细胞及泡沫样巨噬细胞。但少见情况下淋巴管瘤会与血管瘤混合存在。浆液性囊腺瘤内衬上皮细胞,免疫组化染色 CK 阳性,CD31、CD34 及 D2-40 阴性。

第八节　血　管　瘤

【概念】　胰腺的血管瘤(hemangioma)是一种罕见的良性肿瘤,是由海绵状或囊状扩张的血管组成。

【临床特点】　临床多见于中年女性,肿瘤生长缓慢,幼时无自觉症状,长大时推压周围组织器官及瘤内压增高可引起隐痛和不适症状,肿瘤可破入胰管或邻近的十二指肠内,引起消化道出血。

【病理特点】

1. **大体特点** 大多单发,呈多囊性,切面可见大

小不一的囊腔形成,囊内含暗红色液体(图 4-8-8-1 A),胰头的血管瘤可累及十二指肠从而引起消化道出血(图 4-8-8-1 B)。

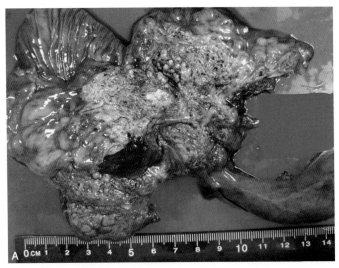
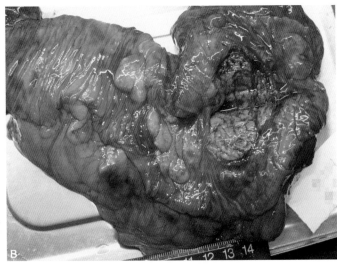

图 4-8-8-1　胰腺海绵状血管瘤大体表现
A. 单发的多囊性肿物,与周围胰腺界限不清;B. 胰头的海绵状血管瘤还可累及十二指肠

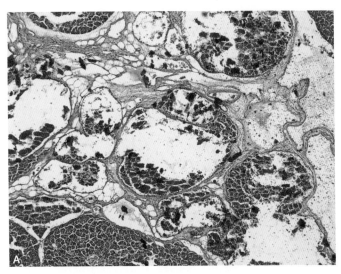
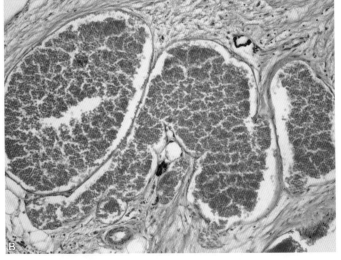

图 4-8-8-2　胰腺海绵状血管瘤镜下表现
A. 由扩张的薄壁大血管组成;B. 管壁为扁平的内皮细胞,管腔内充满血液

2. **镜下特点** 发生于胰腺的血管瘤最多见的就是海绵状血管瘤,形态学与发生于其他部位的海绵状血管瘤相似,主要由扩张的薄壁大血管组成(图 4-8-8-2 A),管壁为扁平的内皮细胞,管腔内充满血液(图 4-8-8-2 B)。

3. **免疫组化染色** 内皮细胞表达 CD31、CD34 及 F8。

【鉴别诊断】 主要与淋巴管瘤及浆液性囊腺瘤鉴别。胰腺血管瘤可以与淋巴瘤混合存在,称为血管淋巴管瘤。笔者单位有一例胰腺血管淋巴管瘤合并胰腺脂肪瘤样假性肥大的罕见病例。

第九节　副神经节瘤

【概念】 副神经节瘤(paraganglioma)是一种非常少见的神经内分泌肿瘤,起自于肾上腺外的自主神经系统的嗜铬细胞。

【临床特点】临床上多表现为腹部无痛性包块,功能性者可伴有阵发性高血压。

【病理特点】

1. **大体特点** 多数副神经节瘤位于胰腺周围(图 4-8-

9-1)而不是胰腺实质内,体积多较大,多为单个结节,切面多呈实性,灰白灰红色,均质状,可以出现出血及囊性变。

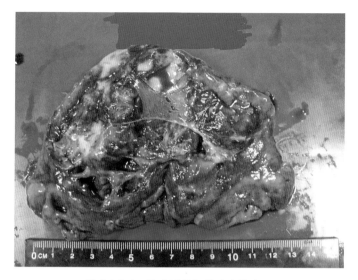

图 4-8-9-1 胰腺副神经节瘤大体表现
位于胰腺周围,切面灰红色、质软,可见囊性变

2. 镜下特点 肿瘤与周围胰腺界限相对清楚(图 4-8-9-2 A),肿瘤由排列成特征性器官样结构,主要由卵圆形或多边形主细胞和位于主细胞周围梭形支持细胞组成(图 4-8-9-2 B、C),局部可伴坏死及囊性变。主细胞圆形,胞质嗜酸性,略成颗粒状(图 4-8-9-2 D)。网状纤维染色能清晰显示器官样结构。

3. 免疫组化染色 免疫组化可以很好地分辨出肿瘤的两种成分,肿瘤细胞 CAM5.2 少数弱阳性(周边正常导管及腺泡阳性)(图 4-8-9-3 A),主细胞表达 CgA(图 4-8-9-3 B)及 Syn(图 4-8-9-3 C),而支持细胞表达 S-100(图 4-8-9-3 D)。

【鉴别诊断】 副神经节瘤最主要的需要鉴别诊断的是 1、2 级胰腺神经内分泌肿瘤(PanNET),它们具有相似的组织学形态,并且均可表达内分泌标记。但 PanNET 更常表达 CK,而副神经节瘤很少表达 CK,而且与 PanNET 不同,副神经节瘤支持细胞可以表达 S-100。

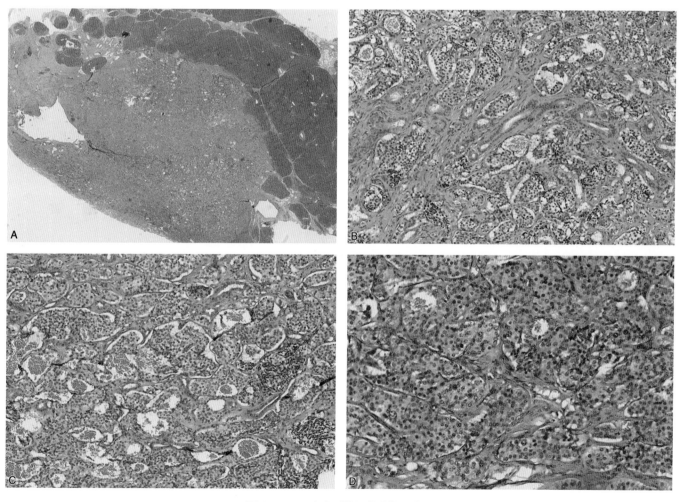

图 4-8-9-2 胰腺副神经节瘤镜下表现
A. 肿瘤与周围正常胰腺有相对清晰的界限;B. 但肿瘤内可见少量正常胰腺导管;C. 肿瘤细胞呈器官样排列;D. 主细胞圆形,胞质嗜酸

283

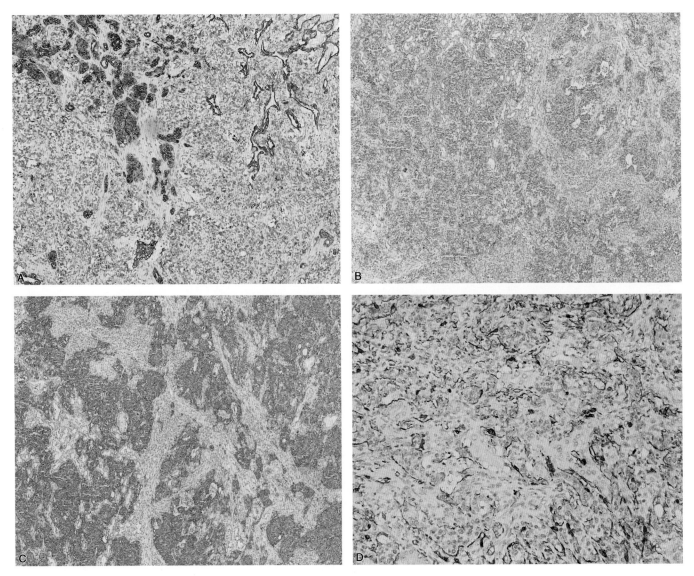

图 4-8-9-3　胰腺副神经节瘤免疫组化染色

A~C.肿瘤细胞 CAM5.2 少数弱阳性(周边正常导管及腺泡阳性),CgA 阳性,syn 阳性;D.肿瘤周围支持细胞 S-100 阳性

第十节　神经鞘瘤

【概念】　神经鞘瘤(schwannoma)是一种有包膜的良性周围神经鞘膜肿瘤,瘤细胞在免疫表型和超微结构上具有施万细胞的形态特征。发生于胰腺的神经鞘瘤极其罕见。

【临床特点】　胰腺的神经鞘瘤发生于成人(平均年龄60 岁),大小不等,直径范围从 2~26cm 不等。因肿瘤常伴发出血及囊性变,因此临床容易误诊为胰腺的囊性病变。

【病理特点】

1. **大体特点**　肿瘤大部位于胰腺周围(图 4-8-10-1 A)及胰腺大血管周围(图 4-8-10-1 B),也可位于胰腺实质内,被胰腺组织包绕(图 4-8-10-1 C)。肿瘤通常单发,圆形至卵圆形,包膜完整,切面浅黄色(图 4-8-10-1 B)或灰白色(图 4-8-10-1 C),半透明,有光泽。可伴出血坏死及囊性变(图 4-8-10-1 A、C)。

2. **镜下特点**　显微镜下显示典型的 A 区(束状区)及 B 区(网状区)(图 4-8-10-2 A)。束状区由短束状平行排列的施万细胞组成,细胞核呈梭形(图 4-8-10-2 B),网状区由排列疏松、零乱的施万细胞组成,可有微囊形成,可见大而不规则的血管(图 4-8-10-2 C)。肿瘤可伴有囊性变(图 4-8-10-2 D)。

3. **免疫组化染色**　瘤细胞 S-100 弥漫阳性,阳性定位于核及胞质(图 4-8-10-3 A)。SOX-10 也呈核阳性。此外还可表达 Vimentin(图 4-8-10-3 B)、CD57、PGP9.5。

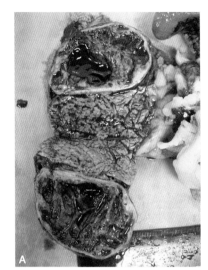
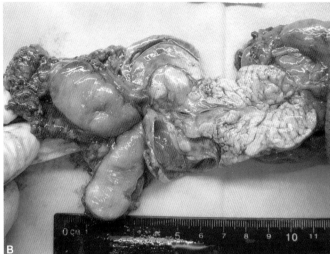
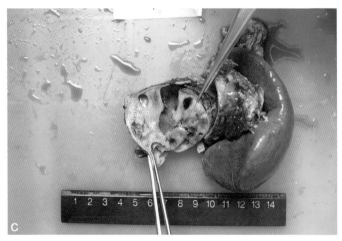

图 4-8-10-1　胰腺的神经鞘瘤大体表现

A. 大部位于胰腺周围；B. 也可紧邻胰腺位于胰腺大血管周围；C. 罕见情况可位于胰腺实质内，被胰腺组织包绕。切面可为实性浅黄色（B），也可伴出血坏死及囊性变（A、C）

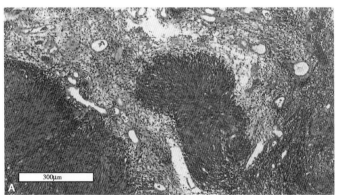
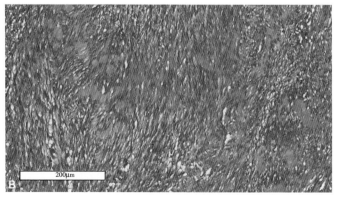

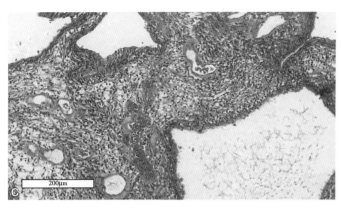

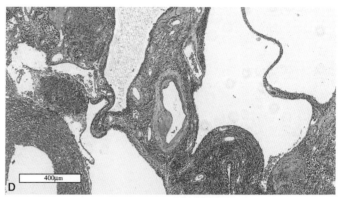

图 4-8-10-2 胰腺的神经鞘瘤镜下表现

A. 显示典型的 A 区及 B 区;B. 束状区由短束状平行排列的施万细胞组成;C. 网状区由排列疏松、零乱的施万细胞组成,可有微囊形成,可见大而不规则的血管;D. 肿瘤可伴有囊性变

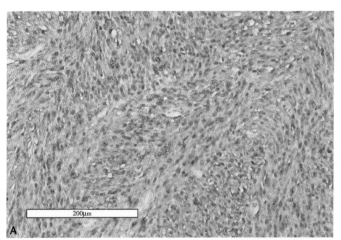

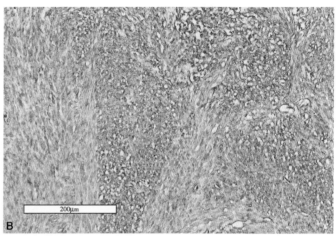

图 4-8-10-3 胰腺的神经鞘瘤免疫组化染色

A. S-100 阳性;B. Vimentin 阳性

第十一节 错 构 瘤

发生于胰腺的错构瘤(hamartoma)非常罕见,仅有少

数个案报道。可发生于胰腺头部、体部、尾部。

大体呈界限清楚的结节,灰白色,质地较软(图 4-8-11-1 A、B)。

镜下见结节界限清楚(图 4-8-11-2 A),主要由随机分

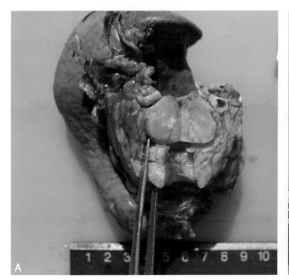

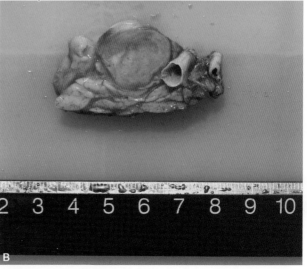

图 4-8-11-1 胰腺错构瘤大体表现

A、B. 胰腺内界限清楚的结节,切面灰白色

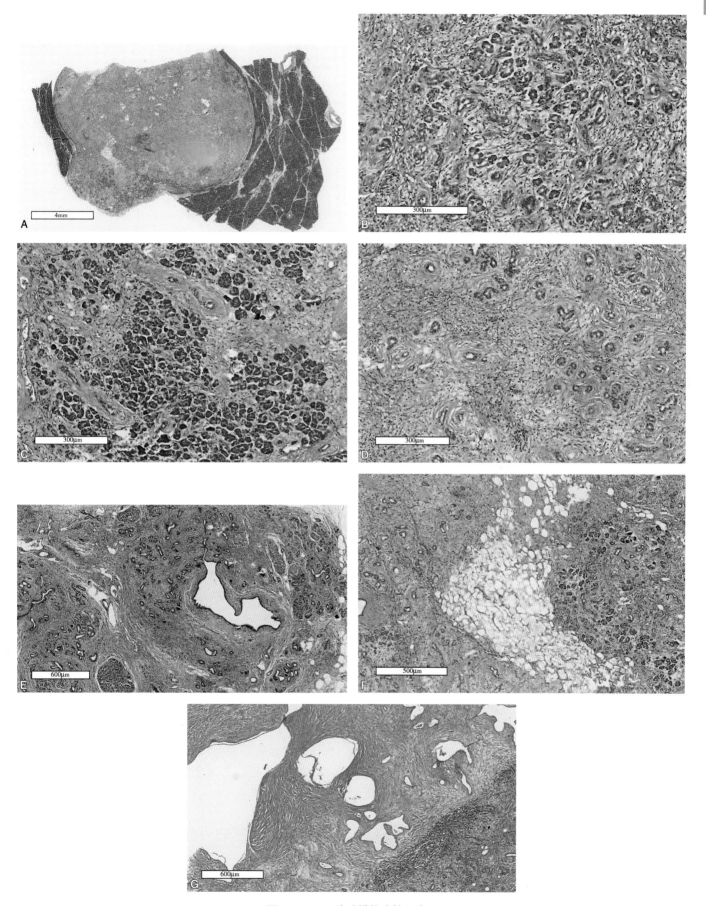

图 4-8-11-2　胰腺错构瘤镜下表现

A. 结节与周围正常胰腺界限清楚；B. 高倍镜下见胰腺导管及腺泡随机杂乱分布；C. 局部可以腺泡为主；D. 以导管为主；E. 导管与胰岛的混合；F. 其间还可见脂肪等间叶组织；G. 部分导管可以扩张呈囊状

布于丰富的纤维组织或少细胞性间质中的外分泌(腺泡及导管)及内分泌组织(胰岛)组成,可以以某一种成分为主(图4-8-11-2 B~E),其间还可以见到平滑肌、脂肪组织等间叶成分(图4-8-11-2 F)。

大体上可以为实性,也可以为囊实性,囊性成分主要为扩张的导管内衬立方或扁平的导管上皮(图4-8-11-2 G)。囊性成分可以为错构瘤的主要成分,也可以为次要成分。

第十二节 胰腺淋巴瘤

【概念】 胰腺原发性淋巴瘤(lymphoma of the pancreas)是指起源于胰腺并局限在胰腺的巨大的结外淋巴瘤。可有邻近淋巴结受累及远处扩散,但临床原发灶必须是胰腺且治疗也主要针对这一部位。

【发病机制】 病因不清。一般认为,可能和基因突变,以及病毒及其他病原体感染、放射线、化学药物,使用免疫抑制剂以及合并自身免疫病等有关。

【临床特点】 原发性淋巴瘤非常罕见,占胰腺肿瘤不足0.5%。与其他发生于消化道的原发性淋巴瘤相似,表现为肿大的结节,多为表面光滑、活动、质韧、饱满、均匀,晚期则互相融合。患者同时可出现发热、瘙痒、盗汗及消瘦等全身症状。诊断时10%~20%可有贫血,部分患者可有白细胞计数、血小板增多,血沉增快,个别患者可有类白血病反应,中性粒细胞明显增多。乳酸脱氢酶的升高与肿瘤负荷有关。部分患者,尤其晚期患者表现为免疫功能异常,在B细胞NHL中,部分患者的血清中可以检测到多少不等的单克隆免疫球蛋白等。患者年龄通常较大。

【病理特点】

1. 大体特点 像其他部位淋巴瘤一样大体上呈粉红色,质地嫩,鱼肉状(图4-8-12-1),界限通常不清(图4-8-12-1 A),也可形成相对清楚的界限(图4-8-12-1 B)。淋巴细胞性白血病可累及胰腺,并可形成较大的肿块而与胰腺癌混淆。这些结合临床尤其是骨髓改变应能鉴别。

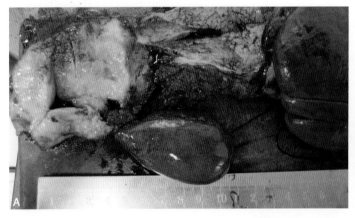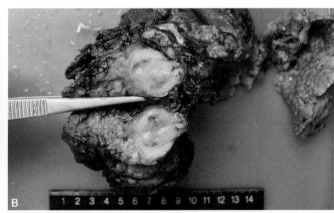

图4-8-12-1 胰腺原发性淋巴瘤大体
A、B.肿物与周围胰腺界限不清或形成相对清楚的界限,切面灰白色,鱼肉状

2. 镜下特点 胰腺原发性淋巴瘤通常为B细胞表型。淋巴瘤的各种形态都可出现,包括低级别弥漫小细胞型淋巴瘤、滤泡型淋巴瘤、低级别MALT淋巴瘤以及大B细胞淋巴瘤。胰腺T细胞淋巴瘤相当罕见。

3. 免疫组化染色 一般选用以下抗体:CD19、CD20、CD45RO、CD79α、TdT、CD43、CD30、MUM1、PAX5、Bcl-2、Bcl-6、Ki67、CD5、CD10、CD23、CyclinD1等,不同类型淋巴瘤都有各自免疫表型特征,与好发部位出现的淋巴瘤一样。

4. 分子病理

(1) 弥漫性大B细胞淋巴瘤:肿瘤IgH基因重排阳性,70%~95%的病例有t(1;14)(p11;q11)、t(8;14)(q24;q32)等。

(2) 小B细胞淋巴瘤:50%病例有13q14缺失、20%病例有11q22-23缺失。

(3) 滤泡性淋巴瘤:肿瘤IgH基因重排阳性,70%~95%的病例有t(14;18)(q32;q21)。

(4) MALT淋巴瘤:60%MALT淋巴瘤病例可检测出3倍体,20%~25%病例有t(11;18)(q14;q23)。

【鉴别诊断】 要与胰腺导管腺癌、腺泡细胞癌、间叶源性肿瘤等鉴别。主要依据形态学、免疫组化和分子病理检测。

第十三节 髓外粒细胞肉瘤

【概念】 髓外粒细胞肉瘤(extramedullary granulocytic sarcoma)是一种由原始粒细胞形成的肿块,发生于髓外部位或骨组织,瘤块可先于或与急性髓系白血病(AML)、骨髓增生性疾病(MPD)、骨髓异常增生综合征(MDS)同时发生或随其后发生。发生于胰腺的髓外粒细胞肉瘤极其罕见。

【临床特点】　胰腺 MS 平均发病年龄 41 岁（范围 31~61 岁），男：女＝3：6。

主要发生于胰头部，常表现为厌油、恶心、上腹部疼痛、右上腹肿块、肠道出血等。

【病理特点】

1. 大体特点　由于肿瘤细胞含髓过氧化物酶，肿瘤在大体上常呈浅绿色，周界清楚，但无包膜，实质性，鱼肉样，质地中等。

2. 镜下特点　镜下瘤细胞弥漫分布，破坏原有组织结构，浸润性生长，有的瘤细胞可呈单行列兵式排列。瘤细胞核呈卵圆形或有凹陷，核膜薄，染色质细致，可见小核仁。胞质少，但嗜伊红色，可含有细小的颗粒。部分病例内还可见散在的嗜酸性髓细胞，对本病的诊断有时可起到提示性作用。

3. 免疫组化染色　氯醋酸 AS-D 萘酚酯酶是粒细胞极好的组化标记，阳性反应为亮红色颗粒，定位于胞质中，原始粒细胞和幼稚粒细胞酶活性增强，而成熟粒细胞酶活性下降或消失。免疫组化是诊断髓外粒细胞肉瘤的关键，瘤细胞表达髓过氧化物酶（MPO）和 CD15，其他阳性标记物包括 CD117、lysozyme 和中性弹性蛋白酶。瘤细胞不表达 L26 和 CD3，但有时可表达 CD43 和 CD45RO，而易被误诊为 T 细胞淋巴瘤。

【鉴别诊断】　本病最容易被误诊为恶性淋巴瘤，但做免疫组化指标时，针对淋巴瘤的一些标记物常常阴性，此时有可能与其他类型的小圆细胞肿瘤（包括肉瘤和未分化癌）混淆，在成人易被误诊为小细胞癌。

第十四节　颗粒细胞瘤

胰腺颗粒细胞瘤（granular cell tumors）是非常罕见的，这是一种来源于神经鞘的良性肿瘤，可以引起胰管的梗阻。

与发生于其他部位的颗粒细胞瘤形态一样，主要由胞质呈嗜伊红色细颗粒状的圆形或多边形细胞组成，呈巢状、片状或宽带状排列，瘤细胞间为宽窄不等的纤维结缔组织间隔。肿瘤细胞免疫组化染色呈 S-100、SOX10 阳性。

第十五节　多形性未分化肉瘤

【概念】　多形性未分化肉瘤（undifferentiated pleomorphic sarcoma，UPS）以往称为恶性纤维组织细胞瘤（malig-

nant fibrous histiocytoma，MFH），是一种间叶源性恶性肿瘤。属于一种排他性诊断，即在诊断 UPS 前必须排除其他各种类型的肿瘤。

【临床特点】　最多发生于四肢、躯干及腹膜后，发生于胰腺的 MFH 极为罕见。好发于中老年男性。其中位于胰头部，肿瘤直径 4~35cm（平均直径 13cm）。

临床症状没有特异性，可有黄疸、间歇性呕吐、上腹部不适、腹痛、腹胀、体重减轻等。

【病理特点】

1. 大体特点　实性或囊实性肿块，切面灰白色、质地软，可有出血及坏死改变。

2. 镜下特点　原发于胰腺的 UPS 病理特征与其他部位的 UPS 相同，细胞形态及组织结构复杂多样，肿瘤细胞和组织结构呈多形性。镜下由明显异型的梭形细胞和多形性细胞混合组成。核分裂象易见，包括病理性核分裂。可伴有多少不等的脂质性吞噬细胞、瘤巨细胞、多形性瘤细胞、破骨样多核巨细胞、炎症细胞及泡沫样组织细胞等成分。

3. 免疫组化染色　免疫组化的主要目的在于排除其他与 UPS 有相似病理学特征的多形性肿瘤，有助于胰腺 UPS 的诊断和鉴别诊断。此类肿瘤无特异性标记，通常仅表达 Vimentin，部分可灶性表达 CD34、SMA、desmin 等。

【鉴别诊断】　原发于胰腺 MFH 主要需与以下肿瘤鉴别：肉瘤样癌（CK 阳性）、平滑肌肉瘤（desimin 和 SMA 阳性）、横纹肌肉瘤（desimin 和 Myogenin 阳性）、神经源性肿瘤（S-100 阳性）、恶性黑色素瘤（S-100 和 HMB45 阳性），以上各类肿瘤均有特异性标志物。

第十六节　促结缔组织增生性小圆细胞肿瘤

【概念】　促结缔组织增生性小圆细胞肿瘤（desmoplastic small round cell tumor，DSRCT）是一种非常少见的高恶性高侵袭性的小圆细胞肿瘤，具有特征性的高度增生的纤维结缔组织间质。

【临床特点】　DSRCT 好发于青少年，平均年龄 21 岁，年龄范围 3~52 岁。好发于腹腔和盆腔内（95% 以上），偶尔可发生于腹膜后，罕见情况下也可累及胰腺。

【病理特点】

1. 大体特点　DSRCT 大体呈实性结节，切面灰褐色，质地坚实，可伴有灶性出血、中心性坏死及囊性变。

2. 镜下特点　肿瘤主要由大小不一、外形不规则的小圆细胞巢组成，部分大的瘤细胞巢中央可见灶性坏死或伴有囊性变。巢内瘤细胞排列紧密，核圆形或卵圆形，核仁不清,核分裂象易见,胞质少。瘤细胞巢之间及其周围为大量增生的致密纤维结缔组织,可伴有玻璃样(透明)变。

3. 免疫组化染色　瘤细胞显示多向分化,主要表达 AE1/AE3、CAM5.2、EMA、desmin、Vimentin 和 NSE。其中 desmin 及 Vimentin 为特征性的核旁点状染色。WT1 核阳性也可见。大部分肿瘤不表达 CD99,通常神经内分泌标记也不表达。肿瘤间质表达 Vimentin 及 SMA。

4. 分子病理　90% 的 DSRCT 含有特异性的 t(11;22)(p13;q12)易位,使位于 22q12 上的 *EWS* 基因与位于 11p13 上的 *WT1* 基因融合。

【鉴别诊断】　胰腺的 DSRCT 主要与胰腺腺泡细胞癌、胰腺神经内分泌癌、胰母细胞瘤、实性假乳头状肿瘤进行鉴别。形态学、免疫组化特征(desmin,WT1 阳性)及基因检测[t(11;22)(p13;q12)易位]可以很好地将 DSRCT 与其他胰腺肿瘤鉴别开。

第十七节　炎性肌纤维母细胞性肿瘤

【概念】　炎性肌纤维母细胞肿瘤(inflammatory myofibroblastic tumor,IMT)是一种由分化的梭形纤维母细胞/肌纤维母细胞组成的肿瘤,间质内常伴有大量的浆细胞、淋巴细胞和(或)嗜酸性粒细胞浸润。发生于胰腺的炎性肌纤维母细胞性肿瘤仅有极少数的文献报道,大部在儿童。

【病理特点】

1. 大体特点　IMT 可形成界限清楚的结节,切面灰白色或灰黄色,质地坚韧,旋涡状,可伴有黏液样变性、灶性出血和坏死等,少数可伴有钙化。

2. 镜下特点　显微镜下,IMT 由增生的胖梭形纤维母细胞/肌纤维母细胞组成,呈束状或旋涡状排列,间质伴有大量的炎性细胞浸润,多为成熟的浆细胞、淋巴细胞和嗜酸性粒细胞,少数为中性粒细胞,可见生发中心形成。梭形细胞核胖,有一定异型性,核分裂象也可见,不同区域可多少不等。

3. 免疫组化染色　梭形细胞弥漫强阳性表达 Vimentin,局灶或弥漫阳性表达 SMA,desmin 也可以阳性,部分病例可表达 CK。大约 30%~40% 病例可以 ALK1 浆阳性表达并伴随 *ALK1* 基因重排。IMT 不表达 myogenin、S100 及 CD117。

【鉴别诊断】　IMT 与炎性假瘤、自身免疫性胰腺炎有一定程度的形态学重叠,在给出炎性肌纤维母细胞瘤的诊断前要考虑这两种疾病的可能性。

第十八节　骨外尤因肉瘤

【概念】　骨外尤因肉瘤(extraskeletal ewing's sarcoma,E-EWS)具有相对特异的细胞和分子遗传学异常,位于 22 号染色体上的 *EWSR1* 基因与 ETS 转录因子家族基因形成融合基因,在肿瘤的发生中起了重要的作用。

【临床特点】　发生于胰腺的 E-EWS 极其罕见。患者平均年龄 18 岁(范围 6~37 岁),可有腹痛及黄疸。

【病理特点】

1. 大体特点　大多数 E-EWS 发生于胰头部(平均大小 8.2cm,范围 3.5~22cm),胰体尾部也可见。大体上显示为实性灰褐色肿块,偶尔可发生囊性变。可以侵犯胰周组织及相邻器官。

2. 镜下特点　肿瘤细胞呈片状或小叶状分布,小叶间为宽窄不等的纤维结缔组织。瘤细胞体积小,圆形,核圆形、卵圆形,染色质粗糙,胞质较少。核分裂象多少不等,部分肿瘤细胞核形状不规则,可见核沟。胰腺外的 E-EWS 常可见菊形团样结构,但在报道的胰腺 E-EWS 中未被描述过。

3. 免疫组化染色　瘤细胞 CD99 强阳性(膜阳性)、FLI-1 阳性,同时还可以表达角蛋白(AE1/AE3)及内分泌标记(Syn、NSE),通常不表达 CgA、desmin、HMB45 或者胰腺激素类。

4. 分子病理　肿瘤细胞可以出现 *EWSR1* 基因的重排,通常是 t(11;22)(q24;q12),易位导致 *EWSR1-FLI1* 融合。

【鉴别诊断】　主要是与胰腺神经内分泌癌(包括小细胞癌及大细胞癌)、促结缔组织增生性小圆细胞肿瘤及转移性小细胞恶性肿瘤(会有相应的临床病史)进行鉴别。胰腺神经内分泌癌也可以表达 CD99,但大多数神经内分泌癌会有 Syn、CgA 的弥漫阳性,而 E-EWS 仅出现局灶 Syn 阳性,另外 E-EWS 阳性表达 FLI-1 可以用来区别两者。促结缔组织增生性小圆细胞肿瘤与 E-EWS 的区别主要是高度增生的间质,而且表达 desmin 及 WT1,而不表达 CD99。

第九章

继发性肿瘤

【概念】 胰腺继发性肿瘤（secondary tumors of the pancreas）是指胰腺外的原发性肿瘤通过血道、淋巴道等途径转移至胰腺。

【临床特点】 胰腺的转移性肿瘤较为少见，它们约占胰腺手术切除的恶性肿瘤的4%，男女比例相等，以中老年人为主。

没有特异的临床症状，腹痛、黄疸及糖尿病都可能是首发症状，有些病例甚至出现急性胰腺炎。总体来说，癌及恶性黑色素瘤比肉瘤及造血系统肿瘤更易转移至胰腺。主要是肾透明细胞癌、乳腺癌、肺癌、恶性黑色素瘤

和结直肠癌。

【病理特点】

1. **大体特点** 胰腺任何部位都可以累及，一般为单发性，也可为多发性或弥漫性。肿瘤通常界限清楚，与胰腺的导管腺癌不同。肿瘤切面依据原发瘤不同而不同，如为转移性肾透明细胞癌则切面为灰黄灰红色（图4-9-0-1 A），如为转移性恶性黑色素瘤，大体则可呈黑色（图4-9-0-2 A）。

2. **镜下特点**（图4-9-0-1 B~C、图4-9-0-2 B~D） 主要依赖于原发肿瘤的组织学类型，重点注意将转移瘤与胰

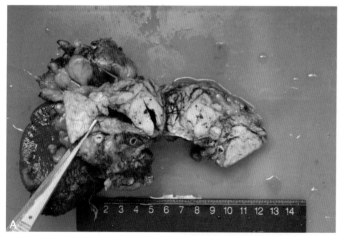

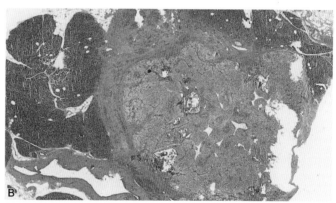

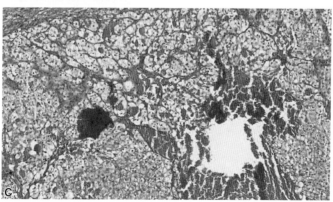

图4-9-0-1 胰腺转移性肾透明细胞癌

A. 大体肿瘤界限清楚，切面金黄色，可见灶性出血；B. 镜下见肿物与周围胰腺界限清楚；C. 肿瘤细胞形成腺泡样，巢团状，间质血管丰富，肿瘤细胞胞质透亮，核位于中央，与肾透明细胞癌类似

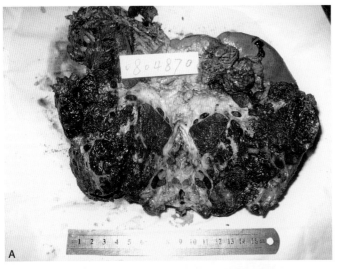
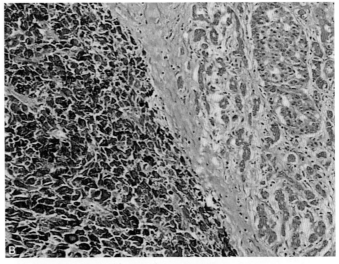
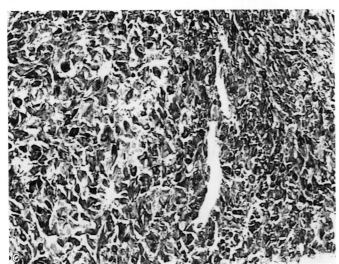
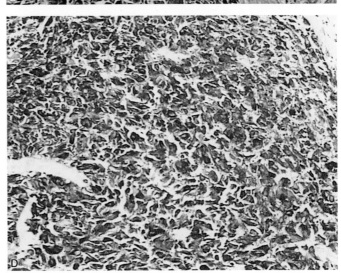

图 4-9-0-2　胰腺转移性恶性黑色素瘤

A. 大体见胰体尾巨大暗黑色肿物,肿瘤侵及十二指肠壁和近端胃后壁,大网膜可见肿瘤结节 4 枚,暗黑色;B. 镜下见肿物与周围胰腺界限清楚,瘤细胞呈弥漫性分布,细胞异型性明显,呈圆形、多角形或梭形,胞界清,胞质丰富,瘤细胞胞质中可见灰黑色颗粒;核圆形或卵圆形,核仁明显;C、D. 免疫组化结果肿瘤细胞显示 HMB45,MART-1 阳性

腺原发性肿瘤鉴别开。肿瘤与正常胰腺组织没有过渡移行,周围没有慢性胰腺炎等特征都支持转移性肿瘤的证据。肿瘤导管内播散并不能肯定为胰腺原发,因为转移性肿瘤也可沿不同管径胰腺导管生长而可被误认为 PanIN。

3. 免疫组化染色　根据形态学改变,选择做免疫组化标记有助于诊断(表 4-9-0-1)。

表 4-9-0-1　常见的胰腺原发肿瘤与继发肿瘤免疫组化特征

免疫组化标记	胰腺导管腺癌	胰腺神经内分泌肿瘤	肾细胞癌	结直肠腺癌	乳腺腺癌	肺腺癌	恶性黑色素瘤
CK7	++	+	-/+(透明细胞型,嗜酸细胞型) ++(嫌色,乳头状)	-	++	++	-
CK20	-/+	-/+	-	++	-	-	-
CA125	+	-	-	-	-/+	-/+	-
CEA	++	-/+	-	++	-/+	+	-
CDX2	-(除了肠型)	-/+	-	++	-	-	-
Pax8	-	++	++	-	-	-	不明确
Mesothelin	-/+	-	-	-/+	-	-/+	-
Syn/ CgA	-	++	-	-	-	-	-

续表

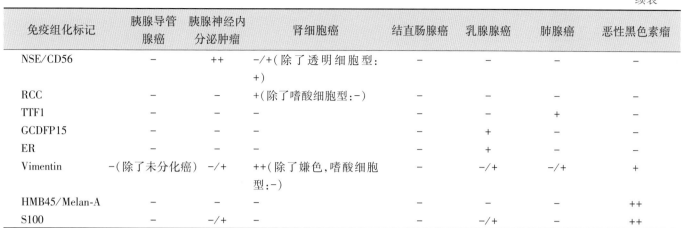

免疫组化标记	胰腺导管腺癌	胰腺神经内分泌肿瘤	肾细胞癌	结直肠腺癌	乳腺腺癌	肺腺癌	恶性黑色素瘤
NSE/CD56	−	++	−/+（除了透明细胞型：+）	−	−	−	−
RCC	−	−	+（除了嗜酸细胞型:−）	−	−	−	−
TTF1	−	−	−	−	−	+	−
GCDFP15	−	−	−	−	+	−	−
ER	−	−	−	−	+	−	−
Vimentin	−（除了未分化癌）	−/+	++（除了嫌色,嗜酸细胞型:−）	−	−/+	−/+	+
HMB45/Melan-A	−	−	−	−	−	−	++
S100	−	−/+	−	−	−/+	−	++

4. 分子病理 根据形态学改变和转移瘤性质,选择做分子病理诊断。

【鉴别诊断】结合病史,通过形态学、免疫组化和分子病理可以与胰腺原发性肿瘤及不同类型转移瘤进行鉴别诊断。

第十章

囊性病变

第一节　潴留性囊肿

【概念】潴留性囊肿(retention cyst)是单房型囊肿,是胰管扩张或阻塞的结果。

【临床特点】潴留性囊肿多位于胰尾部,直径通常1~2cm,可以单发或多发(图4-10-1-1 A、B)。

【病理特点】

1. 大体特点　大体局部胰管扩张呈囊状,内壁光滑(图4-10-1-1 A、B)。

2. 病理特点　囊肿内衬单层扁平的胰胆管上皮(图4-10-1-1 C),但由于伴发的炎症和出血,有时囊壁可无上皮衬覆(图4-10-1-1 D),囊内亦可含有多种胰酶,使其同假性囊肿不易区别,囊壁纤维组织中常有不同程度的炎症反应和出血,甚至钙化。囊腔可见嗜酸性分泌物(图4-10-1-1 E),上皮可以鳞状上皮化生(图4-10-1-1 F)或出现局灶低级别上皮内瘤变(图4-10-1-1 G),这时易与分支胰管型 IPMN 混淆,但分支胰管型 IPMN 管腔内可见大量黏液,并可见含纤维血管轴心的乳头形成。

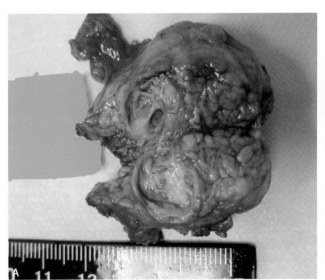

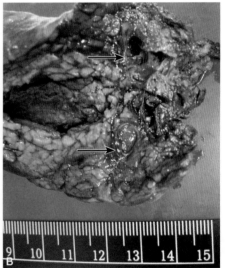

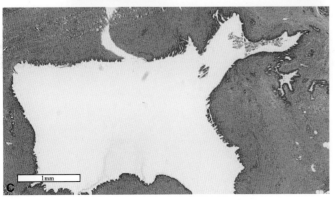

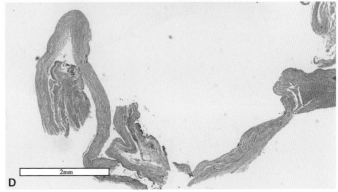

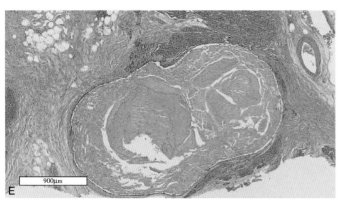
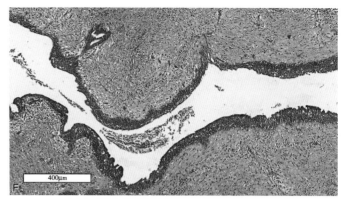

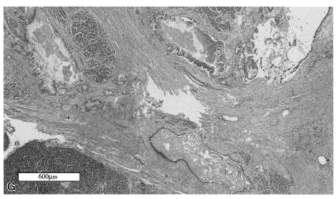

图 4-10-1-1 潴留性囊肿

A、B. 大体局部胰管扩张呈囊状，内壁光滑；C. 镜下见囊肿内衬单层扁平的胰胆管上皮；D. 有时由于伴发的炎症部分囊壁可无上皮衬覆；E~G. 囊腔可见嗜酸性分泌物，上皮可以鳞状上皮化生或出现局灶低级别上皮内瘤变

第二节 胆总管囊肿

【概念】胆总管囊肿（choledochal cysts）是胆管先天性囊性扩张形成的，大部分发生于胆总管，影像学容易误诊为胰腺囊肿。

【病理特点】

1. **大体特点** 胆总管节段性囊性扩张可以为球形或纺锤形（图 4-10-2-1 A）。

2. **病理特点** 管腔内可见胆汁，囊壁内衬胰胆管上皮，上皮下为纤维性间质，上皮可以变平消失被肉芽组织取代（图 4-10-2-1 B~D）。也可见幽门腺、肠腺或鳞状上皮化生。

如胆总管壶腹部囊性扩张，也称胆总管囊肿，内衬上皮可见十二指肠黏膜。识别出囊肿来源于扩张的胆总管很重要，这点有助于与胰腺的囊肿如潴留囊肿区别。

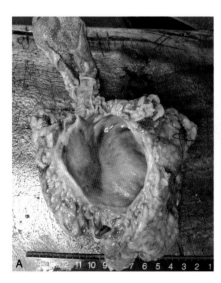
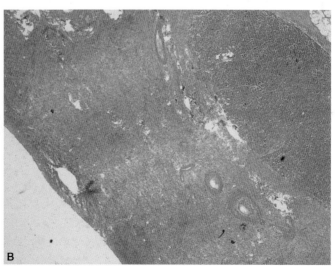

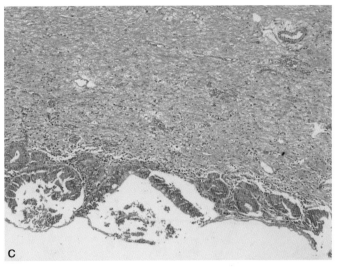
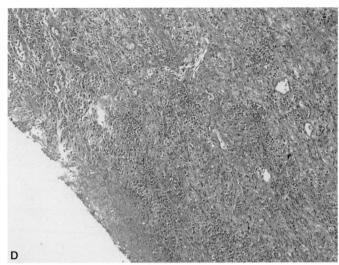

图 4-10-2-1　胆总管囊肿

A. 大体可见胆总管囊性扩张呈纺锤形；B. 镜下见管壁增厚，主要为纤维性间质；C. 囊壁内衬胰胆管上皮；D. 也可以消失被肉芽组织取代

第三节　假性囊肿

【概念】　假性囊肿（pseudocyst）除发生于胰腺炎外，胰腺外伤及手术后均可形成假囊肿。

【临床特点】　假性囊肿可以很大，甚至突出胰腺进入小网膜囊，约 15% 的病例可为多发性。假囊肿的并发症为穿孔和出血。出血多来自脾动脉，有时可引起猝死。

【病理特点】

1. **大体特点**　大体上假囊肿壁呈不规则增厚，内面

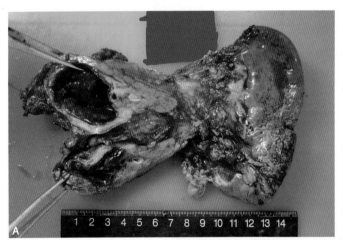
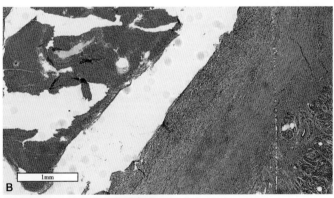
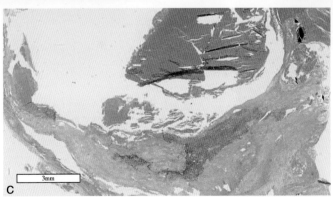

图 4-10-3-1　胰腺假性囊肿

A. 大体上假囊肿壁呈不规则增厚，内面不平；B. 镜下见内壁无上皮被覆，多为纤维及肉芽组织，腔内可含大量红细胞；C. 囊壁可以纤维化、钙化

不平,囊内含浑浊血性液体(图 4-10-3-1 A)。

2. 镜下特点 镜下见囊壁内面无上皮衬覆(图 4-10-3-1 B),囊内容物淀粉酶含量高,时间长囊壁可以钙化(图 4-10-3-1 C)。

第四节 黏液性非瘤性囊肿

【概念】 黏液性非瘤性囊肿(mucinous non-neoplastic cyst)是一种良性的囊肿,内衬立方或柱状黏液上皮。上皮下可见薄的少细胞的间质,可以胶原化,偶尔可见钙化或骨化。

【发病机制】 不明。有研究显示其为多克隆性,以证明其非肿瘤性本质。

【临床特点】 黏液性非瘤性囊肿稍倾向于发生于女性,随着年龄增长发病率增高(平均 60~70 岁,范围 20~73 岁)。可发生于胰腺各个部位,并与导管系统不通。患者通常无症状(影像学发现)或出现非特异性症状或因囊肿压迫胆总管造成梗阻性黄疸。

【病理特点】

1. 大体特点 囊肿界限清楚,圆形,单囊或多囊,囊内充满浑浊血性液体。多房性囊肿通常含 2~4 个囊腔,并由薄的囊壁隔开。

2. 镜下特点 内衬黏液性上皮,细胞温和,无异型,核位于基底,无核分裂象(图 4-10-4-1)。

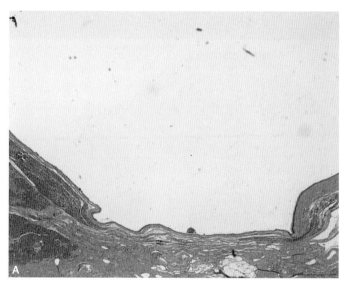
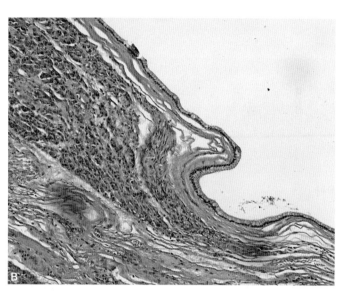

图 4-10-4-1 黏液性非瘤性囊肿
A.镜下见囊腔扩张;B.内衬黏液性上皮,细胞温和,无异型,核位于基底,无核分裂象

3. 免疫组化染色 上皮细胞表达 CK7、CK8、CK18、CK19。大多数还显示 MUC5AC 弥漫阳性及 MUC1 灶性阳性。

【鉴别诊断】

1. 黏液性囊腺瘤 黏液上皮可有异型性,间质为卵巢样间质。低级别黏液性囊腺瘤细胞可以很温和,间质也可以胶原化,这时就需要对囊壁多取材,以明确残留的卵巢样间质。

2. 导管内乳头状黏液性肿瘤 与黏液性非瘤性囊肿不同,导管内乳头状黏液性肿瘤与导管相通,可以有细胞异型及含纤维血管轴心的乳头形成。

第五节 淋巴上皮性囊肿

【概念】 胰腺的淋巴上皮性囊肿(lymphoepithelial cyst)是内衬上皮为鳞状上皮的胰腺囊肿中最常见的一种囊肿,形态上与头颈部的鳃裂囊肿相似,常为鳞状上皮衬覆,壁内有大量淋巴细胞,并常有生发中心形成。

【发病机制】 不明,有人认为是由于胰腺导管在发育中突入淋巴结或脾内所致。

【临床特点】 胰腺的淋巴上皮性囊肿更常见于男性(男∶女=4∶1),平均发病年龄为 56 岁。患者主要表现为非特异性症状(包括疼痛、恶心、食欲减退)或无症状偶尔在影像学检查中发现。

【病理特点】

1. 大体特点 囊肿直径从 1~17cm 不等,可以单房或多房。通常界限清楚并位于胰腺周围(图 4-10-5-1 A、B),囊壁通常 1~3mm 厚。

2. 镜下特点 囊壁内衬成熟的鳞状上皮(图 4-10-5-1 C),鳞状上皮通常会发生显著的颗粒层角化,囊腔内可见角质碎屑,囊壁周围可见大量淋巴细胞,并常有生发中心形成(图 4-10-5-1 D)。囊壁上皮内偶尔可见散在分布

的含脂质细胞(图 4-10-5-1 E)及黏液细胞,但不会出现皮肤附件结构。鳞状上皮可内陷入淋巴组织中,也可消失

伴随胆固醇裂隙形成,并在囊壁出现异物巨细胞。相邻的胰腺组织通常表现正常。

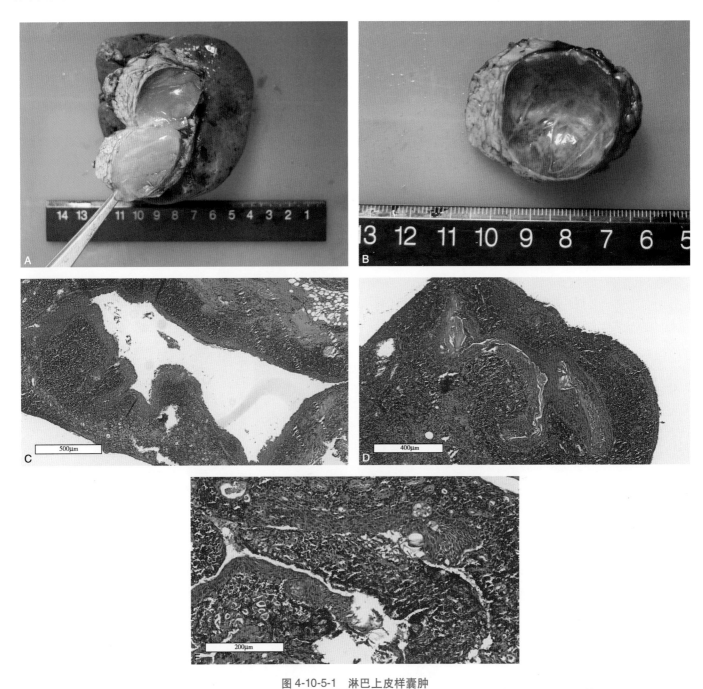

图 4-10-5-1 淋巴上皮样囊肿
A、B.大体界限清楚并位于胰腺周围,囊内可见充满黏冻样物,囊内壁光滑;C.镜下囊壁内衬成熟的鳞状上皮;D.鳞状上皮通常会发生显著的颗粒层角化,囊腔内可见角质碎屑;E.囊壁上皮内偶尔可见散在分布的含脂质细胞

【鉴别诊断】

1. **成熟性囊性畸胎瘤** 虽然胰腺的淋巴上皮性囊肿也可出现灶性黏液细胞或含脂质细胞,但不会出现皮肤附件的结构。如果出现皮肤附件结构(如皮脂腺或毛囊)或其他类型上皮(肠型或呼吸上皮),则提示为畸胎瘤。

2. **异位脾脏内发生的表皮样囊肿**(图 4-3-4-2) 两者都内衬鳞状上皮,都可有角化,但异位脾脏内发生的表皮样囊肿周围可见脾脏的红髓及白髓结构。

第六节 成熟性囊性畸胎瘤(皮样囊肿)

胰腺成熟性囊性畸胎瘤(mature cystic teratomas dermoid cyst)非常罕见,通常是单胚层,大多由外胚层组织(皮样囊肿)构成。形态学与在其他组织见到的相同。囊

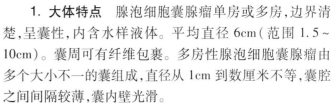

壁通常内衬鳞状上皮,肠型或呼吸型上皮也可见。主要与淋巴上皮性囊肿相鉴别(见第十章第五节)。虽然成熟性囊性畸胎瘤为良性病变,但也要注意多取材全面检查以排除恶性转化。

第七节　腺泡细胞囊腺瘤

【概念】 腺泡细胞囊腺瘤(acinar cell cystadenoma)是一种非常罕见的良性的囊性上皮性病损,内衬形态及免疫组化都与腺泡细胞相似的细胞。关于其是肿瘤还是非肿瘤性病变目前还不确定。

【临床特点】 腺泡细胞囊腺瘤大多更常见于女性(女:男=7:3),平均发病年龄约48岁,在儿童也有报道,年龄范围9~71岁。多见于胰腺头部及体部,通常单个存在,但也可多发,甚至在胰腺弥漫分布。有时在因其他病变切除的胰腺标本中发现。这类患者可有腹痛或影像学偶然发现。

【病理特点】

1. **大体特点** 腺泡细胞囊腺瘤单房或多房,边界清楚,呈囊性,内含水样液体。平均直径6cm(范围1.5~10cm)。囊周可有纤维包裹。多房性腺泡细胞囊腺瘤由多个大小不一的囊组成,直径从1cm到数厘米不等,囊腔之间间隔较薄,囊内壁光滑。

2. **镜下特点** 可单发,也可多灶性(图4-10-7-1 A),囊内可有嗜酸性层状分泌物,内壁衬覆单层或多层温和的腺泡细胞(图4-10-7-1 B、C)。腺泡细胞胞质顶端含嗜酸性颗粒,底部呈嗜碱性染色。细胞核相对一致,位于细胞底部,并可见小核仁。腺泡细胞也可内陷入间质中。在多房性囊肿中,偶尔可见含纤维血管轴心的乳头形成,有时囊壁之间还见腺泡细胞结节。在腺泡细胞囊腺瘤中,内衬上皮也可出现异质性,除了腺泡细胞,还可见灶性立方导管上皮及温和的黏液上皮衬于囊壁,也可出现灶性鳞状上皮,内分泌细胞也可见。但细胞没有异型性,核分裂罕见,无坏死。囊壁通常纤维化或胶原变,多房性囊肿囊壁还可见灶性钙化及骨化生。

3. **免疫组化染色** 腺泡细胞免疫指标 trypsin,chy-

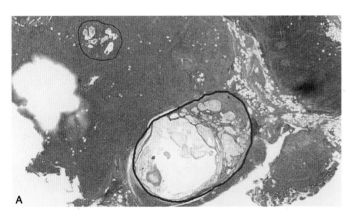

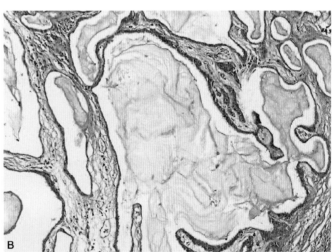

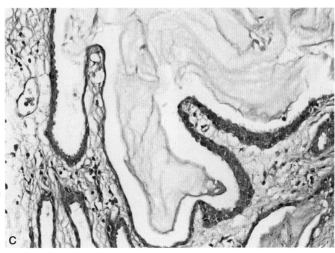

图 4-10-7-1　腺泡细胞囊腺瘤镜下表现
A.可多灶性分布,呈多房状;B.囊内可含嗜酸性层状分泌物;C.内壁衬覆单层或多层温和的腺泡细胞

motrypsin，lipase，CAM5.2，AE1/AE3，CK7，CK8，CK18，CK19 阳性。

【鉴别诊断】大体上，腺泡细胞囊腺瘤可能与微囊型浆液性囊腺瘤或黏液性囊腺瘤混淆。镜下微囊型浆液性囊腺瘤示囊壁衬覆立方形透明富含糖原的上皮；黏液性囊腺瘤则内衬黏液上皮，上皮下可见卵巢样间质。

第八节　十二指肠憩室

十二指肠憩室（duodenal diverticulum）可以发生于十二指肠且大多数与壶腹部紧邻，关于壶腹周围的憩室有很多分类，最常用的就是管腔内及管腔外憩室。腔内憩室很罕见，主要是胚胎发育的缺陷，通常导致机械性十二指肠梗阻。腔外憩室比腔内憩室常见，常单发。它们可以是胰腺内（延伸至胰头）也可以是胰腺周围，常误认为是胰腺囊肿或囊性肿瘤。十二指肠憩室常在中年人发病（平均年龄范围 56~76 岁），很少发生于 40 岁之前。大多数无症状且不需要治疗。并发症主要是出血、炎症、梗阻（黄疸）及穿孔。十二指肠憩室主要是十二指肠外翻，因此内衬十二指肠黏膜。它们与前肠囊肿不同，前肠囊肿与十二指肠不相通。

第九节　子宫内膜异位囊肿

胰腺的子宫内膜异位囊肿（endometriotic cyst）极其罕见，发生于生育期女性，主要内衬子宫内膜上皮周围见子宫内膜间质，可出现出血。需与黏液性囊腺瘤鉴别（含卵巢样间质），子宫内膜异位囊肿无黏液上皮，而且间质可见出血。

第十节　前肠囊肿

前肠或重复囊肿（foregut cyst）是一种非常罕见的先天性囊肿，来源于胃或十二指肠壁。通常被发现与胰腺紧邻而不是在胰腺内。大多位于胰头部，可与胰管相通，与十二指肠腔不相通。前肠囊肿内衬混合性鳞状上皮、小肠上皮、胃上皮及纤毛柱状上皮，囊壁可见束状排列的平滑肌，并缺乏皮肤附件结构，这点可与成熟性囊性畸胎瘤鉴别。

第十一节　寄生虫囊肿

发生于胰腺的包虫（棘球蚴）囊肿（parasitic cyst）非常罕见，可以误认为胰腺的囊性肿瘤。包虫囊肿的胚芽可经血液到达胰腺。诊断需要在一定的流行病学基础上并与其他胰腺囊肿进行鉴别诊断。

胰腺的棘球蚴囊肿大体可见界限清楚的囊肿，切面囊内可见灰白色角化物（图 4-10-11-1 A）。显微镜下见囊肿外可见一层纤维包膜，靠近纤维包膜的为半透明角质层（图 4-10-11-1 B），再往里囊内可见头节悬浮于淡染的液体中（图 4-10-11-1 C）。

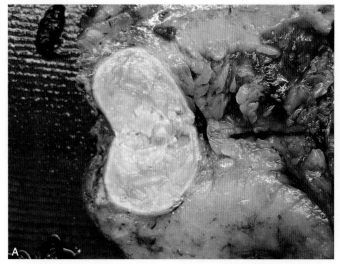

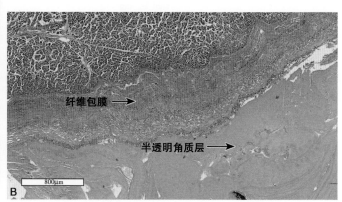

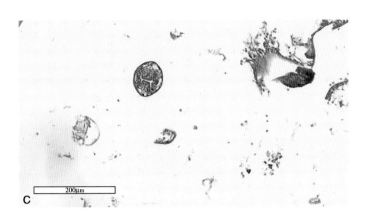

图 4-10-11-1　胰腺的棘球蚴囊肿

A. 大体可见界限清楚的囊肿,切面囊内可见灰白色角化物;B. 显微镜下见囊肿外可见一层纤维包膜,靠近纤维包膜的为半透明角质层;C. 再往里囊内可见头节悬浮于淡染的液体中

第十一章

细针吸取细胞学活检

胰腺位于腹膜后,周围结构复杂。胰腺肿瘤,无论是外分泌肿瘤还是内分泌肿瘤均很难定位和确诊。

尤其是胰腺癌,早期无特异症状,传统要确诊必须开腹探查作楔形切取活检或粗针穿刺活检。这些方法既给患者带来痛苦,又很容易导致胰漏、出血及感染等并发症,甚至造成患者的死亡。近年来细针吸取细胞学活检的开展,大大改进了胰腺肿瘤的确诊手段。

细针(20~24号,直径0.5~0.9mm)吸取可在手术中进行,因细针无造成胰漏的危险,可向多方向广泛穿刺吸取细胞,比一般活检取材广泛得多,因而大大提高了活检的阳性率。对壶腹部肿瘤及胰腺内分泌肿瘤均可明确诊断。

此外,CT、B超、ERCP等影像学手段的引导下可经皮进行肿物穿刺吸取,也可达到很高的阳性率(50%~85%)。术中穿刺胰腺肿瘤的阳性率则可达到89%~100%,一般无假阳性。经皮穿刺一方面可在术前即明确诊断,另一方面对晚期患者也免去了不必要的开腹探查。

细针穿刺吸取细胞学现已广泛用于很多肿瘤的诊断。因针细,穿刺后几乎不留针孔,故出血等并发症罕见,亦极少有肿瘤沿针道种植的危险。因此细针穿刺吸取细胞学是简便易行、安全可靠,并发症极少和准确性很高的诊断方法,在胰腺癌及胰腺其他肿瘤的诊断中已成为必不可少的手段。

（郑建明　蒋　慧）

参 考 文 献

1. Vikram R, Balachandran A, Bhosale PR, et al. Pancreas: peritoneal reflections, ligamentous connections, and pathways of disease spread. Radiographics, 2009, 29(2): e34.

2. Horiguchi S, Kamisawa T. Major duodenal papilla and its normal anatomy. Dig Surg, 2010, 27(2): 90-93.

3. Suda K. Histopathology of the minor duodenal papilla. Dig Surg, 2010, 27(2): 137-139.

4. Klimstra DS, Hruban RH, Pitman MB. Pancreas. In: Mills SE, editor. Histology for pathologists. 3rd ed. Philadelphia: Lippincott Williams & Wilkins, 2007, p: 723-756, chapter 30.

5. Pan FC, Wright C. Pancreas organogenesis: from bud to plexus to gland. Dev Dyn, 2011, 240(3): 530-565.

6. Reichert M, Rustgi AK. Pancreatic ductal cells in development, regeneration, and neoplasia. J Clin Invest, 2011, 121(12): 4572-4578.

7. Campbell F, Verbeke CS. Pathology of the pancreas. 2013, p: 3-20.

8. Brune K, Abe T, Canto M, et al. Multifocal neoplastic precursor lesions associated with lobular atrophy of the pancreas in patients having a strong family history of pancreatic cancer. Am J Surg Pathol, 2006, 30(9): 1067-1076.

9. Shi C, Hruban R1H, Klein AP. Familial pancreatic cancer. Arch Pathol Lab Med, 2009, 133(3): 365-374.

10. Makay O, Kazimi M, Aydin U, et al. Fat replacement of the malignant pancreatic tissue after neoadjuvant therapy. Int J Clin Oncol, 2010, 15(1): 88-92.

11. Stamm BH. Incidence and diagnostic significance of minor pathologic changes in the adult pancreas at autopsy: a systematic study of 112 autopsies in patients without known pancreatic disease. Hum Pathol, 1984, 15(7): 677-683.

12. 蒋慧, 马小龙, 陶立阳, 等. 胰腺脂肪瘤样假性肥大临床病理观察. 诊断病理学杂志, 2012, 19(2): 122-124.

13. Campbell F, Verbeke CS. Pathology of the pancreas. 2013, p: 61-68.

14. Bertin C, Pelletier AL, Vullierme MP, et al. Pancreas divisum is not a cause of pancreatitis by itself but acts as a partner of genetic mutations. Am J Gastroenterol, 2012, 107(2): 311-317.

15. Kamisawa T, Honda G, Kurata M, et al. Pancreatobiliary disorders associated with pancreaticobiliary maljunction. Dig Surg, 2010, 27(2): 100-104.

16. Muruyama H, Kikuchi M, Imai T, et al. A case of heterotopic pancreas in lymph node. Virchows Arch A Pathol Anat Histol, 1978, 377(2): 175-179.

17. Guillou L, Nordback P, Gerber C, et al. Ductal adenocarcinoma arising in a heterotopic pancreas situated in a hiatal hernia. Arch Pathol Lab Med, 1994, 118(5): 568-571.

18. Goodarzi M, Rashid A, Maru D. Invasive ductal adenocarcinoma arising from pancreatic heterotopia in rectum: case report and review of literature. Hum Pathol, 2010, 41(12): 1809-1813.

19. St Romain P, Muehlebach G, Damjanov I, et al. Adenocarcinoma arising in an ectopic mediastinal pancreas. Ann Diagn Pathol, 2012, 16(6): 494-497.

20. Landry ML, Sarma DP. Accessory spleen in the head of the pancreas. Hum Pathol, 1989, 20(5): 497.

21. Ioachim HL, Medeiros LJ, editors. Ioachim's lymph node patholo-gy. 4th ed. Philadelphia: Lippincott Williams & Wilkins, 2008, p: 283-288.

22. Campbell F, Verbeke CS. Pathology of the pancreas. 2013, p: 180-185.

23. Simon P, Weiss FU, Zimmer KP, et al. Acute and chronic pancreati-tis in patients with inborn errors of metabolism. Pancreatology, 2001, 1(5): 448-456.

24. Farrell PM, Rosenstein BJ, White TB, et al. Guidelines for diagnosis of cystic fibrosis in newborns through older adults: Cystic Fibrosis Foundation consensus report. J Pediatr, 2008, 153(2): S4-14.

25. Paterson AC, Pietrangelo A. Disorders of iron overload. In: Burt A, Portmann B, Ferrell L, editors. MacSween's pathology of the liver. Edinburgh: Churchill Livingstone Elsevier, 2012, p: 263-275, chap-ter 5.

26. Lack EE. Cystic fibrosis and selected disorders with pancreatic in-sufficiency. In: Pathology of the pancreas, gallbladder, extrahepatic biliary tract, and ampullary region. Oxford: Oxford University Press, 2003, p: 63-80, chapter 3.

27. Comfort MW, Steinberg AG. Pedigree of a family with hereditary chronic relapsing pancreatitis. Gastroenterology, 1952, 21(1): 54-63.

28. Whitcomb DC, Gorry MC, Preston RA, et al. Hereditary pancreatitis is caused by a mutation in the cationic trypsinogen gene. Nat Gen-et, 1996, 14(2): 141-145.

29. Le Bodic L, Bignon JD, Raguénès O, et al. The hereditary pancreati-tis gene maps to long arm of chromosome 7. Hum Mol Genet, 1996, 5(4): 549-554.

30. Kereszturi E, Szmola R, Kukor Z, et al. Hereditary pancreatitis caused by mutation-induced misfolding of human cationic trypsino-gen: a novel disease mechanism. Hum Mutat, 2009, 30(4): 575-582.

31. Gaiser S, Daniluk J, Liu Y, et al. Intracellular activation of trypsino-gen in transgenic mice induces acute but not chronic pancreatitis. Gut, 2011, 60(10): 1379-1388.

32. Klöppel G, Detlefsen S, Feyerabend B. Fibrosis of the pancreas: the initial tissue damage and the resulting pattern. Virchows Arch, 2004, 445(1): 1-8.

33. Felderbauer P, Stricker I, Schnekenburger J, et al. Histopathological features of patients with chronic pancreatitis due to mutations in the PRSS1 gene: evaluation of *BRAF* and *KRAS* mutations. Digestion, 2008, 78(1): 60-65.

34. Rebours V, Lévy P, Mosnier JF, et al. Pathology analysis reveals that dysplastic pancreatic ductal lesions are frequent in patients with hereditary pancreatitis. Clin Gastroenterol Hepatol, 2010, 8(2): 206-212.

35. Bartsch DK, Gress TM, Langer P. Familial pancreatic cancer-cur-rent knowledge. Nat Rev Gastroenterol Hepatol, 2012, 9(8): 445-453.

36. Hong SM, Park JY, Hruban RH, et al. Molecular signatures of pan-creatic cancer. Arch Pathol Lab Med, 2011, 135(6): 716-727.

37. Klein AP, Brune KA, Petersen GM, et al. Prospective risk of pan-creatic cancer in familial pancreatic cancer kindreds. Cancer Res, 2004, 64(7): 2634-2638.

38. Andrén-Sandberg Å. Chap 7: Classification of pancreatitis. In: Löhr M, Andrén-Sandberg Å, editors. Pancreatitis-diagnosis and therapy. Bremen/London/Boston: Uni-Med Verlag AG, 2011, p: 73-81.

39. Sharma S, Green KB. The pancreatic duct and its arteriovenous rela-tionship. An underutilized aid in the diagnosis and distinction of pancreatic adenocarcinoma from pancreatic intraepithelial neopla-sia. A study of 126 pancreatectomy specimens. Am J Surg Pathol, 2004, 28(5): 613-620.

40. Wachtel MS, Miller EJ. Focal changes of chronic pancreatitis and duct-arteriovenous relationships. Avoiding a diagnostic pitfall. Am J Surg Pathol, 2005, 29(11): 1521-1523.

41. Rebours V, Boutron-Ruault M-C, Schnee M, et al. The natural histo-ry of hereditary pancreatitis: a national series. Gut, 2009, 58(1): 97-103.

42. Raghuwansh PS, Chari ST. Autoimmune pancreatitis: an update on classification, diagnosis, natural history and management. Curr Gas-troenterol Rep, 2012, 14(2): 95-105.

43. Chari ST, Klöppel G, Zhang L, et al. Histopathologic and clinical subtypes of autoimmune pancreatitis: The Honolulu consensus docu-ment. Pancreas, 2010, 39(5): 549-554.

44. Shimosegawa T, Chari ST, Frulloni L, et al. International consensus diagnostic criteria for autoimmune pancreatitis. Guidelines of the In-ternational Association of Pancreatology. Pancreas, 2011, 40(3): 352-358.

45. Zhang L, Chari S, Smyrk TC, et al. Autoimmune pancreatitis (AIP) type 1 and type 2: an international consensus study on histopatho-logical diagnostic criteria. Pancreas, 2011, 40(8): 1172-1179.

46. Deshpande V, Zen Y, Chan JKC, et al. Consensus statement on the pathology of IgG4-related disease. Mod Pathol, 2012, 25(9): 1181-1192.

47. Moon SH, Kim MH, Park DH, et al. IgG4 immunostaining of duode-nal papillary biopsy specimens may be useful for supporting a diag-nosis of autoimmune pancreatitis. Gastrointest Endosc, 2010, 71(6): 960-966.

48. Strehl JD, Hartmann A, Agaimy A. Numerous IgG4-positive plasma cells are ubiquitous in diverse localised non-specific chronic inflam-matory conditions and need to be distinguished from IgG4-related systemic disorders. J Clin Pathol, 2011, 64(3): 237-243.

49. Dhall D, Suriawinata AA, Tang LH, et al. Use of immunohistochem-istry for IgG4 in the distinction of autoimmune pancreatitis from peritumoral pancreatitis. Hum Pathol, 2010, 41(5): 643-652.

50. Yamamoto H, Yamaguchi H, Aishima S, et al. Inflammatory myofi-broblastic tumor versus IgG4-related sclerosing disease and inflam-matory pseudotumor: a comparative clinicopathologic study. Am J Surg Pathol, 2009, 33(9): 1330-1340.

51. Mizukami H, Yajima N, Wada R, et al. Pancreatic malignant fibrous histiocytoma, inflammatory myofibroblastic tumor, and inflammatory pseudotumor related to autoimmune pancreatitis: characterization and differential diagnosis. Virchows Arch, 2006, 448(5): 552-560.

52. Friedlander J, Quiros JA, Morgan T, et al. Diagnosis of autoimmune

pancreatitis vs neoplasms in children with pancreatic mass and biliary obstruction. Clin Gastroenterol Hepatol, 2012, 10 (9) : 1051-1055.

53. Zhang L, Smyrk TC. Autoimmune pancreatitis and IgG4-related systemic diseases. Int J Clin Exp Pathol, 2010, 3(5) : 491-504.

54. Abraham SC, Leach S, Yeo CJ, et al. Eosinophilic pancreatitis and increased eosinophils in the pancreas. Am J Surg Pathol, 2003, 27 (3) : 334-342.

55. Fujita T, Kojima M, Kato Y, et al. Clinical and histopathological study of "follicular cholangitis". Sclerosing cholangitis with prominent lymphocytic infiltration masquerading as hilar cholangiocarcinoma. Hepatol Res, 2010, 40(12) : 1239-1247.

56. Zen Y, Ishikawa A, Ogiso S, et al. Follicular cholangitis and pancreatitis-clinicopathological features and differential diagnosis of an under-recognized entity. Histopathology, 2012, 60(2) : 261-269.

57. Zuk RJ, Neal JW, Baithun SI. Malakoplakia of the pancreas. Virchows Arch A Pathol Anat Histopathol, 1990, 417(2) : 181-184.

58. Klimstra D, Longnecker DS. K-ras mutations in pancreatic ductal proliferative lesions. Am J Pathol, 1994, 145(6) : 1547-1550.

59. Hruban RH, Adsay NV, Albores-Saavedra J, et al. Pancreatic intraepithelial neoplasia: a new nomenclature and classification system for pancreatic duct lesions. Am J Surg Pathol, 2001, 25(5) : 579-586.

60. Hruban RH, Takaori K, Klimstra DS, et al. An illustrated consensus on the classification of pancreatic intraepithelial neoplasia and intraductal papillary mucinous neoplasms. Am J Surg Pathol, 2004, 28 (8) : 977-987.

61. Maitra A, Adsay NV, Argani P, et al. Multicomponent analysis of the pancreatic adenocarcinoma progression model using a pancreatic intraepithelial neoplasia tissue microarray. Mod Pathol, 2003, 16(9) : 902-912.

62. Yachida S, Jones S, Bozic I, et al. Distant metastasis occurs late during the genetic evolution of pancreatic cancer. Nature, 2010, 467 (7319) : 1114-1117.

63. Iacobuzio-Donahue CA. Genetic evolution of pancreatic cancer: lessons learnt from the pancreatic cancer genome sequencing project. Gut, 2012, 61(7) : 1085-1094.

64. Bosman FT, Carneiro F, Hruban RH, et al. WHO classification of tumors of the digestive system. Lyon: IARC, 2010, p: 280, chapter 12.

65. Albores-Saavedra J, Wu J, Crook T, et al. Intestinal and oncocytic variants of pancreatic intraepithelial neoplasia. A morphological and immunohistochemical study. Ann Diagn Pathol, 2005, 9(2) : 69-76.

66. Albores-Saavedra J, Weimersheimer-Sandoval M, Chable-Montero F, et al. The foamy variant of pancreatic intraepithelial neoplasia. Ann Diagn Pathol, 2008, 12(4) : 252-259.

67. Shi C, Klein AP, Goggins M, et al. Increased prevalence of precursor lesions in familial pancreatic cancer patients. Clin Cancer Res, 2009, 15(24) : 7737-7743.

68. Detlefsen S, Sipos B, Feyerabend B, et al. Pancreatic fibrosis associated with age and ductal papillary hyperplasia. Virchows Arch, 2005, 447(5) : 800-805.

69. Bosetti C, Bertuccio P, Negri E, et al. Pancreatic cancer: overview of descriptive epidemiology. Mol Carcinog, 2012, 51(1) : 3-13.

70. Sobin LH, Gospodarowicz MK, Wittekind C, editors. UICC: TNM classification of malignant tumours. 7th ed. Oxford: Wiley-Blackwell, 2009.

71. Hruban RH, Boffetta P, Hiraoka N, et al. Ductal adenocarcinoma of the pancreas. In: Bosman FT, Carneiro F, Hruban RH, Theise ND, editors. WHO classification of tumours of the digestive system, World Health Organization Classification of tumours. Lyon: International Agency for Research on Cancer (IARC), 2010, p: 281-91, chapter 12.

72. Kelly PJ, Shinagare S, Sainani N, et al. Cystic papillary pattern in pancreatic ductal adenocarcinoma: a heretofore undescribed morphologic pattern that mimics intraductal papillary mucinous carcinoma. Am J Surg Pathol, 2012, 36(5) : 696-701.

73. Harsha HC, Kandasamy K, Ranganathan P, et al. A compendium of potential biomarkers of pancreatic cancer. PLoS Med, 2009, 6(4) : e1000046.

74. Dennis JL, Hvidsten TR, Wit EC, et al. Markers of adenocarcinoma characteristic of the site of origin: development of a diagnostic algorithm. Clin Cancer Res, 2005, 11(10) : 3766-3772.

75. Liu H, Shi J, Anadan V, et al. Reevaluation and identification of the best immunohistochemical panel (pVHL, maspin, S100P, IMP-3) for ductal adenocarcinoma of the pancreas. Arch Pathol Lab Med, 2012, 136(6) : 601-609.

76. Winter JM, Tang LH, Klimstra DS, et al. A novel survival-based tissue microarray of pancreatic cancer validates MUC1 and mesothelin as markers. PLoS One, 2012, 7(7) : e40157.

77. Edge SB, Byrd DR, Compton CC, Fritz AG, Greene FL, Trotti A, editors. AJCC cancer staging handbook. 7th ed. New York: Springer, 2010.

78. The Royal College of Pathologists. Standards and datasets for reporting cancers. Dataset for the histopathological reporting of carcinomas of the pancreas, ampulla of Vater and common bile duct. 2nd ed. London: The Royal College of Pathologists, 2010.

79. Verbeke CS, Knapp J, Gladhaug IP. Tumour growth is more dispersed in pancreatic head cancers than in rectal cancer: implications for resection margin assessment. Histopathology, 2011, 59 (6) : 1111-1121.

80. Jamieson NB, Foulis AK, Oien KA, et al. Positive mobilization margins alone do not influence survival following pancreatico-duodenectomy for pancreatic ductal adenocarcinoma. Ann Surg, 2010, 251 (6) : 1003-1010.

81. Westgaard A, Schjølberg AR, Cvancarova M, et al. Differentiation markers in pancreatic head adenocarcinomas: MUC1 and MUC4 expression indicates poor prognosis in pancreatobiliary differentiated tumours. Histopathology, 2009, 54(3) : 337-347.

82. Matsuoka L, Selby R, Genyk Y. The surgical management of pancreatic cancer. Gastroenterol Clin North Am, 2012, 41(1) : 211-221.

83. Verbeke CS, Gladhaug IP. Resection margin involvement and tumour origin in pancreatic head cancer. Br J Surg, 2012, 99(8) : 1036-1049.

84. Páez D, Labonte MJ, Lenz HJ. Pancreatic cancer: medical management (novel chemotheraputics). Gastroenterol Clin North Am, 2012, 41 (1) : 189-209.

85. Wilentz RE, Goggings M, Redston M, et al. Genetic, immunohistochemical, and clinical features of medullary carcinoma of the pancreas: A newly described and characterized entity. Am J Pathol, 2000, 156 (5) : 1641-1651.

86. Chatterjee D, Katz MH, Rashid A, et al. Histologic grading the extent of residual carcinoma following neoadjuvant chemoradiation in pancreatic ductal adenocarcinoma: A predictor for patient outcome. Cancer, 2012, 118 (12) : 3182-3190.

87. Evans DB, Rich TA, Byrd DR, et al. Preoperative chemoradiation and pancreaticoduodenectomy for adenocarcinoma of the pancreas. Arch Surg, 1992, 127 (11) : 1335-1339.

88. Khashab MA, Shin EJ, Amateau S, et al. Tumor size and location correlate with behavior of pancreatic serous cystic neoplasms. Am J Gastroenterol, 2011, 106 (8) : 1521-1526.

89. Hashimoto M, Watanabe G, Miura Y, et al. Macrocystic type of serous cystadenoma with a communication between the cyst and pancreatic duct. J Gastroenterol Hepatol, 2001, 16 (7) : 836-838.

90. Tripodi SA, Civitelli S, Schurfeld K, et al. Microcysticadenoma of the pancreas (glycogen-rich cystadenoma) with stromal amyloid deposits. Histopathology, 2000, 37 (2) : 147-149.

91. Perez-Ordonez B, Naseem A, Lieberman PH, et al. Solid serous adenoma of the pancreas. The solid variant of serous cystadenoma? Am J Surg Pathol, 1996, 20 (11) : 1401-1405.

92. Panarelli NC, Park KJ, Hruban RH, et al. Microcystic serous cystadenoma of the pancreas with subtotal cystic degeneration: another neoplastic mimic of pancreatic pseudocyst. Am J Surg Pathol, 2012, 36 (5) : 726-731.

93. Blandamura S, Parenti A, Famengo B, et al. Three cases of pancreatic serous cystadenoma and endocrine tumour. J Clin Pathol, 2007, 60 (3) : 278-282.

94. Strobel O, Z'graggen K, Schmitz-Winnenthal FH, et al. Risk of malignancy in serous cystic neoplasms of the pancreas. Digestion, 2003, 68 (1) : 24-33.

95. Malleo G, Bassi C, Rossini R, et al. Growth pattern of serous cystic neoplasms of the pancreas: observational study with long-term magnetic resonance surveillance and recommendations for treatment. Gut, 2012, 61 (5) : 746-751.

96. Del Chiaro M, Verbeke C, Salvia R, et al. European experts consensus statement on cystic tumours of the pancreas. Dig Liv Dis, 2013, 45 (9) : 703-711.

97. Thompson L, Becker R, Przygodzki R, et al. Mucinous cystic neoplasm (mucinous cystadenocarcinoma of lowgrade malignant potential) of the pancreas: a clinicopathologic study of 130 cases. Am J Surg Pathol, 1999, 23 (1) : 1-16.

98. Baker ML, Seeley ES, Pai R, et al. Invasive mucinous cystic neoplasms of the pancreas. Exp Mol Pathol, 2012, 93 (3) : 345-349.

99. Tanaka M, Fernández-Del Castillo C, Adsay V, et al. International consensus guidelines 2012 for the management of IPMN and MCN of the pancreas. Pancreatology, 2012, 12 (3) : 183-197.

100. Masia R, Mino-Kenudson M, Warshaw AL, et al. Pancreatic mucinous cystic neoplasm of the main pancreatic duct. Arch Pathol Lab Med, 2011, 135 (2) : 264-267.

101. Handra-Luca A, Couvelard A, Sauvanet A, et al. Mucinous cystadenoma with mesenchymal overgrowth: a new variant among pancreatic mucinous cystadenomas? Virchows Arch, 2004, 445 (2) : 203-205.

102. Wenig BM, Albores-Saavedra J, Buetow PC, et al. Pancreatic mucinous cystic neoplasm with sarcomatous stroma: a report of three cases. Am J Surg Pathol, 1997, 21 (1) : 70-80.

103. Rebours V, Couvelard A, Peyroux JL, et al. Familial intraductal papillary mucinous neoplasmsof the pancreas. Dig Liver Dis, 2012, 44 (5) : 442-446.

104. Waters JA, Schmidt CM, Pinchot JW, et al. CT vs MRCP: optimal classi fi cation of IPMN typeand extent. J Gastrointest Surg, 2008, 12 (1) : 101-109.

105. Correa-Gallego C, Ferrone CR, Thayer SP, et al. Incidental pancreatic cysts: do we really know what we are watching? Pancreatology, 2010, 10 (2-3) : 144-150.

106. Tanaka M. Controversies in the management of pancreatic IPMN. Nat Rev Gastroenterol Hepatol, 2011, 8 (1) : 56-60.

107. Mino-Kenudson M, Fernández-del Castillo C, Baba Y, et al. Prognosis of invasive intraductal papillary mucinous neoplasm depends on histological and precursor epithelial subtypes. Gut, 2011, 60 (12) : 1712-1720.

108. Zapiach M, Yadav D, Smyrk TC, et al. Calcifying obstructive pancreatitis: a study of intraductal papillary mucinous neoplasm associated with pancreatic calcification. Clin Gastroenterol Hepatol, 2004, 2 (1) : 57-63.

109. Longnecker DS, Adsay NV, Fernandez-del Castillo C, et al. Histopathological diagnosis of pancreaticintraepithelial neoplasia and intraductal papillary-mucinous neoplasms: interobserver agreement. Pancreas, 2005, 31 (4) : 344-349.

110. Katabi N, Klimstra DS. Intraductal papillary mucinous neoplasms of the pancreas: clinical and pathological features and diagnostic approach. J Clin Pathol, 2008, 61 (12) : 1303-1313.

111. Yamaguchi K, Kanemitsu S, Hatori T, et al. Pancreatic ductal adenocarcinoma derived from IPMN and pancreatic ductal adenocarcinoma concomitant with IPMN. Pancreas, 2011, 40 (4) : 571-580.

112. Katabi N, Torres J, Klimstra DS. Intraductal tubular neoplasms ofbile ducts. Am J Surg Pathol, 2012, 36 (11) : 1647-1655.

113. Yamaguchi H, Shimizu M, Ban S, et al. Intraductal tubulopapillary neoplasms of the pancreas distinct from pancreatic intraepithelial neoplasia and intraductal papillary mucinous neoplasms. Am J Surg Pathol, 2009, 33 (8) : 1164-1172.

114. Furukawa T, Hatori T, Fujita I, et al. Prognostic relevance of morphological types of intraductal papillary mucinous neoplasms of the pancreas. Gut, 2011, 60 (4) : 509-516.

115. Nakata K, Ohuchida K, Aishima S, et al. Invasive carcinoma derived from intestinal-typeintraductal papillary mucinous neoplasm is associated with minimal invasion, colloid carcinoma, and less invasive behavior, leading to a better prognosis. Pancreas, 2011, 40

（4）：581-587.

116. Yopp AC，Katabi N，Janakos M，et al. Invasive carcinoma arising in intraductal papillary mucinous neoplasms of the pancreas：a matched control study with conventional pancreatic ductal adeno-carcinoma. Ann Surg，2011，253（5）：968-974.

117. Nara S，Shimada K，Kosuge T，et al. Minimally invasive intraductal papillary-mucinous carcinoma of the pancreas：clinicopathologic study of 104 intraductal papillary-mucinous neoplasms. Am J Surg Pathol，2008，32（2）：243-255.

118. Lowery MA，Klimstra DS，Shia J，et al. Acinar cell carcinoma of the pancreas：new genetic and treatment insights into a rare malig-nancy. Oncologist，2011，16（12）：1714-1720.

119. La Rosa S，Adsay V，Albarello L，et al. Clinicopathologic study of 62 acinar cell carcinomas of the pancreas：insights into the mor-phology and immunophenotype andsearch for prognostic markers. Am J Surg Pathol，2012，36（12）：1782-1795.

120. Basturk O，Zamboni G，Klimstra DS，et al. Intraductal and papilla-ry variants of acinar cell carcinomas：a new addition to the chal-lenging differential diagnosis of intraductal neoplasms. Am J Surg Pathol，2007，31（3）：363-370.

121. Toll AD，Mitchell D，Yeo CJ，et al. Acinar cell carcinoma with prominent intraductal growth pattern：case report and review of the literature. Int J Surg Pathol，2011，19（6）：795-799.

122. Colombo P，Aizzi C，Roncalli M. Acinar cell cystadenocarcinoma of the pancreas：report of rare case and review of the literature. Hum Pathol，2004，35（12）：1568-1571.

123. Glick RD，Pashankar FD，Pappo A，et al. Management of pancre-atoblastoma in children and young adults. J Pediatr Hematol On-col，2012，34 Suppl 2：S47-50.

124. Cavallini A，Falconi M，Bortesi L，et al. Pancreatoblastoma in adults：a review of the literature. Pancreatology，2009，9（1-2）：73-80.

125. Daum O，Sima R，Mukensnabl P，et al. Pigmented solid-pseudo-papillary neoplasm of the pancreas. Pathol Int，2005，55（5）：280-284.

126. Chen C，Jing W，Gulati P，et al. Melanocytic differentiation in a solid pseudopapillary tumor of the pancreas. J Gastroenterol，2004，39（6）：579-583.

127. Albores-Saavedra J，Simpson KW，Bilello SJ. The clear cell variant of solid pseudopapillary tumor of the pancreas：a previously unrec-ognizedpancreatic neoplasm. Am J Surg Pathol，2006，30（10）：1237-1242.

128. Tang LH，Aydin H，Brennan MF，et al. Clinically aggressive solid pseudopapillary tumors of the pancreas：a report of two cases with components of undifferentiated carcinoma and a comparative clini-copathologic analysis of 34 conventional cases. Am J Surg Pathol，2005，29（4）：512-519.

129. Meriden Z，Shi C，Edil BH，et al. Hyaline globules in neuroendo-crine and solid-pseudopapillary neoplasms of the pancreas：a clue to the diagnosis. Am J Surg Pathol，2011，35（7）：981-988.

130. Gomez P，Yorke R，Ayala AG，et al. Solid-pseudopapillary neo-plasm of pancreas with long delayed liver metastasis. Ann Diagn Pathol，2012，16（5）：380-384.

131. Klimstra DS，Arnold R，Capela C，et al. Neuroendocrine neoplasms of the pancreas. In：Bosman FT，Carneiro F，Hruban RH，Theise ND，editors. WHO classification of tumours of the digestive sys-tem，World Health Organization classification of tumours. Lyon：In-ternational Agencyfor Research on Cancer（IARC），2010，p：322-326，chapter 12.

132. Heitz PU，Komminoth P，Perren A，et al. Tumours of the endocrine pancreas. In：DeLellis RA，LloydRV，Heitz PU，Eng C，editors. Pa-thology and genetics. Tumours of endocrine organs，World Health Organization classification of tumours. Lyon：International Agency for Research on Cancer（IARC），2004，p：176-208，chapter 4.

133. Anlauf M，Bauersfeld J，Raffel A，et al. Insulinomatosis：A multi-centric insulinoma disease that frequently causes early recurrent hyperinsulinemic hypoglycemia. Am J Surg Pathol，2009，33（3）：339-346.

134. Verbeke CS. Endocrine tumours of the pancreas. Histopathology，2010，56（6）：669-682.

135. Yachida S，Vakiani E，White CM，et al. Small and large cell neuro-endocrine carcinomas of the pancreas are genetically similar and distinct from well-differentiated pancreatic neuroendocrine tumors. Am J Surg Pathol，2012，36（2）：173-184.

136. Klöppel G，Rindi G，Perren A，et al. The ENETS and AJCC/UICC TNM classifications of the neuroendocrine tumors of the gastroin-testinal tract and the pancreas：a statement. Virchows Arch，2010，456（6）：595-597.

137. Couvelard A. Neuroendocrine tumours of the pancreas：recent de-velopments in staging and grading. Diagn Pathol，2012，18（1）：1-7.

138. Klöppel G，Couvelard A，Perren A，et al. ENETS consensus guide-lines for the standards of care in neuroendocrine tumors：towards a standardized approach to the diagnosis of gastroenteropancreatic neuroendocrine tumors andtheir prognostic stratification. Neuroen-docrinology，2009，90（2）：162-166.

139. Chan ES，Alexander J，Swanson PE，et al. PDX-1，CDX-2，TTF-1，and CK7：a reliable immunohistochemical panel for pancreatic neuroendocrine neoplasms. Am J Surg Pathol，2012，36（5）：737-743.

140. Rindi G，Klöppel G，Ahlman H，et al. TNM staging of foregut （neuro）endocrine tumours：aconsensus proposal including a grad-ing system. Virchows Arch，2006，449（4）：395-401.

141. Takahashi T，Hatakeyama S，Machida T. Ductal adenocarcinoma of the pancreas with psammomatous calcification：report of a case with immunohistochemical study for bone morphogenetic protein. Pathol Int，2011，61（10）：603-607.

142. Schneider NI，Bauernhofer T，Schöllnast H，et al. Pancreatic ade-nocarcinoma with multiple eosinophilic extracellular deposits con-sistent with noncalcified psammoma bodies. Virchows Arch，2011，459（6）：623-625.

143. Bismar TA，Basturk O，Gerald WL，et al. Desmoplasticsmall cell tumor in the pancreas. Am J Surg Pathol，2004，28（6）：808-812.

144. Kosmahl M，Pauser U，Peters K，et al. Cystic neoplasms of the

pancreas and tumor-like lesions with cystic features：a review of 418 cases and a classification proposal. Virchows Arch，2004，445（2）：168-178.

145. Pauser U，da Silva MT，Placke J，et al. Cellular hamartoma resembling gastrointestinal stromal tumor：a solid tumor of the pancreas expressing c-kit（CD117）. Mod Pathol，2005，18（9）：1211-1216.

146. Kanno A，Satoh K，Hirota M，et al. Granular cell tumor of the pancreas：a case report and review of literature. World J Gastrointest Oncol，2010，2（2）：121-124.

147. Zhang H，Jensen MH，Farnell MB，et al. Primary leiomyosarcoma of the pancreas：study of 9 cases and review of literature. Am J Surg Pathol，2010，34（12）：1849-1856.

148. Lee JY，Seo HI，Park EY，et al. Histologic confirmation of hugepancreatic lipoma：a case report and review of literatures. J Korean Surg Soc，2011，81（6）：427-30.

149. Singhi AD，Hruban RH，Fabre M，et al. Peripancreatic paraganglioma：a potential diagnostic challengein cytopathology and surgical pathology. Am J Surg Pathol，2011，35（10）：1498-1504.

150. Movahedi-Lankarani S，Hruban RH，Westra WH，et al. Primitive neuroectodermal tumors of the pancreas：a report of seven cases of a rare neoplasm. Am J Surg Pathol，2002，26（8）：1040-1047.

151. Doi H，Ichikawa S，Hiraoka A，et al. Primitive neuroectodermal tumor of the pancreas. Intern Med，2009，48（5）：329-333.

152. Sakorafas GH，Smyrniotis V，Reid-Lombardo KM，et al. Primary pancreatic cystic neoplasms of the pancreas revisited. Part Ⅳ：rare cystic neoplasms. Surg Oncol，2012，21（3）：153-163.

153. Jiang H，Ta N，Huang XY，et al. Pancreatic perivascular epithelioid cell tumor：A case report with clinicopathological features and a literature review. World J Gastroenterol，2016，22（13）：3693-3700.

154. Crippa S，Angelini C，Mussi C，et al. Surgical treatment of metastatic tumors to the pancreas：a single center experience and review of the literature. World J Surg，2006，30（8）：1536-1542.

155. Adsay NV，Andea A，Basturk O，et al. Secondary tumors of the pancreas：an analysis of a surgical and autopsy database and review of the literature. Virchows Arch，2004，444（6）：527-535.

156. Truong LD，Shen SS. Immunohistochemical diagnosis of renal neoplasms. Arch Pathol Lab Med，2011，135（1）：92-109.

157. Park SY，Kim BH，Kim JH，et al. Panels of immunohistochemical markers help determine primary sites of metastatic adenocarcinoma. Arch Pathol Lab Med，2007，131（10）：1561-1567.

158. Cai YC，Banner B，Glickman J，et al. Cytokeratin 7 and 20 and thyroid transcription factor 1 can help distinguish pulmonary from gastrointestinal carcinoid and pancreatic endocrine tumors. Hum Pathol，2001，32（10）：1087-1093.

159. Ordonez NG. Application of mesothelin immunostaining in tumor diagnosis. Am J Surg Pathol，2003，27（11）：1418-1428.

160. Werling RW，Yaziji H，Bacchi CE，et al. CDX2，a highly sensitive and specific marker of adenocarcinomas of intestinal origin：an immunohistochemical survey of 476 primary and metastatic carcinomas. Am J Surg Pathol，2003，27（3）：303-310.

161. He MX，Song B，Jiang H，et al. Complete resection of isolated pancreatic metastatic melanoma：A case report and review of the literature. World J Gastroenterol，2010，16（36）：4621-4624.

162. 蒋慧，马晓龙，陶立阳，等. 胰腺转移性肾透明细胞癌二例临床病理分析. 中华胰腺病杂志，2011，11（4）：286-287.

163. Klöppel G. Pseudocysts and other non-neoplastic cysts of the pancreas. Semin Diagn Pathol，2000，17（1）：7-15.

164. Albores-Saavedra J. Acinar cystadenoma of the pancreas：a previously undescribed tumor. Ann Diagn Pathol，2002，6（2）：113-115.

165. Zamboni G，Terris B，Scarpa A，et al. Acinar cell cystadenoma of the pancreas：a new entity? Am J Surg Pathol，2002，26（6）：698-704.

166. McEvoy MP，Rich B，Klimstra D，et al. Acinar cell cystadenoma of the pancreas in a 9-year-old boy. J Pediatr Surg，2010，45（5）：E7-9.

167. Khor TS，Badizadegan K，Ferrone C，et al. Acinar cystadenoma of the pancreas：a clinicopathologic study of 10 cases including multilocular lesionswith mural nodules. Am J Surg Pathol，2012，36（11）：1579-1591.

168. Pesci A，Castelli P，Facci E，et al. Primary retroperitonealacinar cell cystadenoma. Hum Pathol，2012，43（3）：446-450.

169. Kosmahl M，Egawa N，Schröder S，et al. Mucinous nonneoplastic cyst of the pancreas：a novel nonneoplasticcystic change？ Mod Pathol，2002，15（2）：154-158.

170. Cao W，Adley BP，Liao J，et al. Mucinous nonneoplastic cyst of the pancreas：apomucin phenotype distinguishes this entity from intraductal papillary mucinous neoplasm. Hum Pathol，2010，41（4）：513-521.

171. Hori S，Nara S，Shimada K，et al. Serous cystic neoplasm in an intrapancreatic accessory spleen. Pathol Int，2010，60（10）：681-684.

172. Othman M，Basturk O，Groisman G，et al. Squamoid cyst of pancreatic ducts：a distinct type of cystic lesion in the pancreas. Am J Surg Pathol，2007，31（2）：291-297.

173. Nagata S，Yamaguchi K，Inoue T，et al. Case report：solid pancreatic hamartoma. Pathol Int，2007，57（5）：276-280.

174. Flaherty MJ，Benjamin DR. Multicystic pancreatic hamartoma：a distinctive lesion with immunohistochemical and ultrastructural study. Hum Pathol，1992，23（11）：1309-1312.

175. Pauser U，Kosmahl M，Kruslin B，et al. Pancreatic solid and cystic hamartoma in adults：characterization of a new tumorous lesion. Am J Surg Pathol，2005，29（6）：797-800.

176. Bhat NA，Rashid KA，Wani I，et al. Hydatid cyst of thepancreas mimicking choledochal cyst. Ann Saudi Med，2011，31（5）：536-538.

索　引

52检